Ergebnisse der Inneren Medizin und Kinderheilkunde

Herausgegeben von

P. Frick, G.-A. von Harnack, A.-F. Muller
A. Prader, R. Schoen, H. P. Wolff

Neue Folge   31. Band

Mit 8 Abbildungen

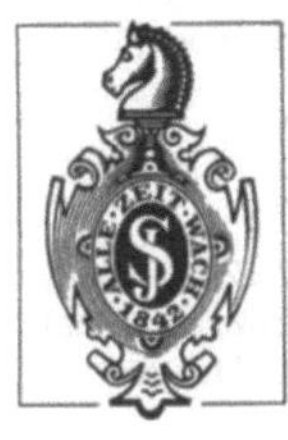

Springer-Verlag
Berlin · Heidelberg · New York 1971

ISBN-13: 978-3-642-65214-1   e-ISBN-13: 978-3-642-65213-4
DOI: 10.1007/978-3-642-65213-4

Inhalt

Sandhofer, F., Sailer, S., Braunsteiner, H.	Pathophysiologie der primären Hypertriglyceridämien.	1
Seip, M.	Generalized Lipodystrophy. With 2 Figures	59
Colombo, J. P.	Die hereditären Enzymdefekte des Harnstoffcyclus. Mit 2 Abbildungen	97
Schneider, K. W., Rost, R., Bogner, E.	Der Kreislauf des Hochleistungssportlers in Ruhe und Belastung. Mit 4 Abbildungen	131
Namenverzeichnis		189
Sachverzeichnis		211
Inhalt der Bände 1-31 der Neuen Folge	I. Namenverzeichnis	247
	II. Sachverzeichnis	256

Mitarbeiter

Bogner, E.
Dr., Medizinische Universitäts-Klinik,
D-8700 Würzburg

Braunsteiner, H.
Professor Dr., Medizinische Universitäts-Klinik,
A-6020 Innsbruck, Anichstraße 35

Colombo, J. P.
Privatdozent Dr., Chemisches Zentrallabor,
Inselspital, CH-3000 Bern

Rost, R.
Dr., Medizinische Universitäts-Klinik,
D-8700 Würzburg

Sailer, S.
Dozent Dr., Medizinische Universitäts-Klinik,
Anichstraße 35, A-6020 Innsbruck

Sandhofer, F.
Dozent Dr., Medizinische Universitäts-Klinik,
Anichstraße 35, A-6020 Innsbruck

Schneider, K. W.
Professor Dr., Medizinische Universitäts-Klinik,
D-8700 Würzburg

Seip, M.
Professor Dr., Rikshospitalet, Department of
Pediatrics, University of Oslo, Oslo/Norway

Pathophysiologie der primären Hypertriglyceridämien*

F. Sandhofer, S. Sailer und H. Braunsteiner

A. Einleitung 2

Lipoproteide, Charakterisierung, Auftrennung, Zusammensetzung, „Normalwerte" . 2

B. Primäre Hypertriglyceridämie mit Vermehrung exogener Triglyceride
(Primäre Hyperchylomikronämie) 4

1. Physiologie des Transportes von Nahrungsfett 4

a) Resorption, Chylomikronenbildung 4

b) Transport der Chylomikronen im Blut 6

c) Aufnahme der Chylomikronen bzw. exogenen Triglyceride in Gewebe 6

d) Lipoproteidlipase 10

2. Pathophysiologie des Chylomikronentransportes bei primärem Lipoproteidlipase-Mangel 13

3. Klinische Manifestationen 15

C. Primäre Hypertriglyceridämie mit Vermehrung endogener Triglyceride (Primäre Hyper-Prä-β-Lipoproteidämie) 17

1. Physiologie der endogenen Plasmatriglyceride 17

a) Plasmatriglycerid-Bildung aus freien Fettsäuren des Plasmas 17

b) De novo-Synthese von Plasmatriglycerid-Fettsäuren 18

c) Methoden zur Bestimmung des Plasmatriglycerid-Umsatzes 20

d) Mechanismen zur Regulation der Plasmatriglycerid-Bildung 25

e) Lipoproteid-Bildung 28

f) Entfernung der endogenen Plasmatriglyceride aus dem Blut 29

g) Kohlenhydratstoffwechsel und endogene Plasmatriglyceride 30

2. Pathophysiologie des Stoffwechsels der endogenen Plasmatriglyceride bei primärer endogener Hypertriglyceridämie 32

3. Sonderformen von Hyperlipämien mit Vermehrung endogener Plasmatriglyceride 40

a) „Typ III — Hyperlipoproteidämie" 40

b) „Typ V — Hyperlipoproteidämie" 40

4. Klinische Manifestationen 41

D. Schlußbemerkung 43

Literatur 43

---

* Aus der Medizinischen Universitätsklinik in Innsbruck
(Vorstand: Prof. Dr. H. Braunsteiner)

A. Einleitung

Triglyceride (TG) können durch die Nahrung aufgenommen oder im Körper selbst von verschiedenen Organen gebildet werden. Sie werden im Fettgewebe gespeichert oder in anderen Organen zur Energiegewinnung verbrannt. Diese Vorgänge setzen den Transport der TG im Blut voraus. TG sind aber wasserunlöslich; trotzdem müssen beträchtliche Mengen im Plasma, das als wäßrige Phase zu betrachten ist, transportiert werden. Um dies zu ermöglichen, werden die TG mit anderen Lipiden (freies und verestertes Cholesterin, Phospholipide) und mit spezifischen Proteinen verbunden, wodurch makromolekulare Komplexe geformt werden, die sog. Lipoproteide (LP). Schon 1901 wies Nerking auf das Vorhandensein von Fett-Eiweiß-Komplexen im Serum hin.

Im Plasma finden sich verschiedene LP-Klassen, die sich in ihrer Zusammensetzung unterscheiden und daher verschiedene physikalisch-chemische und auf Grund ihres Eiweißanteiles auch verschiedene immunologische Eigenschaften aufweisen. Demnach können sie mit verschiedenen Methoden in Klassen aufgetrennt werden. Neben Methoden wie Aussalzen, Äthanol-Salz-Fraktionierung (Cohn et al., 1946), Fällung durch Antikörper (Burstein u. Samaille, 1958; Bergquist et al., 1961) oder unspezifische Polyanionen (Cornwell u. Kruger, 1961) und chromatographische Auftrennung (Carlson, 1960a) werden die Plasma-LP vor allem durch Elektrophorese (Kunkel u. Slater, 1952; Nikkilä, 1953; Swahn, 1953; Jencks et al., 1956; Kunkel u. Trautman, 1956) oder mit Hilfe der Ultrazentrifuge (De Lalla u. Gofman, 1954; Havel et al., 1955) aufgetrennt. Bei Anwendung letzterer Methode werden die LP auf Grund ihrer Dichte und Größe in Flotationsklassen (S_f-Werte) (Gofman et al., 1949) bzw. Dichteklassen (d) eingeteilt. Auf Grund ihrer Wanderungsgeschwindigkeit in der Elektrophorese kann man die LP in α-LP, β-LP, Prä-β-LP und exogene Partikel (Chylomikronen) einteilen.

Die α-LP, die in der Elektrophorese mit den α_1-Globulinen wandern, entsprechen den LP hoher Dichte ("High density LP", d 1,063—1,21). Ihr mittlerer Proteingehalt beträgt 46%, der mittlere Phospholipidgehalt 26% und der mittlere Cholesteringehalt 19%; sie enthalten nur geringe Mengen TG (8%) (Bragdon et al., 1956). Die α-LP stellen elliptische Gebilde mit einem Durchmesser von 300×50 Å dar (Hazelwood, 1958; Björklund u. Katz, 1956). Die α-LP enthalten ein spezifisches Protein, das auch als A-Protein bezeichnet wird und das immunologisch und z. T. auch chemisch charakterisiert ist.

Die β-LP, die in der Elektrophorese mit den β-Globulinen wandern, entsprechen den LP niederer Dichte ("Low density LP", d 1,006—1,063, S_f 0—20). Der mittlere Proteingehalt (Trockengewicht) beträgt etwa 20%, der mittlere Cholesteringehalt 39%, der mittlere Phospholipidgehalt 23% und der mittlere TG-Gehalt 9% (Bragdon et al., 1956). Auch die β-LP sind elliptoide Gebilde mit einem Durchmesser von 350×150 Å (Björklund u. Katz, 1956). Sie enthalten ein spezifisches Protein, das sog. B-Protein, das sich chemisch und immunologisch vom A-Protein unterscheidet.

Die Prä-β-LP wandern in der Papierelektrophorese mit den α_2-Globulinen. Sie weisen eine Dichte von 1,006—0,93 auf und werden deshalb als „LP sehr niederer Dichte" ("Very low density LP", S_f 20—400) bezeichnet. Sie enthalten im Mittel 7% Protein, 16% Cholesterin, 18% Phospholipide und 52% TG (Bragdon et al., 1956).

Die Zusammensetzung der TG-Fettsäuren (TG-FS) entspricht hinsichtlich des Verhältnisses Linolsäure: Ölsäure derjenigen des Fettgewebes (BIERMAN et al., 1965). Diese Partikel sind wesentlich größer als die β-LP und sind stark lichtstreuend. Bei entsprechender Vermehrung dieser LP-Fraktion erscheint das Plasma deshalb trüb. In diesen LP konnte neben dem schon erwähnten A- und B-Protein (LEVY et al., 1966; GUSTAFSON et al., 1966) auch noch ein C-Protein, das mit verschiedenen Methoden vom A- und B-Protein sicher zu unterscheiden ist (GUSTAFSON et al., 1966; GUSTAFSON, 1966), nachgewiesen werden.

Die Chylomikronen (GAGE u. FISH, 1924) stammen per definitionem aus dem Darm. Sie erscheinen nach einer fettreichen Mahlzeit in der intestinalen Lymphe und im Blut. Auf Grund ihrer Größe — es handelt sich um sphärische Partikel mit einem Durchmesser bis zu 1 μ — verursachen sie bereits in relativ geringer Konzentration eine Trübung des Plasmas. Ihre Dichte liegt bei 0,93. Sie haben einen mittleren Proteingehalt von 2,5%, der Gehalt an Cholesterin beträgt im Mittel 9%, an Phospholipiden 7% und an TG 81% (BRAGDON et al., 1956). Soweit die Lymphchylomikronen nicht im Organismus sekundär umgebaut worden sind, entspricht die Zusammensetzung ihrer TG-Fettsäuren weitgehend derjenigen des zugeführten Nahrungsfettes (BLOMSTRAND u. DAHLBÄCK, 1960; KAYDEN et al., 1963). Die Angaben über die Natur des Chylomikroneneiweißes sind nicht einheitlich. Im allgemeinen findet man A- und B-Protein, gelegentlich auch C-Protein und Plasmaeiweiß (RODBELL u. FREDRICKSON, 1959). Wahrscheinlich nehmen Chylomikronen nach ihrem Eintritt in das Plasma noch zusätzlich Protein auf, da der Proteingehalt der Plasma-Chylomikronen höher ist als der der Lymph-Chylomikronen.

Wie aus der chemischen Zusammensetzung der LP (BRAGDON et al., 1956) zu ersehen ist, werden Plasma-TG vorwiegend in den Prä-β-LP bzw. "Very low density LP" (VLDL) und in den Chylomikronen transportiert. „Endogene Plasma-TG", d. h. Plasma-TG, die vom Organismus fast ausschließlich in der Leber gebildet werden, werden in den Prä-β-LP (VLDL), „exogene Plasma-TG", d. h. Plasma-TG, die direkt aus dem Nahrungsfett stammen, hingegen in den Chylomikronen transportiert. Es ist daher relativ einfach, exogene und endogene Plasma-TG zu unterscheiden.

Mit Hilfe der Ultrazentrifuge ist es möglich, Chylomikronen (exogene Plasma-TG) und VLDL (endogene Plasma-TG) auf Grund ihrer Größe und Dichte zu trennen (DE LALLA u. GOFMAN, 1954; EWING et al., 1965; FURMAN et al., 1961). Diese Trennung ist jedoch unvollständig, da sich die Flotationsraten von exogenen und endogenen Partikeln überlappen.

Durch Präcipitation mit Polyvinylpyrrolidon (CORNWELL u. KRUGER, 1961) können Chylomikronen in zwei Klassen, sog. „primäre" und „sekundäre" Partikel, getrennt (GORDIS, 1962; NYE, 1964) und außerdem die endogenen von den exogenen Partikeln, allerdings nicht ganz vollständig, abgetrennt werden (BIERMAN et al., 1965). Hinsichtlich ihrer Größenverteilung unterscheiden sich „primäre" und „sekundäre" Partikel nicht (BIERMAN et al., 1966a).

Eine für klinische Zwecke in den meisten Fällen recht befriedigende qualitative Unterscheidung zwischen exogenen und endogenen Plasma-TG ist mit Hilfe der Elektrophorese möglich. Neben der Elektrophorese in Stärke (KUNKEL u. SLATER, 1952; CARLSON u. OLHAGEN, 1954; BIERMAN et al., 1962) und verschiedenen anderen Medien hat sich für die Klinik die Papierelektrophorese (SWAHN, 1953; JENCKS et al.,

1956) in Albumin-hältigem Veronal-Acetat-Puffer (Lees u. Hatch, 1963) gut bewährt. Bei letzterer Methode bleiben die Chylomikronen am Startpunkt liegen, während die endogenen Partikel etwas schneller als die β-LP wandern und deshalb als „Prä-β-LP" bezeichnet werden. Allerdings können auch große endogene Partikel langsamer als die Prä-β-LP wandern und dadurch eine Schleppe ("Trailing") von der eigentlichen Prä-β-LP-Bande gegen den Startpunkt hin verursachen (Hatch, 1964; Lees u. Fredrickson, 1965a).

Die „primären Hypertriglyceridämien" sind durch eine Vermehrung der endogenen oder/und exogenen Plasma-TG gekennzeichnet. An dieser Einteilung der „primären Hypertriglyceridämien", die sich hinsichtlich Pathogenese und Therapiemöglichkeiten bewährt hat, soll im folgenden festgehalten werden.

Normalwerte: Die Besprechung der Hypertriglyceridämien setzt eine Definition des Normbereiches voraus. Allgemein gültige Normwerte für den TG-Spiegel im Plasma festzusetzen ist jedoch schwierig, da auch bei völlig stoffwechselgesunden Personen die Konzentration der Plasma-TG von einer Reihe von Faktoren beeinflußt wird. Neben der Art der Ernährung (auf diesen Punkt wird später bei Besprechung der Physiologie des Plasma-TG-Stoffwechsels ausführlich eingegangen) müssen in diesem Zusammenhang Faktoren wie Umweltsbedingungen, Rasse, Alter, Geschlecht berücksichtigt werden. Die Abgrenzung sog. „Normalwerte" muß deshalb von vornherein als mehr oder weniger arbiträr angesehen werden. Unter Berücksichtigung der oben genannten Vorbehalte stimmen die von verschiedenen Autoren für die Bevölkerung der Vereinigten Staaten, Skandinaviens und Mitteleuropas mitgeteilten Werte jedoch recht gut überein (Albrink u. Man, 1959; Carlson, 1960b; Schaefer, 1964; Braunsteiner et al., 1965a; Fredrickson et al., 1967). Demnach liegen die Mittelwerte der TG-Konzentration im Nüchternplasma um 100 mg-%, der obere „Grenzwert" (2-σ-Grenze) bei 180 mg-%.

In Anbetracht der erwähnten Umstände sollen im folgenden nur ausgeprägte Erhöhungen des TG-Spiegels im Nüchternplasma als Hypertriglyceridämien bezeichnet werden. Weiters sollen nicht die sog. „sekundären" Formen der Hypertriglyceridämie besprochen werden, d. h. diejenigen Formen, welche als Folge einer anderen Erkrankung (z. B. Diabetes mellitus, Nephrose, Hypothyreose u. a.) auftreten.

B. Primäre Hypertriglyceridämie mit Vermehrung exogener Triglyceride (Primäre Hyperchylomikronämie)

1. Physiologie des Transportes von Nahrungsfett

a) Resorption, Chylomikronenbildung

TG stellen die wichtigste Fettkomponente der Nahrung dar. Normalerweise werden die durch die Nahrung zugeführten TG vollständig resorbiert, sofern die TG-Zufuhr ein bestimmtes Maß nicht überschreitet, d. h. nicht mehr als 120—150 g pro Tag beträgt. Das bereits im Magen grob emulgierte Nahrungsfett wird im Duodenum mit

Galle und Pankreassaft vermischt. Die hydrolytische Spaltung der emulgierten TG durch die Pankreaslipase wird durch konjugierte Gallensäuren begünstigt. Durch die hydrolytische Abspaltung von Fettsäuren entstehen zunächst als Spaltprodukte freie Fettsäuren (FFS) und Monoglyceride (SARDA u. DESNUELLE, 1958; MATTSON u. BECK, 1955), die zusammen mit Gallensäuren Micellen bilden (HOFMANN u. BORGSTRÖM, 1962) und resorbiert werden (TIDWELL u. JOHNSTON, 1960; MATTSON u. VOLPENHEIN, 1964). Nur zum geringen Teil entsteht im Darmlumen freies Glycerin, welches dann als wasserlösliche Substanz rasch resorbiert und mit dem Blut abtransportiert werden kann; freies Glycerin kann aber in der Dünndarmmucosa auch zu α-Glycerophosphat phosphoryliert (CLARK u. HÜBSCHER, 1962; HAESSLER u. ISSELBACHER, 1963; HOLT, 1964) und dadurch wieder zur TG-Bildung herangezogen werden. Die Micellen werden in die Mucosazellen aufgenommen. In der Mucosazelle werden die FFS unter Verbrauch von ATP zu den entsprechenden Acyl-CoA-Derivaten aktiviert, die dann mit den Monoglyceriden oder mit α-Glycerophosphat verestert werden können (CLARK u. HUEBSCHER, 1960; DAWSON u. ISSELBACHER, 1960). α-Glycerophosphat kann neben der Phosphorylierung von freiem Glycerin durch die Glycerokinase auch aus dem Glucosestoffwechsel geliefert werden (DAWSON et al., 1960). Aus den auf diese Art gebildeten Phosphatidsäuren bzw. Diglyceriden werden vorwiegend TG, z. T. aber auch Phospholipide gebildet, die für die Chylomikronenbildung von Bedeutung sind. Glucose scheint die Veresterungsrate in den Mucosazellen zu fördern (PORTE u. ENTENMAN, 1961; GELB et al., 1964).

Für die Bildung von Chylomikronen wird neben den TG der Einbau von Phospholipiden, Eiweiß und freiem und verestertem Cholesterin in die Chylomikronen benötigt. Obwohl der Eiweißanteil gering ist, ist er für die Chylomikronenbildung wesentlich. Die Fettresorption kann nämlich experimentell durch Puromycin blockiert werden, wobei es zu einer Anhäufung von TG in den Epithelzellen des Jejunums kommt (SABESIN et al., 1964; SABESIN u. ISSELBACHER, 1965). Dieses Bild erinnert an die hereditäre Acanthocytose (BASSEN u. KORNZWEIG, 1950) bzw. A-β-Lipoproteidämie (SALT et al., 1960), bei der die Unfähigkeit, das B-Protein zu bilden, vermutlich für das Unvermögen zur Chylomikronenbildung verantwortlich ist. Das zur Chylomikronenbildung benötigte Eiweiß kann offenbar in der Mucosazelle selbst synthetisiert werden (RODBELL et al., 1959; HATCH et al., 1963; ISSELBACHER u. BUDZ, 1963; ROHEIM et al., 1966).

Offenbar stammen nicht alle TG-Fettsäuren der Chylomikronen aus dem Nahrungsfett. Endogene Fettsäuren werden nicht nur zur Bildung von Phospholipiden (WHYTE et al., 1963) und Cholesterinestern (KARMEN et al., 1963) der Chylomikronen herangezogen (BLOMSTRAND u. DAHLBÄCK, 1960), sondern auch zu Chylomikronen-TG verestert (KARMEN et al., 1963). Der relative Anteil von endogenen Fettsäuren an den Chylomikronen-TG wird besonders im Früh- und Spätstadium der Fettresorption deutlich, während er am Höhepunkt der Fettresorption unbedeutend ist (KAYDEN et al., 1963).

Zum Unterschied von langkettigen Fettsäuren der Nahrung, die in Form von Chylomikronen-TG-Fettsäuren über die Lymphwege des Darmes und den D. thoracicus in das Blut gelangen (BLOOM et al., 1950 u. 1951), werden die mit der Nahrung aufgenommenen mittelkettigen Fettsäuren (Kettenlänge unter 12 Kohlenstoffatomen) nach der Resorption zum Großteil direkt über die Pfortader zur Leber transportiert (BLOOM et al., 1951; BORGSTRÖM, 1955; BLOMSTRAND et al., 1958).

b) Transport der Chylomikronen im Blut

Mit der Nahrung zugeführte TG bzw. langkettige Fettsäuren werden in gleicher
Weise über die intestinale Lymphe und den D. thoracicus in das Blut transportiert
(Bloom et al., 1950; Reiser u. Bryson, 1951). Während nach einer fettreichen Mahlzeit die Chylomikronen in der Lymphe homogen erscheinen, trifft dies für die Chylomikronen im Plasma offenbar nicht zu. Mit Hilfe der Stärkeblock-Elektrophorese
(Bierman et al., 1962) oder durch Ausflockung mit Polyvinylpyrrolidon (Gordis,
1962) lassen sich während einer alimentären Lipämie zwei Gruppen von Fettpartikeln
unterscheiden. Die Partikel, die in der Stärkeblock-Elektrophorese mit den α_2-
Globulinen wandern, scheinen mit den direkt aus der Lymphe stammenden Chylomikronen identisch zu sein und entsprechen den Partikeln, die im Polyvinylpyrroli-
don-Gradienten aufrahmen („Primäre Partikel"). Diejenigen Partikel, die mit den
β-Globulinen wandern, sind kleiner, aber haben eine ähnliche Fettzusammensetzung;
sie entsprechen denjenigen Partikeln, die sich im unteren Teil des Polyvinylpyrroli-
don-Gradienten absetzen („Sekundäre Partikel"). Obwohl sie ähnliche Dichte und
Größe wie die VLDL aufweisen („Endogene LP"), können sie mit den genannten
Methoden von diesen unterschieden werden.

Während einer massiven Fettbelastung überwiegen vor allem am Höhepunkt der
alimentären Lipämie die primären Partikel. Die sekundären Partikel nehmen während
der alimentären Lipämie laufend zu und können schließlich die einzigen nachweisbaren Partikel darstellen. Auch hinsichtlich der Zusammensetzung der TG-Fettsäuren (Nahrungsfett oder Körperfett) bestehen zwischen primären und sekundären
Partikeln Unterschiede (Bierman et al., 1962; Bierman, 1965; Gordis, 1965).

Auf Grund dieser Beobachtungen ist anzunehmen, daß die primären Partikel, die
den Lymphchylomikronen entsprechen, nach ihrem Eintritt in den Blutkreislauf eine
Umwandlung erfahren. Eine derartige Umwandlung könnte am ehesten in der Leber
erfolgen (Kay u. Entenman, 1961). Die Bildung sekundärer Partikel im Blut selbst
kann jedoch nicht ausgeschlossen werden, da eine derartige Umwandlung auch an
hepatektomierten Hunden beobachtet werden konnte (Bierman u. Strandness,
1965). Ob diesem Umwandlungsprozeß eine wesentliche physiologische oder pathophysiologische Bedeutung zukommt, ist heute noch unklar.

c) Aufnahme der Chylomikronen bzw. exogenen Triglyceride in Gewebe

Die im Blut zirkulierenden Chylomikronen werden von verschiedenen Geweben
aufgenommen. Da die Chylomikronen die Transportform der exogenen TG darstellen, ist vor allem die Verschwinderate des TG-Anteils der Chylomikronen aus
dem Blut als Ausdruck der Aufnahme der exogenen TG bzw. TG-Fettsäuren in die
verschiedenen Organe von Interesse. Die in den Chylomikronen enthaltenen Phospholipide (Havel u. Clarke, 1958) und Cholesterin (Fredrickson et al., 1958a)
können im Gegensatz zu den TG bzw. TG-Fettsäuren (Fredrickson et al., 1958a)
im Plasma mit den entsprechenden Fraktionen anderer LP sogar in vitro rasch
ausgetauscht werden. Während des Abtransportes von Chylomikronen, deren Protein
markiert ist, kommt es fast augenblicklich zum Auftreten von Radioaktivität in den
LP hoher Dichte, was eine rasche Equilibrierung des A-Proteins mit dieser LP-
Fraktion vermuten läßt; markiertes B-Protein scheint mit den Chylomikronen aus

dem Blut abtransportiert zu werden und dann neuerlich im Plasma zu erscheinen (RODBELL et al., 1959).

Um den Abtransport der Chylomikronen aus dem Blut zu studieren, wurden vielfach künstliche TG-Emulsionen verwendet. Diese dürfen jedoch bei biologischen Untersuchungen nicht ohne weiteres den Chylomikronen gleichgesetzt werden, da sie künstliche Stabilisatoren enthalten (WADDELL et al., 1953), größere Partikel darstellen (PINTER u. ZILVERSMIT, 1962) und da sie vorwiegend vom reticuloendothelialen System und nicht von den Parenchymzellen der Leber aufgenommen werden (MURRAY u. FREEMAN, 1951; ASHWORTH et al., 1963). Diese Einwände gelten aber nicht in demselben Umfang für alle verwendeten Chylomikronenmodelle (BIERMAN u. HAMLIN, 1962; HALLBERG, 1964; BOBERG u. HALLBERG, 1968).

Die einfachste Methode zur Bestimmung der Verschwinderate der Chylomikronen oder künstlicher Chylomikronenmodelle stellt die Bestimmung der Halbwertszeit der Partikel nach intravenöser Verabreichung dar. Diese liegt bei der Ratte, beim Hund und beim Menschen in der Größenordnung von 2—24 min (HAVEL u. FREDRICKSON, 1956; FRENCH u. MORRIS, 1957; BIERMAN u. HAMLIN, 1962; BELFRAGE et al., 1963; NESTEL, 1964a; NESTEL u. SCOW, 1964; QUARFORDT u. GOODMAN, 1966; BOBERG et al., 1969a). Die Halbwertszeit der Chylomikronen wird von verschiedenen Faktoren beeinflußt. Größere Partikel werden offensichtlich schneller aus der Blutbahn entfernt als kleinere (QUARFORDT u. GOODMAN, 1966). Weiters nimmt die Halbwertszeit mit der injizierten Menge von Chylomikronen oder künstlichen Chylomikronenmodellen zu (FRENCH u. MORRIS, 1957; EDGREN, 1960; BIERMAN u. HAMLIN, 1962).

Der Abtransport der Chylomikronen-TG bzw. der TG einer künstlichen intravenös verabreichten Emulsion aus dem Blut wird auch von der Konzentration der „endogenen Plasma-TG" (LP sehr niederer Dichte) beeinflußt (SHAH et al., 1963; NESTEL, 1964a; BOLZANO et al., 1967). NESTEL (1964a) fand eine positive Korrelation zwischen der Größe des Plasma-TG-Pools und der Halbwertszeit intravenös verabreichter markierter Chylomikronen; bei diesen Untersuchungen handelte es sich offenbar um Personen mit verschieden großem Pool endogener Plasma-TG. Diese Beziehung zwischen Poolgröße endogener Plasma-TG und Halbwertszeit intravenös verabreichter Chylomikronen ist schwierig zu interpretieren: Unter der Annahme, daß bei den von NESTEL (1964a) untersuchten Patienten die Erhöhung des Nüchternplasma-TG-Pools durch eine Vermehrung der LP sehr niederer Dichte bedingt war, kann die Verlängerung der Halbwertszeit der Chylomikronen bei Vermehrung endogener Plasma-TG dadurch bedingt sein, daß eine gemeinsame Störung den Abtransport endogener und exogener Plasma-TG in gleicher Weise beeinträchtigt, oder daß eine durch irgend eine Ursache bedingte Vergrößerung des Pools endogener Plasma-TG selbst die Entfernung exogener Plasma-TG sekundär hemmt.

Auf Grund der oben erwähnten Punkte gibt die Halbwertszeit von Chylomikronen oder künstlichen Chylomikronenmodellen über die Kinetik der Entfernung exogener Plasma-TG nur beschränkt Auskunft. HALLBERG (1964 u. 1965) und BOBERG et al. (1969a) versuchten in Analogie zum intravenösen Glucosetoleranz-Test einen intravenösen Fettoleranz-Test zu entwickeln, der über die Kinetik des Abtransportes exogener TG aus dem Blut genauere Aussagen machen soll: Unter der Voraussetzung, daß die applizierte (künstliche) Fettemulsion von Organismus kinetisch gleich behandelt wird wie Chylomikronen, ist es möglich, nach exakter Trennung der exogenen und endogenen LP die Eliminierung der exogenen Fettpartikel aus dem Plasma mathematisch zu beschreiben und klinisch verwertbare Schlüsse zu ziehen. Auf diese Weise konnten die Autoren zeigen, daß bei hohen Konzentrationen der künstlichen Fettpartikel im Blut die Eliminierung dieser exogenen TG einer Reaktion nullter Ordnung folgt, d. h. daß eine konstante Menge von TG in der Zeiteinheit aus dem Blut entfernt wird (K_1 = Menge TG/min). Bei niedrigerem TG-Spiegel folgt die Entfernung einer Reaktion erster Ordnung, d. h. daß ein konstanter prozentueller Anteil dieser TG-Fraktion pro Zeiteinheit das Plasma verläßt (K_2 = % TG/min). K_1 wird weder durch das Lebensalter noch durch den endogenen Plasma-TG-Spiegel beeinflußt. K_2 ist bei alten Personen und solchen mit hohem TG-Spiegel niedriger (Boberg et al., 1969a).

Nach Besprechung der Kinetik des Abtransportes der exogenen Fettpartikel aus dem Plasma stellt sich die Frage, von welchen Organen die Chylomikronen aufgenommen und ob sie intakt oder erst nach vorangegangener hydrolytischer Spaltung von den entsprechenden Organen aufgenommen werden. Eine wesentliche Rolle bei der Entfernung von Chylomikronen aus dem Blut scheint der Leber zuzukommen, wie schon Murray u. Freeman (1951) auf Grund histologischer Befunde vermuteten. Mit Hilfe von Chylomikronen, deren TG-Fettsäuren radioaktiv markiert waren, konnte in zahlreichen Untersuchungen gezeigt werden, daß Chylomikronen-TG-Fettsäuren neben der Leber und anderen Organen auch vom Fettgewebe aufgenommen werden (French u. Morris, 1958; Bragdon u. Gordon, 1958; Borgström u. Jordan, 1959; Havel u. Goldfien, 1961; Nestel et al., 1962; Belfrage et al., 1963). Die quantitativen Verhältnisse hinsichtlich der Aufnahme von Chylomikronen-TG-Fettsäuren in den verschiedenen Organen sind weitgehend unklar; sie scheinen wesentlich vom Ernährungszustand und der Chylomikronenmenge im Plasma abzuhängen. French u. Morris (1958) fanden bei Ratten, die 18 Std nüchtern waren, nach Injektion markierter Chylomikronen den größten Teil der aus dem Plasma entfernten Radioaktivität von allen untersuchten Organen in der Leber. Bragdon u. Gordon (1958) fanden 10 min nach der Injektion nur etwa 4% der Radioaktivität im Fettgewebe von nüchternen Ratten, hingegen 30% bei glucosegefütterten Ratten. Bei Durchströmung von Rattenlebern mit künstlichen Fettemulsionen fanden Heimberg et al. (1958), daß nach Nahrungsentzug die Aufnahmerate der TG deutlich gesteigert war; dasselbe beobachteten sie bei alloxandiabetischen Ratten; aus diesem Umstand sowie aus der Beobachtung, daß Lebern von weiblichen Ratten signifikant mehr TG aufnahmen als von männlichen Tieren, schlossen sie, daß die TG-Aufnahme in der Leber auch einer hormonellen Kontrolle unterliege. Bezman et al. (1962) fanden bei Kaninchen, daß im Fettgewebe nach Verabreichung von Kohlenhydraten mehr TG-Fettsäuren aus Chylomikronen aufgenommen werden als im Nüchternzustand. Brown u. Olivecrona (1966) fanden im Fettgewebe von nüchternen ebenso wie von alloxandiabetischen Ratten eine verminderte Aufnahme von Chylomikronen-TG-Fettsäuren; nach Verabreichung von Insulin an die alloxandiabetischen Tiere konnte ebenso wie nach neuerlicher Kohlenhydratzufuhr bei den normalen hungernden Tieren die Aufnahme von Chylomikronen-TG-Fettsäuren beschleunigt werden. Hingegen konnten Bragdon et al. (1957) bei der Ratte keine Beeinflussung der Entfernung intravenös verabreichter Chylomikronen aus dem Blut durch Füttern von Kohlenhydraten beobachten.

Bei in vitro-Versuchen konnte ebenfalls beobachtet werden, daß die Speicherung von Chylomikronen-TG im Fettgewebe von hungernden Ratten vermindert ist (RODBELL, 1960) und daß bei Inkubation von Rattenfettgewebe mit markierten Lymphchylomikronen die Aufnahme der Radioaktivität in die Fettzellen durch Zusatz von Glucose und Insulin beträchtlich gesteigert werden kann (NESTEL et al., 1969); dieser Effekt ist allerdings bei Fettsucht der Ratten bzw. bei größeren Fettzellen weniger stark ausgeprägt (NESTEL et al., 1969).

Ähnliche Mechanismen, wie sie oben besprochen wurden, dürften zumindest teilweise dafür verantwortlich sein, daß beim Menschen nach einer Fettbelastung eine geringer ausgeprägte Lipämie beobachtet wird, wenn dieselbe Menge Fett zugleich mit Kohlenhydraten verabreicht wird (ALBRINK u. MAN, 1957; ALBRINK et al., 1958; SHAH et al., 1963).

NESTEL et al. (1962) infundierten Hunden markierte Chylomikronen in Mengen, die etwa den physiologischen Verhältnissen während einer normalen Fettresorption entsprachen, und fanden, daß von der Leber ein Drittel und vom Fettgewebe ein Fünftel der infundierten Radioaktivität aus dem Blut entfernt wurde; der Rest dürfte von anderen Geweben aufgenommen bzw. oxydiert worden sein. Die Autoren fanden keinen Unterschied zwischen 2 nüchternen und 2 normal ernährten Hunden, die außerdem eine Glucoseinfusion erhielten. Auf Grund ihrer Untersuchungen kamen die genannten Autoren zu dem Schluß, daß der Großteil der in den Chylomikronen transportierten TG vom Fettgewebe und von anderen extrahepatischen Geweben direkt aufgenommen wird. BELFRAGE et al. (1963) injizierten gefütterten Ratten verschieden große Mengen von Chylomikronen; bei Dosen von 4—33 mg TG fanden sie wenige Minuten nach der Injektion etwa 50% der aus dem Plasma entfernten Radioaktivität in der Leber und 4—10% im Fettgewebe. Außer vom Fettgewebe können Chylomikronen-TG-Fettsäuren — wie schon oben angedeutet wurde — auch von anderen extrahepatischen Geweben aus dem Blut aufgenommen werden, z. B. vom Myokard (GOUSIOS et al., 1963).

Es ist heute noch nicht sicher entschieden, ob Chylomikronen in Leber und Fettgewebe intakt aus dem Blut aufgenommen oder ob die in den Chylomikronen transportierten TG zuvor hydrolytisch aufgespalten werden, bzw. wo diese hydrolytische Spaltung stattfindet. BRAGDON u. GORDON (1958) fanden bei der Ratte nach Injektion von Chylomikronen, deren TG-Fettsäuren markiert waren, eine ganz andere Verteilung der Radioaktivität in den verschiedenen Geweben als nach Injektion von markierten FFS und schlossen daraus, daß Chylomikronen-TG intakt aus dem Plasma entfernt werden können. HAVEL u. FREDRICKSON (1956) fanden bei Untersuchungen am Hund, daß der TG- und Phospholipidanteil der Chylomikronen mit derselben Verschwinderate aus dem Blut abtransportiert werden. RODBELL (1960) kam auf Grund von in vitro-Versuchen zu dem Ergebnis, daß Chylomikronen-TG vom Fettgewebe zunächst in ein besonderes Kompartment ohne vorhergehende hydrolytische Spaltung aufgenommen werden können, daß die Überführung in die eigentliche Speicherform aber eine vorhergehende Hydrolyse und Reveresterung voraussetzt. HAVEL u. GOLDFIEN (1961) hingegen schlossen auf Grund von Untersuchungen der spezifischen Aktivität der FFS im Plasma und im Fettgewebe während des Abtransportes markierter Chylomikronen-TG-Fettsäuren bei hepatektomierten Hunden, daß Chylomikronen-TG schon vor ihrer Aufnahme in die Fettzellen hydrolytisch gespalten werden. OLIVECRONA (1962) kam bei Ratten auf Grund von Untersuchungen mit Chylomikronen, deren TG mit Glycerin-C^{14} und Palmitinsäure-H^3 markiert waren, zu dem Schluß, daß Chylomikronen während ihrer Aufnahme in die Fettgewebszelle gespalten werden.

Borgström u. Jordan (1959) und Stein u. Shapiro (1960) fanden bei Untersuchungen in vivo, daß von der Leber Chylomikronen-TG intakt aufgenommen werden. Zum selben Ergebnis kamen Rodbell et al. (1964) bei Durchströmung von Rattenlebern mit künstlichen Emulsionen; sie fanden weiters, daß die "Fractional disappearance rate" der markierten TG aus dem Blut sich umgekehrt proportional zur Plasma-TG-Konzentration verhielt; an der TG-Aufnahme waren sowohl Parenchymzellen als auch Zellen des reticulo-endothelialen Systems beteiligt. Ein großer Anteil der von der Leber aufgenommenen Radioaktivität wurde wieder an das Blut abgegeben, vorwiegend in Form von TG. Edgren u. Zilversmit (1965) durchströmten Rattenlebern mit Chylomikronen, die mit Palmitinsäure-C^{14} und Phospholipid-P^{32} markiert waren, und fanden, daß Chylomikronen offenbar als intakte Partikel von der Leber aufgenommen werden. Felts u. Mayes (1965) wiederum beobachteten an der durchströmten Rattenleber, daß die Leber zwar beträchtliche Mengen von FFS aufnimmt und oxydiert, hingegen nur vergleichsweise äußerst geringe Mengen von Chylomikronen-TG-Fettsäuren; erst nach Zusatz von Lipoproteidlipase in Form von "Post-Heparin-Plasma" konnten Chylomikronen-TG-Fettsäuren rasch aufgenommen und oxydiert werden; die Autoren vermuteten deshalb, daß Chylomikronen-TG-Fettsäuren erst nach hydrolytischer TG-Spaltung durch die Lipoproteidlipase von der Leberzelle aufgenommen werden können. Die von der Leber aufgenommenen exogenen TG bzw. deren TG-Fettsäuren werden z. T. nach neuerlicher Reveresterung der Fettsäuren zu TG (Stein u. Shapiro, 1960) in Form von LP sehr niederer Dichte wieder an das Plasma abgegeben (Boberg u. Hallberg, 1968).

Rodbell u. Scow (1965) durchströmten Fettgewebe der Ratte mit Chylomikronen bzw. mit künstlichen Fettemulsionen; dabei war die Aufnahme der Chylomikronen wie der künstlichen Fettpartikel proportional der TG-Konzentration und Dauer der Durchströmung; durch 2 tägigen Nahrungsentzug wurde die TG-Aufnahme beträchtlich herabgesetzt. Etwa zwei Drittel der aus der Durchströmungsflüssigkeit entfernten TG wurden hydrolysiert und die Fettsäuren zum Großteil in Gewebslipide eingebaut, während von den in der Durchströmungsflüssigkeit vorhandenen FFS vergleichsweise nur ganz geringe Mengen im Fettgewebe verestert wurden. Die Autoren vermuteten deshalb, daß die TG zum Großteil erst nach ihrer Aufnahme in das Fettgewebe hydrolysiert werden.

Der genaue Mechanismus der Aufnahme der in den Chylomikronen transportierten exogenen TG in den verschiedenen Geweben ist somit in seinen Einzelheiten noch weitgehend unklar. Es erscheint jedoch sicher, daß bei diesen Vorgängen dem Enzym Lipoproteidlipase eine besondere Rolle zukommt.

d) Lipoproteidlipase

1943 beobachtete Hahn, daß bei Hunden eine alimentäre Lipämie durch intravenöse Injektion von Heparin rasch zum Verschwinden gebracht wird. Diese „Klärung" des durch Chylomikronen getrübten Plasmas wird durch einen Faktor bewirkt, der sofort nach der Verabreichung von Heparin in das Blut freigesetzt wird und der zunächst die Bezeichnung „Klärfaktor" erhielt. Auf die Enzymnatur des „Klärfaktors" wiesen erstmals ANFINSEN et al. (1952) hin. KORN (1955a, b) beschrieb die Eigenschaften dieses Enzyms und konnte vor allem zeigen, daß die TG der Chylomikronen und der LP sehr niederer Dichte das spezifische Substrat dieses Fermentes darstellen. Die Lipoproteidlipase spaltet die in den genannten LP-Fraktionen transportierten TG hydrolytisch in FFS und Glycerin. Aus diesem Grund wurde dieses Enzym von KORN als „Lipoproteidlipase" bezeichnet. Es stellte sich nun die Frage nach der Bedeutung dieses Enzyms für den Stoffwechsel der Plasma-TG unter physiologischen und pathophysiologischen Bedingungen.

Es konnte schließlich gezeigt werden, daß im Plasma auch ohne vorhergehende Injektion von Heparin gelegentlich eine geringe „Kläraktivität" bzw. „endogene" Lipoproteidlipase-Aktivität nachweisbar ist (NIKKILÄ, 1953; JEFFRIES, 1954a; ENGELBERG, 1955; CLELAND u. IACONO, 1957). SANDHOFER et al. (1962) konnten zeigen, daß die nach einer fettreichen Mahlzeit beim Menschen nachweisbare endogene lipolytische Aktivität hinsichtlich ihrer Hemmbarkeit durch Paraoxon, NaCl, Desoxycholat oder vorhergehende Injektion von Protaminsulfat dieselben Eigenschaften aufweist wie die „Post-Heparin-Lipoproteidlipase". SAILER et al. (1965) konnten weiters zeigen, daß die endogene Lipoproteidlipase-Aktivität in Form eines Enzym-Substrat-Komplexes vorliegt und daß eine positive Korrelation zwischen Höhe des Plasma-TG-Spiegels und endogener Lipoproteidlipase-Aktivität besteht. Ein Anstieg der endogenen Lipoproteidlipase-Aktivität im Plasma konnte auch nach intravenöser Infusion einer künstlichen Fettemulsion beobachtet werden (BOLZANO et al., 1967). Alle diese Befunde scheinen dafür zu sprechen, daß die Lipoproteidlipase am Abtransport der Plasma-TG beteiligt ist und daß ein Anstieg der TG-Konzentration im Plasma offenbar den physiologischen Reiz zur Aktivierung dieses Fermentes im Blut darstellt.

Lipoproteidlipase wurde weiters auch bei einer Reihe von Tieren (Ratten, Hühner, Kaninchen) in verschiedenen Organen, vor allem im Fettgewebe und im Herzmuskel gefunden (KORN, 1955a, b; KORN u. QUIGLEY, 1955, 1957; BEZMAN et al., 1962). Auch im menschlichen Herzmuskel (SAILER et al., 1962) und im menschlichen Fettgewebe (HAVEL et al., 1962; STERN et al., 1962; NESTEL u. HAVEL, 1962; MARSHALL, 1965; PERSSON et al., 1966; HARLAN et al., 1967) konnte Lipoproteidlipase-Aktivität nachgewiesen werden. Es wurde vermutet, daß die Lipoproteidlipase am Capillarendothel lokalisiert sei, da sie unter der Wirkung von Heparin innerhalb 20 sec freigesetzt werden kann (ROBINSON u. HARRIS, 1959; ROBINSON u. FRENCH, 1960). RODBELL (1964) hingegen konnte im Rattenfettgewebe dieses Enzym nur in den isolierten Fettzellen, nicht aber in den Zellen des Gefäß-Bindegewebssystems nachweisen. Dieser Befund wurde kürzlich von PATTEN u. HOLLENBERG (1969) bestätigt. NESTEL et al. (1969) konnten weiters zeigen, daß bei Ratten bei zunehmendem Gewicht des Fettgewebes die Lipoproteidlipase-Aktivität in den einzelnen Fettzellen abnahm bzw. daß größere Fettzellen weniger Enzymaktivität enthielten als kleinere.

Ob die Lipoproteidlipase auch für die Aufnahme von Chylomikronen in der Leber eine physiologische Rolle spielt, ist nicht geklärt; vereinzelt wurde Post-Heparin-Lipoproteidlipase-Aktivität auch im Lebervenenblut nachgewiesen (LEQUIRE et al., 1963; BOBERG et al., 1964; CONDON et al., 1965); in diesem Zusammenhang sei nochmals auf die oben erwähnten Untersuchungsergebnisse von FELTS u.

Mayes (1965) (s. S. 10) hingewiesen. Jeffries (1954) hingegen fand eine Aktivitätsabnahme bzw. Zerstörung der Lipoproteidlipase in der Leber.

Ein wesentlicher Einfluß auf die Aktivität der Lipoproteidlipase in den verschiedenen Geweben kommt dem Ernährungszustand zu: So konnte bei Ratten wiederholt gezeigt werden, daß Nahrungsentzug gegenüber kohlenhydratreicher Ernährung zu einer beträchtlichen Abnahme der Lipoproteidlipase-Aktivität im Fettgewebe führt, während vielfach gleichzeitig eine Zunahme der Lipoproteidlipase-Aktivität im Herzmuskel beobachtet wurde (Cherkes u. Gordon, 1959; Hollenberg, 1959, 1960; Zemplény u. Grafnetter, 1959; Pav u. Wenkeova, 1960). Bezman et al. (1962) untersuchten die Aufnahme von TG aus Chylomikronen und LP sehr niederer Dichte in das Fettgewebe von fastenden und Kohlenhydrat-gefütterten Kaninchen in vitro: Die TG-Aufnahme war bei nüchternen Kaninchen geringer und ließ eine Beziehung zur Lipoproteidlipase-Aktivität im Fettgewebe erkennen. Auch in vitro läßt sich die Lipoproteidlipase-Aktivität im Fettgewebe durch Zusatz von Glucose und Insulin innerhalb weniger Stunden induzieren, wobei dieser Anstieg durch Actinomycin D noch verstärkt werden kann; durch Zusatz von Puromycin wird die durch Actinomycin bzw. Glucose plus Insulin bewirkte Induktion des Enzyms verhindert (Eagle u. Robinson, 1964).

Auch die Lipoproteidlipase-Aktivität im Plasma läßt eine Abhängigkeit von der Ernährung erkennen: So konnten Fredrickson et al. (1963) beim Menschen unter einer fettreichen Kost innerhalb 7–10 Tagen höhere Aktivitäten beobachten als unter kohlenhydratreicher Kost. Im akuten Versuch nimmt bei Normalpersonen nach intravenöser Glucosebelastung die Aktivität der endogenen und der Post-Heparin-Lipoproteidlipase ebenfalls ab (Bolzano et al., 1971). Auch die Untersuchungen von Salaman (1963) und Salaman u. Robinson (1966) konnten die Bedeutung von Glucose und Insulin für die Aufrechterhaltung einer normalen Lipoproteidlipase-Aktivität im Fettgewebe zeigen. Die „Klärung" von exogenem Fett sowie die Aktivität der Lipoproteidlipase im Fettgewebe nimmt nicht nur im Hungerzustand, sondern auch bei diabetischen Tieren ab (Waddell u. Geyer, 1957, Pav u. Wenkeova, 1960, Schnatz u. Williams, 1962 und 1963; Kessler, 1963; Gries et al., 1964; Brown u. Olivecrona, 1966; Bierman et al., 1966b; Rudas, 1967; Brown, 1967).

Auch beim menschlichen Diabetes mellitus kommt es bei Insulinmangel (Ketose) zu einer Störung im Abtransport exogener TG und zu einer Abnahme der Post-Heparin-Lipoproteidlipase-Aktivität im Plasma; durch Behandlung mit Insulin kann diese Störung wieder korrigiert werden (Bagdade et al., 1967, 1968). Bei Insulin-behandelten nicht ketotischen Diabetikern hingegen fand sich keine Verminderung der Post-Heparin-Lipoproteidlipase-Aktivität im Plasma (Sandhofer et al., 1961a; Denborough u. Paterson, 1962).

Daß die Lipoproteidlipase auch noch von anderen hormonellen Mechanismen beeinflußt wird, zeigen die Untersuchungen von Porte et al. (1966), wonach Patienten mit Myxödem eine erniedrigte Post-Heparin-Lipoproteidlipase-Aktivität aufweisen. Auch während der Schwangerschaft wurde eine deutliche Abnahme der Post-Heparin-Lipoproteidlipase-Aktivität im Plasma beobachtet (Sandhofer et al., 1961b). Über eine verminderte Lipoproteidlipase-Aktivität wurde auch bei akuter Hepatitis (Sandhofer et al., 1961a) und akuter Pankreatitis (Kessler et al., 1963) berichtet. Auf die klinisch wichtige Beziehung zwischen Hypertriglyceridämie und akuter Pankreatitis wird weiter unten noch eingegangen.

2. Pathophysiologie des Chylomikronentransportes bei primärem Lipoproteidlipase-Mangel

Die hier zu besprechende angeborene Stoffwechselstörung ist hinsichtlich ihres Plasmalipidspektrums charakterisiert durch eine Vermehrung der Chylomikronen im Nüchternplasma, wobei die Konzentration der α- und β-LP in der Regel vermindert ist. Demnach findet sich im Plasma entsprechend der chemischen Zusammensetzung der Chylomikronen eine ausgeprägte Vermehrung der (exogenen) TG, während der Cholesterin- und Phospholipidspiegel vergleichsweise nur unbedeutend erhöht sind.

Bis heute konnte sich in der Nomenklatur für diese Stoffwechselstörung keine einheitlich gebrauchte Bezeichnung durchsetzen. Am häufigsten werden folgende Bezeichnungen verwendet: Familiäre Hyperchylomikronämie, primäre exogene Hypertriglyceridämie, primäre fettinduzierte Hyperlipämie (AHRENS et al., 1961), Typ I nach FREDRICKSON et al. (1967). Am exaktesten wird unseres Erachtens diese Erkrankung als „Hyperchylomikronämie bei angeborenem Lipoproteidlipasemangel" bezeichnet. Die Bezeichnung nach der Typeneinteilung von FREDRICKSON hat den Vorteil der Kürze, ist klar definiert und hat sich in letzter Zeit weitgehend durchgesetzt.

Als erster in der Literatur beschriebener Fall wird allgemein der von BÜRGER u. GRÜTZ (1932) beschriebene Patient (Fall 1) angesehen, dessen Eltern blutsverwandt waren. HOLT et al. (1939) beobachteten erstmals das familiäre Auftreten dieser Stoffwechselstörung. Von den zahlreichen, bis 1966 erschienenen Mitteilungen über „primäre Hyperlipämien" konnten auf Grund der jeweils angegebenen Daten von FREDRICKSON u. LEES (1966) nur etwa 35 Fälle dem hier zu besprechenden Typ zugeordnet werden. Daraus ist ersichtlich, daß es sich um eine äußerst seltene Stoffwechselstörung handelt.

Der Typ I der primären Hyperlipämie ist somit charakterisiert durch eine Störung des Abtransportes der Chylomikronen aus dem Plasma, also im wesentlichen der aus der Nahrung stammenden „exogenen" Plasma-TG. Bis heute konnte bei dieser Stoffwechselstörung keinerlei Abweichung in der Resorption der Nahrungsfette oder in der Bildung bzw. im chemisch-physikalischen Aufbau der Chylomikronen nachgewiesen werden.

HAVEL u. GORDON (1960) konnten zeigen, daß beim Typ I der Abtransport der Chylomikronen aus dem Plasma gestört ist; sie injizierten Chylomikronen-reiches Plasma eines Patienten dessen Bruder, der dieselbe Stoffwechselstörung aufwies, und einer Kontrollperson, wobei beide „Rezipienten" unter einer fettarmen Diät gestanden hatten. Während von der Kontrollperson die injizierten Chylomikronen in normaler Geschwindigkeit aus dem Plasma entfernt wurden, wurde beim untersuchten Patienten eine abnorm lange Verweildauer der injizierten Chylomikronen im Plasma beobachtet. HAVEL u. GORDON (1960) konnten weiters beobachten, daß Patienten mit primärer Hyperchylomikronämie (Typ I) nach Injektion selbst großer Dosen Heparin (1 mg/kg) nur eine ganz geringe Lipoproteidlipase-Aktivität im Plasma freisetzen und nach der Heparininjektion auch keine Abnahme der TG-Konzentration erkennen lassen; ein Hemmkörper konnte im Plasma der Hyperlipämiker nicht nachgewiesen werden. Später berichteten auch FURMAN et al. (1962) über Patienten mit „Heparin-unempfindlicher Hypertriglyceridämie". ANGERVALL et al. (1962) fanden, daß bei einigen ihrer „Hyperlipämiker" die Chylomikronen gegen die Lipoproteidlipase resistenter waren als Chylomikronen, die von Normalpersonen nach einer fettreichen Mahlzeit gewonnen worden waren. Klein u. Lever (1957) und Klein et al. (1959) führten die von ihnen bei Patienten mit „idiopathischer Hyperlipämie" beobachtete verminderte „Klärung" nach Heparin-Injektion auf einen Inhibitor der Lipoproteidlipase im Plasma der Hyperlipämiker zurück. Letztere Befunde konnten allerdings nicht bestätigt werden. Eine mangelhafte Freisetzung der Lipoproteidlipase-Aktivität im Plasma durch Heparin bei der angeborenen Hyperchylomikronämie (Typ I) konnte später auch von Fredrickson et al. (1963) sowie von anderen Autoren (Übersicht bei Fredrickson u. Lees, 1966) nachgewiesen werden. Braunsteiner et al. (1968a) berichteten von einem einschlägigen Fall, der selbst nach Injektion von 200 E Heparin/kg keine meßbare Lipoproteidlipase-Aktivität im Plasma aufwies. Schließlich konnten Harlan et al. (1967) zeigen, daß bei (2 Patienten mit) „exogener Hypertriglyceridämie" neben einer herabgesetzten Lipoproteidlipase-Aktivität im Plasma auch im Fettgewebe ein ausgeprägter Mangel an Lipoproteidlipase besteht; eine verminderte Lipoproteidlipase-Aktivität im Plasma und im Fettgewebe fand sich auch bei beiden Eltern und einem Bruder trotz normaler TG-Konzentration im Nüchternplasma.

Die Bedeutung der Lipoproteidlipase für den Abtransport der exogenen, d. h. der direkt aus dem Darm resorbierten TG aus dem Blut wurde im vorhergehenden Kapitel ausführlich besprochen. Tatsächlich konnten Havel u. Gordon (1960) bei ihren Patienten mit Lipoproteidlipase-Mangel beobachten, daß unter einer fettarmen Diät die Verabreichung einer einmaligen fettreichen Mahlzeit einen abnorm starken Anstieg der Plasma-TG-Konzentration in Form von Chylomikronen bewirkte, der über 48 Std anhielt. Auf Grund der Beobachtung, daß bei Patienten mit dieser Stoffwechselstörung der TG-Spiegel im Nüchternplasma vom Fettgehalt der Nahrung abhängt, wurde von Ahrens et al. (1961) die Bezeichnung „fettinduzierte" Form der Hyperlipämie geprägt und dieser Typ der viel häufigeren „kohlenhydratinduzierten" Form, die weiter unten besprochen wird, gegenübergestellt.

Auf Grund der bisher vorliegenden Mitteilungen über die Lipoproteidlipase-Aktivität bei Patienten mit einer Hypertriglyceridämie vom Typ I und deren Familienangehörigen ist ein recessiver Erbgang dieses Defektes am wahrscheinlichsten (Fredrickson u. Lees, 1966); endgültige Schlüsse auf den Erbgang können aber auf Grund der bisher vorliegenden Beobachtungen noch nicht gezogen werden. Auch hinsichtlich der „Klärung" von Chylomikronen konnten geringe Störungen bei Eltern eines Patienten nachgewiesen werden (Bialkin et al., 1962), doch liegen diesbezüglich erst wenige Untersuchungen vor.

Fredrickson u. Lees (1966) beobachteten, daß bei 5 Hyperlipämikern vom Typ I die Konzentration der FFS im Nüchternplasma sowohl unter Normalkost als auch unter kohlenhydratreicher Kost im Mittel signifikant niedriger war als bei einer Kontrollgruppe. Harlan et al. (1967) hingegen fanden bei ihren beiden vermutlich homocygoten Patienten normale Konzentrationen der FFS im Plasma; bei denselben Personen war auch die Mobilisierung der FFS durch Verabreichung von Adrenalin normal, woraus die Autoren den Schluß zogen, daß die sog. „hormonsensitive" Fettgewebslipase beim Typ I nicht verändert ist.

Auf Grund der bisher beschriebenen Fälle einer Hyperlipämie vom Typ I scheint eine Störung der Glucosetoleranz nicht häufiger aufzutreten als in der übrigen

Bevölkerung, d. h. nicht für diese Stoffwechselstörung charakteristisch zu sein. Daß selbst bei ausgeprägter Vermehrung der Chylomikronen die üblichen oralen und intravenösen Glucosetoleranz-Tests normale Ergebnisse zeigen (FREDRICKSON et al., 1967), scheint dafür zu sprechen, daß eine Anhäufung von Chylomikronen im Blut auch ihrerseits die Glucosetoleranz nicht beeinflußt (SAILER et al., 1970).

3. Klinische Manifestationen

Die klinischen Manifestationen der bisher beschriebenen Fälle von primärer Hyperlipämie, die mit einiger Sicherheit dem Typ I zugeordnet werden können, wurden von FREDRICKSON u. LEES (1966) übersichtlich zusammengestellt. Demnach bietet diese Erkrankung auch klinisch ein recht charakteristisches Bild. Prinzipiell kann sich diese Stoffwechselstörung erstmals klinisch manifestieren, sobald Fett durch die Nahrung zugeführt wird; sie tritt somit bereits im Säuglingsalter in Erscheinung und wird auch meist schon im frühen Kindesalter, gelegentlich im Säuglingsalter diagnostiziert.

Erstes Symptom sind fast immer heftige abdominelle Koliken, die häufig fälschlicherweise als Appendicitis oder akute Pankreatitis aufgefaßt werden und schon wiederholt zu einer Laparotomie Anlaß gaben. Diese abdominellen Krisen wurden schon von HOLT et al. (1939) beschrieben; sie können hinsichtlich Lokalisation, Ausstrahlung und Dauer sehr verschieden sein, gelegentlich auch mit Fieber und ausgeprägter Leukocytose einhergehen. Das Zustandekommen dieser abdominellen Krisen konnte bisher nicht geklärt werden; verschiedene Mechanismen wurden diskutiert, wie beispielsweise ein vorübergehender Verschluß des D. thoracicus (AHRENS, 1954), plötzliche Größenzunahme der Leber oder Milz nach einer fettreichen Mahlzeit, kleine Infarkte in Leber oder Milz, mangelhafte Sauerstoffversorgung, wie sie von KUO et al. (1959) in verschiedenen Organen während einer ausgeprägten Lipämie beobachtet wurde.

Auf Grund der bisher beschriebenen Fälle scheint beim Typ I jedoch andererseits eine akute Pankreatitis tatsächlich gehäuft aufzutreten, mit allen für eine akute Pankreatitis typischen klinischen Symptomen und Laborbefunden. Der Mechanismus, der beim Typ I zu dieser akuten Pankreatitis führt, ist ebenfalls noch unklar. Auf die möglichen Zusammenhänge zwischen hohem Plasma-TG-Spiegel und akuter Pankreatitis wird weiter unten genauer eingegangen (s. S. 42).

Bei der klinischen Untersuchung findet man meist eine Vergrößerung der Leber und gelegentlich auch der Milz, wie bereits von BÜRGER u. GRÜTZ (1932) beschrieben wurde. Die Vergrößerung dieser Organe ist offenbar auf eine vermehrte Fettablagerung zurückzuführen. Tatsächlich finden sich in Leber, Milz und Knochenmark „Schaumzellen", die Fetttröpfchen enthalten und sich mikroskopisch von den Schaumzellen, wie man sie bei anderen Speicherkrankheiten findet, nicht unterscheiden.

Nicht regelmäßig und nur bei ausgeprägter Lipämie finden sich eruptive Xanthome, die relativ rasch auftreten und sich bei Normalisierung des Plasma-TG-Spiegels ebenso rasch wieder zurückbilden können. Das Fehlen dieser Xanthome darf jedoch selbst bei extrem hohen Plasma-TG-Werten nicht als Argument gegen das Vorliegen einer primären Hyperlipämie vom Typ I gewertet werden. Diese Xanthome bestehen meist in etwa stecknadelkopfgroßen, gelegentlich auch zu größeren Herden kon-

fluierenden Knötchen von gelblicher Farbe, die vor allem, wenn sie frisch auf-
geschossen sind, von einem rötlichen Hof umgeben sein können. Sie können prinzipiell an allen Stellen der Körperoberfläche, auch an Schleimhäuten, auftreten; als
Prädilektionsstellen gelten Knie, Ellbogen und das Gesäß.

In ausgeprägten Fällen kann eine sog. Lipaemia retinalis beobachtet werden, die
Ausdruck der milchigen Trübung des Plasmas ist. Dieses Symptom ist nicht für den
Typ I spezifisch, auch kann kein kritischer Grenzwert hinsichtlich des Plasma-TG-
Spiegels angegeben werden, bei dem dieses Phänomen auftritt. Die Lipaemia retinalis
besteht in einer blassen Färbung der Netzhaut bzw. in einer helleren Farbe der Netz-
hautgefäße, die außerdem einen gesteigerten Lichtreflex erkennen lassen; sie ist
bedingt durch das Durchschimmern des stark lipämischen Blutes durch die Netzhaut-
gefäße.

Es ist weiters bemerkenswert, daß diese Form der Hyperlipämie zum Unterschied
von den übrigen Hyperlipämie-Typen offenbar nicht die Ausbildung atherosklerotischer Gefäßprozesse begünstigt (Fredrickson u. Lees, 1966). Ein sicherer Schluß
ist jedoch diesbezüglich noch nicht möglich, da erst wenige sicher diagnostizierte
Fälle in Beobachtung stehen und diese überdies zum Großteil noch ein relativ nied-
riges Alter aufweisen. Chylomikronen scheinen demnach auf Grund der bisherigen
Beobachtungen im Gegensatz zu anderen LP niederer und sehr niederer Dichte nicht
atherogen zu wirken.

Die Diagnose der primären Hypertriglyceridämie vom Typ I beruht auf dem
Nachweis von Chylomikronen im Nüchternplasma, einer herabgesetzten oder
fehlenden Lipoproteidlipase-Aktivität im Plasma nach Injektion von Heparin und
auf dem Nachweis der Fettinduzierbarkeit.

Die Möglichkeiten zur Charakterisierung des LP-Spektrums im Plasma wurden
in der Einleitung bereits ausführlich besprochen. Der Nachweis der alleinigen Vermehrung von Chylomikronen im Plasma ist insofern einfach, als Chylomikronen
infolge ihres außerordentlich niedrigen spezifischen Gewichtes und ihrer Größe spon-
tan im Plasma aufrahmen und sich somit bei Stehenlassen des Plasmas im Verlauf
mehrerer Stunden als rahmige Schicht absetzen, wobei das darunter befindliche Plasma völlig klar wird. Über Methoden zur Bestimmung der Lipoproteidlipase-Aktivität
im Plasma s. Fredrickson et al. (1963), Sailer et al. (1961), Boberg u. Carlson
(1964) und Sandhofer et al. (1962 u. 1965).

Nach dem oben Gesagten über die Pathogenese dieser Form der „fettinduzierten"
Hypertriglyceridämie ergibt sich auch die wichtigste therapeutische Maßnahme:
Einschränkung der Fettzufuhr durch die Nahrung. Bei fettfreier Kost kommt es
innerhalb weniger Tage zu einer Abnahme bzw. Normalisierung des Plasma-TG-
Spiegels, zugleich verschwinden evtl. vorhandene Xanthome, die meist sehr unan-
genehmen abdominellen Krisen werden vermieden. Gelegentlich kommt es unter
einer derartigen notgedrungen kohlenhydratreichen Kost zu einer mehr oder weniger
ausgeprägten Vermehrung von Prä-β-LP bzw. LP sehr niederer Dichte (Furman et
al., 1965; Fredrickson u. Lees, 1966). Geringe Mengen Fett in der Nahrung können
aber toleriert werden, nach Fredrickson et al. (1967) bis zu etwa 20—25 g pro Tag.
Es wurde auch versucht, das Nahrungsfett durch TG mit Fettsäuren mittlerer
Kettenlänge (8 oder 10 C-Atome) zu ersetzen, da diese, wie bereits besprochen wurde,
direkt über die Pfortader und nicht in Form von Chylomikronen über die Lymphe
in den Blutkreislauf transportiert werden. Tatsächlich konnten mit dieser Maßnahme

gute Erfolge erzielt werden (Furman et al., 1965; Reissel et al., 1966), über eine Langzeittherapie mit TG mittlerer Kettenlänge liegen aber bisher noch nicht genügend Erfahrungen vor.

C. Primäre Hypertriglyceridämie mit Vermehrung endogener Triglyceride (Primäre Hyper-Prä-β-Lipoproteidämie)

1. Physiologie der endogenen Plasmatriglyceride

a) Plasmatriglycerid-Bildung aus freien Fettsäuren des Plasmas

Die FFS des Plasmas stellen quantitativ nur eine ganz geringe Fraktion der Plasmalipide dar; ihre Konzentration liegt unter normalen Umständen zwischen 8–20 mg-%. Ihre große physiologische Bedeutung wurde erst erkannt, als eine brauchbare Methode zur exakten quantitativen Erfassung der FFS des Plasmas entwickelt wurde (Dole, 1956).

Es zeigte sich, daß die FFS des Plasmas, die im wesentlichen aus dem Fettgewebe stammen (Gordon u. Cherkes, 1956, 1958; Gordon et al., 1957; Wadström, 1957), wo sie durch Lipolyse unter dem Einfluß der „Hormon-sensitiven Lipase" (Rizack, 1961; Vaughan et al., 1964) freigesetzt werden, im Plasma äußerst rasch umgesetzt werden; ihre Halbwertszeit beträgt 1–3 min (Laurell, 1957; Fredrickson u. Gordon, 1957; Fredrickson et al., 1958b; Friedberg et al., 1960; Dole u. Rizack, 1961; Armstrong et al., 1961; Havel et al., 1963). Es konnte weiters gezeigt werden, daß im Nüchternzustand die FFS des Plasmas zu einem beträchtlichen Anteil rasch verbrannt werden (McCalla et al., 1957; Fredrickson et al., 1958b); praktisch alle Organe des menschlichen Körpers mit Ausnahme der Zellen des Nervensystems und der Erythrocyten extrahieren vor allem im Nüchternzustand beträchtliche Mengen von FFS aus dem Blut, die dann teilweise verestert und gespeichert oder zur Energiegewinnung verbrannt werden (Fredrickson et al., 1958b); dies gilt ganz besonders für den Skeletmuskel, das Myokard und die Leber (Gordon et al., 1957; Bragdon u. Gordon, 1958; Fritz et al., 1958; Hillyard et al., 1959; Shipp et al., 1961; Friedberg u. Estes, 1962).

In der Leber werden FFS des Plasmas nicht nur verbrannt (Volk et al., 1952; Rose et al., 1964), sondern auch zu Phospholipiden (Jedeikin u. Weinhouse, 1954; Hillyard et al., 1959; Rose et al., 1964), Cholesterinestern (Friedman u. Byers, 1955; Roheim et al., 1963; Goodman u. Shiratori, 1964) und vor allem zu TG (Laurell, 1959; Hillyard et al., 1959; Stein u. Shapiro, 1957, 1959; Carlson, 1960c; Feigelson et al., 1961; Havel, 1961; Rose et al., 1964) verestert.

Ein Teil der von der Leber aus den FFS des Plasmas gebildeten TG wird in Form von LP an das Plasma abgegeben. Auf Grund zahlreicher Untersuchungen können wir heute annehmen, daß die sog. „endogenen Plasma-TG", die also nicht direkt aus der Nahrung stammen, sondern vom Organismus selbst gebildet werden, fast ausschließlich in der Leber gebildet werden (Laurell, 1959; Borgström u. Olivecrona, 1961; Havel u. Goldfien, 1961). Auf Grund dieser und zahlreicher anderer

Untersuchungen ist anzunehmen, daß zumindest im Nüchternzustand die endogenen Plasma-TG zum überwiegenden Teil durch Veresterung von FFS des Plasmas in der Leber gebildet werden (Stein u. Shapiro, 1959; Carlson, 1960c; Havel, 1961; Carlson u. Ekelund, 1963; Farquhar et al., 1965). Auf diesen Umstand, der nicht nur für das Verständnis der Physiologie der Plasma-TG-Bildung, sondern auch für die Methoden zur Messung der Plasma-TG-Bildung von großer Wichtigkeit ist, wird weiter unten noch ausführlich eingegangen.

Die Veresterung von FFS zu TG ist ein Energie verbrauchender Prozeß (Tietz u. Shapiro, 1956) und setzt die Aktivierung der FFS zu Acyl-CoA (Kornberg u. Pricer, 1953a, b; Rose u. Shapiro, 1960) sowie die Anwesenheit von α-Glycerophosphat (Steinberg et al., 1961) voraus. α-Glycerophosphat kann durch die Glycerophosphat-Dehydrogenase aus Dihydroxyacetonphosphat, einem normalen Intermediärprodukt aus dem Abbau der Glucose über den Embden-Meyerhof-Weg, der auch in der Leber nachzuweisen ist (Wenner u. Weinhouse, 1956; Katz u. Wood, 1960), gebildet werden, oder aus freiem Glycerin unter der Einwirkung der Glycerokinase, welche in Leber, Niere und Herzmuskel vorhanden ist (Bublitz u. Kennedy, 1954; Wieland u. Suyter, 1957). Aus α-Glycerophosphat und aktivierten Fettsäuren wird zunächst Phosphatidsäure gebildet (Kennedy, 1953; Kornberg u. Pricer, 1953b; Weiss u. Kennedy, 1956; Smith et al., 1957), welche dann zu TG oder Phospholipiden umgewandelt werden kann (Smith et al., 1957; Weiss et al., 1960).

Unter normalen Umständen ist offenbar die Konzentration der FFS und nicht die Konzentration von α-Glycerophosphat in der Leber geschwindigkeitsbestimmend für die Veresterung zu TG. In diesem Zusammenhang sind auch die Untersuchungen von Tzur et al. (1964) von Interesse, welche zeigen konnten, daß die Konzentration von α-Glycerophosphat in der Leber für die Veresterung der FFS in den Mitochondrien optimal, in den Mikrosomen jedoch niedriger ist. Unter bestimmten Bedingungen wie Hungern, Verabreichung von Äthanol oder Injektion von Adrenalin kommt es zu einer Abnahme der Konzentration des α-Glycerophosphats in der Leber, gleichzeitig aber auch zu einem Anstieg der Konzentration der FFS im Plasma: Unter diesen Umständen könnte die Konzentration des α-Glycerophosphats die Veresterungsrate der FFS des Plasmas zu Plasma-TG in der Leber beeinflussen. Die Fettsäuresynthese selbst scheint von der Konzentration des α-Glycerophosphats nicht beeinflußt zu werden (Zakim et al., 1967b).

b) De novo-Synthese von Plasmatriglycerid-Fettsäuren

Die Leber ist prinzipiell imstande, Fettsäuren über Acetyl-CoA aus anderen Substanzen de novo zu synthetisieren (Masoro et al., 1950; Wakil et al., 1960; Bressler u. Wakil, 1961). Welche quantitative Bedeutung einer de novo-Synthese von Fettsäuren bzw. Plasma-TG-Fettsäuren durch die Leber unter verschiedenen physiologischen und pathophysiologischen Bedingungen zukommt, ist heute noch nicht geklärt.

Im Nüchternzustand stimmt beim Menschen die Veresterungsrate der FFS zu Plasma-TG größenordnungsmäßig mit der Verschwinderate von TG der "Very low density lipoproteins" (VLDL-TG) nach Injektion eines markierten Präcursors (FFS oder Glycerin) und mit der Verschwinderate von reinjizierten markierten VLDL-TG überein (Friedberg et al., 1961; Farquhar et al., 1965). Im "Steady

State" hinsichtlich der Plasma-TG würde dies bedeuten, daß zumindest ein Großteil der Plasma-TG durch Veresterung von FFS des Plasmas gebildet wird.

EATON et al. (1969) entwickelten auf Grund ihrer Umsatzstudien ein Modell für den Umsatz der FFS und TG im Plasma, womit sie gleichzeitig die Bildungsrate von Plasma-TG aus FFS des Plasmas und die Gesamt-Effluxrate der Plasma-TG (im "Steady State" gleich groß wie die Gesamt-Bildungsrate der Plasma-TG, die neben der Veresterung von FFS des Plasmas zu Plasma-TG auch eine de novo-Synthese von Plasma-TG-Fettsäuren beinhaltet) berechneten; bei zwei Normalpersonen im Nüchternzustand waren die Bildungsrate von Plasma-TG aus FFS des Plasmas und die Gesamt-Effluxrate der Plasma-TG gleich groß, was andere Präcursorsubstanzen als FFS des Plasmas für die Plasma-TG-Bildung ausschließen würde; bei zwei anderen, ebenfalls nüchternen Normalpersonen war jedoch die berechnete Gesamt-Plasma-TG-Effluxrate größer als die berechnete Bildungsrate von Plasma-TG aus FFS des Plasmas, was bedeuten würde, daß Plasma-TG entweder aus anderen Präkursorsubstanzen als FFS des Plasmas bzw. aus einem FFS-Pool, der langsamer umgesetzt und somit auch langsamer markiert wird, gebildet wurden.

HAVEL (1968) konnte zeigen, daß sich während einer konstanten Infusion von markierter Palmitinsäure die spezifische Aktivität der VLDL-TG-Fettsäuren allmählich der spezifischen Aktivität der FFS im Lebervenenplasma [die gleich ist der spezifischen Aktivität der FFS im Plasma des die Leber „insgesamt durchströmenden" Plasmas (Pfortader und A. hepatica) und der spezifischen Aktivität der Fettsäuren des Präkursor-Pools für die Plasma-TG-Bildung in der Leber] annähert (s. S. 24). Damit konnte HAVEL zeigen, daß im Nüchternzustand beim Menschen alle VLDL-TG durch Veresterung von FFS des die Leber durchströmenden Plasmas gebildet werden. Eine Neubildung von VLDL-TG-Fettsäuren in der Leber kann auf Grund dieser Untersuchung beim Menschen im Nüchternzustand ausgeschlossen werden. Mit diesem Befund stimmt auch die Beobachtung gut überein, wonach im Nüchternzustand beim Menschen aus Plasmaglucose-Kohlenstoff zwar ein beträchtlicher Teil des zur Veresterung der FFS des Plasmas benötigten Glycerins, aber keine Plasma-TG-Fettsäuren gebildet werden (SANDHOFER et al., 1968).

Die Verhältnisse, die im Nüchternzustand beobachtet wurden, können sich aber nach Nahrungszufuhr beträchtlich ändern. FINE et al. (1962) sowie BRECH u. GORDON (1967) fanden unter kohlenhydratreicher Kost einen Einbau von Plasmaglucose-Kohlenstoff in den Glycerin- und in den Fettsäure-Anteil der Plasma-TG, konnten aber mit ihrer Methode keine quantitativen Angaben machen. SANDHOFER et al. (1969) konnten zeigen, daß während einer Glucosebelastung der Großteil des zur Veresterung der FFS des Plasmas zu Plasma-TG benötigten Glycerins aus Plasmaglucose stammt; hingegen wird selbst unter massiver Glucosezufuhr — verglichen mit der Veresterungsrate der FFS des Plasmas zu Plasma-TG — nur ein sehr geringer Anteil von Plasma-TG-Fettsäuren (weniger als 10% der Veresterungsrate von FFS des Plasmas zu Plasma-TG) durch Neubildung aus Plasmaglucose-Kohlenstoff gebildet.

In welchem Ausmaß durch die Nahrung zugeführte Fructose oder andere Substanzen zur Plasma-TG-Bildung herangezogen werden, konnte bisher quantitativ nicht gemessen werden. Der Stoffwechsel der Fructose zeigt jedenfalls gegenüber dem der Glucose einige qualitative Unterschiede (SMITH et al., 1953); es besteht auch keine Beziehung zwischen der Verschwinderate der Fructose und dem Ausmaß einer bestehenden Störung der Glucosetoleranz (Smith et al., 1953). Christophe u. Mayer (1959) konnten zeigen, daß unter einer Fructosediät Ratten etwa dreimal mehr Acetat-C^{14} in Leber-Fettsäuren einbauen als unter glucosereicher Kost. Zakim et al. (1967a) fanden bei Ratten unter fructosereicher Kost höhere TG-Konzentrationen in Leber und Plasma; auch wurde mehr Fructose- als Glucose-Kohlenstoff in Fettsäuren eingebaut. Andererseits wird in der Rattenleber Fructose zu einem beträchtlichen Anteil in α-Glycerophosphat umgewandelt (Muntz u. Vanko, 1962). Die Bedeutung des α-Glycerophosphates für die Plasma-TG-Bildung in der Leber wurde bereits besprochen (s. S. 18). Nikkilä u. Ojala (1966) führten die unter Fructosediät zu beobachtende Plasma-TG-Vermehrung ebenfalls eher auf eine vermehrte Synthese als auf einen verminderten Abstrom der TG aus dem Blut zurück. Macdonald (1968) fand bei Normalpersonen nach oraler Verabreichung von Fructose-U-C^{14} in den Plasma-TG eine etwa viermal höhere Radioaktivität als nach Verabreichung von Glucose-U-C^{14}; die tatsächlichen Einbauraten können jedoch auf Grund der verwendeten Versuchsanordnung nicht beurteilt werden.

Nilsson u. Scherstén (1969) inkubierten Leberschnitte von „Normalpersonen", die wegen einer Cholelithiasis oder einer gutartigen Magenerkrankung operiert werden mußten, mit Glycerin-1,3-C^{14} bzw. mit Fructose-U-C^{14} und fanden hinsichtlich des Kohlenstoffeinbaues in die Leberlipide keinen Unterschied zwischen den beiden verwendeten Substraten; unter den verschiedenen Leberlipiden fand sich in den TG die relativ höchste Radioaktivität; demgegenüber betrug der Einbau in die Phospholipide der Leber nur etwa ein Drittel, ganz geringe Radioaktivität fand sich in Diglyceriden, während die übrigen Lipide der Leber keine Radioaktivität aufwiesen; bemerkenswert ist vor allem, daß sowohl bei Verwendung von markiertem Glycerin als auch bei Verwendung von markierter Fructose als Substrat 98% der Radioaktivität im Glycerin-Anteil und nur 2% im Fettsäure-Anteil der TG und Phospholipide aufschienen.

Der Einfluß verschiedener Kohlenhydrate der Nahrung auf den Plasma-TG-Spiegel wird in einem eigenen Kapitel (S. 30 ff.) ausführlich besprochen.

Auf Grund der bisher vorliegenden Untersuchungen ist somit anzunehmen, daß zumindest im Nüchternzustand eine de novo-Synthese von VLDL-TG-Fettsäuren gegenüber der Bildung von VLDL-TG durch Veresterung von FFS des Plasmas praktisch keine Rolle spielt. Zur Beurteilung einer de novo-Synthese von VLDL-TG-Fettsäuren unter verschiedenen anderen Bedingungen, insbesondere unter verschiedenen Ernährungsformen, liegen noch zu wenig Untersuchungen vor.

c) Methoden zur Bestimmung des Plasma-TG-Umsatzes

Da im "Steady State", d. h. bei gleichbleibender Plasma-TG-Konzentration, der Influx der endogenen TG in das Plasma (Bildung der Plasma-TG in der Zeiteinheit) gleich ist dem Efflux der TG aus dem Plasma, können zur Bestimmung der Plasma-TG-Bildung bzw. des Plasma-TG-Umsatzes Methoden verwendet werden, die entweder den Plasma-TG-Influx oder den Plasma-TG-Efflux messen.

1. Nach intravenöser Injektion markierter FFS oder markierten Glycerins erscheinen markierte TG im Plasma, die in Form von LP sehr niederer Dichte (VLDL) transportiert werden. Diese können durch Zentrifugieren isoliert und demselben oder einem anderen Individuum reinjiziert werden. Aus der Verschwinderate dieser

reinjizierten markierten VLDL-TG wird dann unter Voraussetzung eines "Steady State" der Plasma-TG auf den Plasma-TG-Umsatz bzw. auf die Bildungsrate der Plasma-TG geschlossen (FRIEDBERG et al., 1961; HAVEL et al., 1962; FARQUHAR et al., 1965; HAVEL, 1968; EATON et al., 1969).

Hierbei ergeben sich aber eine Reihe methodischer Schwierigkeiten: Die Verschwinderate der markierten TG in den präparierten und reinjizierten VLDL aus dem Blut wird nämlich von der Art der Präparation und von der Dauer der Aufbewahrung beträchtlich beeinflußt (HAVEL, 1968). „Frische" VLDL, die unmittelbar nach der Präparation durch Zentrifugieren bei Zimmertemperatur reinjiziert werden, haben eine Halbwertszeit von 10—20 min; „alte" VLDL, die vor der Präparation und Reinjektion über Nacht bei Zimmertemperatur aufbewahrt wurden, haben eine etwa viermal längere Halbwertszeit (HAVEL, 1968). Durch Doppelmarkierung der TG (H^3-Glycerin und C^{14}-Palmitinsäure) konnte HAVEL (1968) zeigen, daß während der Aufbewahrung unter den erwähnten Bedingungen etwa ein Viertel der ursprünglich in den „frischen" VLDL vorhandenen TG verloren geht, z. T. durch Abgabe an LP höherer Dichte und z. T. durch hydrolytische Spaltung in Glycerin und FFS. Jedenfalls nahm der TG-Gehalt der VLDL durch das Altern unter den gegebenen Bedingungen von 65 auf 50% ab. Diese Umstände können die Verschwinderate der markierten präparierten VLDL-TG wesentlich beeinflussen.

Vergleicht man die Verschwinderate von frischen reinjizierten VLDL-TG mit der Verschwinderate von markierten Plasma-TG nach "Single Injection" von Palmitinsäure-C^{14} (s. S. 21, Punkt 2), so zeigt sich, daß die reinjizierten VLDL-TG wesentlich rascher aus dem Blut entfernt werden (HAVEL, 1968). Die Ursachen dafür sind unklar, am ehesten ist ein Artefakt durch die Präparation anzunehmen (HAVEL, 1968). Außerdem ist von Bedeutung, ob die präparierten VLDL dem Spender selbst oder einem anderen Individuum injiziert werden (FARQUHAR, 1968).

FRIEDBERG et al. (1961), FARQUHAR et al. (1965) und EATON et al. (1969) fanden bei insgesamt 6 Normalpersonen eine Halbwertszeit der reinjizierten VLDL-TG-Fettsäuren im Blut von 100—400 min.

2. Nach einmaliger intravenöser Injektion eines markierten Präkursors für Plasma-TG (FFS oder Glycerin) ("Single Injection"-Methode) erscheinen im Blut nach wenigen Minuten markierte VLDL-TG. Nach 1—4 Std erreicht die Radioaktivität in den Plasma-TG ihr Maximum und fällt hierauf wieder ab. Aus der Anstiegskurve der spezifischen Aktivität der VLDL-TG und der Zeitkurve der spezifischen Aktivität der FFS im Plasma läßt sich die Veresterungsrate der FFS des Plasmas zu Plasma-TG mit Hilfe eines Computers (EATON et al., 1969) berechnen. Diese Methode setzt zeitlich ganz exakte Blutabnahmen aus der Arterie voraus, da sich während der ersten Minuten nach der Injektion der markierten FFS deren spezifische Aktivität sehr rasch ändert. Die Berechnung beruht auf einem komplizierten mathematischen Verfahren (BERMAN et al., 1962a, b; BERMAN, 1965).

Wie aus dem Anstieg wurde auch aus der Kurve der Abnahme der spezifischen Aktivität der VLDL-TG nach "Single Injection" eines markierten Präkursors der Umsatz der VLDL-TG berechnet (FRIEDBERG et al., 1961; REAVEN et al., 1965a; FARQUHAR et al., 1965; EATON et al., 1969). Nach intravenöser Injektion des markierten Präkursors erreicht die Radioaktivität in den VLDL-TG innerhalb 1—4 Std ihr Maximum und fällt dann zunächst nach einer Reaktion erster Ordnung ab, um später einem etwas flacheren komplexen Kurvenverlauf zu folgen (FRIEDBERG et al., 1961;

Farquhar et al., 1965); diese Abweichung vom anfänglichen Kurvenverlauf erster Ordnung wurde durch das Wiedereinströmen ("Recycling") markierter FFS in das Plasma (Fredrickson et al., 1958b) im Verlauf der Untersuchung erklärt (Friedberg et al., 1961; Farquhar et al., 1965) und ist bei Verwendung markierter FFS als Präkursor stärker ausgeprägt als bei Verwendung von markiertem Glycerin (Farquhar et al., 1965). Jedenfalls muß bei dieser Methode die spezifische Aktivität der FFS des Plasmas zu jedem Zeitpunkt bekannt und bei der Berechnung des Plasma-TG-Umsatzes berücksichtigt werden (Eaton et al., 1969).

In einem vorhergehenden Kapitel wurden die Gründe für die Annahme dargelegt, daß die Plasma-TG im Nüchternzustand im wesentlichen durch Veresterung von FFS des Plasmas in der Leber gebildet und an das Plasma in Form von VLDL abgegeben werden. Aus dieser Annahme und dem Umstand, daß die VLDL-TG offensichtlich nach einer Reaktion erster Ordnung aus dem Plasma verschwinden, wurde der Schluß gezogen, daß es sich hinsichtlich des Umsatzes der VLDL-TG im Plasma um einen einzigen Pool mit einem einzigen „Eingang" (von der Leber) und einem einzigen „Ausgang" handelt (Farquhar et al., 1965). Wenn — bei Annahme eines derartig einfachen Modells — die Verschwinderate der reinjizierten markierten VLDL-TG aus dem Plasma größer ist als die der endogenen markierten VLDL-TG nach "Single Injection" eines markierten Präkursors, dann wird der Präkursor-Pool (in der Leber) langsamer umgesetzt als der VLDL-TG-Pool im Plasma; wenn beide Methoden zur Bestimmung der Verschwinderate der VLDL-TG dasselbe Ergebnis liefern, so bedeutet dies, daß der Pool der VLDL-TG im Plasma wesentlich langsamer umgesetzt wird als der Präkursor-Pool. Letzterer Umstand ist Voraussetzung für die Anwendbarkeit der Methode zur Bestimmung der VLDL-TG-Umsatzrate aus der Verschwinderate der markierten VLDL-TG aus dem Plasma nach "Single Injection" eines markierten Präkursors. Farquhar et al. (1965) fanden für reinjizierte markierte VLDL-TG und endogen markierte VLDL-TG nach "Single Injection" eines markierten Präkursors dieselbe Kurve der Verschwinderate und schlossen daraus, daß die VLDL-TG im Plasma um ein Vielfaches langsamer umgesetzt werden müssen als der Präkursor-Pool (TG in der Leber) und daß somit die Kurve der Verschwinderate der VLDL-TG nach "Single Injection" eines markierten Präkursors nicht mehr durch den Präkursor-Umsatz beeinflußt wird.

Havel (1968) hingegen fand bei seinen Untersuchungen am Menschen ebenso wie bei Kaninchen (Havel et al., 1962), daß die Verschwinderate von „frischen" reinjizierten markierten VLDL-TG aus dem Plasma wesentlich größer ist als die der endogen markierten VLDL-TG nach "Single Injection" von markierter Palmitinsäure; dieses Ergebnis unterstützt nicht die oben besprochene Annahme von Farquhar et al. (1965). Die Interpretation dieser Daten ist jedoch sehr unsicher, da Artefakte durch die Präparation der reinjizierten VLDL nicht ausgeschlossen werden können (Havel, 1968).

Die Annahme von Farquhar et al. (1965), wonach die "Fractional Turnover Rate" des VLDL-TG-Pools im Plasma die Kurve der Verschwinderate der endogen markierten VLDL-TG nach Injektion eines markierten Präkursors allein bestimmt, stellt aber die Voraussetzung für die Anwendbarkeit dieser Methode zur Bestimmung der Verschwinderate der VLDL-TG aus dem Plasma allein aus der Abnahme der spezifischen Aktivität der VLDL-TG dar (Friedberg et al., 1961; Farquhar et al., 1965; Reaven et al., 1965a). Es müssen aber sowohl die im Plasma zu jedem Zeitpunkt vorhandene spezifische Aktivität der FFS als auch die von der Leber während des ganzen Zeitraumes der Untersuchung an das Plasma abgegebenen VLDL-TG bei der Berechnung berücksichtigt werden. Dies macht die exakte Berechnung des VLDL-TG-Umsatzes mathematisch äußerst kompliziert und setzt nicht nur die genaue Kenntnis des Kurvenverlaufes der spezifischen Aktivität der FFS und der VLDL-TG im Plasma, d. h. eine sehr große Anzahl von Einzelbestimmungen, sondern auch eine Berechnung auf Grund komplizierter Umsatzmodelle mit Hilfe eines Computers voraus (EATON et al., 1969). Diese komplizierte Methodik wurde aus diesem Grund bisher nur bei einer sehr geringen Anzahl von Personen angewendet (EATON et al., 1969).

Aus der Verschwinderate markierter VLDL-TG aus dem Plasma nach "Single Injection" eines markierten Präkursors wurden bei Normalpersonen folgende Werte für die Halbwertszeit der VLDL-TG im Plasma berechnet: FRIEDBERG et al. (1961): 120—530 min, FARQUHAR et al. (1965): 275—515 min, REAVEN et al. (1965a): 78 bis 222 min und EATON et al. (1969): 89—321 min.

3. Bei einer weiteren Methode zur Bestimmung der Veresterungsrate der FFS des Plasmas zu Plasma-TG werden markierte FFS über einen längeren Zeitraum in konstanter Geschwindigkeit intravenös infundiert ("Constant Infusion"-Methode). Unter der Voraussetzung eines "Steady State" des Umsatzes der FFS im Plasma stellt sich eine konstante spezifische Aktivität der FFS im Plasma ein, die infolge des raschen Umsatzes der FFS im Plasma schon innerhalb 15 min nach Infusionsbeginn erreicht wird. Da nun nicht markierte und markierte FFS des Plasmas zu Plasma-TG verestert werden, kommt es zu einem Anstieg der Radioaktivität in den VLDL-TG des Plasmas, der entsprechend der geringen "Fractional Removal Rate" der VLDL-TG entsprechend lang (mehrere Stunden) anhält und dessen Anfangsgeschwindigkeit von der Veresterungsrate der FFS des Plasmas zu Plasma-TG bestimmt wird. Aus der spezifischen Aktivität der FFS im arteriellen Plasma und dem Anstieg der Radioaktivität in den VLDL-TG im Plasma wird die Veresterungsrate der FFS des Plasmas zu Plasma-TG berechnet und diese unter der Voraussetzung eines "Steady State" des Umsatzes der Plasma-TG der Plasma-TG-Umsatzrate gleichgesetzt (RYAN u. SCHWARTZ, 1965).

Diese Methode zur Bestimmung der Umsatzrate der VLDL-TG im Plasma beruht auf einer Reihe von Annahmen:

a) Während des Zeitraumes der Untersuchung werden endogene Plasma-TG bzw. VLDL-TG nur durch Veresterung von FFS des Plasmas gebildet. Dieser Punkt wurde bereits ausführlich besprochen.

b) Markierte Palmitinsäure, die für die Bestimmung der Veresterungsrate von FFS des Plasmas zu Plasma-TG meist verwendet wird (RYAN u. SCHWARTZ, 1965; SAILER et al., 1966a; HAVEL, 1968), ist repräsentativ für die FFS des Plasmas hinsichtlich deren Veresterung zu Plasma-TG. Es gibt bis heute keinen Hinweis, daß bestimmte im Plasma vorhandene FFS für die Plasma-TG-Bildung besonders bevorzugt werden.

c) Bis zu dem Zeitraum, der zur Berechnung der Plasma-TG-Bildung aus dem Anstieg der Radioaktivität in den VLDL-TG im Plasma herangezogen wird, haben nicht nur die FFS des Plasmas, sondern auch die anderen Präkursor-Pools (in der Leber) eine konstante spezifische Aktivität erreicht. Dies scheint der Fall zu sein, sobald der Anstieg der Radioaktivität in den Plasma-TG "linear" wird (Ryan u. Schwartz, 1965).

d) Die spezifische Aktivität der FFS im arteriellen Plasma wird der spezifischen Aktivität des insgesamt die Leber durchströmenden Plasmas (Pfortader plus A. hepatica) gleichgesetzt. Diese Annahme ist sicher nicht gerechtfertigt, da die spezifische Aktivität der FFS im Pfortaderplasma infolge der Lipolyse im Fettgewebe des Splanchnicusgebietes niedriger sein muß als im arteriellen Blut. Infolge dessen wird die Veresterungsrate der FFS zu Plasma-TG mit dieser Methode unterschätzt.

e) Ryan u. Schwartz (1965) vernachlässigten den während der Abgabe von markierten TG an das Plasma gleichzeitig erfolgenden Efflux von markierten TG aus dem Plasma. Dieser Efflux hat zur Folge, daß der Anstieg der Radioaktivität in den Plasma-TG praktisch zu keinem Zeitpunkt während der Infusion linear sein kann, sondern eine Krümmung aufweisen muß, die im Verlauf der Infusion zu einer zunehmenden Abweichung von der anfänglichen Steigung führt. Diese Abweichung der Kurve des Radioaktivitätsanstieges in den Plasma-TG von der anfänglichen Steigung ist um so stärker ausgeprägt, je größer die "Fractional Turnover Rate" der VLDL-TG im Plasma ist. Praktisch macht sie sich bei einem kleineren Plasma-TG-Pool mit höherer "Fractional Turnover Rate" stärker bemerkbar. Wird dieser Umstand vernachlässigt, so hat dies ebenfalls eine Unterschätzung der Veresterungsrate der FFS des Plasmas zu VLDL-TG zur Folge. Bei genauer Kenntnis des Kurvenverlaufes durch Bestimmung der Radioaktivität der Plasma-TG zu mehreren Zeitpunkten während der Infusion markierter FFS kann jedoch die Anfangsgeschwindigkeit des Radioaktivitätsanstieges in den Plasma-TG ermittelt und zur Berechnung der Veresterungsrate herangezogen werden (Sandhofer et al., 1969).

Havel (1968) bestimmte die Veresterungsrate der FFS des Plasmas zu Plasma-TG beim nüchternen Hund mittels konstanter Infusion markierter Palmitinsäure, wobei er durch Einlegen von Kathetern in die Pfortader, Lebervene und eine Arterie die Konzentration und Radioaktivität der FFS, Plasma-TG-Fettsäuren, VLDL-TG-Fettsäuren und des CO_2 in diesen Gefäßen bestimmen konnte; gleichzeitig wurde die Leberdurchblutung mit Indocyaningrün gemessen. Mit dieser Methode konnte Havel folgende Befunde erheben: Die Leber nimmt FFS aus dem Plasma auf, gibt aber keine FFS an das Blut ab; beim fastenden Hund stammen alle VLDL-TG-Fettsäuren, die von der Leber an das Blut abgegeben werden, ausschließlich aus einem Fettsäure-Pool, der im Gleichgewicht ist mit den FFS, welche in die Leber einströmen. Die spezifische Aktivität der FFS im Plasma der Lebervene ist daher dieselbe wie die spezifische Aktivität der FFS des insgesamt in die Leber einströmenden Plasmas (Pfortader plus A. hepatica) und dieselbe wie die spezifische Aktivität der FFS des Präkursor-Pools für die VLDL-TG-Fettsäuren in der Leber. Nachdem also Havel (1968) am Hund zeigen konnte, daß die spezifische Aktivität der FFS im Plasma der Lebervene dieselbe ist wie die der FFS im Plasma des insgesamt in die Leber einströmenden Blutes, konnte Havel (1968) ähnliche Untersuchungen am Menschen auch ohne Katheterisieren der Pfortader durchführen. Mittels konstanter Infusion von markierter Palmitinsäure über einen Zeitraum von 4 Std erhielt Havel (1968) am nüchternen Menschen folgende Ergebnisse: Bei normoglyceridämischen Personen werden 16% der von der Leber aus dem Plasma aufgenommenen FFS in Form von VLDL-TG-Fettsäuren an das Plasma abgegeben. Die spezifische Aktivität der FFS des insgesamt in die Leber einströmenden Plasmas ist niedriger als die spezifische Aktivität der FFS im arteriellen Plasma, da nichtmarkierte FFS (vermutlich) aus dem Fettgewebe des Splanchnicus-Gebietes in das Pfortaderplasma einströmen; deshalb wird die Umsatzrate der VLDL-TG (im Mittel um etwa 20%) unterschätzt, wenn die spezifische Aktivität der FFS im arteriellen Plasma statt der spezifischen Aktivität der FFS im Plasma der Lebervene zur Berechnung der VLDL-TG-Umsatzrate herangezogen wird.

Mit Hilfe der "Constant-Infusion"-Methode betrug bei stoffwechselgesunden Personen die Umsatzrate der endogenen Plasma-TG nach RYAN u. SCHWARTZ (1965) 3,5–15,9 μMol Plasma-TG/min und nach SAILER et al. (1966 a) 2,8 — 12,1 μMol Plasma-TG/min. Bei Berücksichtigung der Krümmung des Radioaktivitätsanstieges in den Plasma-TG infolge des Plasma-TG-Efflux liegen die entsprechenden Werte von SAILER et al. (1966a) zwischen 3,5–17 μMol Plasma-TG/min.

4. BOBERG et al. (1969b) versuchten die Bildungsrate der Plasma-TG im Splanchnicusgebiet aus der Differenz der TG-Konzentration im arteriellen Plasma und der TG-Konzentration im Lebervenenplasma multipliziert mit dem Leberplasmastrom zu berechnen. Sie verglichen die erhaltenen Werte mit der Umsatzrate der Plasma-TG, die sie aus der Differenz der Radioaktivität der Plasma-TG im arteriellen Plasma und im Lebervenenplasma und dem Leberplasmastrom bei konstanter Infusion von markierter Palmitinsäure berechneten. Außerdem bestimmten sie die Veresterungsrate der FFS des Plasmas zu Plasma-TG nach der Methode von RYAN u. SCHWARTZ (1965), wobei die spezifische Aktivität der FFS im Lebervenenplasma zur Berechnung herangezogen wurde. Die Unterschiede in der TG-Konzentration zwischen arteriellem und Lebervenenplasma sind allerdings so gering, daß 30fach-Bestimmungen notwendig waren, um den methodischen Fehler bei der TG-Bestimmung möglichst auszuschalten.

Die Autoren erhielten bei Berechnung des Plasma-TG-Umsatzes aus der Differenz der Radioaktivität der Plasma-TG im arteriellen und Lebervenenplasma und dem Leberplasmastrom etwa 3,5mal höhere Werte als mit der modifizierten Ryan u. Schwartz-Methode und bei Berechnung des Plasma-TG-Umsatzes aus der Differenz der Plasma-TG-Konzentration im arteriellen und Lebervenenplasma und dem Leberplasmastrom etwa 10mal höhere Werte als mit der modifizierten Ryan u. Schwartz-Methode. Auf Grund der vorliegenden Daten können diese Unterschiede bei Verwendung der verschiedenen Methoden nicht erklärt werden.

d) Mechanismen zur Regulation der Plasmatriglycerid-Bildung

Die Aufnahme der FFS des Plasmas durch die Leber bei Hunden ist eine direkte Funktion der Konzentration der FFS in dem die Leber durchströmenden Blut (FINE u. WILLIAMS, 1960; McELROY et al., 1960). Zwischen der Konzentration der FFS im Plasma und der Veresterungsrate von FFS des Plasmas zu Plasma-TG besteht unter normalen Stoffwechselbedingungen eine positive Beziehung. Dieser Befund konnte an Leberschnitten (ROSE et al., 1965), an der durchströmten Leber (GIDEZ et al., 1962; NESTEL u. STEINBERG, 1963), in vitro am Tier (CARLSON et al., 1965) und am Menschen (SAILER et al., 1966a, 1967c; NESTEL, 1967) erhoben werden.

Sowohl in vitro (ROSE et al., 1964) als auch in vivo am Hund (ARMSTRONG et al., 1961) und beim Menschen unter verschiedenen physiologischen und pathophysiologischen Bedingungen (SANDHOFER et al., 1966a, b, 1967; SAILER et al., 1967a, b) besteht eine positive Beziehung zwischen Konzentration und Umsatzrate der FFS im Plasma. Auch zwischen Umsatzrate der FFS und Veresterungsrate der FFS des Plasmas zu Plasma-TG konnte eine positive Korrelation gefunden werden (Sandhofer et al., 1966a, Sailer et al., 1967c; Nestel, 1967).

Unter folgenden Bedingungen wird neben einer Änderung der Konzentration der FFS im Plasma auch eine Änderung der Veresterungsrate der FFS zu Plasma-TG beobachtet:

a) Verabreichung von Glucose: Nach intravenöser Infusion von Glucose sinkt die Konzentration (Dole, 1956) und die Umsatzrate der FFS beim Hund (Armstrong et al., 1961) und beim Menschen (Sailer et al., 1967a) im Plasma ab. Gleichzeitig erreicht die Veresterungsrate der FFS des Plasmas zu Plasma-TG extrem niedrige Werte (Sailer et al., 1967a). Die im akuten Versuch beobachtete Abnahme der TG-Konzentration im Plasma nach Glucosezufuhr (Havel, 1957) könnte durch die Abnahme der Veresterungsrate erklärt werden.

Es stellt sich die Frage, ob der Effekt der Glucosebelastung auf die Veresterungsrate über eine Erniedrigung der Konzentration der FFS allein zustande kommt oder ob die dabei auftretenden hormonellen Veränderungen die Veresterungsrate direkt beeinflussen. In diesem Zusammenhang steht eine evtl. Wirkung des Insulins auf die Veresterungsrate der FFS zu Plasma-TG im Mittelpunkt des Interesses. Über eine derartige direkte Wirkung des Insulins bei Normalpersonen liegen jedoch nur vereinzelte Untersuchungen vor. Jones u. Arky (1965) und Csorba et al. (1966) injizierten oder infundierten Insulin zugleich mit markierter Palmitinsäure und bestimmten die Konzentration der FFS des Plasmas, der Plasma-TG sowie die Radioaktivität in diesen Fraktionen. Die mitgeteilten Untersuchungen lassen aber unseres Erachtens keine Beurteilung der Wirkung von Insulin auf die Veresterungsrate zu. Bei Nichtdiabetikern (Männer mit Coronarerkrankungen) bewirkte die Infusion sehr kleiner Insulindosen (0,02 E Insulin/kg/Std) eine Abnahme der absoluten Veresterungsrate der FFS des Plasmas zu Plasma-TG; diese Abnahme entsprach der verminderten Konzentration und Umsatzrate der FFS im Plasma unter der Wirkung von Insulin (Nestel, 1967). In demselben Sinne können die Befunde von Sailer et al. (1968b) interpretiert werden: Während einer Glucoseinfusion war bei Normalpersonen bei gleichzeitiger Noradrenalinverabreichung die Insulinkonzentration im Plasma nur etwa halb so hoch wie während einer Glucoseinfusion ohne Noradrenalin; die Konzentration, die Umsatzrate und die Veresterungsrate der FFS zu Plasma-TG unterschieden sich in beiden Gruppen jedoch nicht. Es ist deshalb anzunehmen, daß bei Normalpersonen Insulin die Veresterungsrate der FFS des Plasmas zu Plasma-TG in der Leber nicht direkt, sondern nur mittelbar über die Erniedrigung der Konzentration und Umsatzrate der FFS des Plasmas beeinflußt.

b) Catecholamine: Das sympathische Nervensystem spielt im Stoffwechsel der FFS eine wesentliche Rolle: Die Catecholamine steigern die Lipolyse im Fettgewebe (Gordon u. Cherkes, 1958) und bewirken dadurch einen Anstieg der Konzentration der FFS im Plasma (Gordon u. Cherkes, 1956; White u. Engel, 1958; Havel u. Goldfien, 1959). Durch Verabreichung von Noradrenalin über einen längeren Zeitraum konnte bei Hunden ein Anstieg der TG-Bildung in der Leber beobachtet werden (Feigelson et al., 1961). Carlson et al. (1965) infundierten Hunden Noradrenalin über einen Zeitraum bis zu 24 Std und fanden einen Anstieg des TG-

Gehaltes der Leber und eine Zunahme der Plasma-TG-Konzentration in Form von LP sehr niederer Dichte. Bei einer Untersuchung, die an stoffwechselgesunden Menschen durchgeführt wurde, war während einer Infusion von Noradrenalin die Veresterungsrate der FFS des Plasmas zu Plasma-TG gegenüber einer Kontrollgruppe im Mittel zwar erhöht, der Unterschied ließ sich aber statistisch nicht sichern; im Gegensatz zur Kontrollgruppe ließ sich während der Infusion von Noradrenalin keine Beziehung zwischen Umsatzrate bzw. Konzentration der FFS im Plasma und Veresterungsrate der FFS des Plasmas zu Plasma-TG nachweisen. Im allgemeinen reagierten nur Personen mit einem erhöhten Plasma-TG-Spiegel auf Noradrenalin mit einer der hohen FFS-Umsatzrate entsprechenden Steigerung der Plasma-TG-Synthese (SANDHOFER et al., 1967). In diesem Zusammenhang sind die Befunde von NESTEL (1964b) von Interesse, der zeigen konnte, daß Personen mit erhöhtem Plasma-TG-Spiegel auf die Verabreichung von Noradrenalin mit einer stärkeren Erhöhung der Konzentration der FFS im Plasma reagieren. Es scheint demnach auch gegenüber körpereigenen Catecholaminen eine unterschiedliche Empfindlichkeit hinsichtlich der Lipolyse, des Umsatzes der FFS im Plasma und der Plasma-TG-Bildung zu bestehen, die möglicherweise für die Höhe des Nüchtern-TG-Spiegels von Bedeutung ist.

c) Propranolol: Die Verabreichung von Propranolol, eines adrenergen β-Receptorenblockers, führt beim Menschen zu einer Abnahme der Konzentration der FFS (WAHL u. KETTNACKER, 1966) sowie zu einer Erniedrigung der Umsatzrate und der Veresterungsrate der FFS des Plasmas zu Plasma-TG (SAILER et al., 1967c). Gleichzeitig bewirkt Propranolol eine Senkung der Plasma-TG-Konzentration (SAILER et al., 1967c). Es ist anzunehmen, daß die Wirkung von Propranolol auf den Stoffwechsel der FFS auf einer Blockierung der endogenen Catecholamine beruht. Alle Wirkungen von Propranolol auf den Stoffwechsel der FFS lassen sich kausal auf eine Hemmung der Lipolyse im Fettgewebe zurückführen. Dafür scheint die positive Beziehung zwischen Konzentration bzw. Umsatzrate der FFS und der Veresterungsrate der FFS zu Plasma-TG zu sprechen, die auch unter Propranolol beobachtet wird (SAILER et al., 1967c).

d) Nicotinsäure: Nicotinsäure hemmt die durch Catecholamine stimulierte Lipolyse im Fettgewebe (CARLSON, 1963) und senkt die Konzentration der FFS im Plasma (CARLSON u. ORÖ, 1962; CARLSON et al., 1963). Nach chronischer Verabreichung von Nicotinsäure nimmt auch die Konzentration der TG in Leber und Plasma ab (CARLSON u. NYE, 1966; CARLSON u. ÖSTMAN, 1965; ÖSTMAN, 1965). Es wird angenommen, daß der Plasma-TG-senkende Effekt der Nicotinsäure zumindest teilweise mit der Hemmung der FFS-Mobilisierung in Beziehung steht, der tatsächliche Mechanismus ist jedoch noch nicht geklärt.

Im allgemeinen besteht beim Menschen eine positive lineare Korrelation zwischen der Konzentration der FFS im arteriellen Plasma und der Veresterungsrate der FFS des Plasmas zu Plasma-TG bzw. der Plasma-TG-Bildungsrate. Da es diesbezüglich aber Ausnahmen gibt, wie z. B. unter der Wirkung von Catecholaminen (SANDHOFER et al., 1967), bei Patienten mit Lebercirrhose (SANDHOFER et al., 1966b), bei Überfunktion der Schilddrüse (SANDHOFER et al., 1966a) und beim dekompensierten Diabetes mellitus (SAILER et al., 1967b), darf aus der Konzentration der FFS im Plasma nicht unbedingt auf die Plasma-TG-Bildungsrate geschlossen werden.

e) Lipoproteidbildung

Aus elektronenoptischen und biochemischen Untersuchungen ist bekannt, daß die 300–800 Å großen, von einer Membran umgebenen elektronenmikroskopisch opaken Partikel, die im "Smooth Endoplasmatic Reticulum", im Golgi-Apparat und im Disseschen Raum beobachtet werden, sog. „LP sehr niederer Dichte" (VLDL) darstellen (Jones et al., 1966, 1967; Hamilton et al., 1967). Man nimmt an, daß die Ribosomen des "Rough Endoplasmatic Reticulum" die entscheidende Rolle bei der Synthese des spezifischen Acceptor-Proteins spielen, während dem "Smooth Endoplasmatic Reticulum", das als Fortsetzung des "Rough Endoplasmatic Reticulum" angesehen wird, eine Rolle in der Synthese der TG und bei der Vereinigung von TG, Cholesterin und Phospholipiden mit dem Apoprotein zukommt. Diese nun offensichtlich fertigen VLDL wandern durch die Tubuli des "Smooth Endoplasmatic Reticulum" gegen die Zelloberfläche und gelangen von hier in den Disseschen Raum bzw. in die Zirkulation. Es besteht kein Zweifel, daß sich die beschriebenen LP-Partikel im Golgi-Apparat anhäufen können, vor allem bei einer sehr aktiven LP-Synthese. Es ist allerdings nicht klar, ob die LP-Partikel immer den Golgi-Apparat passieren oder ob sie nur unter bestimmten Umständen dort gespeichert werden.

Jones et al. (1967) konnten an der perfundierten Leber zeigen, daß eine aktive Proteinsynthese für die LP-Produktion in der Leber notwendig ist. Wenn Lebern von Ratten, die mit Puromycin vorbehandelt sind, mit einer Lösung, die neben FFS auch Puromycin enthält, perfundiert werden, findet sich morphologisch kein Hinweis für eine Bildung von LP-Partikeln im "Smooth Endoplasmatic Reticulum" oder im Golgi-Apparat; die TG-Synthese hingegen wird dadurch nicht unterbrochen und das Neutralfett häuft sich offenbar frei im Cytoplasma an. Es wäre vorstellbar, daß das Apoprotein ein limitierender Faktor für die LP-Bildung werden kann, z. B. bei hochgradig gesteigerter TG-Bildung in der Leber und/oder gestörter Proteinsynthese in der Leberzelle.

Schon Bragdon (1958) und Rodbell et al. (1959) vermuteten auch eine intestinale LP-Synthese. Den direkten Nachweis einer extrahepatischen Bildung von LP konnten Roheim et al. (1966) liefern, indem sie den Einbau von Lysin-U-C^{14} in LP bei hepatektomierten Hunden nachweisen konnten; allerdings war der Einbau von Lysin-U-C^{14} in die verschiedenen LP-Fraktionen bei den hepatektomierten Tieren verglichen mit intakten Tieren außerordentlich niedrig. Die höchste Einbaurate wurde bei den LP mit einer Dichte unter 1,019 beobachtet. Am abdominell eviscerierten Hund wurde ein Einbau in LP der Dichteklassen 1,019–1,063 und 1,063–1,21, nicht aber in LP einer Dichte unter 1,019 nachgewiesen. Auch bei hepatektomierten Hunden, deren Lymphe durch eine Kanüle im Ductus thoracicus abgeleitet wurde, ließ sich kein Einbau in LP der Dichte unter 1,019 beobachten. Diese Befunde sprechen dafür, daß LP sehr niederer Dichte nur in der Leber und im intestinalen Gewebe synthetisiert werden. Windmueller u. Levy (1968) beobachteten bei Ratten, die mit Orotsäure gefüttert wurden, wodurch die β-LP-Produktion in der Leber und die Abgabe endogener Plasma-TG durch die Leber völlig blockiert wird, daß der Gehalt der intestinalen Lymphe an β-LP und endogenen TG gleich hoch, die Konzentration der β-LP und endogenen TG im Plasma aber gegenüber einer Kontrollgruppe um 95% erniedrigt war. Die Autoren vermuteten, daß bei der Ratte unter fettfreier Kost etwa 10% der Plasma-TG aus dem Darm stammen und über die

Lymphe in Form von LP sehr niederer Dichte (unter 1,006) in das Blut transportiert werden.

f) Entfernung der endogenen Plasmatriglyceride aus dem Blut

VLDL-TG werden wesentlich langsamer aus der Blutbahn entfernt als Chylomikronen. Durch Reinjektion markierter Chylomikronen (BIERMAN u. HAMLIN, 1962; NESTEL, 1964a; BOBERG et al., 1969a) oder VLDL (FRIEDBERG et al., 1961; FARQUHAR et al., 1965; EATON et al., 1969) konnte am Menschen gezeigt werden, daß die Halbwertszeit der Chylomikronen-TG-Fettsäuren nur 4—7 min, die der VLDL-TG-Fettsäuren im Blut hingegen 100—400 min beträgt.

Über die Aufnahme von VLDL-TG in verschiedene Organe liegen wesentlich weniger Untersuchungen vor als für die Aufnahme von Chylomikronen-TG. HAVEL et al. (1962) untersuchten die Aufnahme von reinjizierten markierten VLDL-TG-Fettsäuren in verschiedenen Organen beim Kaninchen: Bei Tieren, die 72 Std gefastet hatten, fanden sich 2 Std nach der Injektion der markierten VLDL etwa 30% der Radioaktivität in der Leber und nur etwa 2% der Radioaktivität im Fettgewebe; bei Tieren, die nach einer gleichen Hungerperiode 24 Std vor der Injektion große Mengen von Kohlenhydraten aufgenommen hatten, fanden sich 2 Std nach Injektion der markierten VLDL nur etwa 10% der Radioaktivität in der Leber und etwa 50% im Fettgewebe. Bei beiden Gruppen lag die Aufnahme der markierten VLDL-TG-Fettsäuren in den Herzmuskel zwischen 0,3—0,6% der verabreichten Radioaktivität, in die Niere zwischen 0,5—1,5% und in den Skeletmuskel zwischen 3,6—7,8%. Die Fähigkeit des Fettgewebes, VLDL-TG aus dem Plasma aufzunehmen, dürfte den Umsatz dieser endogenen Plasma-TG wesentlich beeinflussen, da die initiale Effluxrate der VLDL-TG-Fettsäuren aus dem Plasma bei den gefütterten Tieren etwa 50% höher war als bei den hungernden Tieren. Ein derartiger Mechanismus dürfte neben der verminderten Veresterungsrate der FFS des Plasmas zu Plasma-TG (SAILER et al., 1967a) zumindest teilweise dafür verantwortlich sein, daß bei nüchternen Menschen nach Verabreichung einer großen Menge von Kohlenhydraten im akuten Versuch eine signifikante Abnahme der Plasma-TG-Konzentration beobachtet wird (HAVEL, 1957). Die Abhängigkeit der Aufnahme von VLDL-TG in das Fettgewebe vom jeweiligen Ernährungszustand konnte auch in vitro bei Kaninchen (BEZMAN et al., 1962) und bei Ratten (GUTMAN et al., 1962) beobachtet werden.

Der genaue Mechanismus der Aufnahme der VLDL-TG in die verschiedenen Organe ist nicht bekannt. Insbesondere ist die für das Verständnis bestimmter Formen von Hypertriglyceridämien wichtige Frage nicht geklärt, ob VLDL-TG und Chylomikronen-TG über denselben Mechanismus aus dem Blut abtransportiert werden. NESTEL (1964a) fand bei Gesunden und Patienten mit Coronargefäßerkrankung eine signifikante positive Korrelation zwischen der TG-Konzentration im Nüchternplasma und der Halbwertszeit injizierter markierter Chylomikronen sowie zwischen der TG-Konzentration im Nüchternplasma und dem Gipfel des TG-Spiegels im Plasma nach einer oralen Fettbelastung; auch zwischen dem Anstieg des Plasma-TG-Spiegels nach oraler Fettbelastung und der Halbwertszeit markierter Chylomikronen-TG-Fettsäuren bestand eine positive Korrelation. Wenn auch bei oraler Fettbelastung die Resorptionsgeschwindigkeit eine Rolle spielen könnte, so sprechen doch diese Befunde am ehesten für einen zumindest teilweise gemeinsamen

Mechanismus der Entfernung der endogenen und der Chylomikronen-TG aus dem Plasma. Im selben Sinne sind auch die Untersuchungen von Bolzano et al. (1967) zu interpretieren, die im Verlauf einer zweistündigen Infusion einer künstlichen Fettemulsion bei Personen mit mäßiggradiger Vermehrung des VLDL-TG-Pools im Plasma einen signifikant höheren Anstieg der Plasma-TG-Konzentration beobachteten als bei einer Kontrollgruppe.

Welche physiologische Rolle die Lipoproteidlipase bei der Entfernung von VLDL-TG aus dem Plasma spielt, ist noch unklar. Bei Kaninchen besteht eine positive Beziehung zwischen der Freisetzbarkeit der Lipoproteidlipase-Aktivität aus dem Fettgewebe durch Heparin in vitro und der Aufnahme von VLDL-TG-Fettsäuren in das Fettgewebe, was für eine Beteiligung der Lipoproteidlipase an der Entfernung der VLDL-TG aus dem Blut spricht (Bezman et al., 1962). In diesem Sinne können auch die Befunde interpretiert werden, wonach Hemmsubstanzen der Lipoproteidlipase (z. B. Protaminsulfat) nicht nur zu einer verstärkten alimentären Lipämie (Brown, 1952; Spitzer et al., 1953) bzw. einer verminderten Entfernung injizierter Chylomikronen aus dem Blut (Bragdon u. Havel, 1954; French u. Morris, 1957), sondern unter gewissen Umständen auch zu einer Vermehrung der VLDL-TG im Plasma führen (Hewitt et al., 1952; Bragdon u. Havel, 1954; Wenke et al., 1960).

g) Kohlenhydratstoffwechsel und endogene Plasmatriglyceride

Es ist lange bekannt, daß neben den Fetten auch die Kohlenhydrate der Nahrung die Konzentration der Plasma-TG wesentlich beeinflussen. Durch eine kohlenhydratreiche, fettarme Diät kann ein Anstieg der Plasma-TG-Konzentration, z. B. bei Ratten (Bragdon et al., 1957), erzielt werden.

Beim Menschen beobachteten erstmals Hatch et al. (1955), daß unter einer kohlenhydratreichen Kost der TG-Spiegel im Nüchternplasma ansteigen kann. Diese Beobachtung wurde von vielen Autoren bestätigt (Ahrens et al., 1957a, b; Albrink u. Man, 1959; Ahrens et al., 1961; Antonis u. Bersohn, 1961; Anderson et al., 1963; Reaven et al., 1964). Dieser Effekt ist jedoch nicht regelmäßig zu erzielen. So fanden Kuo u. Carson (1959) unter einer Reis-Früchte-Diät bei Normalpersonen nur einen unbedeutenden Anstieg des TG-Spiegels im Nüchternplasma, während bei Hyperlipämikern dieser Anstieg sehr ausgeprägt war. Auf Grund ähnlicher Beobachtungen versuchten Lees u. Fredrickson (1965b) zwischen einem „normalen" und „abnormen" Grad der Kohlenhydratinduktion zu unterscheiden. Bierman u. Porte (1968) fanden eine Beziehung zwischen „basalem Plasma-TG-Spiegel" (unter der Kontrolldiät) und dem Anstieg der TG-Konzentration im Nüchternplasma unter fettfreier kohlenhydratreicher Kost von 2—3 Wochen Dauer: Bei allen untersuchten Personen (Normale, Diabetiker und Patienten mit primärer Vermehrung endogener Plasma-TG) kam es zu einer Zunahme des Plasma-TG-Spiegels auf etwa den doppelten Wert der „basalen TG-Konzentration". Hinsichtlich des Ausmaßes der TG-Vermehrung im Nüchternplasma ist auch von Bedeutung, daß eine Adaptation gegenüber einer kohlenhydratreichen Kost eintreten kann, so daß der Anstieg der Plasma-TG-Konzentration nur vorübergehend ist (Antonis u. Bersohn, 1961; Beveridge et al., 1964).

Da sich bei manchen Personen durch Verabreichung einer kohlenhydratreichen Diät eine ausgeprägte Hypertriglyceridämie erzielen läßt, prägten Ahrens et al.

(1961) den Begriff der „kohlenhydratinduzierten" Form der Hyperlipämie und setzten diesen Typ der „fettinduzierten" Form gegenüber.

Untersuchungen mit verschiedenen Kohlenhydraten zeigten, daß nicht nur die Menge, sondern auch die Art der verabreichten Kohlenhydrate die Höhe des TG-Spiegels im Nüchternplasma beeinflußt. So fanden NIKKILÄ u. OJALA (1965) nach täglicher Verabreichung von 6 g Fructose bei der Ratte innerhalb von 2—4 Wochen einen Anstieg des Plasma-TG-Spiegels. In anderen Untersuchungen konnte gezeigt werden, daß männliche Ratten nach einer Glucosediät von 12 Wochen Dauer im Mittel niedrigere Gesamtlipide aufweisen als Tiere, die Fructose oder Saccharose erhalten hatten; bei weiblichen Ratten war dieser Unterschied nicht nachzuweisen. Die Tiere bauten unter saccharose- oder fructosereicher Kost mehr C^{14} aus den jeweiligen Kohlenhydraten in Plasma- und Leberlipide ein als unter glucosereicher Kost. Bei zunehmender Versuchsdauer war dieser Effekt ausgeprägter (MACDONALD u. ROBERTS, 1965). Aber auch unter diesen Versuchsbedingungen scheint eine Adaptation des Fettstoffwechsels an die Art der verabreichten Kohlenhydrate möglich zu sein: FILLIOS et al. (1958) fanden, daß nach einer dreiwöchigen Saccharosekost der Cholesterinspiegel im Plasma von Ratten höher war als unter Stärkediät; dieser Unterschied war jedoch nach einer Diätdauer von 17 Wochen nicht mehr nachweisbar.

Auch beim stoffwechselgesunden Menschen kann die Art der verabreichten Kohlenhydrate die Konzentration der Plasmalipide beeinflussen. HODGES u. KREHL (1965) und ANTAR u. OHLSON (1965) beobachteten, daß unter einer Diät, die vorwiegend Stärke enthält, die TG-Konzentration im Nüchternplasma niedriger ist als unter einer an Mono- und Diglyceriden reichen Kost. Eine Abnahme des Spiegels der Gesamtlipide und des Cholesterins unter einer stärkereichen Kost beobachteten auch MACDONALD u. BRAITHWAITE (1964). Unter glucosereicher Diät fand MACDONALD (1965b) keine Änderung des Plasma-TG-Spiegels. Hingegen wurde ein Anstieg der Konzentration der Plasma-TG (MACDONALD u. BRAITHWAITE, 1964; MACDONALD, 1965b) und des Cholesterins (KEYS et al., 1960) unter einer saccharosereichen Diät beobachtet. LEES (1965) fand allerdings nach Verabreichung von gekochter Stärke oder Saccharose keinen Unterschied hinsichtlich des TG- und Cholesterinspiegels im Plasma.

Die obengenannten Beziehungen zwischen den Kohlenhydraten der Nahrung und der Plasmalipidkonzentration werden außerdem durch das Geschlecht beeinflußt. In einer Untersuchung von BEVERIDGE et al. (1964) konnte ein kohlenhydratinduzierter Anstieg der Plasma-TG-Konzentration nur bei Männern beobachtet werden. Saccharose bewirkte bei jungen Frauen — im Unterschied zu Männern — eine Abnahme der Konzentration der TG und des Cholesterins im Plasma (MACDONALD, 1965a). Unter fructosereicher Kost wurde bei jungen Frauen eine Abnahme, bei Frauen nach der Menopause und bei Männern jedoch ein Anstieg der Plasma-TG-Konzentration beobachtet (MACDONALD, 1966a, b, c).

Bei Patienten mit primärer endogener Hypertriglyceridämie fanden KUO u. BASSETT (1965) eine Steigerung der Plasma-TG-Konzentration nach saccharosereicher Kost, einen Abfall hingegen, wenn die Saccharose durch Stärke ersetzt wurde. Wurde dagegen sehr viel Stärke verabreicht, kam es auch unter dieser Diät zu einem Anstieg des Plasma-TG-Spiegels. Der TG-steigernde Effekt der Stärke war jedoch weniger ausgeprägt als derjenige der Saccharose (KUO, 1965). KAUFMANN et al.

(1966) fanden bei Hyperlipämikern einen Anstieg des Plasma-TG-Spiegels nach Verabreichung von Saccharose oder Glucose, während Stärke den Plasma-TG-Spiegel senkte.

Offenbar steigert Fructose oder Saccharose die Plasmalipidkonzentration stärker als Glucose oder Stärke. Über diesen Effekt können derzeit nur Spekulationen angestellt werden. Auf den unterschiedlichen Stoffwechsel der Fructose gegenüber der Glucose im Hinblick auf evtl. Beziehungen zur Plasma-TG-Bildung wurde bereits hingewiesen (s. S. 19 ff.). Eine sichere Erklärung für den Plasma-TG-steigernden Effekt der Fructose bzw. Saccharose kann jedoch derzeit nicht gegeben werden, insbesondere ist noch nicht entschieden, ob die erwähnten Kohlenhydrate die Bildungsrate oder den Abtransport der Plasma-TG beeinflussen.

Von besonderem Interesse scheint die Beobachtung zu sein, daß sowohl bei der Ratte (Fillios et al., 1958) als auch beim Menschen (Antonis u. Bersohn, 1961) bei langdauernder Verabreichung einer kohlenhydratreichen Kost der anfängliche Anstieg der Plasmalipidkonzentration nach mehreren Wochen bis Monaten nicht mehr nachweisbar ist. Es wäre vorstellbar, daß diese Adaptation bei der „primären kohlenhydratinduzierten Hypertriglyceridämie" gestört ist. Leider sind die meisten der vorliegenden Diätstudien nur über eine relativ kurze Zeit durchgeführt worden.

Es besteht kein Zweifel, daß Insulin für die Lipogenese aus Glucose eine wesentliche Rolle spielt (Salans u. Reaven, 1966). Auf diesen Punkt wird später noch genauer eingegangen (s. S. 38). Allerdings bewirkt Fructose trotz einer geringeren Freisetzung von Insulin (Grodsky et al., 1963; Swan et al., 1966; Goetz et al., 1967; Hug u. Schubert, 1967) einen stärkeren Anstieg des Plasma-TG-Spiegels als Glucose.

Die hier mitgeteilten Beobachtungen zeigen, daß eine Reihe von Faktoren für die Wirkung der Kohlenhydrate auf die Konzentration der Plasma-TG verantwortlich ist. Neben der absoluten Menge der Kohlenhydrate in der Nahrung spielt sicherlich der Typ der Kohlenhydrate, der Gesamtcaloriengehalt der Nahrung, die Zusammensetzung der übrigen Kost, die Dauer der Diätverabreichung, das Plasmainsulin und das Geschlecht der untersuchten Personen eine Rolle. Aus diesen Gründen sind die mitgeteilten Beobachtungen untereinander sehr schwer vergleichbar. Die geschilderten Untersuchungsergebnisse geben noch keine Erklärung für den Mechanismus der TG-Vermehrung im Plasma unter den verschiedenen Ernährungsbedingungen.

2. Pathophysiologie des Stoffwechsels der endogenen Plasmatriglyceride bei primärer endogener Hypertriglyceridämie

Für die hier zu besprechende Stoffwechselstörung, die durch eine Vermehrung der „endogenen" TG im Nüchternplasma charakterisiert ist, hat sich bis jetzt noch keine einheitliche Nomenklatur durchsetzen können. Diese Form der Hypertriglyceridämie wird unter anderem als „Hyper-Prä-β-Lipoproteidämie" oder nach der Einteilung von Fredrickson et al. (1967) als Typ IV bezeichnet. Die Bezeichnung „kohlenhydratinduzierte Hyperlipämie" (Ahrens et al., 1961) wird häufig verwendet, scheint aber aus verschiedenen Gründen nicht völlig zweckmäßig zu sein; einerseits ist bekannt, daß durch kohlenhydratreiche Kost auch bei offenbar stoffwechselgesunden Personen eine beträchtliche Vermehrung der endogenen Plasma-TG erzielt werden kann (s. S. 30 ff.), andererseits weisen Patienten, die an der angeborenen Form dieser Stoffwechselanomalie leiden, auch unter einer „Normalkost" eine hohe Konzentration endogener Plasma-TG auf, und ihr LP-Spektrum normalisiert sich in vielen Fällen auch unter einer kohlenhydratarmen Kost nicht. Solange es nicht möglich ist, die hier zu besprechende Stoffwechselstörung nach dem zugrundeliegenden biochemischen Defekt zu bezeichnen, scheint es zweckmäßig, diese Form der Hyperlipämie, die durch eine Vermehrung der endogenen Plasma-TG gekennzeichnet ist, als „primäre endogene Hypertriglyceridämie" zu bezeichnen.

Die erhöhte Konzentration der endogenen Plasma-TG in Form von VLDL, die bei der „primären endogenen Hypertriglyceridämie" vorliegt, kann prinzipiell durch eine vermehrte Bildung oder durch einen ungenügenden Abtransport der VLDL-TG aus dem Blut bedingt sein. Um diese Frage zu klären, wurden zahlreiche Untersuchungen mit verschiedenen Methoden durchgeführt. Wie bereits ausführlich besprochen wurde, kann man mit Hilfe von Isotopen-Techniken entweder die Bildungsrate oder die Verschwinderate der endogenen Plasma-TG messen. Die Anwendung dieser beiden Methoden zur Untersuchung der Ursache der endogenen Hypertriglyceridämie hat zu gegensätzlichen Schlußfolgerungen geführt.

REAVEN et al. (1965a) bestimmten die Verschwinderate der markierten VLDL-TG nach "Single Injection" von markiertem Glycerin bei Normalpersonen und bei Patienten mit Vermehrung endogener Plasma-TG (VLDL, $S_f > 20$). Die Autoren trugen die VLDL-TG-Konzentration gegen die Umsatzrate der VLDL-TG auf. Dabei war bei niedriger (normaler) Plasma-TG-Konzentration die Verschwinderate (= Umsatzrate) offenbar direkt proportional der Substratkonzentration (VLDL-TG), während bei höheren Plasma-TG-Konzentrationen (300—1600 mg-%) die Verschwinderate zunehmend weniger stark anstieg und sich allmählich einem Maximalwert näherte. Auf Grund dieser Beziehung vermuteten die Autoren einen möglicherweise enzymabhängigen Mechanismus zur Entfernung dieser VLDL-TG aus dem Blut, der abgesättigt werden kann. Da bei den untersuchten Personen die entsprechenden Werte ausnahmslos der oben beschriebenen Beziehung folgten, nahmen die Autoren an, daß eine Zunahme der Plasma-TG-Bildung relativ rasch den Sättigungsgrad des Entfernungsmechanismus für endogene Plasma-TG erreicht und dadurch als Ursache für die hohe VLDL-TG-Konzentration bei diesen Patienten verantwortlich ist und nicht ein primärer Defekt im Abtransport der Plasma-TG. Da die untersuchten Personen mit Vermehrung der endogenen Plasma-TG ausnahmslos eine höhere Plasma-TG-Umsatzrate zeigten als Personen mit normalem Plasma-TG-Spiegel, würde demnach bei der primären endogenen Hypertriglyceridämie bereits eine geringe Vermehrung der VLDL-TG-Influxrate die beim Menschen relativ begrenzte Kapazität des Entfernungsmechanismus für endogene Plasma-TG überschreiten und dadurch zu einer exzessiven Hypertriglyceridämie führen.

Wie bereits besprochen (s. S. 22) wird bei der von REAVEN et al. (1965a) verwendeten Methode vorausgesetzt, daß während des Zeitraumes, der zur Messung der Verschwinderate der markierten VLDL-TG aus dem Plasma herangezogen wird, keine markierten VLDL-TG von der Leber an das Blut abgegeben werden; dies ist jedoch nicht absolut richtig, die Verschwinderate der VLDL-TG aus dem Plasma wird deshalb unterschätzt. Auf Grund theoretischer Überlegungen ist dieser Fehler größer bei höherer "Fractional Turnover Rate" der VLDL-TG, praktisch also bei Normalpersonen mit kleinem VLDL-TG-Pool, als bei Patienten mit endogener Hypertriglyceridämie. Welche quantitative Bedeutung diesem Fehler zukommt, insbesondere hinsichtlich des ermittelten Unterschiedes in der Umsatzrate der VLDL-TG zwischen Normalpersonen und Hyperlipämikern, ist jedoch schwer zu beurteilen. Jedenfalls fand beispielsweise Havel (1968) mit Hilfe seiner Methode (s. S. 24) bei Normalpersonen doppelt so hohe Umsatzraten, während die entsprechenden Werte von Personen mit Vermehrung endogener Plasma-TG etwas niedriger waren als die entsprechenden Werte von Reaven et al. (1965a). Außerdem fand dieselbe Arbeitsgruppe in späteren Untersuchungen bei einer Reihe von Patienten mit endogener Hypertriglyceridämie Umsatzraten der VLDL-TG im Plasma, die gegenüber den Umsatzraten der VLDL-TG von Personen mit normalem Plasma-TG-Spiegel nicht erhöht waren (Farquhar, 1968). Diese Befunde sind mit der Hypothese, daß bei diesen Patienten mit endogener Hypertriglyceridämie eine vermehrte Synthese von VLDL-TG für die hohe Konzentration der VLDL-TG im Plasma verantwortlich sei, nicht mehr in Einklang zu bringen.

Ryan u. Schwartz (1965) untersuchten den Plasma-TG-Umsatz mit Hilfe konstanter Infusion markierter Palmitinsäure bei einer Reihe von Patienten mit verschiedenen Erkrankungen (darunter 5 Patienten mit „Hyperlipämie"), deren Plasma-TG-Spiegel zwischen 29—490 mg-% lag. Die Autoren fanden keine Beziehung zwischen Konzentration bzw. Umsatzrate der FFS des Plasmas und Plasma-TG-Influx; dies würde bedeuten, daß nicht die Konzentration bzw. die Umsatzrate der FFS im Plasma den Plasma-TG-Influx beeinflußte, sondern daß vielmehr der Anteil der FFS des Plasmas, der zu Plasma-TG verestert wird, bei den untersuchten Personen sehr verschieden groß war und den Plasma-TG-Influx bestimmte. Die genannten Autoren fanden keine Beziehung zwischen Plasma-TG-Influx und Plasma-TG-Konzentration. Hingegen fanden sie eine negative Korrelation zwischen dem Logarithmus der Plasma-TG-Konzentration und der Plasma-TG-Clearance (Quotient aus Plasma-TG-Umsatzrate und Plasma-TG-Konzentration). Dies bedeutet eine verminderte "Fractional Removal Rate" bei erhöhtem Plasma-TG-Spiegel. Die untersuchten Personen boten allerdings sehr verschiedene Krankheitsbilder (inklusive „Störungen der Leberfunktion") und stellten somit eine sehr inhomogene Gruppe dar.

Mit einer ähnlichen Methode untersuchten Sailer et al. (1966a) den Plasma-TG-Umsatz bei Normalpersonen, Patienten mit primärer endogener Hypertriglyceridämie und Patienten mit einer mäßiggradigen symptomatischen Hypertriglyceridämie (Diabetiker und ein Patient mit nephrotischem Syndrom). Dabei fand sich, daß bei den Patienten mit primärer endogener Hypertriglyceridämie im Nüchternzustand sowohl die Konzentration der FFS im arteriellen Plasma als auch die Veresterungsrate der FFS des Plasmas zu Plasma-TG (Plasma-TG-Influx) gegenüber der Kontrollgruppe im Mittel erhöht war. Zwischen Konzentration der FFS im Plasma und Plasma-TG-Influx ließ sich für alle untersuchten Personen eine signifikante positive Korrelation nachweisen. Dies bedeutet, daß der Plasma-TG-Influx bei den untersuchten Patienten mit Hypertriglyceridämie nur insoweit erhöht ist, als der erhöhten Konzentration der FFS im Plasma entspricht. Für Normalpersonen und Patienten mit mäßiggradiger symptomatischer Hypertriglyceridämie fand sich eine signifikante positive Korrelation zwischen Plasma-TG-Umsatz und Logarithmus der Plasma-TG-Konzentration. Bei diesen Patienten könnte somit der allerdings nur mäßig erhöhte Plasma-TG-Spiegel mit einer gesteigerten Plasma-TG-Bildung erklärt werden. Die entsprechenden Werte der Patienten mit primärer endogener Hypertriglyceridämie entsprachen jedoch nicht dieser Beziehung; der Großteil der Werte für die Plasma-TG-Umsatzrate der Hyperlipämiker lag vielmehr im „Normbereich" und war nicht höher als die entsprechenden Werte einiger Kontrollpersonen mit normalem Plasma-TG-Spiegel. Dies bedeutet, daß bei den Patienten mit endogener Hypertriglyceridämie der exzessiv hohe Plasma-TG-Spiegel keineswegs mit einer vermehrten Plasma-TG-Influxrate erklärt werden kann. Der für den hohen Plasma-TG-Spiegel verantwortliche Defekt muß vielmehr in einem ungenügenden Abtransport der VLDL-TG aus dem Plasma liegen. Tatsächlich war auch bei den von SAILER et al. (1966a) untersuchten Patienten mit primärer endogener Hypertriglyceridämie die Plasma-TG-Clearance (Quotient aus Plasma-TG-Umsatz und Plasma-TG-Konzentration) gegenüber der Kontrollgruppe signifikant erniedrigt. Da die Untersuchungen im "Steady State" hinsichtlich des Plasma-TG-Umsatzes durchgeführt wurden, darf die Plasma-TG-Influxrate der Effluxrate der Plasma-TG gleichgesetzt werden; unter dieser Voraussetzung ergibt sich, daß bei manchen der untersuchten Hyperlipämiker nicht nur die "Fractional Removal Rate" (%/min) der Plasma-TG, sondern auch die absolute Effluxrate (μMol TG/min) der Plasma-TG trotz exzessiv erhöhter Plasma-TG-Konzentration niedriger war als bei Personen mit normaler Plasma-TG-Konzentration. Diese Befunde konnten kürzlich auch von FARQUHAR (1968) und QUARFORDT et al. (1970) betätigt werden.

Wie im Kapitel über Methoden zur Bestimmung des Plasma-TG-Umsatzes ausgeführt wurde (s. S. 23ff.), wird bei Bestimmung der Veresterungsrate der FFS des Plasmas zu Plasma-TG mittels konstanter Infusion markierter Palmitinsäure aus zwei Gründen der Plasma-TG-Umsatz unterschätzt: Der durch den Efflux der markierten Plasma-TG bedingte Fehler wirkt sich besonders bei größerer "Fractional Turnover Rate" der Plasma-TG stärker aus; dies hat zur Folge, daß die Umsatzraten der Plasma-TG bei Normalpersonen stärker unterschätzt werden als bei den Hypertriglyceridämikern. Korrigiert man den durch den Efflux der markierten Plasma-TG bedingten Fehler (s. S. 24), so wird die Störung im Abtransport der VLDL-TG bei den Patienten mit primärer endogener Hypertriglyceridämie noch deutlicher. Zweitens wird nach der von RYAN u. SCHWARTZ (1965) und SAILER et al. (1966a) verwendeten Methode die Veresterungsrate der FFS des Plasmas zu Plasma-TG unterschätzt, weil die spezifische Aktivität der FFS in dem die Leber insgesamt durchströmenden Plasma (V. portae plus A. hepatica) gegenüber dem arteriellen Plasma erniedrigt ist, vermutlich durch die Lipolyse im Splanchnicusgebiet; HAVEL (1968) trug diesem Umstand Rechnung, indem er während konstanter Infusion markierter Palmitinsäure die Konzentration und die spezifische Aktivität der FFS im arteriellen und im Lebervenenplasma bestimmte (s. S. 24); dabei fand er, daß aus dem eben erwähnten Umstand (Lipolyse im Fettgewebe des Splanchnicusgebietes) die Plasma-TG-Umsatzrate im Mittel um etwa 20% unterschätzt wird. Dieser Fehler schien bei adipösen Patienten etwas höher zu liegen als bei normalgewichtigen Personen, doch ließ er sich keineswegs voraussagen; jedenfalls besteht kein Hinweis darauf, daß — abgesehen von einem vielleicht bestehenden Übergewicht — die Plasma-TG-Umsatzrate bei Hypertriglyceridämikern durch eine stärkere Lipolyse im Splanchnicusgebiet stärker unterschätzt wird als bei Personen mit normalem Plasma-TG-Spiegel. Hinsichtlich der Umsatzrate der FFS im Plasma fand Havel (1968) ebenso wie Sailer et al. (1966a) bei seinen Patienten mit Hypertriglyceridämie keinen Unterschied gegenüber Normalpersonen. Havel (1968) konnte weiters feststellen, daß bei seinen Hypertriglyceridämikern ein etwas größerer Prozentsatz der FFS des arteriellen Plasmas (50%) in das Splanchnicusgebiet gelangte als bei den Normalpersonen (40%). Der Stoffwechsel der FFS in der Leber war jedoch in beiden Gruppen weitgehend gleich: Bei den normoglyceridämischen Personen wurden 16% der von der Leber aufgenommenen FFS in Form von VLDL-TG-Fettsäuren an das Plasma abgegeben, 35% zu Ketonkörpern und 8% zu CO_2 oxydiert. Bei den Hypertriglyceridämikern betrugen die entsprechenden Werte 15, 27 und 13%. Markierte TG-Fettsäuren wurden nur in Form von VLDL-TG-Fettsäuren und nicht in TG-Fettsäuren von LP hoher oder niederer Dichte abgegeben. Die Bildungsrate der VLDL-TG, berechnet aus dem Produkt der Aufnahme von FFS im Splanchnicusgebiet und dem prozentuellen Anteil dieser FFS, der zu VLDL-TG verestert wird, war bei den Hyperlipämikern nur etwa 30% höher als bei den Normalpersonen; dieser Unterschied kam allein dadurch zustande, daß bei den Hypertriglyceridämikern mehr FFS in das Splanchnicusgebiet gelangten. Aus dem Umstand, daß bei gegebener Bildungsrate von VLDL-TG der Plasmaspiegel der VLDL-TG bei den Hypertriglyceridämikern viel höher war als bei den Kontrollpersonen, zog Havel (1968) in Übereinstimmung mit Sailer et al. (1966a) den Schluß, daß ein Defekt im Abtransport der VLDL-TG aus dem Plasma die entscheidende Störung darstellt, die für die Hypertriglyceridämie verantwortlich ist.

Wodurch dieser Defekt im Abtransport der VLDL-TG bedingt ist, konnte bisher nicht geklärt werden. Im Kapitel über die Entfernung der endogenen Plasma-TG (VLDL-TG) aus dem Blut wurden bereits Untersuchungsergebnisse besprochen, die für eine mögliche Beteiligung der Lipoproteidlipase am Abtransport der VLDL-TG aus dem Blut sprechen. Es liegen zahlreiche Untersuchungen über das Lipoproteidlipase-System bei primärer endogener Hypertriglyceridämie vor. Im Gegensatz zur Hyperchylomikronämie bei angeborenem Lipoproteidlipase-Mangel konnte bis jetzt eine Störung im Lipoproteidlipase-System bei Personen mit einer primären endogenen Hypertriglyceridämie nicht nachgewiesen werden. So fanden Angervall et al. (1962) keinen Unterschied zwischen Normalpersonen und Patienten mit „essentieller Hyperlipämie" nach Injektion von kleinen Dosen Heparin, wohl aber nach hohen Dosen (100 mg). Fredrickson et al. (1963) sowie Sandhofer et al. (1965) fanden eine normale oder sogar erhöhte Lipoproteidlipase-Aktivität im Plasma von Patienten mit sog. „kohlenhydratinduzierter Hyperlipämie" nach Injektion von Heparin. Auch die endogene Lipoproteidlipase-Aktivität im Plasma ist bei der primären endogenen Hypertriglyceridämie normal oder sogar erhöht (Sailer et al., 1965; Bolzano et al., 1967).

Die oben erwähnten Untersuchungen zeigen, daß das Fehlen von Chylomikronen im Plasma und eine normale Lipoproteidlipase-Aktivität im Plasma noch nicht unbedingt bedeuten, daß die Entfernung der Plasma-TG normal vor sich geht (Havel, 1969). Es bleibt jedenfalls zu klären, wodurch die erniedrigte "Fractional Removal Rate" der VLDL-TG bei Patienten mit primärer Vermehrung der endogenen Plasma-TG bedingt ist.

Es muß darauf hingewiesen werden, daß fast alle Untersuchungen zur Aufklärung der Pathophysiologie des Plasma-TG-Stoffwechsels bei primärer Vermehrung der endogenen Plasma-TG, insbesondere die oben besprochenen Umsatzstudien mit markierten Substanzen, im Nüchternzustand durchgeführt wurden. Auf die Bedeutung der Kohlenhydrate der Nahrung für die Konzentration der endogenen Plasma-TG unter physiologischen Stoffwechselverhältnissen und bei Hyperlipämikern wurde bereits im Kapitel über Kohlenhydratstoffwechsel und endogene Plasma-TG hingewiesen. Da die primäre endogene Hypertriglyceridämie unter einer isokalorischen kohlenhydratreichen Kost einen besonders ausgeprägten Anstieg der Konzentration der endogenen Plasma-TG erkennen läßt, wurde diese Form der Hyperlipämie auch als „kohlenhydratinduzierter Typ" bezeichnet (AHRENS et al., 1961). Aus diesem Grunde wäre es besonders wichtig, die oben erwähnten Umsatzgrößen (Veresterungsrate bzw. Effluxrate der VLDL-TG) bei Patienten mit primärer Vermehrung der endogenen Plasma-TG nicht nur im Nüchternzustand, sondern vor allem unter reichlicher Zufuhr von Kohlenhydraten zu kennen. Weiters wäre es von großer Bedeutung zu wissen, ob eine Neubildung von Plasma-TG aus den durch die Nahrung zugeführten Kohlenhydraten zur Ausbildung einer Hypertriglyceridämie beitragen kann. Leider gibt es diesbezüglich bisher nur wenige quantitative Untersuchungen. SANDHOFER et al. (1969) bestimmten bei stoffwechselgesunden Personen und bei Patienten mit primärer Vermehrung der endogenen Plasma-TG während einer oralen Glucosebelastung gleichzeitig die Veresterungsrate der FFS des Plasmas zu Plasma-TG und die Einbaurate von Plasmaglucose-Kohlenstoff in Plasma-TG. Dabei zeigte sich, daß während der Glucosebelastung die Veresterungsrate der FFS zu Plasma-TG bei beiden Gruppen niedriger war als bei entsprechenden Kontrollgruppen im Nüchternzustand (SAILER et al., 1966a); die Veresterungsrate der FFS zu Plasma-TG war während der Glucosebelastung bei den Hyperlipämikern um etwa die Hälfte höher als bei den Stoffwechselgesunden. Die Einbaurate von Plasmaglucose-Kohlenstoff in den Glycerin- und Fettsäureanteil der Plasma-TG war bei den untersuchten Hyperlipämikern gegenüber den stoffwechselgesunden Personen im Mittel ebenfalls gesteigert; dennoch war bei den Hyperlipämikern wie bei den Normalpersonen die Einbaurate von Plasmaglucose-Kohlenstoff in den Fettsäureanteil der Plasma-TG gegenüber der Veresterungsrate der FFS des Plasmas zu Plasma-TG auch unter massiver Glucosezufuhr so niedrig, daß selbst unter diesen Bedingungen eine Neubildung von Plasma-TG-Fettsäuren zumindest aus Plasmaglucose-Kohlenstoff quantitativ nur eine unbedeutende Rolle für die Bildung endogener Plasma-TG spielen dürfte. Ähnliche quantitative Untersuchungen über die Einbaurate von Plasmaglucose(bzw. -fructose)-Kohlenstoff in Plasma-TG während einer Fructose- oder Saccharosebelastung bei Gesunden oder Hyperlipämikern liegen bisher nicht vor.

Die Zufuhr von Kohlenhydraten durch die Nahrung hat jedoch neben der soeben besprochenen akuten Wirkung auf die Plasma-TG-Bildung auch einen chronischen Effekt auf den Plasma-TG-Spiegel, der sich nach einer Periode kohlenhydratreicher Ernährung auf die Bildung und/oder den Efflux der endogenen Plasma-TG auswirkt. Auch diesbezüglich liegen nur wenige Untersuchungen vor: FARQUHAR et al. (1963) bestimmten vor und nach einer 5 wöchigen kohlenhydratreichen Diät mittels "Single Injection" von Glycerin-H³ die Plasma-TG-Umsatzrate im Nüchternzustand (12 Std nach der letzten Nahrungsaufnahme) bei 2 Patienten mit Hypercholesterinämie, bei denen sich durch die 5 wöchige kohlenhydratreiche Kost eine Hypertriglyceridämie induzieren ließ; sie fanden nach der kohlenhydratreichen Diät zugleich mit dem Anstieg der Plasma-TG-Konzentration eine Zunahme der Halbwertszeit der VLDL-TG und eine Zunahme der Umsatzraten der VLDL-TG. Diese Ergebnisse entsprechen der oben besprochenen Hypothese dieser Arbeitsgruppe (Reaven et al., 1965a) (s. S. 33), daß die Kohlenhydratinduktion einer Hypertriglyceridämie Folge einer vermehrten Synthese von VLDL-TG sei; die Verschwinderaten der VLDL-TG hätten demnach unter diesen Umständen nicht in dem Ausmaß zugenommen, daß eine Vergrößerung des Plasma-TG-Pools verhindert worden wäre. Auch Nestel (1966) fand nach einer 10tägigen kohlenhydratreichen Diät neben einem Anstieg der Plasma-TG-Konzentration auch einen Anstieg der Plasma-TG-Umsatzrate.

Im Zusammenhang mit den beobachteten Beziehungen zwischen Kohlenhydratzufuhr und Plasma-TG-Spiegel (bzw. Bildung und Abtransport der Plasma-TG) richtete sich selbstverständlich das Interesse auch auf das Insulin. Eine Verminderung der Glucosetoleranz bei Patienten mit primärer Vermehrung der endogenen Plasma-TG ist schon seit langem beobachtet worden (Wijnhausen, 1921; Brunner, 1935; Wise u. Garb, 1942; Thannhauser, 1950; Haymond u. Berry, 1954; Lever et al., 1954; Adlersberg u. Wang, 1955; Christensen et al., 1958; Waddell et al., 1958; Reaven et al., 1963, 1964; Knittle u. Ahrens, 1964; Braunsteiner et al., 1965b; Jahnke, 1965; Kane et al., 1965; Lynch et al., 1966; Albrink u. Davidson, 1966; Nikkilä et al., 1966; Fredrickson et al., 1967; Sailer et al., 1968a).

Zahlreiche Autoren konnten weiters zeigen, daß diese verminderte Glucosetoleranz nicht auf einer verringerten Insulinsekretion nach Verabreichung von Glucose beruht (Reaven et al., 1964, 1965b; Sanbar et al., 1964; Davidson u. Albrink, 1965a, b; Kane et al., 1965).

Zwischen dem Anstieg des Plasma-TG-Spiegels unter kohlenhydratreicher Kost und dem mittleren Insulinspiegel nach oraler Glucosebelastung besteht eine positive Korrelation (Farquhar et al., 1966; Reaven et al., 1967). Davidson u. Albrink (1966) fanden $^{1}/_{2}$—3 Std nach einer oralen Glucosebelastung bei Hypertriglyceridämikern zu allen Zeitpunkten wesentlich höhere Insulinkonzentrationen im Serum als bei einer gleichaltrigen und gleichgewichtigen Kontrollgruppe mit normalem Plasma-TG-Spiegel. Sailer et al. (1968a) berichteten, daß bei Patienten mit Vermehrung der endogenen Plasma-TG ohne manifesten Diabetes mellitus während einer oralen Glucosebelastung der Blutzuckerspiegel wohl höher, die Insulinkonzentration im Plasma jedoch etwa doppelt so hoch anstieg als bei der Kontrollgruppe. Zwischen mittlerer Insulinkonzentration nach Glucosebelastung und TG-Spiegel im Nüchternplasma bestand eine positive Korrelation. Die Regressionslinie für die Beziehung zwischen Blutzuckerkonzentration und Insulinspiegel nach oraler Glucosebelastung verlief bei den Hyperlipämikern signifikant steiler als bei der Kontrollgruppe, d. h. bei einer gegebenen Blutzuckerkonzentration wurden bei den Hyperlipämikern wesentlich höhere Insulinwerte gemessen (Sailer et al., 1968a). Diese Beziehung zwischen Plasma-TG-Konzentration und Insulinspiegel nach Glucoseverabreichung besteht auch bei Normalpersonen (Abrams et al., 1969). Hingegen stieg bei Patienten, die eine ausgeprägte Vermehrung endogener Plasma-TG und einen manifesten Diabetes mellitus aufwiesen, das Insulin nach einer oralen Glucosebelastung im Blut kaum an, die FFS und die Glucose zeigten ein für den Diabetes mellitus typisches Verhalten (Sailer et al., 1968a).

Nach der Injektion von Tolbutamid ist der Abfall der Blutzuckerkonzentration bei primärer endogener Hypertriglyceridämie ebenfalls verzögert (KNITTLE u. AHRENS, 1964; BRAUNSTEINER et al., 1965b). Der Anstieg der insulinähnlichen Aktivität im Serum (ILA) nach Tolbutamid ist zwar verzögert, aber nicht vermindert (KNITTLE u. AHRENS, 1964). Auf Grund dieser Beobachtungen ist anzunehmen, daß bei primärer Vermehrung der endogenen Plasma-TG nach Tolbutamid die Insulinkonzentration im Plasma nicht verringert ist, sondern daß das freigesetzte Insulin eine geringere blutzuckersenkende Wirkung entfaltet. Einen direkten Beweis für diese Annahme lieferten DAVIDSON u. ALBRINK (1965a) und KANE et al. (1965): Nach intravenöser Injektion von 0,1 E Insulin/kg beobachteten sie eine negative Beziehung zwischen Plasma-TG-Spiegel und Blutzuckerabfall.

Offenbar besteht also bei Patienten mit primärer Vermehrung der endogenen Plasma-TG ohne manifesten Diabetes mellitus eine Beziehung zwischen der Konzentration endogener Plasma-TG (LP sehr niederer Dichte) und der Insulinkonzentration nach Glucoseverabreichung. Ob der erhöhte Insulinspiegel im Plasma nach Glucoseverabreichung Ursache oder Folge des hohen Plasma-TG-Spiegels ist, ist letztlich ungeklärt. Gegen eine ursächliche Bedeutung des hohen Plasmainsulinspiegels für das Zustandekommen der Hypertriglyceridämie sprechen folgende Beobachtungen: Wie oben erwähnt, gibt es Patienten mit ausgeprägter Hypertriglyceridämie, manifestem Diabetes mellitus und nur ganz geringem Insulinanstieg nach Glucosebelastung. Weiters verursacht Fructose gegenüber Glucose einen geringeren Insulinanstieg (GRODSKY et al., 1963), jedoch eine ausgeprägtere Vermehrung der Plasma-TG. Schließlich wird bei Patienten mit Insulinom keine Hypertriglyceridämie beobachtet (BRAUNSTEINER et al., 1968c).

Auch die Aktivität der Lipoproteidlipase im Plasma wird durch eine Glucosebelastung beeinflußt: Bei stoffwechselgesunden Personen wird 35 min nach intravenöser Verabreichung von 0,3 g Glucose/kg eine Abnahme sowohl der endogenen als auch der Post-Heparin-Lipoproteidlipase-Aktivität im Plasma beobachtet; bei Patienten mit primärer Vermehrung der endogenen Plasma-TG kommt es unter denselben Bedingungen ebenfalls zu einer Abnahme der endogenen Lipoproteidlipase-Aktivität im Plasma, die Aktivität der Post-Heparin-Lipoproteidlipase wird bei denselben Personen durch die Glucosebelastung nicht signifikant beeinflußt (BOLZANO et al., 1971). Die Zusammensetzung der Kost hat jedoch noch einen anderen, chronischen Effekt auf die Aktivität der Post-Heparin-Lipoproteidlipase im Plasma: Sowohl bei Normalpersonen als auch bei Patienten mit primärer Vermehrung der endogenen Plasma-TG wurde unter einer fettarmen Kost innerhalb 7—10 Tagen eine beträchtliche Abnahme der Post-Heparin-Lipoproteidlipase-Aktivität im Plasma beobachtet (FREDRICKSON et al., 1963). Auch KUO et al. (1965) fanden bei Patienten mit Vermehrung der endogenen Plasma-TG unter einer Reis-Früchte-Diät eine deutliche Abnahme der Post-Heparin-Lipoproteidlipase-Aktivität im Plasma. Die hier beschriebenen Beobachtungen über eine Beeinflussung der Lipoproteidlipase-Aktivität durch Glucosebelastung oder durch verschiedene Diäten sind bis jetzt nicht sicher zu interpretieren, dürften aber beim Zustandekommen einer endogenen Hypertriglyceridämie ursächlich kaum eine wesentliche Rolle spielen.

3. Sonderformen von Hyperlipämien mit Vermehrung endogener Plasmatriglyceride

a) Typ III – Hyperlipoproteidämie

(Fredrickson et al., 1967)

Diese seltene Hyperlipämieform, die ebenfalls eine erhöhte Konzentration endogener Plasma-TG aufweist, ist charakterisiert durch eine Vermehrung von LP, die in der Papierelektrophorese nach Lees u. Hatch (1963) eine ähnliche Wanderungsgeschwindigkeit aufweisen wie β-LP, deren Dichte aber niedriger ist als die Dichte normaler β-LP. Entsprechend der chemischen Zusammensetzung dieser „β-LP mit abnorm niederer Dichte" sind im Nüchternplasma sowohl der TG- als auch der Cholesterinspiegel erhöht. In der Papierelektrophorese nach Lees u. Hatch (1963) zeigt der Typ III eine sog. „breite β-Bande" (Fredrickson et al., 1967). Die sichere Erkennung der Typ III-Hyperlipämie mit Hilfe der Papierelektrophorese und gleichzeitiger Bestimmung des TG- und Cholesterinspiegels im Nüchternplasma ist jedoch nicht möglich; eine sichere Unterscheidung gegenüber jenem Mischtyp, der eine gleichzeitige Vermehrung von normalen β-LP („Hypercholesterinämie") und Prä-β-LP erkennen läßt und welcher ursprünglich von Fredrickson u. Lees (1965 und 1966) als „Typ III" bezeichnet wurde, sowie eine verläßliche Differentialdiagnose gegenüber einer alleinigen Vermehrung von Prä-β-LP („primäre endogene Hypertriglyceridämie", Typ IV nach Fredrickson) sind nur mit Hilfe der Ultrazentrifuge möglich: Der Typ III ist charakterisiert durch eine erniedrigte Konzentration der S_f 0−12 LP, eine mäßiggradige Vermehrung der S_f 12−20 LP und eine ausgeprägte Vermehrung der S_f 20−100 LP und oft auch der S_f 100−400 LP (Fredrickson et al., 1967).

Der metabolische Defekt, der für das Zustandekommen einer Typ III-Hyperlipämie verantwortlich ist, ist völlig unklar. Eine Störung im Abbau ansonsten normaler Prä-β-LP oder eine Anomalie des Proteinanteiles der Typ III-LP, die aus theoretischen Überlegungen zum Auftreten einer Typ III-Hyperlipämie führen könnten, konnten bis jetzt nicht sicher nachgewiesen werden. Unter kohlenhydratreicher Kost kommt es zu einem Anstieg der TG-Konzentration im Nüchternplasma; nach Glueck et al. (1969) ist der absolute Anstieg der Plasma-TG-Konzentration unter kohlenhydratreicher Kost (7 g Kohlenhydrate/kg/Tag) beim Typ III im Mittel sogar stärker ausgeprägt als bei der „Hyper-Prä-β-Lipoproteidämie" (Typ IV nach Fredrickson). Häufig besteht eine Störung der Glucosetoleranz, nach Fredrickson et al. (1967) in über 90% der Fälle, nach Glueck et al. (1969) in 39% (12 von 31 Fällen). Von den 31 von Glueck et al. (1969) untersuchten Patienten mit Typ III-Hyperlipämie zeigten nach einer oralen Glucosebelastung 17 Fälle normale, 7 Fälle niedrige und 7 Fälle hohe Insulinwerte im Serum (IRI). Das klinische Bild dieser relativ seltenen Stoffwechselstörung entspricht weitgehend dem der primären Hyper-Prä-β-Lipoproteidämie.

b) Typ V – Hyperlipoproteidämie

(Fredrickson u. Lees, 1965)

Diese Form der Hyperlipämie ist gekennzeichnet durch die gleichzeitige Vermehrung endogener Plasma-TG in Form von Prä-β-LP-TG und exogener Plasma-TG in

Form von Chylomikronen-TG im Nüchternplasma bei „Normalkost". Ein prinzipiell gleiches LP-Spektrum kann aber auch bei Patienten mit primärer Hyperchylomikronämie bei angeborenem Lipoproteidlipase-Mangel, die unter fettarmer kohlenhydratreicher Kost eine Vermehrung endogener Plasma-TG in Form von Prä-β-LP aufweisen (s. S. 16), beobachtet werden, ebenso wie bei Patienten mit primärer Vermehrung endogener Plasma-TG unter fettreicher Kost, da bei großem Pool der endogenen Plasma-TG auch die Entfernung exogener TG aus dem Plasma verzögert ist (s. S. 7). Eine Störung der Glucosetoleranz wird wie bei der primären Vermehrung endogener Plasma-TG außerordentlich häufig beobachtet, nach FREDRICKSON et al. (1967) fast regelmäßig, nach GLUECK et al. (1969) in 77% der Fälle (10 von 13 Fällen). Von den 13 Typ V-Patienten, die von GLUECK et al. (1969) untersucht wurden, wiesen nach oraler Glucosebelastung 10 Fälle hohe Plasmainsulinwerte (IRI) auf, bei 2 Fällen waren die Insulinwerte niedrig und bei einem Patienten normal. Hinsichtlich des biochemischen Defektes gelten dieselben Überlegungen wie für die primäre endogene Hypertriglyceridämie (Typ IV nach FREDRICKSON), wobei besonders auf das bereits diskutierte Problem der wechselseitigen Beeinflussung endogener und exogener Plasma-TG bei deren Abtransport aus dem Blut hinzuweisen ist (s. S. 7). Das klinische Bild entspricht weitgehend dem der primären endogenen Hypertriglyceridämie (Typ IV nach FREDRICKSON).

Da beim Typ V neben den endogenen auch exogene Plasma-TG vermehrt sind, richtet sich das Interesse auf die Aktivität der Lipoproteidlipase, die bei der primären Hyperchylomikronämie (Typ I nach FREDRICKSON) vermindert ist oder völlig fehlt. Nach FREDRICKSON et al. (1967) wiesen von 7 Patienten, die dem Typ V zuzuordnen waren, nur einer eine niedrige, alle anderen hingegen eine normale Lipoproteidlipase-Aktivität auf. STEINER (1968) berichtete, daß Post-Heparin-Plasma eines Patienten mit einer Hyperlipämie vom Typ V zwar imstande war, eine künstliche Cocosfettemulsion zu hydrolysieren, nicht jedoch seine eigenen Chylomikronen, Chylomikronen einer normalen Kontrollperson oder Rattenchylomikronen. STEINER (1968) schloß aus einen Untersuchungen, daß durch die Verabreichung von Heparin zwei lipolytische Aktivitäten im Plasma freigesetzt werden, von denen die eine imstande ist, die künstliche Cocosfettemulsion zu hydrolysieren, während die andere imstande ist, Chylomikronen-TG zu spalten; letztere würde bei seinem und vielleicht auch bei anderen Fällen von Typ V-Hyperlipämie selektiv fehlen.

4. Klinische Manifestationen

Durch die Einführung klinisch brauchbarer Methoden zur quantitativen Bestimmung der Plasma-TG zeigte sich, daß die „primäre endogene Hypertriglyceridämie" eine recht häufige Stoffwechselanomalie darstellt. Wahrscheinlich ist sie nach dem Diabetes mellitus die häufigste Stoffwechselanomalie überhaupt. Da die Erkrankung familiär gehäuft auftritt, ist die Incidenz wahrscheinlich nicht in allen Gegenden gleich groß. Repräsentative Angaben über die Incidenz liegen aber derzeit nicht vor.

Patienten mit primärer Vermehrung der endogenen Plasma-TG neigen häufig zu einem pyknischen Habitus mit mäßigem Übergewicht; dies ist jedoch nicht ausnahmslos der Fall. Bei Normalpersonen ist ein Übergewicht nur mit einer mäßigen Erhöhung des Plasma-TG-Spiegels verbunden (SAILER et al., 1966b).

Bei ausgeprägter Vermehrung der endogenen Plasma-TG können Xanthome an Haut und Schleimhäuten auftreten, sie können aber selbst bei extrem hohen Plasma-TG-Werten auch vermißt werden. Es handelt sich fast ausnahmslos um eruptive Xanthome von ähnlichem Aussehen und ähnlicher Lokalisation wie bei der primären Hyperchylomikronämie (Typ I) (s. S. 15). Beim Typ III kommen neben den beschriebenen eruptiven Xanthomen gelegentlich auch tuberöse und tendinöse Xanthome ähnlich wie bei der „Familiären Hypercholesterinämie" zur Beobachtung; eine Besonderheit des Typs III ist das Auftreten von Palmarxanthomen, die an den Handlinien und Fingerspitzen lokalisiert sind (Fredrickson et al., 1967).

Bei stark lipämischem Plasma kann ebenso wie beim Typ I eine Lipaemia retinalis beobachtet werden (s. S. 16).

Seit einer Beobachtung von Speck (1865) wird immer wieder über Fälle von akuter Pankreatitis mit milchigem Serum berichtet. Bis vor kurzem wurde diese Lipämie vorwiegend als Folge der Pankreatitis aufgefaßt. 1952 haben jedoch Klatskin u. Gordon die Vermutung ausgesprochen, daß die Hypertriglyceridämie nicht nur Folge, sondern auch Ursache der akuten Pankreatitis sein kann. Auch aus unserem Krankengut geht hervor, daß in der überwiegenden Mehrzahl die Hypertriglyceridämie das primäre Ereignis darstellt (Braunsteiner et al., 1967b). Offenbar wird das gehäufte Auftreten einer akuten Pankreatitis sowohl bei primärer Vermehrung der exogenen (Typ I) als auch der endogenen Plasma-TG beobachtet (Fredrickson et al., 1967). Der Mechanismus für das Zustandekommen der akuten Pankreatitis ist unklar (Braunsteiner et al., 1969a).

Für die Klinik am wichtigsten ist zweifellos das häufige Auftreten atherosklerotischer Veränderungen an den Gefäßen des Herzens und der Peripherie. Diese Komplikationen treten in relativ niedrigem Alter auf. So konnten beispielsweise Braunsteiner et al. (1969c) bei 79 Patienten mit primärer Vermehrung endogener Plasma-TG (TG-Spiegel im Nüchternplasma bei wiederholten Untersuchungen über 300 mg-%) in 22 Fällen einen oder mehrere Myokardinfarkte, in weiteren 33 Fällen pektanginöse Beschwerden und in 16 Fällen schwere periphere arterielle Durchblutungsstörungen feststellen, wobei die geschilderten Komplikationen in einem mittleren Lebensalter von 48 Jahren auftraten. Durch welche Mechanismen das gehäufte Zusammentreffen von Vermehrungen bestimmter LP-Fraktionen im Plasma und atherosklerotischen Gefäßveränderungen bedingt ist, ist heute noch weitgehend unklar.

Häufig wird eine Erhöhung der Harnsäurekonzentration im Serum beobachtet. Berkowitz (1964) konnte eine positive Korrelation zwischen TG-Konzentration und Harnsäurespiegel im Plasma nachweisen, wir konnten diesen Befund bestätigen. Die Ursache für die erhöhte Harnsäurekonzentration bei Vermehrung endogener Plasma-TG ist ungeklärt. Umgekehrt findet man auch bei Patienten mit primärer Hyperuricämie eine Erhöhung der Konzentration endogener Plasma-TG.

Die engen Beziehungen zwischen endogener Hypertriglyceridämie und Störungen der Glucosetoleranz wurden bereits ausführlich dargestellt. Der orale oder intravenöse Glucosetoleranz-Test sowie der Tolbutamid-Test fällt — je nach verwendetem Kriterium — in einem Großteil der Fälle pathologisch aus (Knittle u. Ahrens, 1964; Braunsteiner et al., 1965b; Kane et al., 1965; Albrink u. Davidson, 1966). Auf die Bedeutung des Insulins bei der primären endogenen Hypertriglyceridämie wurde ebenfalls bereits ausführlich eingegangen (s. S. 38). Es soll hier nur erwähnt werden, daß gelegentlich bei Patienten mit primärer Vermehrung endogener Plasma-TG die Verabreichung von Insulin einen zusätzlichen Anstieg der TG-Konzentration bewirken kann (BRAUNSTEINER et al., 1968 b).

Bei Mitgliedern von Familien, in denen eine endogene Hypertriglyceridämie beobachtet wird, finden sich gehäuft weitere Fälle von primärer endogener Hypertriglyceridämie und/oder Diabetes mellitus (BRAUNSTEINER et al., 1967 a). Möglicherweise sind mehrere Faktoren zur Ausbildung des klinischen Bildes der primären endogenen Hypertriglyceridämie notwendig.

Um Aussagen über den Erbgang machen zu können, liegen bisher noch zu wenig Daten vor. Am gehäuften Auftreten dieser Stoffwechselstörung besonders unter den männlichen Familienangehörigen sowie am Einfluß des Lebensalters (Auftreten kaum unter dem 30. Lebensjahr) besteht jedoch kein Zweifel (BRAUNSTEINER et al., 1969 b).

D. Schlußbemerkung

Die Kenntnis der Pathogenese der Hypertriglyceridämien stellt die Voraussetzung für eine zweckmäßige Einteilung dar. In der vorliegenden Übersicht wird versucht, die zahlreichen Untersuchungen in dieser Richtung zu ordnen und zu interpretieren. Es zeigt sich, daß die pathogenetischen Mechanismen zur Entstehung der primären Hypertriglyceridämien zwar in vielen Punkten weitgehend aufgedeckt wurden, daß wir aber von einer tatsächlichen Klärung dieses Problems heute noch weit entfernt sind. Solange dies der Fall ist, müssen alle Versuche, die Hypertriglyceridämien einzuteilen, als nicht endgültig angesehen werden. Eine Einteilung der verschiedenen Formen der Hypertriglyceridämien nach pathogenetischen Gesichtspunkten ist aber nicht nur aus diagnostischen Gründen, sondern vor allem wegen der therapeutischen Konsequenzen von besonderer Bedeutung.

Literatur

ADRAMS, M. E., JARRETT, R. J., KEEN, H., BOYNS, D. R., CROSSLEY, J. N.: Oral glucose tolerance and related factors in a normal population sample. II. Interrelationship of glycerides, cholesterol, and other factors with the glucose and insulin response. Brit. med. J. 1969 I, 599—602.

ADLERSBERG, D., WANG, C.-I.: Syndrome of idiopathic hyperlipemia, mild diabetes mellitus, and severe vascular damage. Diabetes 4, 210—218 (1955).

AHRENS, E. H., Jr.: Essential hyperlipemia. In: Fat Metabolism. Baltimore: Johns Hopkins Press 1954.

— HIRSCH, J., INSULL, W., Jr., TSALTAS, T. T., BLOMSTRAND, R., PETERSON, M. L.: The influence of dietary fats on serum lipid levels in man. Lancet 1957 a I, 943—953.

— — — — — — Dietary control of serum lipids in relation to atherosclerosis. J. Amer. med. Ass. 164, 1905—1911 (1957 b).

— — OETTE, K., FARQUHAR, J. W., STEIN, Y.: Carbohydrate-induced and fat-induced lipemia. Trans. Ass. Amer. Phycns. 74, 134—146 (1961).

ALBRINK, M. J., DAVIDSON, P. C.: Impaired glucose tolerance in patients with hypertriglyceridemia. J. Lab. clin. Med. 67, 573—584 (1966).

— MAN, E. B.: Effect of carbohydrate ingestion on postprandial lipemia. Amer. J. dig. Dis. 2, 649—653 (1957).

— — Serum triglycerides in coronary artery disease. Arch. int. Med. 103, 4—8 (1959).

Albrink, M. J., Fitzgerald, J. R., Man, E. B.: Reduction of alimentary lipemia by glucose. Metabolism 7, 162—171 (1958).

Anderson, J. T., Grande, F., Matsumoto, Y., Keys, A.: Glucose, sucrose and lactose in the diet and blood lipids in man. J. Nutrit. 79, 349—359 (1963).

Anfinsen, C. B., Boyle, E., Brown, R. K.: The role of heparin in lipoprotein metabolism. Science 115, 583—586 (1952).

Angervall, G., Björntorp, P., Hood, B.: Studies on the clearing phenomenon in essential hyperlipemia. Acta med. scand. 172, 5—14 (1962).

Antar, M. A., Ohlson, M. A.: Effect of simple and complex carbohydrates upon total lipids, nonphospholipids, and different fractions of phospholipids of serum in young men and women. J. Nutr. 85, 329—337 (1965).

Antonis, A., Bersohn, I.: The influence of diet on serum triglycerides in South African white and Bantu prisoners. Lancet 1961 I, 3—9

Armstrong, D. T., Steele, R., Bishop, J. S., de Bodo, R. C.: Regulation of plasma free fatty acid turnover. Amer. J. Physiol. 201, 9—15 (1961).

Ashworth, C. T., Diluzio, N. R., Riggi, S. J.: A morphologic study of the effect of reticuloendothelial stimulation upon hepatic removal of minute particles from the blood of rats. Exp. Molecular Path. Suppl. 1, 83—103 (1963).

Bagdade, J. D., Porte, D., Jr., Bierman, E. L.: Diabetic lipemia: a form of acquired fat-induced lipemia. New Engl. J. Med. 276, 427—433 (1967).

— — — Acute insulin withdrawal and the regulation of plasma triglyceride removal in diabetic subjects. Diabetes 17, 127—132 (1968).

Bassen, F. A., Kornzweig, A. L.: Malformation of erythrocytes in a case of atypical retinitis pigmentosa. Blood 5, 381—387 (1950).

Belfrage, P., Borgström, B., Olivecrona, T.: The tissue distribution of radioactivity following the injection of varying levels of fatty acid labeled chylomicrons in the rat. Acta physiol. scand. 58, 111—123 (1963).

Bergquist, L. M., Carroll, V. P., Jr., Searcy, R. L.: Evaluation of a specific antiserum for serum-β-lipoprotein estimations. Lancet 1961 I, 537—538.

Berkowitz, D.: Blood lipid and uric acid interrelationships. J. Amer. Med. Ass. 190, 856—858 (1964).

Berman, M.: Compartmental analysis in kinetics. In: Computers in Biochemical Research, Stacy, R.W., Waxman, B.D. (Hersg.), New York: Academic Press Inc. Vol. 2 (1965).

— Shahn, E., Weiss, M. F.: The routine fitting of data to models: A mathematical formalism for digital computers. Biophys. J. 2, 275—288 (1962a).

— Weiss, M. F., Shahn, E.: Some formal approaches to the analysis of kinetic data in terms of linear compartmental systems. Biophys. J. 2, 289—299 (1962b).

Beveridge, J. M. R., Jagannathan, S. N., Connell, W. F.: The effect of the type and amount of dietary fat on the level of plasma triglycerides in human subjects in the post-absorptive state. Canad. J. Biochem. 42, 999—1003 (1964).

Bezman, A., Felts, J. M., Havel, R. J.: Relation between incorporation of triglyceride fatty acids and heparin-released lipoprotein lipase from adipose tissue slices. J. Lipid Res. 3, 427—431 (1962).

Bialkin, G., Zucker, S., Sklarin, B. S., Hirschhorn, K., Davidson, M.: A genetic and metabolic study of a family with hyperlipemia. Pediatrics 29, 566—578 (1962).

Bierman, E. L.: Particulate lipid components in plasma. In: Handbook of Physiology, Section 5: Adipose Tissue, A. E. Renold and G. F. Cahill, Jr. (Hrsg.) 509—518 (1965), Baltimore, MD.: Waverly Press, Inc.

— Hamlin, J. T. III: A preparation of C^{14}-labeled triglyceride in plasma as a tracer for plasma particulate fat. Proc. Soc. exp. Biol. (N. Y.) 109, 747—750 (1962).

— Porte, D., Jr.: Carbohydrate intolerance and lipemia. Ann. int. Med. 68, 926—933 (1968).

— Strandness, D. E. ,Jr.: The mechanism of formation of secondary fat particles from lymph chylomicrons. J. clin. Invest. 44, 1028 (1965).

— Amaral, J. A. P., Belknap, B. H.: Hyperlipemia and diabetes mellitus. Diabetes 15, 675—679 (1966b).

BIERMAN, E. L., GORDIS, E., HAMLIN, J. T. III.: Heterogeneity of fat particles in plasma during alimentary lipemia. J. clin. Invest. 41, 2254—2260 (1962).
— HAYES, T. L., HAWKINS, J. N., EWING, A. M., LINDGREN, F. T.: Particle-size distribution of very low density plasma lipoproteins during fat absorption in man. J. Lipid Res. 7, 65—72 (1966a).
— PORTE, D., Jr., O'HARA, D. D., SCHWARTZ, M., WOOD, F. C., Jr.: Characterization of fat particles in plasma of hyperlipemic subjects maintained on fat-free high-carbohydrate diets. J. clin. Invest. 44, 261—270 (1965).
BJÖRKLUND, R., KATZ, S.: Molecular weights and dimensions of some human serum lipoproteins. J. Amer. Chem. Soc. 78, 2122—2126 (1956).
BLOMSTRAND, R., THORN, N. A., AHRENS, E. H., Jr.: The absorption of fats, studied in a patient with chyluria. I. Clinical investigation. Amer. J. Med. 24, 958—966 (1958).
— DAHLBÄCK, O.: The fatty acid composition of human thoracic duct lymph lipids. J. clin. Invest. 39, 1185—1191 (1960).
BLOOM, B., CHAIKOFF, I. L., REINHARDT, W. O.: Intestinal lymph as pathway for transport of absorbed fatty acids of different chain lengths. Amer. J. Physiol. 166, 451—455 (1951).
— — — ENTENMAN, C., DAUBEN, W. G.: The quantitative significance of the lymphatic pathway in transport of absorbed fatty acids. J. biol. Chem. 184, 1—8 (1950).
BOBERG, J., CARLSON, L. A.: Determination of heparin-induced lipoprotein lipase activity in human plasma. Clin. chim. Acta 10, 420—427 (1964).
— HALLBERG, D.: Changes in endogenous plasma triglycerides during elimination of exogenous triglycerides from the blood in man. J. Atheroscler. Res. 8, 351—356 (1968).
— CARLSON, L. A., FREYSCHUSS, U.: Studies on the total and splanchnic turnover of plasma free fatty acids and plasma triglycerides in man by means of isotopic and chemical methods. Persönliche Mitteilung (1969b).
— — HALLBERG, D.: Application of a new intravenous fat tolerance test in the study of hypertriglyceridaemia in man. J. Atherscler. Res. 9, 159—169 (1969a).
— — NORMELL, L.: Production of lipolytic activity by the isolated perfused dog liver in response to heparin. Biochem. J. 92, 43 P (1964).
BOLZANO, K., SAILER, S., SANDHOFER, F., BRAUNSTEINER, H.: Über das Verhalten der endogenen Lipoproteidlipase-Aktivität im Plasma während einer intravenösen Fettinfusion bei Normalpersonen und Patienten mit Hypertriglyceridämie. Klin. Wschr. 45, 1104—1106 (1967).
— — — — Die Beeinflussung der endogenen und der Post-Heparin-Lipoproteidlipase-Aktivität im Plasma durch intravenöse Glukosebelastung bei Normalpersonen, Patienten mit primärer endogener Hypertriglyceridämie und Personen mit diabetischer Stoffwechsellage. Klin. Wschr. (1971), im Druck.
BORGSTRÖM, B.: Transport form of ^{14}C-decanoic acid in portal and inferior vena cava blood during absorption in the rat. Acta physiol. scand. 34, 71—74 (1955).
— JORDAN, P.: Metabolism of chylomicron glyceride as studied by C^{14}-glycerol-C^{14}-palmitic acid labeled chylomicrons. Acta Soc. Med. Upsalien. 64, 185—193 (1959).
— OLIVECRONA, T.: The metabolism of palmitic acid-1-C^{14} in functionally hepatectomized rats. J. Lipid. Res. 2, 263—267 (1961).
BRAGDON, J. H.: On the composition of chyle chylomicrons. J. Lab. clin. Med. 52, 564—570 (1958).
— GORDON, R. S., Jr.: Tissue distribution of C-14 after the intravenous injection of labeled chylomicrons and unesterified fatty acids in the rat. J. clin. Invest. 37, 574—578 (1958).
— HAVEL, R. J.: In vivo effect of anti-heparin agents on serum lipids and lipoproteins. Amer. J. Physiol. 177, 128—133 (1954).
— — BOYLE, E.: Human serum lipoproteins. I. Chemical composition of four fractions. J. Lab. clin. Med. 48, 36—42 (1956).
— — GORDON, R. S., Jr.: Effects of carbohydrate feeding on serum lipids and lipoproteins in the rat. Amer. J. Physiol. 189, 63—67 (1957).
BRAUNSTEINER, H., BERGER, H., SAILER, S., SANDHOFER, F.: Untersuchungen bei einem Fall von fettinduzierter (exogener) Hypertriglyceridämie. Schweiz. med. Wschr. 98, 458—461 (1968a).

Braunsteiner, H., di Pauli, R., Sailer, S., Sandhofer, F.: Hyperlipämie und latenter Diabetes mellitus. Klin. Wschr. **43**, 715—717 (1965 b).
— Dittrich, P. v., Sailer, S., Sandhofer, F.: nicht veröffentlicht (1968 c).
— Herbst, M., Rhomberg, H., Sailer, S., Sandhofer, F.: Familienuntersuchungen bei primärer kohlenhydratinduzierter Hypertriglyceridämie. Schweiz. med. Wschr. **99**, 286—291 (1969 b).
— — Sailer, S., Sandhofer, F.: Familienuntersuchungen bei essentieller „kohlenhydratinduzierter" Hyperlipämie. Dtsch. med. Wschr. **92**, 646—652 (1967 a).
— — — — Essentielle Hyperlipämie und akute Pankreatitis. Schweiz. med. Wschr. **97**, 698—702 (1967 b).
— — — — Diabetes mellitus bei primärer Hypertriglyceridämie mit Kontraindikation zur Insulinbehandlung. Wien. klin. Wschr. **80**, 415—417 (1968 b).
— Sailer, S., Sandhofer, F., di Pauli, R., Gabl, F., Jung, A.: Lipidwerte bei gesunden Personen und Patienten mit Myocardinfarkt. Statistische Auswertung mit Hilfe einer elektronischen Rechenanlage. Wien. klin. Wschr. **77**, 859—862 (1965 a).
— Sandhofer, F., Sailer, S.: Hyperlipämie und akute Pankreatitis. T. Gastro-ent. **12**, 32—37 (1969 a).
— — — Primäre Hypertriglyceridämie und Atherosklerose. Wien. klin. Wschr. **81**, 401—403 (1969 c).
Brech, W. J., Gordon, E. S.: Incorporation of radioactivity from glucose into plasma lipids in hyperlipemia. Sixth Congress of the International Diabetes Federation, Stockholm, 1967. Excerpta med. ICS **140**, 150 (1967).
Bressler, R., Wakil, S. J.: Studies on the mechanism of fatty acid synthesis. IX. The conversion of malonyl coenzyme A to long chain fatty acids. J. biol. Chem. **236**, 1643—1651 (1961).
Brown, D. F.: Triglyceride metabolism in the alloxan-diabetic rat. Diabetes **16**, 90—95 (1967).
— Olivecrona, T.: The effect of glucose availability and utilization on chylomicron metabolism in the rat. Acta physiol. scand. **66**, 9—18 (1966).
Brown, W. D.: Reversible effects of anticoagulants and protamine on alimentary lipaemia. Quart. J. exp. Physiol. **37**, 75—84 (1952).
Brunner, W.: Beitrag zur pankreatogenen Lipämie. Klin. Wschr. **14**, 1853—1855 (1935).
Bublitz, C., Kennedy, E. P.: Synthesis of phosphatides in isolated mitochondria. III. The enzymatic phosphorylation of glycerol. J. biol. Chem. **211**, 951—961 (1954).
Bürger, M., Grütz, O.: Über hepatosplenomegale Lipoidose mit xanthomatösen Veränderungen in Haut und Schleimhaut. Arch. Derm. Syph. (Berl.) **166**, 542—575 (1932).
Burstein, M., Samaille, J.: Sur une nouvelle méthode de préparation d'un immunsérum anti-β-lipoprotéines spécifiques. Rev. franç. Étud. clin. biol. **3**, 624—626 (1958).
Carlson, L. A.: Chromatographic separation of serum lipoproteins on glass powder columns. Description of the method and some applications. Clin. chim. Acta **5**, 528—538 (1960 a).
— Serum lipids in man with myocardial infarction. Acta med. scand. **167**, 399—413 (1960 b).
— Studies on the incorporation of injected palmitic acid-1-C^{14} into liver and plasma lipids in man. Acta Soc. Med. upsalien. **65**, 85—90 (1960 c).
— Studies on the effect of nicotinic acid on catecholamine stimulated lipolysis in adipose tissue in vitro. Acta med. scand. **173**, 719—722 (1963).
— Ekelund, L.-G.: Splanchnic production and uptake of endogenous triglycerides in the fasting state in men. J. clin. Invest. **42**, 714—720 (1963).
— Nye, E. R.: Acute effects of nicotinic acid in the rat. I. Plasma and liver lipids and blood glucose. Acta med. scand. **179**, 453—461 (1966).
— Olhagen, B.: The electrophoretic mobility of chylomicrons in a case of essential hyperlipemia. Scand. J. clin. Lab. Invest. **6**, 70—73 (1954).
— Orö, L.: The effect of nicotinic acid on the plasma free fatty acids. Demonstration of a metabolic type of sympathicolysis. Acta med. scand. **172**, 641—645 (1962).
— Östman, J.: Inhibition of the mobilization of free fatty acids from adipose tissue in diabetes. I. Effects of nicotinic acid on the alloxan-diabetic state in rats. Acta med. scand. **177**, 631—637 (1965).

CARLSON, L. A., HAVEL, R. J., EKELUND, L.-G., HOLMGREN, A.: Effect of nicotinic acid on the turnover rate and oxidation of the free fatty acids of plasma in man during exercise. Metabolism 12, 837—845 (1963).

— LILJEDAHL, S.-O., WIRSÉN, C.: Blood and tissue changes in the dog during and after excessive free fatty acid mobilization. Acta med. scand. 178, 81—102 (1965).

CHERKES, A., GORDON, R. S., Jr.: The liberation of lipoprotein lipase by heparin from adipose tissue incubated in vitro. J. Lipid Res. 1, 97—101 (1959).

CHRISTENSEN, S., DOLLERUP, E., JENSEN, S. E.: Idiopathic hyperlipaemia, latent diabetes mellitus, and severe neuropathy. Acta med. scand. 161, 57—68 (1958).

CHRISTOPHE, J., MAYER, J.: Influence of diet on utilization of glucose and incorporation of acetate-1-C^{14} into liver fatty acids and cholesterol in rats. Amer. J. Physiol. 197, 55—59 (1959).

CLARK, B., HÜBSCHER, G.: Biosynthesis of glycerides in the mucosa of the small intestine. Nature (Lond.) 185, 35—37 (1960).

— — Glycerokinase in mucosa of the small intestine of the cat. Nature (Lond.) 195, 599—600 (1962).

CLELAND, W., IACONO, J. M.: Role of lipoprotein lipase in intravascular clearing of fat in human subjects. Fed. Proc. 16, 383 (1957).

COHN, E. J., STRONG, L. E., HUGHES, W. L., Jr., MULFORD, D. J., ASHWORTH, J. N., MELIN, M., TAYLOR, H. L.: Preparation and properties of serum and plasma proteins. IV. A system for the separation into fractions of the protein and lipoprotein components of biological tissues and fluids. J. Amer. chem. Soc. 68, 459—475 (1946).

CONDON, R. E., TOBIAS, H., DATTA, D. V.: The liver and postheparin plasma lipolytic activity in dog and man. J. clin. Invest. 44, 860—869 (1965).

CORNWELL, D. G., KRUGER, F. A.: Molecular complexes in the isolation and characterization of plasma lipoproteins. J. Lipid Res. 2, 110—134 (1961).

CSORBA, T. R., MATSUDA, I., KALANT, N.: Effects of insulin and diabetes on flux rates of plasma glucose and free fatty acids. Metabolism 15, 262—270 (1966).

DAVIDSON, P. C., ALBRINK, M. J.: Insulin resistance in hyperglyceridemia. Metabolism 14, 1059—1070 (1965a).

DAVIDSON, P., ALBRINK, M.: The relation of insulin responsiveness to plasma triglyceride levels. Clin. Res. 13, 71 (1965b).

— — Abnormal plasma insulin response with high plasma triglycerides independent of clinical diabetes or obesity. J. clin. Invest. 45, 1000 (1966).

DAWSON, A. M., ISSELBACHER, K. J.: The esterification of palmitate-1-C^{14} by homogenates of intestinal mucosa. J. clin. Invest. 39, 150—160 (1960).

— — BELL, V. M.: Studies on lipid metabolism in the small intestine with observations on the role of bile salts. J. clin. Invest. 39, 730—740 (1960).

DENBOROUGH, M. A., PATERSON, B.: Clearing factor, fibrinolysis and blood lipids in diabetes mellitus. Clin. Sci. 23, 485—488 (1962).

DOLE, V. P.: A relation between non-esterified fatty acids in plasma and the metabolism of glucose. J. clin. Invest. 35, 150—154 (1956).

— RIZACK, M. A.: On the turnover of long-chain fatty acids in plasma. J. Lipid Res. 2, 90—91 (1961).

EAGLE, G. R., ROBINSON, D. S.: The ability of actinomycin D to increase clearing-factor lipase activity of rat adipose tissue. Biochem. J. 93, 10C—11C (1964).

EATON, R. P., BERMAN, M., STEINBERG, D.: Kinetic studies of plasma free fatty acid and triglyceride metabolism in man. J. clin. Invest. 48, 1560—1579 (1969).

EDGREN, B.: The removal of artificial fat emulsions from the blood stream of dogs. Acta physiol. scand. 48, 390—401 (1960).

— ZILVERSMIT, D. B.: Uptake of C^{14}-1-palmitic acid-P^{32}-phospholipid labeled chylomicrons by perfused liver and liver slices. Proc. Soc. exp. Biol. (N. Y.) 119, 64—71 (1965).

ENGELBERG, H.: Human endogenous lipemia clearing factor (active factor). Amer. J. Physiol. 181, 309—312 (1955).

EWING, A. M., FREEMAN, N. K., LINDGREN, F. T.: The analysis of human serum lipoprotein distributions. In: Advances in Lipid Research. R. PAOLETTI and D. KRITCHEVSKY (Hrsg.). Vol. 3, pp. 25—31. New York-London: Academic Press 1965.

Farquhar, J. W.: Proc. 1968 Deuel Conf. on Lipids on The Turnover of Lipids and Lipoproteins, Feb. 21—24, 1968, Carmel, Calif., p 124 (1968).

— Frank, A., Gross, R. C., Reaven, G. M.: Glucose, insulin, and triglyceride response to high and low carbohydrate diets in man. J. clin. Invest. **45**, 1648—1656 (1966).

— Gross, R. C., Wagner, R. W., Reaven, G. M.: Validation of an incompletely coupled two-compartment nonrecycling catenary model for turnover of liver and plasma triglyceride in man. J. Lipid. Res. **6**, 119—134 (1965).

— Reaven, G. M., Gross, R., Wagner, R.: Rate of plasma triglyceride synthesis in carbohydrate-induced lipemia. J. clin. Invest. **42**, 930—931 (1963).

Feigelson, E. B., Pfaff, W. W., Karmen, A., Steinberg, D.: The role of plasma free fatty acids in development of fatty liver. J. clin. Invest. **40**, 2171—2179 (1961).

Felts, J. M., Mayes, P. A.: Lack of uptake and oxidation of chylomicron triglyceride to carbon dioxide and ketone bodies by the perfused rat liver. Nature (Lond.) **206**, 195—196 (1965).

Fillios, L. C., Naito, C., Andrus, S. B., Portman, O. W., Martin, R. S.: Variations in cardiovascular sudanophilia with changes in the dietary level of protein. Amer. J. Physiol. **194**, 275—279 (1958).

Fine, M. B., Williams, R. H.: Effect of fasting, epinephrine and glucose and insulin on hepatic uptake of nonesterified fatty acids. Amer. J. Physiol. **199**, 403—406 (1960).

— Michaels, G., Shah, S., Chai, B., Fukayama, G., Kinsell, L.: The incorporation of C^{14} from uniformly labeled glucose into plasma triglycerides in normals and hyperglyceridemics. Metabolism **11**, 893—911 (1962).

Fredrickson, D. S., Gordon, R. S., Jr.: Metabolism of albumin-bound labeled fatty acids in man. J. clin. Invest. **36**, 890 (1957).

— Lees, R. S.: A system for phenotyping hyperlipoproteinemia. Circulation **31**, 312—327 (1965).

— — Familial Hyperlipoproteinemia. In: The Metabolic Basis of Inherited Disease. Sec. Ed. Stanbury, J. B., Wyngaarden, J. B., Fredrickson, D. S. (Hrsg.), pp. 429—485, New York: McGraw-Hill 1966.

— Gordon, R. S., Jr., Ono, K., Cherkes, A.: The metabolism of albumin-bound C^{14}-labeled unesterified fatty acids in normal human subjects. J. clin. Invest. **37**, 1504—1515 (1958b).

— Levy, R. I., Lees, R. S.: Fat transport in lipoproteins — an integrated approach to mechanisms and disorders. New Engl. J. Med. **276**, 32—44, 94—103, 148—156, 215—226, 273—281 (1967).

— McCollester, D. L., Havel, R. J., Ono, K.: The early steps in transport and metabolism of exogenous triglyceride and cholesterol. In: Chemistry of Lipids as Related to Atherosclerosis, Page, I. H. (Hrsg.) pp. 205—221, Springfield, Mass.: Charles C Thomas 1958a.

— Ono, K., Davis, L. L.: Lipolytic activity of post-heparin plasma in hyperglyceridemia. J. Lipid Res. **4**, 24—33 (1963).

French, J. E., Morris, B.: The removal of ^{14}C-labelled chylomicron fat from the circulation in rats. J. Physiol. (Lond.) **138**, 326—339 (1957).

— — The tissue distribution and oxidation of C^{14}-labelled chylomicron fat injected intravenously in rats. J. Physiol. (Lond.) **140**, 262—271 (1958).

Friedberg, S. J., Estes, E. H., Jr.: Direct evidence for the oxidation of free fatty acids by peripheral tissues. J. clin. Invest. **41**, 677—681 (1962).

— Harlan, W. R., Jr., Trout, D. L., Estes, E. H., Jr.: The effect of exercise on the concentration and turnover of plasma nonesterified fatty acids. J. clin. Invest. **39**, 215—220 (1960).

— Klein, R. F., Trout, D. L., Bogdonoff, M. D., Estes, E. H., Jr.: The incorporation of plasma free fatty acids into plasma triglycerides in man. J. clin. Invest. **40**, 1846—1855 (1961).

Friedman, M., Byers, S. O.: Observations concerning the production and excretion of cholesterol in mammals. XVI. The relationship of the liver to the content and control of plasma cholesterol ester. J. clin. Invest. **34**, 1369—1374 (1955).

FRITZ, I. B., DAVIS, D. G., HOLTROP, R. H., DUNDEE, H.: Fatty acid oxidation by skeletal muscle during rest and activity. Amer. J. Physiol. 194, 379—386 (1958).

FURMAN, R. H., HOWARD, R. P., ALAUPOVIC, P.: Effect of chronic heparin administration on serum lipids, lipoproteins, nitrogen and electrolyte balance in normal and heparin-responsive and heparin-unresponsive hyperglyceridemic subjects. Metabolism 11, 879—892 (1962).

— — BRUSCO, O. J., ALAUPOVIC, P.: Effects of medium chain length triglyceride (MCT) on serum lipids and lipoproteins in familial hyperchylomicronemia (dietary fat-induced) and dietary carbohydrate-accentuated lipemia. J. Lab. clin. Med. 66, 912—926 (1965).

— — LAKSHMI, K., NORCIA, L. N.: The serum lipids and lipoproteins in normal and hyperlipidemic subjects as determined by preparative ultracentrifugation. Effects of dietary and therapeutic measures. Changes induced by in vitro exposure of serum to sonic forces. Amer. J. clin. Nutr. 9, 73—102 (1961).

GAGE, S. H., FISH, P. A.: Fat digestion, absorption, and assimilation in man and animals as determined by the dark-field microscope, and a fat-soluble dye. Amer. J. Anat. 34, 1—85 (1924).

GELB, A. M., DAVIDSON, M. I., KESSLER, J. I.: Effect of fasting on esterification of fatty acids by the small intestine in vitro. Amer. J. Physiol. 207, 1207—1210 (1964).

GIDEZ, L. I., ROHEIM, P. S., EDER, H. A.: Effect of plasma free fatty acid concentrations on triglyceride synthesis by the perfused liver. Fed. Proc. 21, 289 (1962).

GLUECK, C. J., LEVY, R. I., FREDRICKSON, D. S.: Immunoreactive insulin, glucose tolerance, and carbohydrate inducibility in types II, III, IV, and V hyperlipoproteinemia. Diabetes 18, 739—747 (1969).

GOETZ, F. C., MANEY, J. W., GREENBERG, B. Z.: The regulation of insulin secretion: Effects of the infusion of glucose, ribose, and other sugars into the portal veins of dog. J. Lab. Clin. Med. 69, 537—557 (1967).

GOFMAN, J. W., LINDGREN, F. T., ELLIOTT, H.: Ultracentrifugal studies of lipoproteins of human serum. J. biol. Chem. 179, 973—979 (1949).

GOODMAN, D. S., SHIRATORI, T.: In vivo turnover of different cholesterol esters in rat liver and plasma. J. Lipid Res. 5, 578—586 (1964).

GORDIS, E.: Demonstration of two kinds of fat particles in alimentary lipemia with poly-vinylpyrrolidone gradient columns. Proc. Soc. exp. Biol. (N. Y.) 110, 657—661 (1962).

— Preservation of dietary triglycerides in the secondary particles of alimentary lipemia. J. clin. Invest. 44, 1451—1457 (1965).

GORDON, R. S., Jr., CHERKES, A.: Unesterified fatty acid in human blood plasma. J. clin. Invest. 35, 206—212 (1956).

— — Production of unesterified fatty acids from isolated rat adipose tissue incubated in vitro. Proc. Soc. exp. Biol. (N. Y.) 97, 150—151 (1958).

— — GATES, H.: Unesterified fatty acid in human blood plasma. II. The transport function of unesterified fatty acid. J. clin. Invest. 36, 810—815 (1957).

GOUSIOS, A., FELTS, J. M., HAVEL, R. J.: The metabolism of serum triglycerides and free fatty acids by the myocardium. Metabolism 12, 75—80 (1963).

GRIES, F. A., POTTHOFF, S., JAHNKE, K.: Effects of insulin on the metabolism of triglyceri-des. Fifth Congress of the International Diabetes Federation. Toronto, July 20—24, 1964. Excerpta med. 74, 12 (1964).

GRODSKY, G. M., BATTS, A. A., BENNET, L. L., UCELLA, C., McWILLIAMS, N. B., SMITH, D. F.: Effects of carbohydrates on secretion of insulin from isolated rat pancreas. Amer. J. Physiol. 205, 638—644 (1963).

GUSTAFSON, A.: Studies on human serum very-low-density-lipoproteins. Acta med. scand. Suppl. 446, 1—44 (1966).

— ALAUPOVIC, P., FURMAN, R. H.: Studies of the composition and structure of serum lipoproteins. Separation and characterization of phospholipid-protein residues obtained by partial delipidization of very low density lipoproteins of human serum. Biochemistry 5, 632—640 (1966).

GUTMAN, A., LANDAU, S., SHAFRIR, E.: Uptake of lipoprotein triglyceride by rat adipose tissue in vitro. Bull. Res. Coun. Israel A 11, 91 (1962).

Haessler, H. A., Isselbacher, K. J.: Glycerokinase and its relation to intestinal glycerol metabolism. Fed. Proc. 22, 357 (1963).

Hahn, P. F.: Abolishment of alimentary lipemia following injection of heparin. Science 98, 19—20 (1943).

Hallberg, D.: Studies on the elimination of exogenous lipids from the blood stream. Determination and separation of the plasma triglycerides after single injection of a fat emulsion in man. Acta physiol. scand. 62, 407—421 (1964).

— Studies on the elimination of exogenous lipids from the blood stream. The kinetics for the elimination of a fat emulsion studied by single injection technique in man. Acta physiol. scand. 64, 306—313 (1965).

Hamilton, R. L., Regen, D. M., Gray, M. E., Lequire, V. S.: Lipid transport in liver. I. Electron microscopic identification of very low density lipoproteins in perfused rat liver. Lab. Invest. 16, 305—319 (1967).

Harlan, W. R., Jr., Winesett, P. S., Wasserman, A. J.: Tissue lipoprotein lipase in normal individuals and in individuals with exogenous hypertriglyceridemia and the relationship of this enzyme to assimilation of fat. J. clin. Invest. 46, 239—247 (1967).

Hatch, F. T.: Serum lipoproteins. In: Serum Proteins and the Dysproteinemias. Sunderman, F. W., Sunderman, F. W., Jr., (Hrsg.), p. 223, Philadelphia: Lippincott 1964.

— Abell, L. L., Kendall, F. E.: Effects of restriction of dietary fat and cholesterol upon serum lipids and lipoproteins in patients with hypertension. Amer. J. Med. 19, 48—60 (1955).

— Hagopian, L. M., Rubenstein, J. J., Canellos, G. P.: Incorporation of labeled leucine into lipoprotein protein by rat intestinal mucosa. Circulation 28, 659 (1963).

Havel, R. J.: Early effects of fasting and of carbohydrate ingestion on lipids and lipoproteins of serum in man. J. clin. Invest. 36, 855—859 (1957).

— Conversion of plasma free fatty acids into triglycerides of plasma lipoprotein fractions in man. Metabolism 10, 1031—1034 (1961).

— Triglyceride and very low density lipoprotein turnover. Proc. 1968 Deuel Conf. on Lipids on the Turnover of Lipids and Lipoproteins, Carmel (Calif.), Feb. 21—24, 1968, p 117—121 (1968).

— Metabolism of plasma triglycerides. Second International Symposium on Atherosclerosis, Chicago, Ill. Nov. 2—5, 1969.

— Clarke, J. C.: Metabolism of chylomicron phospholipids. Clin. Res. 6, 264—265 (1958).

— Fredrickson, D. S.: The metabolism of chylomicra. I. The removal of palmitic acid-1-C^{14} labeled chylomicra from dog plasma. J. clin. Invest. 35, 1025—1032 (1956).

— Goldfien, A.: The role of the sympathetic nervous system in the metabolism of free fatty acids. J. Lipid. Res. 1, 102—108 (1959).

— — The role of the liver and extrahepatic tissues in the transport and metabolism of fatty acids and triglycerides in the dog. J. Lipid Res. 2, 389—395 (1961).

— Gordon, R. S., Jr.: Idiopathic hyperlipemia: Metabolic studies in an affected family. J. clin. Invest. 39, 1777—1790 (1960).

— Eder, H. A., Bragdon, J. H.: The distribution and chemical composition of ultracentrifugally separated lipoproteins in human serum. J. clin. Invest. 34, 1345—1353 (1955).

— Felts, J. M., Bezman, A.: Demonstration of lipoprotein lipase in human adipose tissue. Clin. Res. 9, 72 (1961).

— — van Duyne, C. M.: Formation and fate of endogenous triglyceride in blood plasma of rabbits. J. Lipid Res. 3, 297—308 (1962).

— Naimark, S., Borchgrevink, C. F.: Turnover rate and oxidation of free fatty acids of blood plasma in man during exercise: Studies during continuous infusion of palmitate-1-C^{14}. J. clin. Invest. 42, 1054—1063 (1963).

Haymond, T. A., Berry, K. Jr.: Persistent hyperlipemia and hepatosplenomegaly in a patient with controlled diabetes mellitus. Ann. Int. Med. 41, 609—616 (1954).

Hazelwood, R. N.: Molecular weights and dimensions of some high-density human serum lipoproteins. J. Amer. Chem. Soc. 80, 2152—2156 (1958).

Heimberg, M., Meng, H. C., Park, C. R.: Effect of sex, fasting and alloxan diabetes on the uptake of neutral fat by isolated perfused rat liver. Amer. J. Physiol. 195, 673—677 (1958).

Hewitt, J. E., Hayes, T. L., Gofman, J. W., Jones, H. B., Pierce, F. T.: Effects of total body irradiation upon lipoprotein metabolism. Cardiologia 21, 353—365 (1952).

Hillyard, L. A., Cornelius, C. E., Chaikoff, I. L.: Removal by the isolated rat liver of palmitate-1-C^{14} bound to albumin and of palmitate-1-C^{14} and cholesterol-4-C^{14} in chylomicrons from perfusion fluid. J. biol. Chem. 234, 2240—2245 (1959).

Hodges, R. E., Krehl, W. A.: The role of carbohydrates in lipid metabolism. Amer. J. clin. Nutr. 17, 334—346 (1965).

Hofmann, A. F., Borgström, B.: Physico-chemical state of lipids in intestinal content during their digestion and absorption. Fed. Proc. 21, 43—50 (1962).

Hollenberg, C. H.: Effect of nutrition on activity and release of lipase from rat adipose tissue. Amer. J. Physiol. 197, 667—670 (1959).

— The effect of fasting on the lipoprotein lipase activity of rat heart and diaphragm. J. clin. Invest. 39, 1282—1287 (1960).

Holt, L. E., Jr., Aylward, F. Y., Timbres, H. G.: Idiopathic familial lipemia. Bull. Johns Hopk. Hosp. 64, 279—314 (1939).

Holt, P. R.: Utilization of glycerol-C^{14} for intestinal glyceride esterification: Studies in a patient with chyluria. J. clin. Invest. 43, 349—356 (1964).

Hug, G., Schubert, W. K.: Serum insulin in type I glycogenosis. Effect of galactose or fructose administration. Diabetes 16, 791—795 (1967).

Isselbacher, K. J., Budz, D. M.: Synthesis of lipoproteins by rat intestinal mucosa. Nature (Lond.) 200, 364—365 (1963).

Jahnke, K.: Pathophysiologische und klinische Aspekte des Fettstoffwechsels. Symposium 25. April — 5. Mai 1965, Heidelberg. Schettler, G., Sanwald, R. (Hrsg.), Stuttgart: Thieme 1966.

Jedeikin, L. A., Weinhouse, S.: Studies of the incorporation of palmitate-1-C^{14} into tissue lipides in vitro. Arch. Biochem. 50, 134—147 (1954).

Jeffries, G. H.: The effect of fat absorption on the interaction of chyle and plasma in the rat. Quart. J. exp. Physiol. 39, 77—81 (1954a).

— The site at which plasma clearing activity is produced and distroyed in the rat. Quart. J. exp. Physiol. 39, 261—265 (1954b).

Jencks, W. P., Hyatt, M. R., Jetton, M. R., Mattingly, T. W., Durrum, E. L.: A study of serum lipoproteins in normal and atherosclerotic patients by paper electrophoretic techniques. J. clin. Invest. 35, 980—990 (1956).

Jones, A. L., Ruderman, N. B., Herrera, M. G.: An electron microscopic study of lipoprotein production and release by the isolated perfused rat liver. Proc. Soc. exp. Biol. (N. Y.) 123, 4—9 (1966).

— — — Electron microscopic and biochemical study of lipoprotein synthesis in the isolated perfused rat liver. J. Lipid Res. 8, 429—446 (1967).

Jones, D. P., Arky, R. A.: Effects of insulin on triglyceride and free fatty acid metabolism in man. Metabolism 14, 1287—1293 (1965).

Kane, J. P., Longcope, C., Pavlatos, F. C., Grodsky, G. M.: Studies of carbohydrate metabolism in idiopathic hypertriglyceridemia. Metabolism 14, 471—486 (1965).

Karmen, A., Whyte, M., Goodman, D. S.: Fatty acid esterification and chylomicron formation during fat absorption. 1. Triglycerides and cholesterol esters. J. Lipid Res. 4, 312—321 (1963).

Katz, J., Wood, H. G.: The use of glucose-C^{14} for the evaluation of the pathways of glucose metabolism. J. biol. Chem. 235, 2165—2177 (1960).

Kaufmann, N. A., Poznanski, R., Blondheim, S. H., Stein, Y.: Changes in serum lipid levels of hyperlipemic patients following the feeding of starch, sucrose and glucose. Amer. J. clin. Nutr. 18, 261—269 (1966).

Kay, R. E., Entenman, C.: The synthesis of "chylomicron-like" bodies and maintenance of normal blood sugar levels by the isolated, perfused rat liver. J. biol. Chem. 236, 1006—1012 (1961).

Kayden, H. J., Karmen, A., Dumont, A.: Alteration in the fatty acid composition of human lymph and serum lipoproteins by single feedings. J. clin. Invest. 42, 1373—1381 (1963).

Kennedy, E. P.: Synthesis of phosphatides in isolated mitochondria. J. biol. Chem. 201, 399—412 (1953).

Kessler, J. I.: Effect of diabetes and insulin on the activity of myocardial and adipose tissue lipoprotein lipase of rats. J. clin. Invest. 42, 362—367 (1963).

— Kniffen, J. C., Janowitz, H. D.: Lipoprotein lipase inhibition in the hyperlipemia of acute alcoholic pancreatitis. New Engl. J. Med. 269, 943—948 (1963).

Keys, A., Anderson, J. T., Grande, F.: Diet-type (fats constant) and blood lipids in man. J. Nutr. 70, 257—266 (1960).

Klatskin, G., Gordon, M.: Relationship between relapsing pancreatitis and essential hyperlipemia. Amer. J. Med. 12, 3—23 (1952).

Klein, E., Lever, W. F.: Inhibition of lipemia clearing activity by serum of patients with hyperlipemia. Proc. Soc. exp. Biol. (N. Y.) 95, 565—567 (1957).

— — Fekete, L. L.: Defective lipemia clearing response to heparin in idiopathic hyperlipemia. J. invest. Derm. 33, 91—96 (1959).

Knittle, J. L., Ahrens, E. H., Jr.: Carbohydrate metabolism in two forms of hyperglyceridemia. J. clin. Invest. 43, 485—495 (1964).

Korn, E. D.: Clearing factor, a heparin-activated lipoprotein lipase. I. Isolation and characterization of the enzyme from normal rat heart. J. biol. Chem. 215, 1—14 (1955a).

— Clearing factor, a heparin-activated lipoprotein lipase. II. Substrate specificity and activation of coconut oil. J. biol. Chem. 215, 15—26 (1955b).

— Quigley, T. W., Jr.: Studies on lipoprotein lipase of rat heart and adipose tissue. Biochim. biophys. Acta (Amst.) 18, 143—145 (1955).

— — Lipoprotein lipase of chicken adipose tissue. J. biol. Chem. 226, 833—839 (1957).

Kornberg, A., Pricer, W. E., Jr.: Enzymatic synthesis of the coenzyme A derivatives of long chain fatty acids. J. biol. Chem. 204, 329—343 (1953a).

— — Enzymatic esterification of α-glycerophosphate by long chain fatty acids. J. biol. Chem. 204, 345—357 (1953b).

Kunkel, H. G., Slater, R. J.: Zone electrophoresis in a starch supporting medium. Proc. Soc. exp. Biol. (N. Y.) 80, 42—44 (1952).

— Trautman, R.: The α_2 lipoproteins of human serum. Correlation of ultracentrifugal and electrophoretic properties. J. clin. Invest. 35, 641—648 (1956).

Kuo, P. T.: Dietary sugar in the production of hyperglyceridemia in patients with hyperlipemia and atherosclerosis. Trans. Ass. Amer. Phycns 78, 97—116 (1965).

— Bassett, D. R.: Dietary sugar in the production of hyperglyceridemia. Ann. int. Med. 62, 1199—1212 (1965).

— Carson, J. C.: Dietary fats and the diurnal serum triglyceride levels in man. J. clin. Invest. 38, 1384—1393 (1959).

— Bassett, D. R., di George, A. M., Carpenter, G. G.: Lipolytic activity of post-heparin plasma in hyperlipemia and hypolipemia. Circulation Res. 16, 221—229 (1965).

— Whereat, A. F., Horwitz, O.: The effect of lipemia upon coronary and peripheral arterial circulation in patients with essential hyperlipemia. Amer. J. Med. 26, 68—75 (1959).

de Lalla, O. F., Gofman, J. W.: Ultracentrifugal analysis of serum lipoproteins. In: Methods of Biochemical Analysis, D. Glick (Hrsg.), Vol. 1, p. 459. New York: Interscience 1954.

Laurell, S.: Turnover rate of unesterified fatty acids in human plasma. Acta physiol. scand. 41, 158—167 (1957).

— Recycling of intravenously injected palmitic acid-1-C¹⁴ as esterified fatty acid in the plasma of rats and turnover rate of plasma triglycerides. Acta physiol. scand. 47, 218—232 (1959).

Lees, R. S.: The plasma lipid response to two types of dietary carbohydrate. Clin. Res. 13, 549 (1965).

— Fredrickson, D. S.: The differentiation of exogenous and endogenous hyperlipemia by paper electrophoresis. J. clin. Invest. 44, 1968—1977 (1965a).

— — Carbohydrate induction of hyperlipemia in normal man. Clin. Res. 13, 327 (1965b).

— Hatch, F. T.: Sharper separation of lipoprotein species by paper electrophoresis in albumin-containing buffer. J. Lab. clin. Med. 61, 518—528 (1963).

LEQUIRE, V. S., HAMILTON, R. L., ADAMS, R., MERRILL, J. M.: Lipase activity in blood from the hepatic and peripheral vascular beds following heparin. Proc. Soc. exp. Biol. (N. Y.) 114, 104—107 (1963).

LEVER, W. F., SMITH, P. A. J., HURLEY, N. A.: Idiopathic hyperlipemic and primary hypercholesteremic xanthomatosis. I. Clinical data and analysis of the plasma lipids. J. Invest. Dermat. 22, 33—51 (1954).

LEVY, R. I., LEES, R. S., FREDRICKSON, D. S.: The nature of pre-beta (very low density) lipoproteins. J. clin. Invest. 45, 63—77 (1966).

LYNCH, H. T., KAPLAN, A. R., HENN, M. J., KRUSH, A. J.: Familial coexistence of diabetes mellitus, hyperlipemia, short stature, and hypogonadism. Amer. J. Med. Sci. 252, 323—330 (1966).

MACDONALD, I.: The lipid response of young women to dietary carbohydrates. Amer. J. clin. Nutr. 16, 458—463 (1965a).

— The effects of various dietary carbohydrates on the serum lipids during five-day regimen. Clin. Sci. 29, 193—197 (1965b).

— Dietary fructose and serum lipid levels in man. Proc. Nutr. Soc. 25, ii (1966a).

— Influence of fructose and glucose on serum lipid levels in men and pre- and postmenopausal women. Amer. J. clin. Nutr. 18, 369—372 (1966b).

— The lipid response of postmenopausal women to dietary carbohydrates. Amer. J. clin. Nutr. 18, 86—90 (1966c).

— Ingested glucose and fructose in serum lipids in healthy men and after myocardial infarction. Amer. J. clin. Nutr. 21, 1366—1373 (1968).

— BRAITHWAITE, D. M.: The influence of dietary carbohydrates on the lipid pattern in serum and in adipose tissue. Clin. Sci. 27, 23—30 (1964).

— ROBERTS, J. B.: The incorporation of various C¹⁴ dietary carbohydrates into serum and liver lipids. Metabolism 14, 991—999 (1965).

MARSHALL, F. N.: Lipoprotein lipase activity in normal human adipose tissue and its absence in human lipomas. Experientia (Basel) 21, 130—133 (1965).

MASORO, E. J., CHAIKOFF, I. L., CHERNICK, S. S., FELTS, J. M.: Previous nutritional state and glucose conversion to fatty acids in liver slices. J. biol. Chem. 185, 845—856 (1950).

MATTSON, F. H., BECK, L. W.: The digestion in vitro of triglycerides by pancreatic lipase. J. biol. Chem. 214, 115—125 (1955).

— VOLPENHEIN, R. A.: The digestion and absorption of triglycerides. J. biol. Chem. 239, 2772—2777 (1964).

McCALLA, C., GATES, H. S., Jr., GORDON, R. S., Jr.: C¹⁴O₂ excretion after the intravenous administration of albumin-bound palmitate-1-C¹⁴ to intact rats. Arch. Biochem. 71, 346—351 (1957).

McELROY, W. T., Jr., SIEFERT, W. L., SPITZER, J. J.: Relationship of hepatic uptake of free fatty acids to plasma concentration. Proc. Soc. exp. Biol. (N. Y.) 104, 20—23 (1960).

MUNTZ, J. A., VANKO, M.: The metabolism of intraportally injected fructose in rat liver in vivo. J. biol. Chem. 237, 3582—3587 (1962).

MURRAY, R. G., FREEMAN, S.: The morphologic distribution of intravenously injected fatty chyle and artificial fat emulsion in rats and dogs. J. Lab. clin. Med. 38, 56—69 (1951).

NERKING, J.: Über Fetteiweißverbindungen. Pflügers Arch. ges. Physiol. 85, 330—344 (1901).

NESTEL, P. J.: Relationship between plasma triglycerides and removal of chylomicrons. J. clin. Invest. 43, 943—949 (1964a).

— Plasma triglyceride concentration and plasma free fatty acid changes in response to norepinephrine in man. J. clin. Invest. 43, 77—82 (1964b)

— Triglyceride turnover in coronary heart disease and the effect of dietary carbohydrate. Clin. Sci. 31, 31—38 (1966).

— Relationship between FFA flux and TGFA influx in plasma before and during the infusion of insulin. Metabolism 16, 1123—1132 (1967).

— HAVEL, R. J.: Lipoprotein lipase in human adipose tissue. Proc. Soc. exp. Biol. (N. Y.) 109, 985—987 (1962).

— SCOW, R. O.: Metabolism of chylomicrons of differing triglyceride composition. J. Lipid Res. 5, 46—51 (1964).

Nestel, P. J., Steinberg, D.: Fate of palmitate and linoleate perfused through the isolated rat liver at high concentrations. J. Lipid Res. **4**, 461—469 (1963).

— Austin, W., Foxman, C.: Lipoprotein lipase content and triglyceride fatty acid uptake in adipose tissue of rats of differing body weights. J. Lipid Res. **10**, 383—387 (1969).

— Havel, R. J., Bezman, A.: Sites of initial removal of chylomicron triglyceride fatty acids from the blood. J. clin. Invest. **41**, 1915—1921 (1962).

Nikkilä, E.: Studies on lipid-protein relationships in normal and pathological sera and the effect of heparin on serum lipoprotein. Scand. J. clin. Lab. Invest. **5** (Suppl. 8), 1—101 (1953).

— Ojala, K.: Induction of hyperglyceridemia by fructose in the rat. Life Sci. **4**, 937—943 (1965).

— — Acute effects of fructose and glucose on the concentration and removal rate of plasma triglyceride. Life Sci. **5**, 89—94 (1966).

— Pelkonen, R., Miettinen, A.: Relationship between glucose metabolism and serum triglyceride and cholesterol levels. Diabetologia **2**, 232 (1966).

Nilsson, S., Schersten, T.: Synthesis of phospholipids and triglycerides in human liver slices. I. Experimental conditions and the synthesis rate in normal liver tissue. Scand. J. clin. Lab. Invest. **24**, 237—249 (1969).

Nye, W. H. R.: An assessment of the role of alpha and beta chylomicra in hyperlipemic states. Proc. Soc. exp. Biol. (N. Y.) **116**, 350—354 (1964).

Olivecrona, T.: Metabolism of chylomicrons labeled with C^{14}-glycerol-H^3-palmitic acid in the rat. J. Lipid Res. **3**, 439—444 (1962).

Östman, J.: Inhibitory effect of nicotinic acid on FFA mobilization in alloxan-diabetic rats. I. In vitro studies on the fatty acid metabolism in adipose tissue after nicotinic acid administration to donor animals. Acta med. scand. **177**, 615—621 (1965).

Patten, R. L., Hollenberg, C. H.: The mechanism of heparin stimulation of rat adipocyte lipoprotein lipase. J. Lipid Res. **10**, 374—382 (1969).

Pav, J., Wenkeova, J.: Significance of adipose tissue lipoprotein lipase. Nature (Lond.) **185**, 926—927 (1960).

Persson, B., Björntorp, P., Hood, B.: Lipoprotein lipase activity in human adipose tissue. I. Conditions for release and relationship to triglycerides in serum. Metabolism **15**, 730—741 (1966).

Pinter, G. G., Zilversmit, D. B.: A gradient centrifugation method for determination of particle size distribution of chylomicrons and of fat droplets in artificial fat emulsions. Biochim. biophys. Acta (Amst.) **59**, 116—127 (1962).

Porte, D., Entenman, C.: Fatty acid metabolism in rat intestinal segments. U. S. Naval radiol. Def. Lab. Tech. Dept. **526**, 1—35 (1961).

Porte, D., Jr., O'Hara, D. D., Williams, R. H.: The relation between postheparin lipolytic activity and plasma triglyceride in myxedema. Metabolism **15**, 107—113 (1966).

Quarfordt, S. H., Goodman, D. S.: Heterogeneity in the rate of plasma clearance of chylomicrons of different size. Biochim. biophys. Acta (Amst.) **116**, 382—385 (1966).

— Frank, A., Shames, D. M., Berman, M., Steinberg, D.: Turnover of triglycerides in very low density lipoproteins (VLDL) in hyperlipoproteinemia. Clin. Res. **18**, 187 (1970).

Reaven, G., Calciano, A., Cody, R., Lucas, C., Miller, R.: Carbohydrate intolerance and hyperlipemia in patients with moycardial infarction without known diabetes mellitus. J. clin. Endocr. **23**, 1013—1023 (1963).

— Farquhar, J. W., Salans, L. E., Gross, R. C., Wagner, R. M.: Carbohydrate-induced lipemia. Clin. Res. **12**, 277 (1964).

— Frank, A., Gross, R., Salans, L., Farquhar, J.: Glucose and insulin metabolism in carbohydrate-induced lipemia. Clin. Res. **13**, 332 (1965 b).

— Hill, D. B., Gross, R. C., Farquhar, J. W.: Kinetics of triglyceride turnover of very low density lipoproteins of human plasma. J. clin. Invest. **44**, 1826—1833 (1965 a).

— Lerner, R. L., Stern, M. P., Farquhar, J. W., Nakanishi, R.: Role of insulin in endogenous hypertriglyceridemia. J. clin. Invest. **46**, 1756—1767 (1967).

Reiser, R., Bryson, M. J.: Route of absorption of free fatty acids and triglycerides from the intestine. J. biol. Chem. **189**, 87—91 (1951).

REISSEL, P. K., MANDELLA, P. A., POON-KING, T. M. W., HATCH, F. T., HAGOPIAN, L. M.: Treatment of hypertriglyceridemia. I. Total caloric restriction followed by refeeding a low carbohydrate, high fat diet in the carbohydrate-induced type (eight cases). II. Low fat diet plus medium-chain triglycerides in the fat-induced type (two cases). Amer. J. clin. Nutr. 19, 84—98 (1966).

RIZACK, M. A.: An epinephrine-sensitive lipolytic activity in adipose tissue. J. biol. Chem. 236, 657—662 (1961).

ROBINSON, D. S., FRENCH, J. E.: Heparin, the clearing factor lipase, and fat transport. Pharmacol. Rev. 12, 241—263 (1960).

— HARRIS, P. M.: The production of lipolytic activity in the circulation of the hind limb in response to heparin. Quart. J. exp. Physiol. 44, 80—90 (1959).

RODBELL, M.: The removal and metabolism of chylomicrons by adipose tissue in vitro. J. biol. Chem. 235, 1613—1620 (1960).

— Localization of lipoprotein lipase in fat cells of rat adipose tissue. J. biol. Chem. 239, 753—755 (1964).

— FREDRICKSON, D. S.: The nature of the proteins associated with dog and human chylomicrons. J. biol. Chem. 234, 562—566 (1959).

— — ONO, K.: Metabolism of chylomicron proteins in the dog. J. biol. Chem. 234, 567—571 (1959).

— SCOW, R. O.: Metabolism of chylomicrons and triglyceride emulsions by perfused rat adipose tissue. Amer. J. Physiol. 208, 106—114 (1965).

— — CHERNICK, S. S.: Removal and metabolism of triglycerides by perfused liver. J. biol. Chem. 239, 385—391 (1964).

ROHEIM, P. S., GIDEZ, L. I., EDER, H. A.: Extrahepatic synthesis of lipoproteins of plasma and chyle: Role of the intestine. J. clin. Invest. 45, 297—300 (1966).

— HAFT, D. E., GIDEZ, L. I., WHITE, A., EDER, H. A.: Plasma lipoprotein metabolism in perfused rat livers. II. Transfer of free and esterified cholesterol into the plasma. J. clin. Invest. 42, 1277—1285 (1963).

ROSE, G., SHAPIRO, B.: Enzyme systems in adipose tissue participating in fatty acid esterification. Bull. Res. Coun. Israel A9, 15 (1960).

ROSE, H., VAUGHAN, M., STEINBERG, D.: Utilization of fatty acids by rat liver slices as a function of medium concentration. Amer. J. Physiol. 206, 345—350 (1964).

RUDAS, B.: Das Verhalten der Serumlipide in verschiedenen Diabetesstadien der Ratte. Wien. klin. Wschr. 79, 377—382 (1967).

RYAN, W. G., SCHWARTZ, T. B.: Dynamics of plasma triglyceride turnover in man. Metabolism 14, 1243—1254 (1965).

SABESIN, S. M., ISSELBACHER, K. J.: Protein synthesis inhibition: Mechanism for the production of impaired fat absorption. Science 147, 1149—1151 (1965).

— DRUMMEY, G. D., BUDZ, D. M., ISSELBACHER, K. J.: Inhibition of protein synthesis: A mechanism for the production of impaired fat absorption. J. clin. Invest. 43, 1281 (1964).

SAILER, S., SANDHOFER, F., BRAUNSTEINER, H.: Untersuchungen über die Lipoproteinlipase. I. Mitteilung. Bestimmung der Post-Heparin-Lipoproteinlipase („Klärfaktor") beim Menschen durch Messung der Triglyceridspaltung. Klin. Wschr. 39, 585—588 (1961).

— — — Untersuchungen über die Lipoproteidlipase. V. Die Lipoproteidlipase im Herzmuskel von Ratten, Kaninchen und Menschen. Wien. klin. Wschr. 74, 9—11 (1962)

— — — Steuerung der endogenen Lipoproteid-Lipase-Aktivität im Plasma bei Normalpersonen und Patienten mit essentieller Hyperlipämie. Dtsch. med. Wschr. 90, 865—868 (1965).

— — — Umsatzraten für freie Fettsäuren und Triglyceride im Plasma bei essentieller Hyperlipämie. Klin. Wschr. 44, 1032—1036 (1966a).

— — — Overweight and triglyceride level in normal persons and patients with diabetes mellitus. Metabolism 15, 135—137 (1966b).

— — — Beziehungen zwischen Blutzuckerspiegel, Umsatzrate der freien Fettsäuren und Fettsäureeinbau in Plasmatriglyceride bei Diabetikern. Klin. Wschr. 45, 86—91 (1967b).

Sailer, S., Bolzano, K., Sandhofer, F., Spath, P., Braunsteiner, H.: Triglyceridspiegel und Insulinkonzentration im Plasma nach oraler Glukosegabe bei Patienten mit primärer kohlenhydratinduzierter Hypertriglyceridämie. Schweiz. med. Wschr. **98**, 1512—1518 (1968a).

— Sandhofer, F., Bolzano, K., Braunsteiner, H.: Über den Einfluß der Glucose auf den Umsatz der freien Fettsäuren des Plasmas, die Einbaurate der freien Fettsäuren in Plasmatriglyceride und die Wirkung von Noradrenalin auf diese Stoffwechselgrößen beim Menschen. Klin. Wschr. **45**, 918—924 (1967a).

— — — Dienstl, F., Braunsteiner, H.: Über die Wirkung eines β-Blockers (Propranolol) auf den Umsatz der freien Fettsäuren und den Einbau von freien Fettsäuren in Plasmatriglyceride beim Menschen. Klin. Wschr. **45**, 670—674 (1967c).

— — — Braunsteiner, H.: Action of norepinephrine and propranolol on the turnover rate of free fatty acids and the esterification rate of free fatty acids to plasma triglycerides in man. Third International Symposium on Drugs Affecting Lipid Metabolism, Milan, Sept. 9—11, 1968 (b).

— — — Diabetes mellitus und Hyperlipämie. In: Handbuch des Diabetes mellitus, Band II, Pfeiffer, E. F. (Hrsg.), München: J. F. Lehmanns Verlag, im Druck, 1970.

Salaman, M. R.: zitiert nach Robinson, D. S.: Clearing factor lipase and fat transport. In: Advances in Lipid Research, Vol. **1**, 145. Paoletti, R., Krichevsky, D. (Hrsg.), New York: Academic Press 1963.

— Robinson, D. S.: Clearing-factor lipase in adipose tissue. A medium in which the enzyme activity of tissue from starved rats increases in vitro. Biochem. J. **99**, 640—647 (1966).

Salans, L. B., Reaven, G. M.: Effect of insulin pretreatment on glucose and lipid metabolism of liver slices from normal rats. Proc. Soc. exp. Biol. (N. Y.) **122**, 1208—1213 (1966).

Salt, H. B., Wolff, O. H., Lloyd, J. K., Fosbrooke, A. S., Cameron, A. H., Hubble, D. V.: On having no beta-lipoprotein: Syndrome comprising a-beta-lipoproteinemia, acanthocytosis, and steatorrhoea. Lancet **1960II**, 325—329.

Sanbar, S. S., Zweifler, A. J., Conway, F. J.: Carbohydrate metabolism in essential hyperlipidemia. Circulation **30**, Suppl. III, 27 (1964).

Sandhofer, F., Sailer, S., Braunsteiner, H.: Untersuchungen über die Lipoproteinlipase. III. Mitteilung. Die Post-Heparin-Lipoproteinlipase beim Menschen unter normalen und pathologischen Bedingungen. Klin. Wschr. **39**, 968—971 (1961a).

— — — Untersuchungen über endogene Lipoproteidlipaseaktivität. Klin. Wschr. **40**, 855 (1962).

— — — Fettsäure- und Triglyceridumsatz bei Schilddrüsenüberfunktion. Klin. Wschr. **44**, 1389—1393 (1966a).

— — — Fettsäure- und Triglyceridumsatz bei Patienten mit Leberzirrhose. Wien. klin. Wschr. **78**, 731—733 (1966b).

— Bolzano, K., Sailer, S., Braunsteiner, H.: Die Verwendung von Plasmaglucose-Kohlenstoff zur Bildung von Plasmatriglycerid-Glycerol bei Patienten mit primärer „kohlenhydratinduzierter" Hypertriglyceridämie. Klin. Wschr. **46**, 1034—1038 (1968).

— — — — Quantitative Untersuchungen über den Einbau von Plasmaglucose-Kohlenstoff in Plasmatriglyceride und die Veresterungsrate von freien Fettsäuren der Plasmas zu Plasmatriglyceriden während oraler Zufuhr von Glucose bei primärer kohlenhydratinduzierter Hypertriglyceridämie. Klin. Wschr. **47**, 1086—1094 (1969).

— Sailer, S., Braunsteiner, H., Braitenberg, H.: Post-Heparin-Lipoproteinlipase und Schwangerschaft. Untersuchungen über die Lipoproteinlipase. II. Wien. klin. Wschr. **73**, 392—393 (1961b).

— — Dienstl, F., Braunsteiner, H.: Über den Einfluß von Katecholaminen auf die Umsatzrate der freien Fettsäuren und die Bildung von Plasmatriglyceriden. Klin. Wschr. **45**, 486—492 (1967).

— — Herbst, M., Braunsteiner, H.: Untersuchungen über die Post-Heparin-Lipoproteidlipase-Aktivität bei sechs Fällen von essentieller Hyperlipämie. Dtsch. med. Wschr. **90**, 755—759 (1965).

Sarda, L., Desnuelle. P.: Action de la lipase pancréatique sur les esters en émulsion. Biochim. biophys. Acta (Amst.) **30**, 513—521 (1958).

SCHAEFER, L. E.: Serum cholesterol-triglyceride distribution in a "normal" New York City population. Amer. J. Med. 36, 262—268 (1964).

SCHNATZ, J. D., WILLIAMS, R. H.: Adipose tissue lipolytic activity during acute insulin lack. Clin. Res. 10, 118 (1962).

— — The effect of acute insulin deficiency in the rat on adipose tissue lipolytic activity and plasma lipids. Diabetes 12, 174—178 (1963).

SHAH, S., POMEROY, V., MICHAELS, G., COELHO, M., KINSELL, L. W.: Glyceride and fatty acid response to fat loading in normal and abnormal subjects. Metabolism 12, 887—898 (1963).

SHIPP, J. C., OPIE, L. H., CHALLONER, D.: Fatty acid and glucose metabolism in the perfused heart. Nature (Lond.) 189, 1018—1019 (1961).

SMITH, L. H., Jr., ETTINGER, R. H., SELIGSON, D.: A comparison of the metabolism of fructose and glucose in hepatic disease and diabetes mellitus. J. clin. Invest. 32, 273—282 (1953).

SMITH, S. W., WEISS, S. B., KENNEDY, E. P.: The enzymatic dephosphorylation of phosphatidic acids. J. biol. Chem. 228, 915—922 (1957).

SPECK, L.: Arch. Ver. wiss. Heilk. 1, 232 (1865). Zit. nach THANNHAUSER, S. J.: Lipidoses: Diseases of the Intracellular Lipid Metabolism. 2nd Ed., p. 291. Oxford: Oxford Med. Publ. 1950.

SPITZER, J. J., BOND, B. D., GRUNWALD, E. R.: Influence of protamine on alimentary lipemia. Amer. J. Physiol. 174, 43—45 (1953).

STEIN, Y., SHAPIRO, B.: The synthesis of neutral glycerides by fractions of rat liver homogenates. Biochim. biophys. Acta (Amst.) 24, 197—198 (1957).

— — Assimilation and dissimilation of fatty acids by the rat liver. Amer. J. Physiol. 196, 1238—1241 (1959).

— — Uptake and metabolism of triglycerides by the rat liver. J. Lipid Res. 1, 326—331 (1960).

STEINBERG, D., VAUGHAN, M., MARGOLIS, S., PRICE, H., PITTMAN. R.: Studies of triglyceride biosynthesis in homogenates of adipose tissue. J. biol. Chem. 236, 1631—1637 (1961).

STEINER, G.: Lipoprotein lipase in fat-induced hyperlipemia. New Engl. J. Med. 279, 70—74 (1968).

STERN, C. A., IACONO, J. M., MUELLER, J. F.: Lipoprotein lipase in human adipose tissue. Proc. Soc. exp. Biol. (N. Y.) 110, 366—368 (1962).

SWAHN, B.: Studies on blood lipids. Scand. J. clin. Lab. Invest. 5, Suppl. 9 (1953).

SWAN, D. C., DAVIDSON, P., ALBRINK, M. J.: Effect of simple and complex carbohydrates on plasma non-esterified fatty acids, plasma-sugar and plasma-insulin during oral carbohydrate tolerance tests. Lancet 1966I, 60—63.

THANNHAUSER, S. J.: Lipidoses: Diseases of the Intracellular Lipid Metabolism, 2nd Ed. Oxford: Oxford Med. Publ. 1950.

TIDWELL, H. C., JOHNSTON, J. M.: An in vitro study of glyceride absorption. Arch. Biochem. 89, 79—82 (1960).

TIETZ, A., SHAPIRO, B.: The synthesis of glycerides in liver homogenates. Biochim. biophys. Acta (Amst.) 19, 374—375 (1956).

TZUR, R., TAL, E., SHAPIRO, B.: α-Glycerophosphate as regulatory factor in fatty acid esterification. Biochim. biophys. Acta (Amst.) 84, 18—23 (1964).

VAUGHAN, M., BERGER, J. E., STEINBERG, D.: Hormone-sensitive lipase and monoglyceride lipase activities in adipose tissue. J. biol. Chem. 239, 401—409 (1964).

VOLK, M. E., MILLINGTON, R. H., WEINHOUSE, S.: Oxidation of endogenous fatty acids of rat tissues in vitro. J. biol. Chem. 195, 493—501 (1952).

WADDELL, W. R., GEYER, R. P.: Effect of insulin on clearance of emulsified fat from the blood in depancreatized dogs. Proc. Soc. exp. Biol. (N. Y.) 96, 251—255 (1957).

— — HURLEY, N., STARE, F. J.: Abnormal carbohydrate metabolism in patients with hypercholesterolemia and hyperlipemia. Metabolism 7, 707—716 (1958).

— — SASLAW, I. M., STARE, F. J.: Normal disappearance curve of emulsified fat from the blood stream and some factors which influence it. Amer. J. Physiol. 174, 39—42 (1953).

WADSTRÖM, L. B.: Lipolytic effect of the injection of adrenaline on fat depots. Nature (Lond.) 179, 259—260 (1957).

Wahl, P., Kettnaker, W.: The influence of β-receptor blocking agents on the behaviour of glucose and free fatty acids in tolbutamide and intravenous glucose tolerance tests in healthy subjects and in diabetics. Diabetologia 2, 225 (1966).

Wakil, S. J., McLain, L. W., Jr., Warshaw, J. B.: Synthesis of fatty acids by mitochondria. J. biol. Chem. 235, PC 31—32 (1960).

Weiss, S. B., Kennedy, E. P.: The enzymatic synthesis of triglycerides. J. Amer. Chem. Soc. 78, 3550—3561 (1956).

— — Kiyasu, J. Y.: The enzymatic synthesis of triglycerides. J. biol. Chem. 235, 40—44 (1960).

Wenke, M., Mühlbachova, E., Škrobal, D.: Concerning the stress hypothesis of the hyperlipemic effect of protamine sulphate. Physiol. Bohemoslov. 9, 61—65 (1960).

Wenner, C. E., Weinhouse, S.: An isotope tracer study of glucose catabolism pathways in liver. J. biol. Chem. 219, 691—704 (1956).

White, J. E., Engel, F. L.: A lipolytic action of epinephrine and norepinephrine on rat adipose tissue in vitro. Proc. Soc. exp. Biol. (N. Y.) 99, 375—378 (1958).

Whyte, M., Karmen, A., Goodman, D. S.: Fatty acid esterification and chylomicron formation during fat absorption. 2. Phospholipids. J. Lipid Res. 4, 322—329 (1963).

Wieland, O., Suyter, M.: Glycerokinase: Isolierung und Eigenschaften des Enzyms. Biochem. Z. 329, 320—331 (1957).

Wijnhausen, O. J.: Über Xanthomatose in einem Falle von recidivierender Pankreatitis. Berl. klin. Wschr. 58, 1268—1270 (1921).

Windmueller, H. G., Levy, R. I.: Production of β-lipoprotein by intestine in the rat. J. biol. Chem. 243, 4878—4884 (1968).

Wise, F., Garb, J.: Xanthoma diabeticorum with unusual form of eruption. Arch. Derm. Syph. (Chic.) 45, 723—733 (1942).

Zakim, D., Pardini, R. S., Herman, R. H., Sauberlich, H. E.: Mechanism for the differential effects of high carbohydrate diets on lipogenesis in rat liver. Biochim. biophys. Acta (Amst.) 144, 242—251 (1967a).

— — — — The relation of hepatic α-glycerophosphate concentration to lipogenesis in rat liver. Biochim. biophys. Acta (Amst.) 137, 179—180 (1967b).

Zemplènyi, T., Grafnetter, D.: Vliv hladovĕní a heparinu na lipolytickou aktivitu tkání. Čas. Lék. čes. 98, 97—101 (1959).

Generalized Lipodystrophy*

Martin Seip

With 2 Figures

Definition. Nomenclature. 59
Historical Review 61
Clinical Picture 66
Anamnestic Data. Preceding Illness 66
Lack of Fat in Adipose Tissue, Fat Storage in Liver and RES. 67
Rate of Growth and Skeletal Maturation 67
Muscular Hypertrophy. 68
Insulin Resistant Diabetes without Ketosis 69
Hepatomegaly, Liver Involvement, Protruding Abdomen. 69
Spleen, Lymph Nodes, Tonsils and Adenoids 70
Dermatologic Manifestations 71
The Brain, Neurologic and Mental Manifestations 72
Heart, Blood Pressure, Kidneys. 73
Genitalia. Sexual Maturation 73
Roentgenologic Examination of the Skeleton and Soft Tissues. 74
Other Clinical Features. 75
Atypical Cases 75
Metabolic Derangements. Laboratory Data. 76
Basal Metabolic Rate. 76
Lipid Metabolism 76
Carbohydrate Metabolism 80
Adrenal, Gonadal and Pituitary Hormones 81
Other Laboratory Data. 83
Relationship to Other Diseases and Syndromes 84
Partial Lipodystrophy 84
Other Syndromes 85
Prognosis and Treatment. 86
Etiologic and Pathogenetic Considerations 87
References 91

Definition. Nomenclature

In generalized lipodystrophy there is an extreme, overall paucity of fat in adipose tissue. The condition should be distinguished from progressive (cephalothoracic) lipodystrophy and other partial lipodystrophies.

Two relatively well-defined, but clinically similar types of generalized lipodystrophy are known:

1) The congenital, hereditary type, with muscular hypertrophy, increased rate of growth, and disturbances in fat and carbohydrate metabolism (Berardinelli-Seip syndrome).

---

* From the Department of Pediatrics, Rikshospitalet, University of Oslo, Norway (Head: Prof. M. Seip)

2) The acquired form, which may develop in children or adults following an acute or chronic illness, or gradually with no detectable preceding illness.

Other names which have been applied to both types include lipodystrophic muscular dystrophy, lipodystrophic gigantism with diabetes, lipohistiodiaresis and Seip-Lawrence syndrome.

The term lipoatrophic diabetes is frequently used synonymously with generalized lipodystrophy. Since diabetes may be absent in generalized lipodystrophy, at least for many years, this use should be avoided. Furthermore, cases of typical lipoatrophic diabetes are known in which the loss of fat has not affected the whole body (AARSETH, 1968; LANGSCH et al., 1969). The term lipoatrophic diabetes should be used to designate the characteristic type of insulin resistant diabetes without ketosis which may follow extensive loss of fat, whether this is generalized or only partial.

Several disease pictures sharing many features with either congenital or acquired generalized lipodystrophy have been described, e.g. leprechaunism (DONOHUE and UCHIDA, 1954), the diencephalic syndrome of emaciation (RUSSELL, 1951), congenital muscular hypertrophy with mental defect (BRUCK, 1889; DE LANGE, 1934), cerebral gigantism (SOTOS et al., 1964), and the syndrome of omphalocele-macroglossia-gigantismus (WIEDEMANN, 1964; BECKWITH et al., 1964).

Table 1. *Published cases of congenital generalized*

Case No	Authors	Age at last report (yrs)	Age at onset of lipodystrophy	Age at onset of diabetes (yrs)	Sex
1.	BERARDINELLI (1954)	$2^8/_{12}$	Birth (?	—	M
2.	SEIP (1959, 1971)	18	Birth	$13^1/_2$	F
3.	SEIP (1959, 1971)	13	Birth	—	M
4.	SEIP (1959, 1971)	$12^6/_{12}$	Birth	—	M
5.	SCHWARTZ et al. (1960) (FARBER and VAWTER, 1964)	19	Birth (?)	12	F
6.	CRAIG and MILLER (1960) (MILLER et al., 1955; JOLLIFF and CRAIG, 1967)	29	Birth	13	F
7.	CRAIG and MILLER (1960) (MILLER et al., 1955; JOLLIFF and CRAIG, 1967)	25	Birth	12	F
8.	SENIOR (1961)	$2^{10}/_{12}$	Birth	—	F
9.	SEIP and TRYGSTAD (1963, 1971)	$10^6/_{12}$	Birth	—	M
10.	SEIP and TRYGSTAD (1963, 1971)	9	Birth	—	F
11.	MOLTAN, cited by SEIP and TRYGSTAD (1963)		Birth		F
12.	EVANS, cited by SEIP and TRYGSTAD (1963)		Birth		F
13.	BAMATTER (1964) (BERTOYE et al., 1950)	$2^2/_{12}$	Birth	—	F
14.	BAMATTER (1964)	$8^6/_{12}$	Birth	—	M
15.	SENIOR and GELLIS (1964) (BUCHANAN, 1955)	7	Birth	—	F

Historical Review

The first definite case of generalized lipodystrophy was reported by ZIEGLER (1928). His patient was exceptional in several ways. At 11 years of age tender swellings appeared on the legs and thighs for a period of two to three weeks, this followed by complete loss of subcutaneous fat in the affected regions. Twelve years later a similar affection of the upper part of the body made her lipodystrophy generalized. Diabetes was demonstrated at this time, the liver, spleen and lymph nodes were enlarged, and the basal metabolic rate was $+40$ to $+57$ in the absence of hyperthyroidism.

In 1940, HANSEN and McQUARRIE under the term lipohistiodiaresis described a 3 year-old boy who developed lipodystrophy after an attack of jaundice. Approximately 3 years later he was shown to have insulin resistant diabetes, and he died at age 9 from a gastrointestinal hemorrhage.

LAWRENCE in 1946 presented an excellent and comprehensive case report, including postmortem findings in which he introduced the term lipoatrophic diabetes. The patient was a young woman, who also suffered from the acquired form of the disease.

lipodystrophy (well-established and probable cases)

Consanguineous parents	Siblings affected	Age at death	Cause of death	Special remarks
+ (first cousins)	÷			
+ (second cousins)	+			
+ (second cousins)	+			
÷	÷			
÷	÷			
÷	+			
÷	+			
÷	÷			
+(praternal grandparents / fist cousins)	÷			
÷	÷			
				Not reported in detail
				Not reported in detail
÷	+	$2^2/_{12}$	"Circulatory collapse"	Reported 1950 under different diagnosis
÷	+			Progressive brain involvement
÷	÷			Reported 1955 under different diagnosis

Table 1.:

Case No	Authors	Age at last report (yrs)	Age at onset of lipodystrophy	Age at onset of diabetes (yrs)	Sex
16.	BRUBAKER et al. (1964, 1965) (WESENBERG et al., 1968)	12	Birth	10	F
17.	BRUBAKER et al. (1964, 1965) (WESENBERG et al., 1968)	8	Birth	7	M
18.	MOSELY et al. (1964)	$3^6/_{12}$	Birth (?)	—	F
19.	MABRY and STAHL (1964)	6	Birth (?)	—	F
20.	CHOREMIS et al. (1965)	$2^6/_{12}$	Birth	—	F
21.	MIYAHARA et al. (1965)	$^{11}/_{12}$	Birth	—	F
22.	REED et al. (1965) (GOLD and STEINBACH, 1967)	19	Birth	6—7 (?)	M
23.	REED et al. (1965) (GOLD and STEINBACH, 1967)	11	Birth	6—7 (?)	M
24.	REED et al. (1965)	13	Birth	—	F
25.	RUVALCABA et al. (1965)	$2^4/_{12}$	Birth	—	F
26.	TORIKAI et al. (1965)	10	Birth	10	F
27.	TORIKAI et al. (1965)	4	Birth	—	M
28.	PACHIOLI et al. (1966)	10	Birth	—	M
29.	ASANO et al. (1966)	17	Birth (?)	—	F
30.	ANAND (1966)	$^6/_{12}$ (?)	Birth	—	M
31.	JOLLIFF and CRAIG (1967)	28	Birth	23	M
32.	REED et al. (1968)	20	Birth	14	M
33.	REED et al. (1968)	8	Birth	6	M
34.	BRUNZELL et al. (1968)	22	Birth	17	F
35.	BRUNZELL et al. (1968)	20	Birth	20	M
36.	BRUNZELL et al. (1968)	15	Birth	—	M
37.	BRUNZELL et al. (1968)	10	Birth	—	M
38.	BRUNZELL et al. (1968)	$4^6/_{12}$	Birth	—	M
39.	TOURNIAIRE et al. (1968)	44	Birth (?)	16	F
40.	FOSBROOKE and SEGALL (1969)	$^{10}/_{12}$	Birth	—	F
41.	FAIRNEY et al. (1969)	1	Birth	—	M
42.	OSEID (1971), this report	4	Birth	—	M
					Atypical
1.	MENG et al. (1957)	5	Birth (?)	—	M
2.	WIEDEMANN et al. (1968)	$14^8/_{12}$	Birth	13	M
3.	WIEDEMANN et al. (1968)	11	Birth (?)	11	F
4.	BROWN and WINKELMANN (1968)	41	Puberty (?)	—	F

(continued)

Consanguineous parents	Siblings affected	Age at death	Cause of death	Special remarks
+ (consanguinity in several generations)	+			
+ (consanguinity in several generations)	+			
	÷			Information scarce
				Information scarce
÷	÷			
+ (first cousins)	÷			
÷	+			Frank diabetes perhaps first at 13
÷	+			Frank diabetes perhaps later than stated
÷	÷			
÷	÷			
÷	+			
÷	+			
+ (first cousins)	÷			
	÷			
÷	÷	⁶/₁₂ (?)	Pulmonary infection	Time at death not exactly stated. Also had arthrogryposis
÷	+			
÷	÷			
+ (fifth cousins)	÷			
÷	+			Also systemic cystic angiomatosis
÷	+			
÷	+			
÷	+			
÷	+			
+	÷	44	Suicide	
+ (second cousins)	÷			
÷	÷			
÷	÷			
cases				
÷	÷			Intestinal parasites. Not increased growth. Unclear diagnosis
÷	+			Retarded growth and skeletal development. No muscular hypertrophy
÷	+			Retarded growth and skeletal development. No muscular hypertrophy. Lipodystrophy moderate.
÷	÷			See text

During the last 20 years the number of published cases has increased rapidly. At the present 28 cases of acquired generalized lipodystrophy have been reported (Table 2).

Table 2. *Published cases of acquired*

Case No	Authors	Age at last report (yrs)	Age at onset of lipodystrophy (yrs)	Age at onset of diabetes (yrs)	Sex
1	Ziegler (1928)	38	11 (upper part) 23 (lower part)	23	F
2	Hansen and McQuarrie (1940) (Hansen et al., 1961)	9	3	6 (?)	M
3	Lawrence (1946)	33	28 or less	25	F
4	Corner (1952) (Craig and Miller, 1960)	22	$^{10}/_{12}$	14	F
5	Berardinelli (1954)	7	$2^6/_{12}$	5—6	M
6	Davis and Tizard (1954) (Davis and Feiwel, 1957, Davis, personal communication, 1962)	11	$1^8/_{12}$	—	F
7	Fontan et al. (1956)	11	$1^2/_{12}$	—	F
8	Witzgall (1957)	41	23 (?)	—	F
9	Conn, cited by Craig and Miller (1960)	12	7	8	M
10	Conn, cited by Craig and Miller (1960)	28	6	21	F
11	Hood, cited by Craig and Miller (1960)	55	42 or less	40	F
12	Jimenez Diaz et al. (1962)	15 (?)	14	14 (?)	F
13	Jimenez Diaz et al. (1962)	25	25 or less	20	F
14	Pavel et al. (1963)	21	18	18	F
15	Boudin et al. (1963) (Dérot et al., 1966, de Gennes et al., 1967)	33	17	27	F
16	Senior and Gellis (1964)	7	5 (?)	5	M
17	Kliment and Vendl (1964)	9	5	—	F
18	Dérot et al. (1966)	$9^1/_{12}$	?	?	F
19	Hamwi et al. (1966)	15	14 or less	13	F
20	Marcus (1966)	34	34 or less	22	M
21	Marchessault (1966)	12	4	—	F
22	Pierron et al. (1967)	3	$1^9/_{12}$	—	F
23	Reed et al. (1968)	21	8	9	M
24	Wesenberg et al. (1968)	8	$5^6/_{12}$	8	M
25	Wesenberg et al. (1968)	15	11	14	F
26	Pieragostini et al. (1969)	4	2	—	M
27	Senior and Loridan (1969)	17	3	—	F
28	Devos (1969)	10	?		M

The congenital, hereditary type of generalized lipodystrophy was first described
in detail by BERARDINELLI (1954). A $2^2/_{12}$ year-old boy, the product of a consanguine-
ous marriage, had probably been lipodystrophic since birth. From early infancy he

generalized lipodystrophy

Preceding illness	Age at death	Cause of death	Special remarks
Tender swellings of adipose tissue	38	Unknown	
Attack of jaundice	9	Gastrointestinal hemorrhage	
	33	Died following operation for ovarian cysts	Good autopsy description
Whooping cough			
Prolonged diarrhea	7	Gastrointestinal hemorrhage	
Measles			
	?	Gastrointestinal hemorrhage	
Difficult delivery	41	Heart failure	
Hypothyroidism			
Febrile illness Fahr's syndrome (progressive brain disorder)			
Whooping cough			Information incomplete Atrophic muscles
Smallpox vaccination			Personal communication. Not published in detail
Diencephalic astrocytoma Chicken pox and perhaps "mononucleosis"			
Hyperthyroidism treated with propylthiourazil	15 (?)	Hepatic coma	
Diencephalic astrocytoma	4	Astrocytoma in the floor of the third ventricle	
			Information incomplete

showed an increased rate of growth with acromegaloid features and marked muscular hypertro phy. The skeletal age was advanced, the skin was dry with hypertrichosis and the penis slightly enlarged. Hyperlipidemia, hepatosplenomegaly with fatty infiltrat ion of the liver, and disturbances of carbohydrate metabolism (without frank diabete s) were also present. A patient was briefly reported under the diagnosis of "polyc orie lipidique hépatique" in 1950, and was probably suffering from the same disord er (BERTOYE et al., 1950; BAMATTER, 1964).

In 1959, SEIP reported congenital lipodystrophy in three patients, two of whom were brother and sister. It was demonstrated that these patients had pneumoence-phalographic changes in the region of the third brain ventricle. It was postulated that a hypothalamic-pituitary disturbance was the underlying cause of the disease, as had been alluded to by BERARDINELLI. Subsequently three additional cases have been studied and a clear distinction between the congenital and acquired type of generalized lipodystrophy has been made (SEIP and TRYGSTAD, 1963). Five of these 6 cases are from a small area in southwestern Norway.

A total number of 42 cases of well-established or probable cases of congenital total lipodystrophy have been traced in the literature (Table 1). In addition, a few atypical cases are known (WIEDEMANN et al., 1968; BROWN and WINKELMANN, 1968). The disease has been observed in all parts of the world, and in people of all colors.

Clinical Picture

Anamnestic Data. Preceding Illness

In the *congenital* type of generalized lipodystrophy the extreme paucity of fat in adipose tissue is apparent at birth, whereas most of the other symptoms and signs develop later. The incidence of parental consanguinity is high; in many instances the parents have been first or second cousins. As shown in Table 1 parental consanguinity has been documented in 9 families, and in two families more than one sibling were affected (SEIP, 1959; BRUBAKER et al., 1964). The disease has been observed in two siblings in 5 families, in three siblings in 1 family, and in as many as five out of a total of twelve siblings in 1 family (BRUNZELL et al., 1968, Table 1). Both sexes are equally affected (20 males, 22 females).

The *acquired* type of generalized lipodystrophy in most cases manifests itself in childhood (Table 2). In 20 of 28 reported cases the loss of fat was observed before 15 years of age, and in most of the remaining before age 30. One patient has been reported as about 40 years old at the onset of the disease (HOOD, 1960). In this form of the disease females are more frequently affected than males (19 females, 9 males). Parental consanguinity and affection of more than one sibling have not been described in this form of lipodystrophy.

In approximately half of the cases a well-defined preceding illness has been observed, e.g. an infection: whooping cough (2 cases), measles, chicken pox and mononucleosis, smallpox vaccination, prolonged diarrhea or nonspecified febrile illness. The disease was reported to start following an attack of jaundice, after difficult delivery, following hypothyroidism, and following hyperthyroidism successfully treated with propylthiourazil. In ZIEGLER's original case an inflammatory process in the adipose tissue with tender swellings preceded the fat loss. A similar illness diagnosed as Weber-Christian disease in biopsy was seen in a case reported by SENIOR and GELLIS (1964). BOUDIN et al. (1963) described a patient who lost fat following a serious brain disorder with mental, cerebellar and midbrain signs and symptoms ("Fahr's syndrome"). Finally, two cases with astrocytomas in the diencephalon close to the third ventricle deserve special comments (PIERRON et al., 1967; PIERAGOSTINI et al., 1969). They showed generalized lipodystrophy, increased rate of growth, prominent muscles, and disturbances of fat and carbohydrate metabolism (PIERRON et al., 1967), thus fulfilling the criteria of acquired total lipodystrophy. These observations raise the question of the relationship to the *diencephalic syndrome of emaciation* (RUSSELL, 1951) caused by astrocytomas in the diencephalon, as will be discussed later.

Lack of Fat in Adipose Tissue, Fat Storage in Liver and RES

Extreme paucity of fat in adipose tissue is found not only in the subcutis, but in the whole body including perirenal, retroperitoneal, mesenteric, epicardial and bone marrow adipose tissue. On microscopic examination adipocytes can be demonstrated to contain very little fat. Even BICHAT's fat pad in the cheeks is lacking. The mammary adipose tissue may be preserved (MILLER et al., 1955; REED et al., 1965; BRUNZELL et al., 1968), but is usually poorly developed or lacking. In almost all cases the lipodystrophy has been permanent once it has developed. It has been reported (CRAIG and MILLER, 1960; REED et al., 1968; our oldest patient) that some patients with the congenital disease show an increase in subcutaneous fat after puberty.

In contrast to the lack of fat in adipose tissue there is an increased fat content in the blood and the liver cells. The reticulo-endothelial system may store increased amounts of fat. This has been demonstrated in lymph nodes (LAWRENCE, 1946), and in bone marrow by the increased number of lipid macrophages, "foam cells". Some patients may develop eruptive skin xanthomas, containing triglycerides, and a few have shown corneal opacities (lipid deposition?) (SEIP, 1959).

These findings are characteristic of the disease in both congenital and acquired lipodystrophy. Determination of total body fat by means of an isotope technique in an adult patient with acquired disease (DE GENNES et al., 1967) gave a very low value, 6% (normally 15–25%).

Rate of Growth and Skeletal Maturation

The growth pattern has been remarkably similar in all our 6 cases of *congenital* generalized lipodystrophy. Although at birth the body length is not increased, an enhanced rate of growth can be observed soon after birth, and by one year of age the height often exceeds the 97th percentile. Growth velocity is increased during the first four years (SEIP and TRYGSTAD, 1963) and by the end of this period the height is generally well above the 97th percentile. This is followed by a period of normal growth velocity up to about 10 years of age, when the rate of growth falls off. No pubertal growth spurt occurs and cessation of growth is observed approximately three years before the normal average, resulting in a normal adult height.

The body build is strong and masculine, with an acromegaloid pattern, large hands and feet, coarse facial features, relatively large ears (Fig. 1).

The high growth velocity during the first four years is accompanied by a corresponding *acceleration of skeletal maturation*, which has been observed in practically all published cases. The difference between chronologic age and bone age is maximum at the end of the period of rapid growth. The advancement of skeletal age may at this point be 3—6 years, and occasionally even more. Thereafter skeletal maturation proceeds more normally, and epiphyseal fusion occurs prematurely, as already mentioned. Dental development is advanced as well, but has not been studied in detail.

The described pattern of growth and skeletal development is typical of congenital generalized lipodystrophy, however, in a few cases the deviations from normal may be somewhat less impressive.

In the *acquired* form the rate of growth and skeletal maturation is greatly influenced by the time of onset of the disease, and in some cases by the type of preceding or accompanying illness, e.g. a progressive cerebral lesion. The liver affection may be more severe and frank diabetes may develop more rapidly than in congenital cases, factors which secondarily may lead to an impairment of growth. If the disease starts in infancy or early childhood, the pattern of growth and skeletal maturation may be similar to that of congenital lipodystrophy, but with increasing age of onset the effects of the disease on growth and skeletal development are diminished, although usually noticeable throughout childhood.

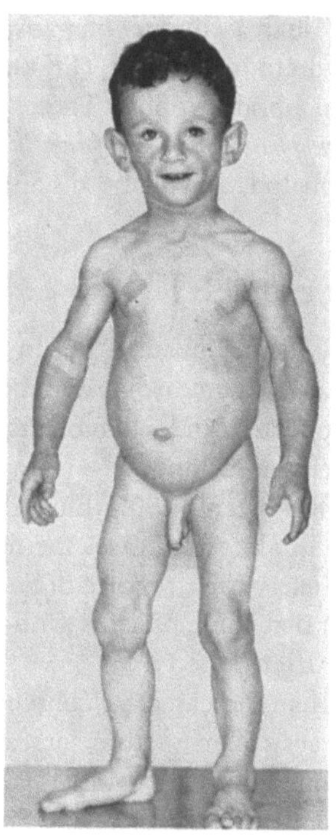

Fig. 1. One-year-old boy with congenital generalized lipodystrophy

Muscular Hypertrophy

In most patients with generalized lipodystrophy the muscular development is pronounced. This is partly due to the paucity of subcutaneous fat, but usually the muscles are hypertrophic especially in congenital cases, and increased strength can be demonstrated for the age group. This finding has been present in all our patients. Physical working capacity, however, determined in one patient (Oseid, 1971), is not particularly good. Increased urinary creatinine also favors the belief of real muscular hypertrophy. Staining of the muscle tissue for glycogen has shown a relatively high glycogen content (Seip, 1959), but Ruvalcaba et al. (1965) reported a normal muscular glycogen content in one patient, 0.7% of wet weight. Quantitative glycogen determination in muscle biopsy from two of our patients also showed a normal level (Oseid, 1971). Particularly in acquired cases muscular hypertrophy may be less conspicuous or not present at all. Hamwi et al. (1966) in fact found the skeletal muscles to be atrophic in one otherwise typical patient. Muscular hypertrophy is one of the features separating congenital lipodystrophy from leprechaunism.

Insulin Resistant Diabetes without Ketosis

LAWRENCE (1946) gave the first complete description of the characteristic type of diabetes which usually develops in patients with generalized lipodystrophy, whether congenital or acquired. This diabetes is highly insulin resistant and not due to lack of insulin. On the contrary, plasma insulin levels are as a rule markedly elevated. Although the blood sugar and glucosuria may reach high levels, ketosis is minimal or lacking. It has been postulated (MARCUS, 1966) that diabetic vascular and neurologic complications should be less frequently encountered in lipoatrophic than in the usual juvenile diabetes, but this is probably not true, although the periods of observation have not been sufficiently long for a complete evaluation. Diabetic vascular complications do occur, such as Kimmelstiel-Wilson changes in the kidneys (HAMWI et al., 1966), diabetic retinopathia (TOURNIAIRE et al., 1968) and a broad variety of vascular complications including peripheral vascular disease (MARCUS, 1966). Affection of peripheral nerves has also been reported (TOURNIAIRE et al., 1968). These observations demonstrate clearly that lack of insulin *per se* is not responsible for the diabetic vascular and neurologic complications.

The development of frank diabetes with glucosuria and fasting hyperglycemia in our cases of *congenital* generalized lipodystrophy has followed a similar course. In infancy and early childhood glucose tolerance has been normal, between 7 and 10 years of age a reduced glucose tolerance has been demonstrated, followed by frank diabetes at about age 12. All of the cases reported in the literature so far that have been followed to adulthood, have become diabetic (Table 1). In a few, diabetes has not been discovered until 20—23 years of age, but may well have been present earlier, since these patients have not been followed closely. Diabetes has been reported as early as 6 and 7 years in a few, but then mostly in the form of an abnormal glucose tolerance curve with little or no fasting hyperglycemia. Two of the latter have in addition had a low renal glucose threshold (REED et al., 1965) contributing to the early diagnosis of "diabetes".

In the *acquired* cases the latency period between the disappearance of fat and occurrence of diabetes is usually, but not invariably, shorter (Table 2). In quite a few patients diabetes seems to develop almost concomitantly with or shortly after the lipodystrophy. A few authors have suggested that diabetes might have *preceded* the lipoatrophy in some cases, but these observations are uncertain and can not be accepted from the available information. The fat loss probably is a prerequisite for the development of this particular form of diabetes.

The pancreas has been studied at autopsy in a few cases with acquired disease. LAWRENCE (1946) described the organ as normal, grossly and microscopically. HANSEN et al. (1961) found the pancreas moderately hard and rubbery, with some fibrosis. In his case of subtotal lipodystrophy with diabetes, AARSETH (1967) found moderate fibrosis of the pancreas parenchyma with a relative increase of well-preserved islands of LANGERHANS. At laparotomy BRUNZELL et al. (1968) found that the pancreas looked markedly granular and nodular.

Hepatomegaly, Liver Involvement, Protruding Abdomen

Hepatomegaly is a constant finding in generalized lipodystrophy. The degree of liver enlargement may vary greatly from patient to patient, and from time to time in the same patient. Often the liver is enormously enlarged, reaching below the umbilicus into the right lower quadrant of the abdomen and giving rise to marked abdominal protrusion. At autopsy, liver weight up to more than 5 kg has been found (Lawrence, 1946). In other patients the liver size is more moderate, and the liver edge can be felt 2–3 cm below the costal margin. The surface is usually smooth, the consistency firm. In our patients with congenital lipodystrophy the hepatomegaly has been most prominent during the first few years of life, becoming less marked in later childhood. Liver size may vary considerably with the diet. A high fat intake increases liver size, and an excess of carbohydrate may also have the same effect (de Gennes et al., 1967).

The liver histology is well known from numerous studies of biopsy and autopsy specimens. A marked fatty infiltration in the liver cells is the most outstanding feature. By different staining methods the fat has been identified as triglycerides (Seip, 1959). Outside the fat vacuoles the liver cells are extremely rich in glycogen. In *congenital* cases there are usually only moderate cirrhotic changes with some increase in connective tissue, mild infiltration of lymphocytes, and a proliferation of small bile ducts. Progressive liver cirrhosis with development of esophageal varices and liver failure has not been reported in congenital lipodystrophy. In *acquired* cases the liver involvement may be of a similar degree and nature, but may also be much more severe, resulting in permanent damage of the liver parenchyma. Three patients are known to have died from gastrointestinal hemorrhage due to esophageal varices (Hansen and McQuarrie, 1940; Berardinelli, 1954; Fontan et al., 1956), and one from hepatic coma (Wesenberg et al., 1968) (Table 2). In critically ill patients the liver fat may also become exhausted (Hansen and McQuarrie, 1940; Witzgall, personal communication).

Spleen, Lymph Nodes, Tonsils and Adenoids

The size of the spleen may be extremely variable in generalized lipodystrophy, correlating mainly with the degree of hepatic involvement. In patients with severe cirrhotic changes in the liver and portal hypertension the spleen may be enormously enlarged (Hansen and McQuarrie, 1940; Lawrence, 1946). However, in most cases, especially of the congenital variety, the splenomegaly is less impressive. The spleen may be palpable a few centimeters below the costal margin, or not at all. In the latter case, mild to moderate splenic enlargement can usually be demonstrated by X-ray examination. In patients without portal hypertension splenomegaly may be part of a generalized lymphoid hyperplasia.

Widespread enlargement of lymph nodes is frequently found, both in the congenital and acquired form. This aspect of the disease has been discussed by Lawrence (1946), with comment on the histologic findings at autopsy: "the lymph sinuses both at the periphery of the gland and in its substance are widely dilated and filled with faintly eosinophil hyaline material containing vacuoles ... This material probably represents lymph in which were many fatty globules of various sizes. Besides this distension of sinuses, the whole gland appears oedematous." Pulp reticulum cells containing many fat globules in their cytoplasm were also described. These findings indicate that the lymph gland enlargement may be related to hyperlipemia and increased fat content in lymph.

Hypertrophied tonsils and adenoids have been present in our 6 patients, and in two of them to such an extent as to cause serious respiratory difficulties, requiring tonsillectomy and adenectomy. Similar experiences have been reported by other authors (BRUBAKER et al., 1965).

Dermatologic Manifestations

The skin changes accompanying generalized lipodystrophy, have been discussed by many authors, the most comprehensive descriptions being those of REED et al. (1965, 1968) and BRUBAKER et al. (1965).

In many patients profuse perspiration may be a noteworthy feature.

Acanthosis nigricans (Fig. 2), although not specifically mentioned in all reports, is probably a constant or nearly constant finding in congenital generalized lipodystrophy and frequently present in acquired cases. Mild acanthosis nigricans may be present at birth in congenital cases (REED et al., 1965, 1968). The skin changes slowly increase in severity, and in approximately half of the patients become prominent, not only in the flexural areas but also in the neck, in the umbilical region and over the dorsa of the hands and feet. At puberty the acanthosis nigricans usually becomes less prominent, and in one patient has disappeared (REED et al., 1965). An extensive study of acanthosis nigricans and its association with endocrine and other diseases has been published by BROWN and WINKELMANN (1968).

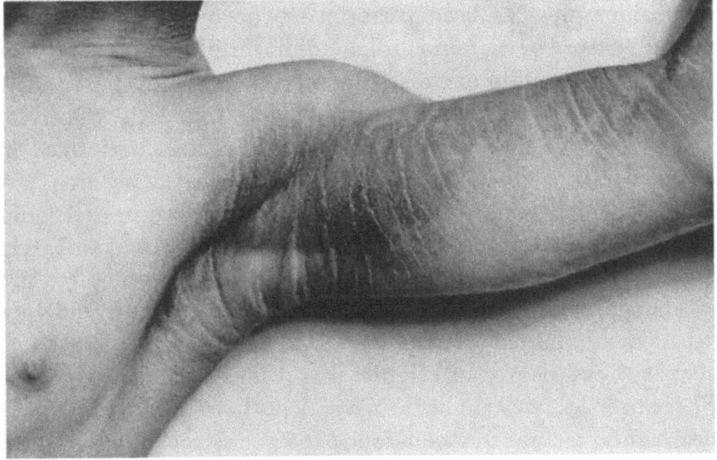

Fig. 2. Acanthosis nigricans in congenital generalized lipodystrophy

Outside the areas of acanthosis nigricans the skin is frequently somewhat dry and coarse, with creases and folds, resembling that of acromegalics, the changes being most pronounced on the hands and forearms.

Hypertrichosis of the face, neck, trunk and limbs is a manifestation of the disease which may be found at birth. In infants with the congenital disease the scalp becomes covered by abundant, thick and curly hair, with low and diffuse hair limits. In acquired cases, with the onset of the lipodystrophy, hypertrichosis also develops and the scalp hair becomes excessively curly and thick.

The patients also show phlebomegaly with thick, prominent superficial veins, especially in the lower extremities.

In the acquired form of the disease eruptive xanthomas may occur following periods of marked hyperlipemia (LAWRENCE, 1946; DAVIS and FEIWEL, 1957; BOUDIN et al., 1963; PAVEL et al., 1963). In one patient episodes of increasing hyperlipemia, hepatomegaly and xanthomatosis could be provoked by a high fat intake, and by excessive carbohydrate intake (DE GENNES et al., 1967). Eruptive xanthomas have not been described in the congenital form.

Tinea versicolor has been reported in three patients (ZIEGLER, 1928; SCHWARTZ et al., 1960; BRUNZELL et al., 1968).

The Brain. Neurologic and Mental Manifestations

The brain is probably affected in all cases of *congenital* generalized lipodystrophy. Approximately half of the patients have been mentally retarded, often severely. Our own patients have been less affected mentally than many of the reported cases. Five of the 6 have IQ's in the lower normal range, while the sixth has an IQ of 80. Those with normal intelligence have abnormal pneumoencephalograms with dilatation particularly of the third ventricle and basal cisterns, while the sixth patient has a marked dilatation of the whole ventricular system and is moderately microcephalic (SEIP, 1959). These findings have been confirmed by other authors in cases where pneumoencephalography has been performed. The brain lesion as a rule is not progressive, and sensory or motor neurologic abnormalities can not be demonstrated. Epilepsy has been reported in one case (REED et al., 1965). In most patients EEG is normal, but uncharacteristic abnormalities may be found (TORIKAI et al., 1965; HAMWI et al., 1966). Needle biopsy of the brain has been performed in one case (SEIP, 1959), and normal brain tissue without abnormal deposition of lipids was found. In one congenital, familial case the brain lesion was progressive with increasing mental deterioration (BAMATTER, 1964). Development of a psychotic, schizophrenic disease picture in later childhood or early adult life has been reported in three lipodystrophic siblings, who were also mentally retarded (JOLLIFF and CRAIG, 1967). One other patient committed suicide (TOURNIAIRE et al., 1968).

The frequency and degree of cerebral involvement in *acquired* generalized lipodystrophy have been less well studied. Two patients have been reported who developed the typical clinical picture and were found to have astrocytomas in the floor of the third brain ventricle (PIERRON et al., 1967; PIERAGOSTINI et al., 1969). Another patient studied by BOUDIN et al. (1963) and DE GENNES et al. (1967) developed her lipoatrophy in the course of a progressive brain disorder with mental deterioration and cerebellar and striatal symptoms (Fahr's syndrome). The patient of DAVIS and TIZARD (1954) had mild congenital hemiplegia, and also presented transient diabetes insipidus shortly after loss of fat was observed (personal communication). WITZGALL (1957) found lesions in the floor of the third brain ventricle at necropsy in his patient, who developed the disease following difficult delivery. In several instances the lipodystrophy has occurred following an illness which might possibly have damaged the brain: whooping cough, measles, febrile illness, smallpox vaccination, chicken pox

(Table 2). Serious attempts to disclose a possible brain lesion have not been performed in these cases or in most of the other reported cases of the acquired type of the disease. This question will be given further consideration in the chapter on etiologic and pathogenic mechanisms.

Heart. Blood Pressure. Kidneys

A diffuse enlargement of the heart is usually found. Cardiac catheterization in two cases (SEIP and TRYGSTAD, 1963) showed a slight increase in pulmonary artery pressure and pulmonary artery resistance. These findings are compatible with the concept of a hypertrophic myocardium through a mechanism similar to the hypertrophy of the skeletal muscles. At autopsy, LAWRENCE (1946) in his patient found a heart weighing 341 g (normal 260 g) with hypertrophic, but otherwise normal muscles on microscopic examination. The hypermetabolism with increased oxygen consumption, which is present in most patients requires an increased amount of work by the heart. A small atrial septal defect was found in one of our patients. One patient died at 41 from heart failure (WITZGALL, 1957).

A slight elevation of the blood pressure is frequently recorded, e.g. in the order of 130/90 during childhood. So far there has been no tendency towards a progressive arterial hypertension in our cases, the eldest of whom is 18 years, however, blood pressure elevations exceeding 200/120 have been reported by other authors (CORNER, 1952; BOUDIN et al., 1963; TOURNIAIRE et al., 1968) in adult patients.

SENIOR and GELLIS (1963) have stressed the relatively frequent association of lipodystrophy and various renal diseases. This association is seen both in partial and in generalized lipodystrophy, probably more commonly in the partial forms. Among the patients with generalized lipodystrophy a nephrotic syndrome was present in one (WITZGALL, 1957), proteinuria and hypertension have been described (CORNER, 1952; BOUDIN et al., 1963), proteinuria without hypertension (ZIEGLER, 1928; LAWRENCE, 1946), as well as pyelonephritis and a kidney stone (JIMENEZ DIAZ et al., 1962). Kimmelstiel-Wilson changes may develop with longstanding diabetes, as already mentioned. Much more common than these kidney affections is a diffuse bilateral renal enlargement without signs of impaired kidney function. This enlargement may be seen on X-ray examination and is probably nearly always present when searched for. It may be regarded as part of a general *splanchnomegaly* in these conditions. The kidneys in LAWRENCE's patient weighed more than twice the normal average at autopsy, although they, except for a few hyalinized glomeruli, had a relatively normal histologic picture.

Genitalia. Sexual Maturation

In the congenital form of the disease there is usually a moderate enlargement of the penis and scrotum in infancy and childhood, and in females an enlargement of the clitoris. These signs are less common in acquired cases. *The time of pubertal development does not correspond to skeletal age*, as it does normally and in almost any other clinical condition, but rather to chronologic age. Menarche has been reported between 12 and 18 years of age (FARBER and VAWTER, 1964; GOLD and STEINBACH, 1967; BRUNZELL et al., 1968; our oldest patient: $16^3/_{12}$ years).

Irregular menstrual bleedings and oligomenorrhea seem to be common in the relatively few congenital cases followed beyond puberty, and adult patients with acquired lipodystrophy often develop amenorrhea (LAWRENCE, 1946; WITZGALL, 1957; JIMENEZ DIAZ et al., 1962; PAVEL et al., 1963; DE GENNES et al., 1967). Only the patient reported by ZIEGLER (LAWRENCE, 1946) has gone through normal pregnancy and delivery after the onset of the disease. This was also an exceptional case in the respect that the fat loss seemed to follow an inflammatory process of the adipose tissue, first in the lower part of the body, later in the upper part.

Breast development may be normal (MILLER et al., 1955; REED et al., 1965; BRUNZELL et al., 1968), but is most often poor. Female patients with congenital or early acquired disease develop a masculine body habitus. Pubic and axillary hair are normal.

A marked tendency for female patients to develop ovarian cysts seems to be present (LAWRENCE, 1946; SENIOR, 1961; BAMATTER, 1964; BRUNZELL et al., 1968; TOURNIAIRE et al., 1968).

BRUNZELL et al. (1968) performed explorative laparotomy and found bilateral cystic ovarian masses with the same appearance as in Stein-Leventhal syndrome. At laparoscopy DE GENNES et al. (1967) in their case found a hypoplastic uterus, normal Fallopian tubes, and slightly enlarged, white ovaries without follicles.

Roentgenologic Examination of the Skeleton and Soft Tissues

The sclerotic skeleton in congenital, generalized lipodystrophy was first emphasized by SEIP and TRYGSTAD (1963). This finding has later been confirmed by many authors (RUVALCABA et al., 1965; CHOREMIS et al., 1965; GOLD and STEINBACH, 1967; WESENBERG et al., 1968; TOURNIAIRE et al., 1968). Its presence in acquired cases as well has been established (MARCUS, 1966). In acquired cases the skeletal changes may be less striking (WESENBERG et al., 1968). HAMWI et al. (1966) found osteoporosis in their somewhat atypical patient, who also showed muscular atrophy instead of the usual hypertrophy.

The most detailed descriptions of the findings in the skeleton are those of GOLD and STEINBACH (1967) and WESENBERG et al. (1968). They stressed the increase in skeletal density with localized areas of bone sclerosis, unusually elongated epiphyses in some patients and the thickened, dense calvarium. The greatest increase in density is found in those bones in which hematopoietic marrow is replaced by fatty marrow in adult life, especially the long tubular bones. GOLD and STEINBACH found calcifications in the falx cerebri in two patients, but none of our patients present such calcifications. In one patient they found dense transverse bands in the vertebrae. Skull roentgenograms often reveal overdevelopment of the sinuses and mastoids, a narrow mandible in the frontal projection, and advanced dentition (WESENBERG et al., 1968), while the sella turcica is normal.

In one family reported by BRUNZELL et al. (1968) with five affected siblings, the disorder was combined in four with systemic, cystic angiomatosis of the skeleton. In three of these the bone affection showed a progressive course leading to increasing disability.

Soft tissue roentgenograms demonstrate clearly the absence of fat in subcutaneous tissue and between muscle bundles, as well as the organomegaly. The lack of fat combined with well developed muscles gives a striking homogenous soft tissue density in the extremities, with a complete lack of the normal interface between subcutaneous fat and the underlying muscle.

Other Clinical Features

Several other clinical features have occasionally been described in association with generalized lipodystrophy.

The Thyroid Gland. It has already been mentioned that acquired lipodystrophy in one instance was preceded by hypothyroidism, in another patient by hyperthyroidism. As a rule, however, the patients are euthyroid even though a moderate enlargement of the thyroid gland may be found (WITZGALL, 1957; MARCUS, 1966; BRUNZELL et al., 1968; WESENBERG et al., 1968).

Macroglossia. A large, furrowed tongue has been described by some authors (BUCHANAN, 1956; BRUBAKER et al., 1964; GOLD and STEINBERG, 1967).

LAWRENCE (1946) and PAVEL et al. (1963) found enlargement of the *parotid glands* in their patients.

Corneal Opacities. Horizontal bands of small, punctuate corneal opacities, stainable with fluorescein, were found in the superficial corneal epithelium in three patients with congenital disease (SEIP, 1959). Vision was not impaired, and no signs of inflammation were present.

Lipemia retinalis may be seen in periods of excessive hyperlipemia. The patient of PAVEL et al. (1963) got bilateral cataracts 21 years old.

In one patient congenital generalized lipodystrophy was combined with arthrogryposis multiplex in the lower extremities (ANAND, 1966).

Atypical Cases

A few atypical cases, whose classification is difficult from the information given, have been listed at the bottom of Table 1.

BROWN and WINKELMAN (1968) have briefly reported a 41-year-old woman, who lost subcutaneous fat at puberty. She was initially seen because of menstrual irregularities and infertility. The muscles were prominent and acanthosis nigricans developed, but diabetes could not be demonstrated. Marked hyperlipidemia with increased triglycerides was present. Nine relatives belonging to three generations were said to have a similar body build and cutaneous manifestations, but they were not studied by the authors. Most of the stigmatized relatives had reached advanced age and were in good health. If these relatives have had the same disease as the patient, a dominant mode of inheritance seems likely. If so, two hypotheses could be suggested: (1) the gene producing this disorder is different from that causing the ordinary congenital generalized lipodystrophy, or, (2) the same genetic deficiency exists in this family, but penetrating also in the heterozygotes, thus giving rise to this less serious disease picture.

WIEDEMANN et al. (1968) have studied a brother and sister with paucity of fat from birth (especially in the brother), but without muscular hypertrophy and with somewhat *retarded* growth and skeletal maturation. Acanthosis nigricans was present from birth. Some hypertrichosis was found. Insulin resistant diabetes and increased serum insulin with demonstrated serum insulin antibodies were observed in the boy, latent diabetes and high insulin levels were present in the girl. Hyperlipidemia and hepatomegaly, however, were not recorded. Abnormal deposition of fat over the hips and abdomen developed at a later age in the girl (WIEDEMANN, 1969). Despite the obvious similarities to ours, these patients do not quite fit in with the definition of congenital generalized lipodystrophy as given in this paper. It may be a matter of semantics whether to accept them as a variant of the same disease or only as a related disease. I would prefer the latter solution.

The case reported by MENG et al. (1957), although showing several features of generalized lipodystrophy, can not be accepted as proven. The disease picture was dominated by diarrhea and vomiting, and intestinal parasites were present, thus making the diagnostic work extremely difficult.

Metabolic Derangements. Laboratory Data

Basal Metabolic Rate

Hypermetabolism in spite of normal thyroid function is found in most patients with both congenital and acquired generalized lipodystrophy. In some patients the basal metabolic rate and the food intake are greatly increased. The patient described by LAWRENCE (1946), on several occasions had B.M.R. around or even exceeding $+150\%$, the highest recorded being $+177\%$. Thyroidectomy was performed, and the B.M.R. fell to $+38\%$, but then the patient developed signs of hypothyroidism and had to be treated with thyroid hormone, restoring her B.M.R. to $+100\%$. More often the increase in B.M.R. is in the range of $+30$ to $+60\%$ (e.g. ZIEGLER, 1928; CRAIG and MILLER, 1960; JIMENEZ DIAZ et al., 1962; SEIP and TRYGSTAD, 1963; HAMWI et al., 1966; PIERRON et al., 1967). In some patients the B.M.R. is within normal limits (SCHWARTZ et al., 1960; PACHIOLI et al., 1966; JOLLIFF and CRAIG, 1967; REED et al., 1968).

In one study a patient was put on strict dietary regimens of 2000 and 3000 calories per day (HAMWI et al., 1966), and her body weight remained practically constant on both regimens. It might be suggested that the metabolic rate in these patients is related to the caloric intake in such a way that they are able to dispose of excess calories without putting on weight. It should be mentioned that the patient of LAWRENCE, who showed the extraordinary high values for B.M.R., had an overwhelming ambition to put on weight, and consequently had a very high food intake.

Lipid Metabolism

A strong tendency to hyperlipidemia in generalized lipodystrophy was observed by LAWRENCE (1946). In addition he described the marked variations in lipidemia from time to time in the same patient. SEIP (1959) found that there was an increase mainly of the triglycerides, with a moderate rise in cholesterol and phospholipids in periods of marked hypertriglyceridemia.

During a period of marked hyperlipemia BOUDIN et al. (1963) in their patient found the bulk of the triglycerides in the chylomicron fraction (about two thirds), and most of the rest in the very low density lipoprotein (pre-β) fraction. Similar findings have been made on lipoprotein electrophoresis (OSEID, 1967, 1971; FOS-BROOKE and SEGALL, 1969). Consequently, this hyperlipoproteinemia belongs to type V according to FREDRICKSON's classification with increased chylomicron and pre-β lipoprotein fractions. In periods of less severe hyperlipemia the pre-β fraction is more dominating than the chylomicrons, which may be lacking. Development of eruptive skin xanthomas containing triglycerides is less common than in type I hyperlipoproteinemia (hyperchylomicronemia), and the abdominal crises frequently seen in the latter condition usually do not occur in generalized lipodystrophy.

The plasma NEFA levels are in our experience usually within normal limits, and frequently in the low normal range (SCHWARTZ et al., 1960; SEIP and TRYGSTAD, 1963; OSEID, 1971). However, increased levels even in the fasting state have been reported (HAMWI et al. 1966; TOURNIAIRE et al., 1968; SAMAAN and CRAIG, 1969), with further elevations at times of marked hypertriglyceridemia (HAVEL et al., 1967). Elevated fasting glycerol levels have been found, up to 3 to 6 times normal (HAMWI et al., 1966; BRUNZELL et al., 1969; OSEID, 1971).

Values for total lipids in plasma may occasionally exceed 10 g/100 ml, giving the plasma a quite milky appearance. With total lipids higher than about 5 g/100 ml lipemia retinalis tends to occur. The plasma lipids are highly variable, depending mainly on the dietary supply of fat (SCHWARTZ et al., 1960; BOUDIN et al., 1963; PAVEL et al., 1963; HAMWI et al., 1966), of carbohydrate, which may be demonstrated even on low fat diet (DE GENNES et al., 1967; OSEID, 1971), and of total caloric intake (HAMWI et al., 1966). In fact, in our patients the triglycerides have tended to be higher on high carbohydrate than on high fat diet (OSEID, 1971). An abnormal increase in plasma triglyceride concentration is found after oral glucose (FOSBROOKE and SEGALL, 1969). When diabetes has developed, large doses of insulin may be helpful in lowering the serum lipids (HAVEL et al., 1967). Some patients may show normal or only slightly elevated triglyceride levels for long periods, and a whole spectrum of values up to the extreme levels mentioned above may be found in one patient. In our patients the hyperlipemia has tended to be relatively marked during the first few years of life, then more moderate until diabetes develops towards puberty at which time an increased tendency to hyperlipemia may again be registered. The fact that insulin in high doses may have a beneficial effect on this hyperlipemia indicates that it is partly diabetic in origin in such cases. An excessive rise in trigly-cerides and total lipids may be elicited by means of an oral fat load of 2–3 g/kg body weight, even in periods of normolipidemia (SCHWARTZ et al., 1960; RUVALCABA and KELLEY, 1965; TORIKAI et al., 1965; HAVEL et al., 1967; FOSBROOKE and SEGALL, 1969).

RUVALCABA and KELLEY (1965) in a 15-month-old patient observed a delayed lipemic response to the administration of corticotropin, metyrapone, 11-deoxycortisol, and insulin. They hypothesized that the effect of corticotropin might be mediated through 11-deoxycortisol. Other authors including ourselves have not been able to confirm these observations in other patients (DE GENNES et al., 1967; OSEID, 1971). TOURNIAIRE *et al.* (1968) found increased lipemia following ACTH. A rapid clearing of lipemia produced by cortisol and glucagon has also been reported (RUVALCABA and KELLEY, 1965), but has not been found by us (OSEID, 1971).

In one family a moderate degree of hyperlipidemia was reported in the parents (SEIP, 1959). This finding has not been reproduced in other families or constantly in the same family (OSEID, 1971).

MIYAHARA et al. (1965) studied the fatty acid composition with gas chromatography in the different lipid fractions in their case. In comparison with normal individuals, it was found that palmitoleic and oleic acids in the cholesterol ester fraction, lauric, myristic, palmitic, palmitoleic and stearic acids in the triglyceride fraction, and myristic, palmitoleic and oleic acids in the phospholipid fraction were markedly increased, while linoleic acid was markedly decreased in all three fractions. HAVEL et al. (1967) reported normal fatty acid composition of plasma lipid esters. FOSBROOKE and SEGALL (1969) and PACHIOLI et al. (1966) studying the fatty acid composition of plasma triglyceride found increased palmitic acid and decreased oleic and linoleic acid. Determinations of individual fatty acids in plasma NEFA have shown a grossly abnormal pattern with reduction of stearic and oleic acids to about half the normal content and a marked increase of palmitic and to some extent palmitoleic acid (DE GENNES et al., 1967; HAVEL et al., 1967). HAVEL et al. found 69 to 79% of NEFA to be saturated. Linoleic acid has been found in normal (DE GENNES et al., 1967) or decreased amounts (TOURNIAIRE et al., 1968; FOSBROOKE and SEGALL, 1969). In contrast, PACHIOLI et al., (1966) reported an increase of unsaturated fatty acids in NEFA, especially linoleic acid. According to the findings of BRUNZELL et al. (1969) the fatty acid composition of NEFA shows great variations with the diet, reflecting changes in dietary triglyceride. This may, at least partly, explain the differences in the reported data of fatty acid composition of plasma NEFA and triglycerides.

The lipoprotein lipase activity in postheparin plasma has been found from normal (MOSELY et al., 1964; RUVALCABA et al., 1965; OSEID, 1971) to markedly decreased (HAMWI et al., 1966; HAVEL et al., 1967; FOSBROOKE and SEGALL, 1969).

The fasting plasma NEFA concentrations are maintained at normal or increased values despite the absence of normal adipose tissue. The regulation of plasma NEFA concentration by glucose and insulin, however, seems to be abnormal since after administration of oral glucose the glucose and insulin concentrations rise, while the expected decrease in plasma NEFA frequently does not occur (FOSBROOKE and SEGALL, 1969; OSEID, 1971). In some patients a decrease in NEFA may be seen (SAMAAN and CRAIG, 1969). Epinephrine infusion has been reported to have little influence on plasma NEFA in some patients, while glucose increases normally (MOSELY et al., 1964; SENIOR and LORIDAN, 1969). However, in three patients studied by us (OSEID, 1971) both plasma NEFA and glucose increased normally following epinephrine. HAVEL et al. (1967) found that norepinephrine and exercise increased NEFA and glycerol in one patient, but not in another.

The R.Q. in generalized lipodystrophy has been closely studied under varying conditions by DE GENNES et al. (1967). In the fasting state the R.Q. varied between 0.85 and 0.89 with a mean of 0.87 ± 0.006 (eight determinations), which was significantly higher than in normal controls (0.81 ± 0.041), this indicating a relatively higher utilization of carbohydrate than fat in the patient. The increase in R.Q. following a glucose load was somewhat delayed on normal diet in the patient compared to a healthy control person, but not on low fat diet. In one of our patients the R.Q. was 0.97 during submaximal exercise (OSEID, 1971).

SCHWARTZ et al. (1960) studied the fate of tracer doses of radioactive acetate in a 12-year-old girl with the congenital form of lipodystrophy. She was diabetic at the time of the studies. The quantitative excretion of $^{14}CO_2$ was essentially identical with that of two non-dystrophic persons with diabetes. Approximately 50% of the dose was recovered as $^{14}CO_2$ in twentyfour hours. The incorporation of ^{14}C from acetate into lipid showed a rapid high peak in both cholesterol and triglyceride, not too dissimilar from the data in other diabetic subjects. The rate of disappearance of activity from the lipid fractions, however, was significantly diminished. MOSELY et al. (1964) found that injected radioactive palmitate was incorporated into serum triglycerides in increased amounts.

Leucocyte triglyceride formation and phospholipid incorporation from labelled palmitate, tripalmitin, and glucose have been reported as normal (MOSELY et al., 1964).

From urine of fasting men CHALMERS et al. (1958, 1960) isolated a fat mobilizing substance, that was not present in the urine of our patients with generalized lipodystrophy (SEIP, 1967). A different substance provoking insulin resistance has been isolated from urine of patients with lipoatrophic diabetes and proteinuric diabetes (LOUIS et al., 1963; LOUIS, 1969). Similar findings were made by HAMWI et al. (1966). Other authors have not been able to isolate this peptide from the urine of their patients (DE GENNES et al., 1967; TOURNIAIRE et al., 1968). This discrepancy may be due to technical difficulties, although differences from one patient to another cannot be excluded.

In our laboratory TRYGSTAD (1968) has isolated a similar polypeptide from human pituitary glands. This polypeptide is particularly active in rabbits, and its effect is inhibited by serum from normal and especially from obese persons (TRYGSTAD and Foss, 1967). Sera from our six patients with generalized lipodystrophy, however, had a negligible influence on the adipokinesis in rabbits induced by this substance.

It may be concluded that the fundamental defect in lipid metabolism is the inability to store sufficient fat in the adipocytes, leading to a drastic reduction of the functioning adipose organ and impaired peripheral clearance of triglycerides and glucose. There are no major obstacles to the metabolic utilization of lipids, and hepatic lipogenesis from carbohydrate is active.

An important question is whether in generalized lipodystrophy triglycerides are formed normally in the adipocytes and then rapidly mobilized, or whether there is an impairment of the primary deposition of fat (e.g. of esterification). HAVEL et al. (1967) studied mobilization of NEFA and glycerol in two patients and calculated the daily mobilization of NEFA to the blood to be 50 and 80 g respectively, with NEFA and glycerol being released in normal proportion (5.7:1) from forearm tissues. Postheparin lipolytic activity was moderately decreased in both patients. They postulate that either an intrinsic abnormality of the hormone sensitive lipase system, or a powerful fat-mobilizing stimulus prevents fat storage. BRUNZELL et al. (1969) concluded that although there is evidence for both underesterification and overmobilization of adipose triglyceride, their data suggest a primary defect in esterification. They found relatively low basal NEFA levels before onset of diabetes (0.2—0.4 mEq/l). Basal glycerol levels were elevated 3—6 fold, consistent with increased adipose tissue lipolysis. Fatty acid composition of plasma NEFA, however, resembled the fatty acids in plasma triglyceride more than in adipose tissue triglyceride (analyzed in samples obtained by buttock aspiration). Moreover, the composition was found closely to reflect changes in dietary triglyceride. They interpret these data as indicating that most NEFA in this condition arise directly from plasma triglyceride. They also found that linoleic acid content of adipose triglyceride did not increase with 2 weeks of corn oil feeding, but fell markedly (50%) after 4 weeks of a high carbohydrate, fatfree diet, findings consistent with impaired esterification in the presence of continued lipolysis. MARCUS (1965) discussed increased fat mobilization as one possible mechanism, a block of glucose uptake as another. Such a block would reduce fat storage, since the synthesis of triglycerides in adipose tissue is dependent on an adequate supply of intracellular α-glycero-phosphate, and the availability of the latter is a function of glucose uptake. It must be noted that most of the data that have been reported thus far have been in a very brief and incomplete form, consequenly, they must be interpreted with caution. The question of decreased triglyceride deposition or increased triglyceride mobilization from adipose tissue, therefore, in my opinion remains unsettled.

Carbohydrate Metabolism

The intimate connection which exists between carbohydrate and lipid metabolism, and the important role of insulin in fat metabolism, are illustrated beautifully by the metabolic changes found in generalized lipodystrophy. This interrelationship was discussed extensively by LAWRENCE in his report from 1946. He stressed the extreme insulin resistance, the maximal control dose of insulin in his case being 2000 I.U., and the absence of ketosis. In 1963, RANDLE et al. presented their theory, that the interactions between glucose and fatty acid metabolism in muscle and adipose tissue take the form of a cycle, the glucose fatty acid cycle, which according to the theory is fundamental to the control of blood glucose and fatty acid concentrations, and insulin sensitivity.

Markedly increased plasma insulin levels in generalized lipodystrophy were first reported by SEIP (1959), using the rat diaphragm method. The finding was soon confirmed by SCHAFER et al. (1960) and SCHWARTZ et al. (1960) on rat epididymal fat.

The alterations in glucose tolerance and plasma insulin levels in congenital generalized lipodystrophy from infancy to adulthood have been studied extensively by OSEID (1971). During the first few years of life the fasting blood sugar is normal and glucose tolerance curves are flat. The fasting plasma insulin levels are usually elevated, especially during later childhood, and a marked increase frequently up to 1000 μU/ml if found following a glucose load. After a few years combined cortisone glucose tolerance tests give the first indications of a reduced glucose tolerance, although the insulin levels are still high. Gradually ordinary glucose tolerance curves also obtain a diabetic appearance, and after cessation of growth frank diabetes with increased fasting blood sugar and glucosuria usually develops. The degree of hyperglycemia and glucosuria varies proportionately with the dietary supply of calories, particularly carbohydrate, and may be pronounced. In our oldest patient, who is now 19 years old, the plasma insulin levels are still relatively high, but not as high as earlier. These insulin determinations have been performed both radioimmunologically and with biological methods (rat diaphragm and epididymal fat). The results obtained from the differing methods of insulin determination are parallel, proving that the insulin present is biologically active. Insulin resistance is demonstrable from infancy, and increases with age (OSEID, 1971).

Intravenous insulin tolerance tests with usual doses give negligible depression of the blood glucose.

The development of glucose tolerance and plasma insulin levels in acquired cases has not been studied in such detail. Plasma insulin levels are usually high, but diabetes tends to develop much more rapidly, indicating a more rapid decompensation of the insular apparatus.

The high insulin levels in generalized lipodystrophy have been confirmed by a number of authors (BOUDIN et al., 1963; RUVALCABA et al., 1965; DÉROT et al., 1966; SAMAAN and CRAIG, 1969; FOSBROOKE and SEGALL, 1969; SENIOR and LORIDAN, 1969).

In some cases, both of the congenital and the acquired form, the β-cells gradually become exhausted, and normal plasma insulin levels, occasionally even a sluggish response to a glucose load may be found (HAMWI et al., 1966; TOURNIAIRE et al., 1968; SAMAAN and CRAIG, 1969). TORIKAI et al. (1965) and FAIRNEY et al. (1969), too, have reported normal fasting plasma insulin levels, but determinations after glucose loads were not reported.

Patients with a well functioning insular apparatus seem to develop a marked increase in plasma insulin not only following a glucose load, but also following administration of tolbutamide and leucine (SENIOR and LORIDAN, 1969; OSEID, 1971). A decreased response observed in some patients is probably a sign of exhaustion of the β-cells (TOURNIAIRE et al., 1968; SAMAAN and CRAIG, 1969).

The plasma disappearance rate of ^{131}I-insulin has been found to be normal (HAMWI et al., 1966).

It has been mentioned earlier that the glycogen stores of the liver are usually great in generalized lipodystrophy, and that the muscular glycogen content is probably normal.

In most patients with generalized lipodystrophy a significant elevation of blood glucose is provoked by epinephrine and glucagon (OSEID, 1967, 1971; FOSBROOKE and SEGALL, 1969; SENIOR and LORIDAN, 1969). When insulin production fails, however, these responses may not be found (TOURNIAIRE et al., 1968).

Plasma immunoreactive glucagon levels have been reported as normal (KEM et al., 1970), under basal conditions and following a glucose load. This probably applies to both pancreatic and enteric glucagon.

Studies with ^{14}C-glucose in one case (MILLER et al., 1955; CRAIG and MILLER, 1960) indicated that the rate of oxidation of glucose to CO_2 was similar to that observed in normal subjects and in patients with stable diabetes; however, the rate of CO_2 production was abnormally high and the percentage of expired CO_2 derived from glucose was less than normal. These findings were interpreted as suggestive of an abnormally large CO_2 production from nonglucose materials, possibly fat.

In conclusion it can be stated that no defects in the peripheral utilization of glucose have been demonstrated in generalized lipodystrophy. Glycogen formation is not impaired, and the glucose release mechanisms from glycogen are normal. Hepatic lipogenesis from glucose is active, while the storage of excess carbohydrate as fat is grossly impaired.

Adrenal, Gonadal and Pituitary Hormones

The urinary excretion of 17-ketosteroids and 17-ketogenic steroids may be slightly to moderately increased in some patients (SEIP and TRYGSTAD, 1963; BRUBAKER et al., 1964; CHOREMIS et al., 1965; ASANO et al., 1966; PACHIOLI et al., 1966), and normal or even decreased in others (Reed et al., 1965; Ruvalcaba et al., 1965; de Gennes et al., 1967; Fairney et al., 1969). Pregnanetriol excretion has been high in most of the relatively few patients studied (Seip and Trygstad, 1963; Brubaker et al., 1964; Pachioli et al., 1966; Wesenberg et al., 1968). The urinary output of aldosterone has been reported to be somewhat increased in three patients (Seip and Trygstad, 1963; Pachioli et al., 1966). It may be concluded that this is evidence of moderate hyperfunction of the adrenal cortex in some of these patients. It could be mentioned that Witzgall (1962, personal communication) found adrenocortical hyperplasia at autopsy in his case.

A varying and often negative response to metyrapone tests has been observed in some patients with generalized lipodystrophy, indicating a partial disturbance of the adrenocortical-hypothalamic feed-back mechanism (Seip and Trygstad, 1963; Asano et al., 1966). In other patients the response is quite normal (Ruvalcaba et al., 1965). ACTH-test as a rule gives the expected rise in corticosteroid excretion.

The urinary output of epinephrine and norepinephrine has been normal in the cases studied thus far, and with the function of the adrenal medulla probably normal (Seip, 1959; Ruvalcaba et al., 1965). The VMA excretion has been reported normal, with an adequate rise following insulin stimulation (Ruvalcaba et al., 1965).

Little is known about testicular function in adult men with generalized lipodystrophy. There is no particular reason to suppose that it should be abnormal, unless severe diabetic complications develop. Testosterone excretion has been reported normal (Gold and Steinbach, 1967).

The menstrual disturbances in female patients have been discussed earlier. Urinary estrogens and pregnanediol are normal during childhood (Seip, 1959; Seip and Trygstad, 1963; Torikai et al., 1965; Wesenberg et al., 1968).

de Gennes et al. (1967) studied ovarian function in one adult patient. Following administration of chorionic gonadotropin an acceptable increase in urinary estrogens was observed, but without an increase in pregnandiol. There was no excess excretion of ovarian androsterone-etiocholanolone either before or after chorionic gonadotropin. By giving 6-dehydroprogesterone during the second part of the cycle regular menstrual bleedings reappeared, indicating the major role played by luteal failure in the causation of amenorrhea.

Normal levels of urinary FSH have been found during childhood (Seip, 1959). In the patient of de Gennes et al. mentioned above the daily excretion of FSH on two occasions was 5 and 25 units, respectively. The gonadotropic hormones need further detailed study in adult patients with lipodystrophy.

We have earlier reported elevated plasma growth hormone levels in some patients with congenital generalized lipodystrophy (Seip and Trygstad, 1963). These determinations, however, were performed with Read's hemagglutination inhibition method, which is not considered as reliable as present methods. Dérot et al. (1966) found normal plasma growth hormone in one patient, a slightly elevated level in another. Other authors have reported normal levels (Torikai et al., 1965; Hamwi et al., 1966; Tourniaire et al., 1968; Samaan and Craig. 1969; Fairney et al., 1969). Since these patients are highly insulin resistant, the commonly used method of determining plasma growth hormone levels following an intravenous insulin load, can hardly be considered adequate. Recently we have repeated the plasma growth hormone determinations in our patients, both under basal conditions and following insulin, arginine and vasopressin (OSEID, 1971). The basal levels were normal, and usually no increase was recorded following insulin, arginine and vasopressin stimulation. Consequently, no laboratory evidence for hypersomatotropinism was disclosed, but possibly the regulation of growth hormone secretion may be disturbed in these patients.

Other Laboratory Data

Serum protein levels may be elevated in some patients, while normal in others (BERARDINELLI, 1954; SEIP, 1959; BRUNZELL et al., 1968). The elevated levels have been observed for albumin, globulin, and fibrinogen.

Values for calcium, phosphorus, sodium, potassium, chloride, pH, standard bicarbonate, pCO_2 and phosphatases are normal. Serum creatinine and non-protein nitrogen are normal, except when diabetic vascular complications or other renal complications develop. Urinary amino acid excretion is normal. Sweat electrolytes are normal (HAMWI et al., 1966). There is no laboratory evidence for malabsorption.

Liver function tests are usually unremarkable in congenital cases, while in some of the acquired cases liver function may be impaired. RUVALCABA et al. (1965) studied the content of the enzymes SGOT, SGPT, LDH and alkaline phosphatases in liver biopsy. At times of normotriglyceridemia these levels were normal, with hyperlipemia the levels increased.

The peripheral blood picture is essentially normal. In our patients the number of basophil granulocytes has been reduced (unpublished observations), which may be related to the hyperlipemia. The content of cells and protein in the cerebrospinal fluid is normal.

The urinary excretion of creatinine is increased (BERARDINELLI, 1954; FONTAN et al., 1954; SEIP, 1959; CHOREMIS et al., 1965; PACHIOLI et al., 1966) with values up to approximately 90 mg/kg/24 h recorded, but usually the elevation is more moderate. This high creatinine excretion fits well with the concept of real muscular hypertrophy in most cases. Creatine excretion is more variable with normal levels in most patients, but it too may be increased (PACHIOLI et al., 1966). Creatine phosphokinase has been found minimally elevated (BRUNZELL et al., 1968).

A normal content of the enzymes phosphorylase and phosphorylase kinase has been found in muscle biopsy (RUVALCABA et al., 1965).

Our two lipodystrophic siblings both have an abnormal chromosome with a long, secondary constriction similar to the type normally found in one of the medium-sized C chromosome pairs (C', Patau notation). This finding is interpreted as a duplication within a C' chromosome comprising the whole secondary constriction and a short segment of the adjacent region (SEIP et al., 1964). This abnormal karyotype is present also in the patients' mother and in an apparently healthy brother. The importance of the finding is not known. In three other patients studied by us and in several patients reported by others in whom chromosome analyses have been performed, entirely normal chromosome patterns have been found.

Relationship to Other Diseases and Syndromes

Partial Lipodystrophy

The relationship to partial lipodystrophy has been discussed extensively by Senior and Gellis (1964).

Partial lipodystrophy is somewhat more common than total lipodystrophy. The most frequent variety is the cephalothoracic (lipodystrophia progressiva or Barraquer-Simons disease) which is characterized by loss of fat in the upper half of the body with normal or even increased amounts of fat in the lower half. Cephalothoracic lipodystrophy usually develops in childhood, and most frequently in females, the ratio to males being 4:1. A definite illness preceding the loss of fat is observed in some patients (an infection with fever, head trauma, encephalitis etc.). Familiar occurrence has been reported (Senior and Gellis, 1964; and others). Abnormalities of the central nervous system are common. The incidence of various renal disorders is relatively high. The incidence of thyroid disorders (struma, hyperthyroidism, hypothyroidism), is probably higher than in generalized lipodystrophy. Interestingly enough an elevated basal metabolic rate without hyperthyroidism has been reported (Murray, 1952a). Diabetes is also quite common, but not nearly as common as in total lipodystrophy, and is usually not characterized by the high degree of insulin resistance and lack of ketosis. However, moderate insulin resistance may be seen in diabetes associated with cephalothoracic lipodystrophy (Murray, 1952a, 1952b). In one patient studied by Steinberg and Gwinup (1967) the fasting blood sugar was normal as was the fasting serum immunoreactive insulin. However, a diabetic glucose tolerance curve was found in this patient, and abnormally high serum insulin levels were recorded during the test. Moderate to marked hepatomegaly has also been present (Murray, 1952a; Senior and Gellis, 1964; Steinberg and Gwinup, 1967). Some patients have hyperlipemia (Langhof and Zabel, 1960; Senior and Gellis, 1964), but this has not been well studied.

Occasionally partial lipodystrophy may be seen in the lower half of the body, not in the upper part.

An interesting patient has been studied by Aarseth (1967, 1970). From adolescence or early adult life she gradually lost fat, first in the face and in the lateral parts of the thighs. Later the trunk and most of the extremities were affected as well as the intraabdominal, retroperitoneal and intrathoracic adipose tissue. However, ample amounts of subcutaneous fat persisted in both trochanteric regions and on the medial aspect of the thighs. At 35 years of age the liver was discovered to be enormously enlarged, and at 50 diabetes with relative insulin resistance without ketosis and with marked, fluctuating hyperlipemia was diagnosed. The basal metabolic rate varied between +27 and +44 in the presence of euthyroidism. Liver biopsy showed changes similar to those found in generalized lipodystrophy: fatty infiltration, increase in liver glycogen and cirrhotic changes. Diabetic retinopathia, neuropathia and nephropathia subsequently developed, and she died at 65 from cardiac and renal failure.

Langsch et al. (1969) studied a 35-year-old woman who developed extensive fat and muscular atrophy following a severe attack of dermatomyositis at 9 years of age. Extreme paucity of subcutaneous fat was found in the face, neck and extremities. On the trunk, lipoatrophy was not as complete, and at laparotomy omental fat was found to be present. At age 35 insulin resistant diabetes without ketosis was demonstrated along with hyperlipemia and hepatomegaly and fatty infiltration of the liver. The basal metabolic rate varied between $+31$ and $+75\%$.

A transitional form between partial and total lipodystrophy is represented by ZIEGLER's original patient (1928). She initially lost fat in the lower part of her body at 11, then in the upper part at 23, thus presenting the picture first of partial and later of generalized lipodystrophy. Diabetes was discovered soon after the lipoatrophy became complete.

In conclusion it can be stated that there are numerous similarities between partial and generalized lipodystrophy, especially of the acquired type. However, some features, e.g. the increased rate of growth, muscular hypertrophy, genital enlargement and dermatologic manifestations, are usually lacking in partial lipodystrophy, and the metabolic derangements are usually either lacking or are less severe than in generalized lipodystrophy. When the loss of fat in adipose tissue is extensive, as in the patients studied by AARSETH (1967) and LANGSCH et al. (1969), many of these metabolic disturbances (hyperlipemia with fatty infiltration of the liver, insulin resistant diabetes, hypermetabolism) may be severe in partial lipodystrophy. These facts have to be accounted for when the etiologic and pathogenetic mechanisms of the two syndromes are discussed. Some authors consider partial lipodystrophy an incomplete variant of generalized lipodystrophy (STEINBERG and GWINUP, 1967).

Other Syndromes

There are obvious features lipodystrophy shares with the *diencephalic syndrome of emaciation* (RUSSELL, 1951) which is caused by an infiltrative astrocytoma in the arterior hypothalamus. These patients show a similar degree of emaciation despite a good appetite. In the early stages of the disease, an enhanced rate of growth and skeletal maturation, as well as prominent skeletal muscles may be seen in some cases, and the patients may be active and alert. Changes in lipid and carbohydrate metabolism may also occur, so that a few of the patients in addition fulfill the diagnostic criteria set for the acquired type of generalized lipodystrophy (PIERRON et al., 1968; PIERAGO-STINI *et al.*, 1969). In the later stages the symptomatology in diencephalic syndrome of emaciation is influenced by the growing brain tumor. Some of the patients are highly dystrophic with reduced rate of growth from the start of the disease. The phase mimicking generalized lipodystrophy with increased rate of growth may be lacking in some patients, brief and unremarkable in some, but very striking and quite prolonged in a few.

Congenital muscular hypertrophy with mental defect (BRUCK, 1889; DE LANGE, 1934) and frequently macroglossia and extrapyramidal motor disturbances shares the prominent muscular hypertrophy and scarcity of subcutaneous fat with generalized lipodystrophy. The brain lesion is very severe. In addition some of these patients have hypothyroidism (DEBRÉ and SEMELAIGNE, 1935).

Leprechaunism (DONOHUE and UCHIDA, 1954) may occur in siblings and is probably an autosomal recessive disease. These infants are emaciated from birth, with poorly developed, hypotonic muscles, decreased rate of growth, neurologic damage, hypertrichosis, moderately hypertrophic penis and clitoris, enlarged breasts, enlarged cystic ovaries and an elfin-like appearance. Hepatomegaly and disturbances of carbohydrate metabolism may be present. The leprechauns usually die in infancy. Some authors do not distinguish between the congenital form of generalized lipodystrophy and leprechaunism (Bamatter, 1964; Reed et al., 1965). Reed et al. (1965) believe that leprechaunism may be a more severe variety of generalized lipodystrophy. At our present state of knowledge I think it is better to regard leprechaunism as a separate entity, although features common to both conditions definitely exist.

In *cerebral gigantism* (Sotos et al., 1964) the pattern of growth and skeletal development is similar to that found in congenital generalized lipodystrophy. There is a rapid rate of growth and skeletal maturation particularly in the first four years of life with certain associated acromegaloid features. The patients are mentally retarded, often with a large head circumference. The subcutaneous fat is normally developed, and the metabolic derangements of generalized lipodystrophy are lacking.

The syndrome of *exomphalos, macroglossia and gigantism* should also be mentioned (Wiedemann, 1964; Beckwith et al., 1964). Associated findings are visceromegaly, hypertrophy of the clitoris, enhanced rate of skeletal maturation, neonatal hypoglycemia (Wiedemann et al., 1968), and sometimes microcephaly with mental retardation. The patients have normal amounts of adipose tissue. It is noteworthy, that pubertal development seems to follow chronologic rather than skeletal age, as in generalized lipodystrophy (Wiedemann et al., 1968).

Finally it should be noted that Bloch (1921) and Miescher (1921) have reported a brother and sister with acanthosis nigricans from birth, mental deficiency, stunted growth and infantilism, who developed diabetes after puberty (*Miescher's syndrome*). Lipodystrophy is not mentioned in the description.

Prognosis and Treatment

It will be evident from Table 2 that the prognosis is worse in acquired than in congenital lipodystrophy, this depending on various factors such us the nature of the precipitating illness, and the degree of liver involvement.

In the congenital cases the brain affection [with one exception (Bamatter, 1964)] has not been progressive, while this is more frequent in acquired cases (Boudin et al., 1963; Pierron et al., 1968; Pieragostini et al., 1969). The degree of liver involvement may also be more extensive, leading to more severe liver cirrhosis and death from bleeding esophageal varices (Hansen and McQuarrie, 1940; Berardinelli, 1954; Fontan et al., 1956) or hepatic coma (Wesenberg et al., 1968). One patient with acquired disease died from heart failure, another following operation for ovarian cyst.

The patients with congenital disease on an average were somewhat younger when reported (Table 1). Three of them had died, one from an intercurrent lung infection in the first year of life, one from circulatory failure at $2^2/_{12}$ years of age, one from suicide at 44.

Diabetes also tends to occur more rapidly after the onset of lipoatrophy in acquired cases. In congenital cases frank diabetes is most often diagnosed at puberty. With time diabetic vascular complications develop in both forms, depending largely on the duration of diabetes. The diabetes itself will of course reduce life expectancy.

It is rather surprising that arteriosclerotic vascular lesions do not develop even more readily, since the patients may have an extreme degree of hyperlipemia for many years, but it must be noted that the periods of observation have been relatively brief in most published cases.

No specific treatment is known.

Even after diabetes has developed, insulin therapy is of restricted value in most patients, although some benefit may be achieved (HAMWI et al., 1966; HAVEL et al., 1967). The differences may be related to the patient's own insulin production, which is usually very high for many years, but may be exhausted in the later stages of the disease. Oral antidiabetic compounds are of no value.

A more promising approach would be to reduce the fat, carbohydrate and total caloric intake, in an attempt to alleviate the hyperlipemia and hyperglycemia. Observations in several cases indicate that this may be beneficial (PAVEL et al., 1963; HAMWI et al., 1966; DE GENNES et al., 1967; OSEID, 1971), although more data from prolonged dietary treatment are needed before a proper evaluation can be made. DE GENNES et al. propose that in adult patients the fat intake should be kept below 60 g/day, and the carbohydrate intake below 400 g/day. The diet should probably to some extent be individualized according to the laboratory data. We have found it extremely difficult to keep our patients on too strict dietary regimens for prolonged periods during childhood.

Symptomatic treatment of the various complications may of course be indicated. Menstrual irregularities may require appropriate hormonal replacement, extremely hypertrophic tonsils and adenoids must be removed, psychologic and psychiatric treatment may be necessary in some patients.

Etiologic and Pathogenetic Considerations

There is no reason to doubt that congenital generalized lipodystrophy, at least in the great majority of cases, is an inherited disease with autosomal, recessive mode of transmission.

The acquired form of generalized lipodystrophy obviously has a varying etiology. A diencephalic tumor in infancy can occasionally produce the typical disease picture, and in a few reported cases other preceding brain disorders have been observed (DAVIS and TIZARD, 1954; BOUDIN et al., 1963). The incidence and type of preceding illnesses appear from Table 2.

The extreme paucity of fat in adipose tissue is the most outstanding feature in generalized lipodystrophy. There is no primary lack of adipocytes, since fat cells are found on microscopic examination although their fat content is low.

Two main theories have been proposed to explain this paucity of fat and the other features of the syndrome. According to the first theory the disease picture is produced by a hypothalamic-pituitary disturbance (BERARDINELLI, 1954; SEIP, 1959), with secondary effects on adipose tissue etc. According to the second theory a primary disorder of the adipose organ is thought to be the basic defect (LAWRENCE, 1946; SCHWARTZ et al., 1960).

Important evidence has been presented in favor of the hypothesis of the presence of a diencephalic disturbance in most cases of generalized lipodystrophy. Brain involvement mostly of the diencephalic region has been found in all patients with the congenital form who have been studied with pneumoencephalography. It is difficult to imagine how this could arise so constantly as a secondary consequence of a primary disorder of adipose tissue. In acquired cases signs of cerebral affection have frequently been disclosed. Furthermore, it is well known that both obesity and emaciation can be elicited by hypothalamic lesions.

The disturbances of adrenocortical function and pituitary adrenocortical axis, of regulation of growth hormone secretion, of genitalia and genital function, as well as hypertrichosis may also be explained by this theory. This in addition applies to the thyroid disorders observed in a few of the patients. A relatively large proportion of patients presenting acanthosis nigricans have associated endocrine diseases, often of hypothalamic-pituitary origin (BROWN and WINKELMANN, 1968; REED et al., 1968).

It should also be mentioned that several related syndromes (the diencephalic syndrome of emaciation, leprechaunism, cerebral gigantism, the syndrome of muscular hypertrophy and mental deficiency, the syndrome of omphalocele-macroglossia-gigantism) have been described as probable diencephalic syndromes.

Theoretically a hypothalamic-pituitary disorder could produce lipoatrophy in two ways, either through the effect of a potent lipotropic substance with anti-insulin properties on adipose tissue, or via the autonomous nervous system to adipose tissue.

A lipotropic factor with anti-insulin properties on fat cells has been isolated from the urine of some patients with generalized lipodystrophy (CHALMERS et al., 1958, 1960; LOUIS et al., 1963; HAMWI et al., 1966), and a substance with similar properties has been extracted from human pituitary glands (TRYGSTAD, 1968). Other authors, however, have not been able to demonstrate this substance in their patients. Furthermore, the partial lipodystrophies can not be explained by the action of such a humoral factor, neither the original case of generalized lipodystrophy reported by ZIEGLER (1928), in which loss of fat first occurred in the lower half of the body and many years later in the upper part.

The points of resemblance between cephalothoracic and other partial lipodystrophies, and generalized lipodystrophy have been stressed earlier. Many patients with partial lipodystrophy have brain lesions (BARRAQUER FERRÉ, 1949; SCHÖNENBERG and THEIL, 1956; OPPERMANN, 1965) and many authors have explained the loss of fat by an influence from the hypothalamus via the vegetative nervous system to adipose tissue. The sharp demarcation of the fatty and fat free areas that may be found at the normal dermatome junctions has been considered evidence in favor of this hypothesis (STEINBERG and GWINUP, 1967). There is also experimental evidence from animal studies that the nervous supply to adipose tissue may influence fat deposition (BEZNAK and HASCH, 1937; SIDMAN and FAWCETT, 1954). Cutting the sympathetic supply to an area leads to retardation of fat mobilization in that area.

LANGHOF and ZABEL (1960) have performed autotransplantation of adipose tissue in a patient with progressive lipodystrophy. When normal adipose tissue was implanted into a lipoatrophic site, the transplant lost fat, while lipoatrophic tissue transplanted into a normal area tended to gain fat. These experiments indicate that the essential defect was not within the adipocytes themselves, but that the local environment (vegetative nervous supply?) was at fault. Such experiments do of course not prove that the same holds true in generalized lipodystrophy.

In two patients (ZIEGLER, 1928; SENIOR and GELLIS, 1964) loss of fat seemed to follow a local process with tender swellings of the adipose tissue, possibly Weber-Christian disease. In contrast to other women with generalized lipodystrophy the patient of ZIEGLER continued to have normal menstrual periods, and went through normal pregnancy and delivery many years after the loss of fat, indicating normal secretion of gonadotropic and gonadal hormones. In another patient described by LANGSCH et al. (1969) extensive, although not quite generalized loss of fat followed typical dermatomyositis. From these observations it seems possible that generalized lipodystrophy in rare instances also may be the consequence of a primary disease of the adipose tissue and not of an "environmental" cause.

At our present state of knowledge I find it reasonable to assume that most cases of generalized lipodystrophy are of diencephalic origin. Whether this postulated influence from the diencephalon is exerted via a lipotropic hormone (LOUIS et al., 1963; HAMWI et al., 1966; TRYGSTAD, 1968) or via the autonomous nervous system, as it possibly is in many cases of partial lipodystrophy, is impossible to decide at present. Perhaps different mechanisms may be operating in different cases. However, I believe that in rare instances a primary abnormality of the adipose tissue may also lead to a generalized loss of fat with the secondary consequences of this loss.

The important question discussed earlier whether the paucity of fat in adipose tissue is due to impaired triglyceride deposition or increased triglyceride mobilization, has not been settled.

The hyperlipidemia, fatty infiltration of the liver, increased uptake of fat in reticuloendothelial cells as well as other disturbances of lipid metabolism, may be explained by the marked reduction of the adipose organ, with greatly reduced capacity to store fat. The patients have an overload type of fatty liver. When diabetes develops the hyperlipidemia may partly be diabetic in origin.

The disturbances of carbohydrate metabolism may also be regarded as secondary to the extensive loss of fat. The fact that these disturbances are quite similar in generalized lipodystrophy and in other conditions with extensive loss of adipose tissue for various reasons (AARSETH, 1967; STEINBERG and GWINUP, 1967; LANGSCH et al., 1969) is strong evidence that this interpretation is valid. Glucose utilization and hepatic lipogenesis from glucose do not seem to be at fault, but there is not an adequate adipose organ to store excesses of glucose. The amounts which may be stored as glycogen deposits are relatively restricted. The increased insulin secretion according to this explanation is compensatory, an attempt by the organism to dispose of the surplus of glucose. The ability to compensate by increasing the insulin secretion may vary considerably from case to case. During the period of growth and development a greater portion of the calories may be diverted to anabolic processes than later in life. This may explain why in congenital lipodystrophy a decreased ability to dispose of glucose and increased liability to develop diabetes are encountered when the rate of growth slows down at puberty, and in addition why the insular apparatus tends to become decompensated more rapidly in acquired lipodystrophy than in the congenital form. The lack of ketosis can be explained thereby that inspite of their diabetic condition the patients burn relatively more carbohydrate than fat, as can be seen e.g. from the R. Q. values.

The high degree of insulin resistance is probably due to the inability to store excess glucose in adipocytes. If the theory of RANDLE et al. (1963) is correct, increased plasma fatty acids may also contribute to the insulin resistance by interfering with its action in muscle.

The increased rate of growth and skeletal development, especially during the first four years of life (but not in utero) may be due to the availability for these purposes of an excess of calories that can not be stored as fat, as well as to hyperinsulinism. In certain respects the situation is similar to that of fetuses of diabetic mothers, with their increased supply of glucose and their hyperinsulinism. The high rate of growth of these fetuses is well known, however, they are also obese, because their ability to store fat is intact. It should be pointed out that patients with congenital lipodystrophy do not grow excessively in utero, probably because the mother's metabolic regulatory mechanisms protect the fetus against an excess of glucose. It is likely that mild hyper-adrenocorticism in some patients may contribute to the increased rate of growth and skeletal development, but this factor is certainly of lesser importance.

In some of the earlier publications (BERARDINELLI, 1954; SEIP, 1959) it was postulated that hypersecretion of growth hormone could be responsible for the increased rate of growth and acromegaloid features in these patients. Most workers who have studied the plasma somatotropin levels have found normal values, and it is now not necessary to rely on hypersomatotropinism in order to explain the various symptoms and signs.

Muscular hypertrophy, cardiomegaly and organomegaly may also be an expression of the increased anabolism produced by insulin in the presence of a high caloric supply. Mild hypertension and a relatively high cardiac output may contribute to the cardiomegaly. It should be mentioned that the patient of HAMWI et al. (1966), who did not have obvious hyperinsulinism, did not have muscular hypertrophy or cardio-megaly either.

The very high basal metabolic rates with normal thyroid function found in many of these patients have been explained in different ways. The rates are so high, that they can not be accounted for by technical difficulties in calculating the B. M. R. in these lean individuals, nor by an increased heat loss due to their lack of an insulating layer of subcutaneous fat alone. An interesting case with very high metabolic rate, euthyroi-dism, normal subcutaneous tissue, and very large mitochondria in skeletal muscles has been reported by ERNSTER and LUFT (1962), perhaps a primary mitochondrial disease leading to "uncoupling" in the respiratory chain. Normal mitochondrial size has been found in muscular biopsies from our patients (OSEID, 1971). One could speculate whether the organism in this condition of inability to store appreciable amounts of fat may have a hitherto unknown mechanism of getting rid of an excess of calories through an increase of the metabolic rate. The observations of HAMWI et al. (1966), that the body weight of their patient remained practically constant on different caloric intakes through many weeks, could support this idea. If the calory restriction is too rigid, the patients loose weight, as demonstrated by TOURNIAIRE et al. (1968), whose patient lost weight rapidly on 2500 calories per day.

It has been shown that injection of a fat-mobilizing substance into mice leads to at least some increase in oxygen utilization (KEKWICK and PAWAN, 1963). In generalized lipodystrophy the rate of conversion of ^{14}C-glucose to $^{14}CO_2$ is normal, while the percentage of $^{14}CO_2$ in the expired air seems to be reduced (MILLER et al., 1955; SCHWARTZ et al., 1960), indicating that other sources of energy production leading to carbon dioxide formation are being utilized. BRUNZELL et al. (1968) have suggested that increased gluconeogenesis, with the conversion of free fatty acids to two carbon fragments, might account for the increased oxygen consumption and energy production.

MARCUS (1965) proposed that the increased metabolic rate could be accounted for by the ability of fatty acids to uncouple oxidative phosphorylation (PRESSMAN and LARDY, 1956; HÜLSMANN et al., 1960; ZBOROWSKI and WOJTCZAK, 1963). As discussed in the chapter on lipid metabolism, the pattern of fatty acid composition of NEFA and triglycerides may be markedly abnormal in generalized lipodystrophy.

In my opinion the most reasonable explanation of the high metabolic rate is that some uncoupling takes place, perhaps caused by the abnormal fatty acid pattern. However, this hypothesis has still to be proven.

The sclerosis of the skeleton in generalized lipodystrophy has been postulated to be a consequence of the disappearance of bone marrow fat (GOLD and STEINBACH, 1967). The skeletal changes seem to be most prominent in the bones normally containing the greatest amounts of fatty marrow, i.e. the long tubular bones. Whether this explanation is correct, remains to be proven. An alternative explanation could be, that this sign, too, may be due to increased anabolic processes.

The enlargement of the spleen and lymph nodes is, at least partly, due to the uptake of chylomicrons by reticuloendothelial cells, as may be seen in hereditary hyperchylomicronemia (hyperlipoproteinemia type I). In a few patients liver cirrhosis may be the cause of splenomegaly. Whether other mechanisms are also operating, is not known.

As a conclusion of this brief discussion of etiologic and pathogenetic mechanisms in the syndromes of congenital and acquired generalized lipodystrophy I would like to stress the fact that not many years ago the adipose tissue was regarded to be relatively inert and unimportant, and was so to speak in disrepute. The study of these two interesting syndromes with their multitude of clinical and metabolic peculiarities has given us a most dramatic illustration of how erroneous this old concept was, how important a normally functioning adipose organ is for many most vital metabolic processes e.g. in energy metabolism, lipid, carbohydrate and protein metabolism, and how profound and serious derangements result from the absence of the normal adipose organ.

References

AARSETH, S.: Lipoatrophic diabetes. Diabetologia **3**, 535 (1967).
— Personal communication (1970).
ANAND, J. S.: Lipodystrophic muscular hypertrophy with arthrogryposis multiplex congenita. Indian J. Pediat. **33**, 152—156 (1966).
ASANO, S., MATSUKI, S., OZAWA, Y., SARUTA, T., NAGASHIMA, M.: A case of Seip-Lawrence syndrome with acanthosis nigricans. Keio J. Med. **15**, 101—110 (1966).
BAMATTER, F.: Leprechaunisme. Rev. méd. Suisse rom. **84**, 494—502 (1964).
BECKWITH, J. B., WANG, C.-J., DONNELL, G. N., GWINN, J. L.: Hyperplastic fetal visceromegaly with macroglossia, omphalocele, cytomegaly of the adrenal fetal cortex, postnatal somatic gigantism and other abnormalities: A newly recognised syndrome. Read before the American Pediatric Society, Annual Meeting, June 16—18 (1964).
BERARDINELLI, W.: An undiagnosed endocrinometabolic syndrome: Report of 2 cases. J. clin. Endocr. **14**, 193—204 (1954).

Bertoye, P., Monnet, P., Féroldi, Dépierre: Polycorie lipidique hépatique chez un nourrison présentant par ailleurs quelques signes de dysfonctionnement glandulaire. Pédiatrie 39, 499—500 (1950).

Beznak, A. B. L., Hasch, Z.: The effect of sympathectomy on the fatty deposits in connective tissue. Quart. J. exp. Physiol. 27, 1—15 (1937).

Bloch, B.: Familiäre Form der juvenilen Acanthosis nigricans kombiniert mit Diabetes. Schweiz. med. Wschr. 1, 414 (1920).

Boudin, G., de Gennes, J.-L., Pépin, B., Barraine, R., Saltiel, H.: Diabète lipo- atrophique avec manifestations neurologiques. Bull. Soc. Méd. Paris 114, 895—918 (1963).

Brown, J., Winkelmann, R. K.: Acanthosis nigricans: A study of 90 cases. Medicine (Baltimore) 47, 33—51 (1968).

Brubaker, M. M., Levan, N. E., Collipp, P. J.: Acanthosis nigricans and congenital total lipodystrophy. Arch. Derm. 91, 320—325 (1965).

— — Kaplan, S. A.: Acanthosis nigricans with lipodystrophy and growth abnormalities. Arch. Derm. 89, 292—293 (1964).

Bruck, F.: Über einen Fall von congenitaler Makroglossie, combiniert mit allgemeiner wahrer Muskelhypertrophie und Idiotie. Dtsch. med. Wschr. 15, 229—232 (1889).

Brunzell, J. D., Porte, D., Bierman, E. L.: On the mechanism of lipoatrophy in congenital lipodystrophy. Clin. Res. 17, 122 (1969).

— Shankle, S. W., Bethune, J. E.: Congenital generalized lipodystrophy accompanied by cystic angiomatosis. Ann. intern. Med. 69, 501—516 (1968).

Buchanan, D.: A case for diagnosis. Pediatrics 18, 1013—1018 (1956).

Chalmers, T. M., Kekwick, A., Pawan, G. L. S.: On the fat-mobilising activity of human urine. Lancet 1958 II, 866—869.

— Pawan, G. L. S., Kekwick, A.: Fat-mobilising and ketogenic activity of urine extracts: Relation to corticotrophin and growth hormone. Lancet 1960 II, 6—9.

Choremis, K. B., Constantinides, B., Kattamis, C. A.: Congenital type of generalized lipodystrophy. Acta paediat. scand. 54, 175—179 (1965).

Corner, B. D.: Lipoatrophic diabetes. Arch. Dis. Childh. 27, 300—301 (1952).

Craig, J. W., Miller, M.: Lipoatrophic diabetes. In: Williams, R. H.: Diabetes. New York: Hoeber 1960.

Davis, J., Feiwel, M.: Lipoatrophy, gigantism and hyperlipemia with xanthomatosis and acanthosis nigricans. Brit. J. Derm. 69, 229—230 (1957).

— Tizard, J. P. M.: Generalized lipodystrophy. Infectious mononucleosis. Mild infantile hemiplegia. Proc. roy. Soc. Med. 47, 128 (1954).

Debré, R., Semelaigne, G.: Syndrome of diffuse muscular hypertrophy in infants causing athletic appearance. Its connection with congenital myxedema. Amer. J. Dis. Child. 50, 1351—1361 (1935).

de Gennes, J. L., Saltiel, H., Trémolieres, J., Apfelbaum, M., Laudat, P.: Révision de l'exploration métabolique et endocrinienne d'un cas de diabète lipo-atrophique. Presse méd. 75, 2605—2610 (1967).

de Lange, C.: Congenital hypertrophy of the muscles, extrapyramidal motor disturbances and mental deficiency. A clinical entity. Amer. J. Dis. Child. 48, 243—268 (1934).

Dérot, M., Rosselin, G., Assan, R., Tchobroutsky, G.: Taux plasmatiques de l'insuline et de l'hormone de croissance dans deux cas de diabète lipoatrophique. Bull. Soc. Méd. Paris 117, 601—605 (1966).

Devos, E.: Les lipodystrophies. Arch. franç. Pédiat. 26, 362 (1969).

Donohue, W. L., Uchida, I.: Leprechaunism. A euphism for a rare familial disorder. J. Pediat. 45, 505—519 (1954).

Ernster, L., Luft, R.: En mitokondrierubbning vid grav hypermetabolism. Nord. Med. 68, 1091—1098 (1962).

Fairney, A., Lewis, G., Cottom, D.: Total lipodystrophy. Arch. Dis. Childh. 44, 368—372 (1969).

Farber, S., Vawter, G. F.: Clinical pathological conference. J. Pediat. 64, 138—143 (1964).

Fontan, A., Verger, P., Couteau, J. M., Péry, M.: Hypertrophie musculaire generalisée a début precoce, avec lipodystrophie faciale, hépatomégalie et hypertrophie clitoridienne chez une fille de 11 ans. Arch. franç. Pédiat. 13, 276—285 (1956).

FOSBROOKE, A. S., SEGALL, M. M.: Observations on fat and carbohydrate metabolism in generalized lipodystrophy. Biochem. J. **112**, 33—34 (1969).

GOLD, R. H., STEINBACH, H. L.: Lipoatrophic diabetes mellitus (generalized lipodystrophy): Roentgen findings in two brothers with congenital disease. Amer. J. Roentgenol. **101**, 884—896 (1967).

HAMWI, G. J., KRUGER, F. A., EYMONTT, M. J., SCARPELLI, D. G., GWINUP, G., BYRON, R.: Lipoatrophic diabetes. Diabetes **15**, 262—268 (1966).

HANSEN, A. E., McQUARRIE, I.: Serum and tissue lipids in a peculiar type of generalized lipodystrophy (lipohistiodiaresis). Amer. J. Dis. Child. **60**, 754 (1940).

— — ZIEGLER, M. R.: Lipohistiodiaresis. A syndrome of lipodystrophy universalis, accelerated growth, lipemia, hepatic cirrhosis and insulin-resistant diabetes without ketosis. J. Lancet **81**, 533—541 (1961).

HAVEL, R. J.: Pathogenesis, differentiation and management of hypertriglyceridemia. Advanc. intern. Med. **15**, 117—154 (1969).

— BASSO, L. V., KANE, J. P.: Mobilization and storage of fat in congenital and late-onset forms of "total" lipodystrophy. J. clin. Invest. **46**, 1068 (1967).

HÜLSMANN, W. C., ELLIOT, W. B., SLATER, E. C.: The nature and mechanism of action of uncoupling agents present in some mitochrome preparations. Biochim. biophys. Acta (Amst.) **39**, 267—276 (1960).

JIMÉNEZ DIAZ, C., RODRIGUEZ-MINON, J. L., ARRIETA, F.: El sindrome de lipodistrofia, esteatosis hepatica y diabetes resistente. Rev. clin. esp. **86**, 9—13 (1962).

KEKWICK, A., PAWAN, G. L. S.: An experimental approach to the mechanisms of weight loss. II. A comparison of effects of thyroxine, fat-mobilizing substance (FMS) and food deprivation in achieving weight loss in mice. Metabolism **12**, 222—232 (1963).

JOLLIFF, J. W., CRAIG, J. W.: Lipoatrophic diabetes and mental illness in three siblings. Diabetes **16**, 708—714 (1967).

KEM, D., COLLIN, D., MARTIN, C.: Immunoreactive glucagon in total lipodystrophy. Clin. Res. **18**, 122 (1970).

KLIMENT, J., VENDL, L.: Lipodystrofie se svalovou hypertrofii. Cs. Pediat. **19**, 425—430 (1964).

LANGHOF, H., ZABEL, R.: Über Lipodystrophia progressiva. Arch. klin. exp. Derm. **210**, 313—321 (1960).

LANGSCH, H.-G., MICHAELIS, D., FISCHER, U.: Ungewöhnliches Krankheitsbild einer Patientin mit insulinresistentem Diabetes mellitus und hochgradige Lipoatrophie. Dtsch. Gesundh.-Wes. **24**, 14—18 (1969).

LAWRENCE, R. D.: Lipodystrophy and hepatomegaly with diabetes, lipaemia, and other metabolic disturbances. Lancet **1946 I**, 724—731 and 773—775.

LOUIS, L. H.: Lipoatrophic diabetes: An improved procedure for the isolation and purification of a diabetogenic polypeptide from urine. Metabolism **18**, 545—555 (1969).

— CONN, J. W., MINICK, M. C.: Lipoatrophic diabetes. Isolation and characterization of an insulin antagonist from urine. Metabolism **12**, 867—886 (1963).

MABRY, C. C., STAHL, P.: Generalized lipodystrophy (lipoatrophic diabetes). Read before the Society for Pediatric Research, 34th Annual Meeting, Seattle, Wash. June 18—20 (1964).

MARCHESSAULT, J. H. V., Quebec, Canada: Personal communication (1966).

MARCUS, R.: Retinopathy, nephropathy, and neuropathy in lipoatrophic diabetes. Diabetes **15**, 351—356 (1966).

MENG, O. A., DECOURT, L., DE SOUZA, A. T. R., ZUCATO, M.: Sindrome de Berardinelli. Pediat. prát. (S. Paolo) **28**, 159—164 (1957).

MIESCHER, G.: Zwei Fälle von congenitaler familiärer Akanthosis nigricans, kombiniert mit Diabetes mellitus. Derm. Z. **23**, 276—305 (1921).

MILLER, M., SHIPLEY, R. A., SHREEVE, W. W., BAKER, N., CRAIG, J. W.: The metabolism of C-14-glucose in normal and diabetic subjects. Trans. Ass. Amer. Phycns **68**, 199—204 (1955).

MIYAHARA, R., TSUTAMURA, C., SUGIHARA, M.: A case of generalized lipodystrophy. Hiroshima J. med. Sci. **14**, 31—39 (1965).

Mosely, N., Bogdonoff, M. D., Kirschner, N., Stempfel, R. S., Sidbury, J. B.: Lipodystrophic muscular hypertrophy (lipoatrophic diabetes). J. Pediat. **65**, 1105 (1964).
Murray, I.: Lipodystrophy. Brit. med. J. **1952** IIa, 1236—1239.
— Lipoatrophic diabetes. Glasg. med. J. **33**, 473—478 (1952b).
Oppermann, J.: Ein Beitrag zur Pathogenese und Therapie der progressiven Lipodystrophie. Z. Kinderheilk. **94**, 25—39 (1965).
Oseid, S.: Studies concerning carbohydrate and lipid metabolism in generalized lipodystrophy. Arch. Dis. Childh. **42**, 566 (1967).
— In preparation (1971).
Pachioli, R., Olivi, O., Genova, R.: La lipodistrofia, un quadro di paniperpituitarismo anteriore nell' infanzia. Minerva pediat. **18**, 1387—1394 (1966).
Pavel, I., Cimpeanu, S., Nicolesco, M., Bonaparte, H., Petrovici, G., Stoian, N.: Le diabète lipo-atrophique est-il un diabète lipidique? Presse méd. **71**, 1279—1282 (1963).
Pieragostini, P., Girotti, F., Midulla, M.: Lipodistrofia e gigantismo in un bambino con tumore endocranico. Minerva pediat. **21**, 1836—1839 (1969).
Pierron, H., Perrimond, H., Orsini, A.: Lipoatrophie généralisée chez un enfant de trois ans par tumeur diencéphalique. Arch. franç. Pédiat. **24**, 827 (1967).
Pressman, B. C., Lardy, H. A.: Effect of surface active agents on the latent ATPase of mitochondria. Biochim. biophys. Acta **21**, 458—466 (1956).
Randle, P. J., Garland, P. B., Hales, C. N., Newsholme, E. A.: The glucose fatty-acid cycle. Its role in insulin sensitivity and the metabolic disturbances of diabetes mellitus. Lancet **1963 I**, 785—789.
Reed, W. B., Dexter, R., Corley, C., Fish, C.: Congenital lipodystrophic diabetes with acanthosis nigricans. The Seip-Lawrence syndrome. Arch. Derm. **91**, 326—334 (1965).
— Ragsdale, W., Curtis, A. C., Richards, H. J.: Acanthosis nigricans in association with various genodermatoses. With emphasis on lipodystrophic diabetes and Prader-Willi syndrome. Acta derm.-veneorol. **48**, 465—473 (1968).
Russell, A.: A diencephalic syndrome of emaciation in infancy and childhood. Arch. Dis. Childh. **26**, 274 (1951).
Ruvalcaba, R. H. A., Samols, E., Kelley, V. C.: Lipoatrophic diabetes. I. Studies concerning endocrine function and carbohydrate metabolism. Amer. J. Dis. Child. **109**, 279—286 (1965).
Ruvalcaba, R. H. A., Kelley, V. C.: Lipoatrophic diabetes. II. Metabolic studies concerning the mechanism of lipemia. Amer. J. Dis. Child. **109**, 287—294 (1965).
Samaan, N. A., Craig, J. W.: Serum insulin and growth hormone in lipoatrophic diabetes. Metabolism **18**, 460—468 (1969).
Schafer, I. A., Steinke, J., Yaffe, S., Dagenais, Y. M.: Elevated serum insulin-like activity in patients with lipodystrophy. Amer. J. Dis. Child. **100**, 630 (1960).
Schwartz, R., Schafer, I. A., Renold, A. E.: Generalized lipoatrophy, hepatic cirrhosis, disturbed carbohydrate metabolism and accelerated growth (lipoatrophic diabetes). Amer. J. Med. **28**, 973—985 (1960).
Schönenberg, H., Theil, H.: Zur Pathogenese der Lipodystrophia progressiva. Ann. paediat. (Basel) **187**, 425—436 (1956).
Seip, M.: Lipodystrophy and gigantism with associated endocrine manifestations. A new diencephalic syndrome? Acta paediat. scand. **48**, 555—574 (1959).
— Congenital total lipodystrophy. In: Bajusz, E.: An Introduction to Clinical Neuroendocrinology. Basel-New York: Karger 1967.
— Trygstad, O.: Generalized lipodystrophy. Arch. Dis. Childh. **38**, 447—453 (1963).
— — Brøgger, A., van der Hagen, C. B.: Chromosome abnormality in congenital lipodystrophy. Acta paediat. scand. Suppl. **159**, 42—44 (1964).
Senior, B.: Lipodystrophic muscular hypertrophy. Arch. Dis. Childh. **36**, 426—431 (1961).
— Gellis, S. S.: The syndromes of total lipodystrophy and of partial lipodystrophy. Pediatrics **33**, 593—612 (1964).
— Loridan, L.: Fat cell function and insulin in a patient with generalized lipodystrophy. J. Pediat. **74**, 972—975 (1969).
Sidman, R. L., Fawcett, D. W.: The effect of peripheral nerve section on some metabolic responses of brown adipose tissue in mice. Anat. Rec. **118**, 487—507 (1954).

Sotos, J. F., Dodge, P. R., Muirhead, D., Crawford, J. D., Talbot, N. B.: Cerebral gigantism in childhood. New Engl. J. Med. 271, 109—116 (1964).

Steinberg, T., Gwinup, G.: Lipodystrophy. A variant of lipoatrophic diabetes. Diabetes 16, 715—721 (1967).

Taylor, W. B., Honeycutt, W. M.: Progressive lipodystrophy and lipoatrophic diabetes. Arch. Derm. 84, 31—36 (1961).

Torikai, T., Fukuchi, S., Sasaki, C., Ishigaki, J., Isawa, K., Suzuki, A., Namiki, T., Hashimoto, N., Hashimoto, S.: Two sibling cases with lipoatrophic diabetes. Endocr. jap. 12, 197—208 (1965).

Tourniaire, J., Guinet, P., Mornex, R., Veyrat, A., Magnien, J. M.: Diabète lipo-atrophique. Etude clinique et biologique d'un cas atypique. Bull. Soc. Méd. Paris 44, 3289—3297 (1968).

Trygstad, O.: Preparation of a human pituitary lipid-mobilizing factor (LMF) with hypocalcaemic and hyperglycaemic effects in rabbits. Acta endocr. (Kbh.) 57, 81—108 (1968).

— Foss, I.: Inhibition by human serum of the adipokinetic effect of a human pituitary lipid-mobilizing factor (LMF) in rabbits. Acta endocr. (Kbh.) 56, 649—660 (1967).

Wesenberg, R. L., Gwinn, J. L., Barnes, G. R.: The roentgenographic findings in total lipodystrophy. Amer. J. Roentgenol. 103, 154—164 (1968).

Wiedemann, H.-R.: Complexe malformatif familial avec hernie ombilicale et macroglossie — un "syndrome nouveau"? J. Génét. hum. 13, 223—232 (1964).

— Über einige progeroide Krankheitsbilder und deren diagnostische Einordnung. Z. Kinderheilk. 107, 91—106 (1969).

— Spranger, J., Mogharei, M., Kübler, W., Tolksdorf, M., Bontemps, M., Drescher, J., Gunschera, H.: Über das Syndrom Exomphalos-Makroglossie-Gigantismus, über generalisierte Muskelhypertrophie, progressive Lipodystrophie und Miescher-Syndrom im Sinne diencephaler Syndrome. Z. Kinderheilk. 102, 1—36 (1968).

Witzgall, H.: Hyperlipämische Lipoatrophie. Ärztl. Wschr. 12, 1093—1100 (1957).

— Personal communication (1963).

Zborowski, J., Wojtczak, L.: Induction of swelling of liver mitochondria by fatty acids of various chain length. Biochim. biophys. Acta (Amst.) 70, 596—598 (1963).

Ziegler, L. H.: Lipodystrophies: Report of seven cases. Brain 51, 147—167 (1928).

Die hereditären Enzymdefekte des Harnstoffcyclus*

J. P. COLOMBO[1]

Mit 2 Abbildungen

I.	Einleitung	98
II.	Funktion des Harnstoffcyclus	99
III.	Organlokalisation der Harnstoffcyclus-Enzyme.	100
1.	Leber	100
2.	Gehirn	101
IV.	Verbindungen des Harnstoffcyclus und Tricarbonsäurecyclus	101
V.	Angeborene enzymatische Störungen im Harnstoffcyclus	102
1.	Einleitung	102
2.	Congenitale Ammoniak-Intoxikation (Hyperammonämie Typ I)	103
2.1.	Klinische Befunde	103
2.2.	Biochemie und Enzymdefekt	104
2.3.	Pathologische Anatomie	105
2.4.	Genetik	105
2.5.	Therapie	105
3.	Hyperammonämie Typ II.	108
3.1.	Klinische Befunde	108
3.2.	Biochemie und Enzymdefekt	108
3.3.	Genetik	110
3.4.	Pathologische Anatomie	110
3.5.	Therapie	111
4.	Citrullinämie	111
4.1.	Klinische Befunde	111
4.2.	Biochemie und Enzymdefekt	111
4.3.	Genetik	113
4.4.	Therapie	113
5.	Argininbernsteinsäure-Krankheit (Argininosuccinaturie)	114
5.1.	Biochemie und Enzymdefekt	114
5.2.	Haardefekt	116
5.3.	Chromosomendefekt	116
5.4.	Pathologische Anatomie	117

* Vom Autor durchgeführte Versuche wurden durch die Hilfe des „Schweizerischen Nationalfonds zur Förderung der wissenschaftlichen Forschung" Projekt Nr. 3.196.69 ermöglicht.

[1] Chemisches Zentrallabor, Inselspital Bern.

5.5. Genetik 117
5.6. Therapie 118

6.   Argininämie 118
6.1. Klinische Befunde 118
6.2. Biochemie und Enzymdefekt 120
6.3. Genetik 122
6.4. Therapie 122

7.   Ornithinämie 122
7.1. Klinisches Bild 122
7.2. Biochemie und Enzymdefekt 124
7.3. Genetik 125
7.4. Therapie 125
7.5. Hyperornithinämie, Hyperammonämie und Homocitrullinurie 125
7.5.1. Klinische Befunde 125
7.5.2. Biochemie und Enzymdefekt 125
7.5.3. Genetik 126
7.5.4. Therapie 126

VI.   Schlußfolgerungen und Zusammenfassung 126

Literatur 127

I. Einleitung

Die klinische Beobachtung zeigt, daß durch Zufuhr von Eiweiß eine Erhöhung des Plasma-Harnstoffes und der Harnstoffausscheidung im Urin erzielt werden kann. Die Harnstoffbildung ist abhängig vom Katabolismus exogen zugeführter und endogener stickstoffhaltiger Stoffe, zur Hauptsache Aminosäuren. Bei diesen Abbaureaktionen werden das Kohlenstoffgerüst und der Aminostickstoff voneinander getrennt. Der Stickstoff fällt im menschlichen Organismus als Ammoniak an, ein toxisches Produkt. Die niederen Ammoniakkonzentrationen im Blut und in den Geweben deuten auf die Existenz wirkungsvoller Mechanismen zu dessen Entgiftung hin. Diese geschieht beim Säuger und Menschen vorwiegend durch Umwandlung des Ammoniaks in Harnstoff. Sie läuft in der Leber und wahrscheinlich auch im Gehirn über eine Kette von spezifischen enzymatischen Reaktionen ab, die unter dem Begriff des Harnstoff- oder Krebs-Henseleit-Cyclus zusammengefaßt werden.

Störungen in der Funktion einzelner Enzyme des Harnstoffcyclus führen zu einer verminderten Entgiftung des Ammoniaks. Bei den angeborenen Störungen des Harnstoffcyclus ist somit ein großer Teil der Pathogenese des Krankheitsbildes auf die toxische Wirkung des sich anstauenden Ammoniaks zurückzuführen.

Untersuchungen am menschlichen Feten haben gezeigt, daß dieser in der Lage ist, Harnstoff zu bilden, und daß auch andere Systeme der Ammoniakentgiftung wirksam sind (RÄIHÄ u. SUIHKONEN, COLOMBO). Die Wirksamkeit dieser Mechanismen im Gehirn deutet darauf hin, daß der Organismus besonders bestrebt ist, dieses lebenswichtige Organ vor der toxischen Wirkung des Ammoniak zu schützen. Obwohl ein großer Teil des Ammoniaks sicherlich von der Mutter entgiftet wird, können im Falle eines kongenitalen Enzymdefektes schon beim Feten pränatale Schäden gesetzt werden. Klinisch bemerkbar wird ein Enzymdefekt der Ammoniakentgiftung allerdings erst nach der Geburt, wenn das Eiweißangebot massiv gesteigert wird.

II. Funktion des Harnstoffcyclus (Abb. 1)

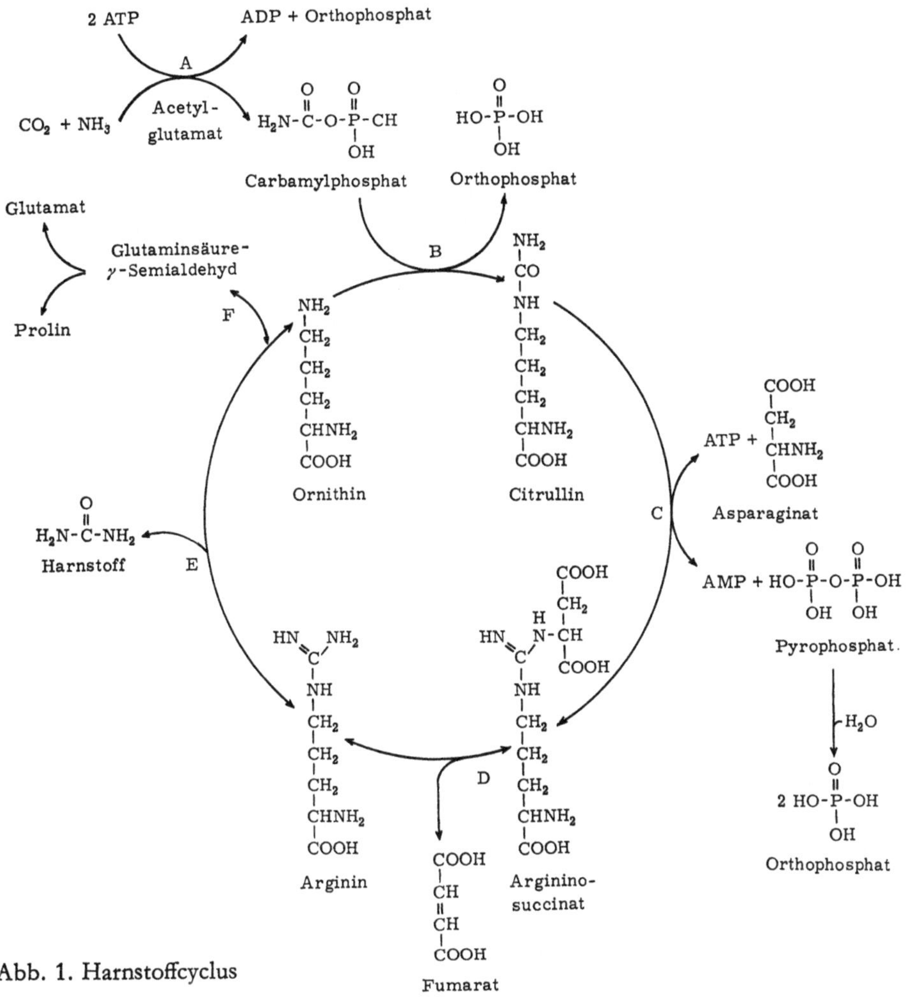

Abb. 1. Harnstoffcyclus

Enzym	Enzymdefekt
A Carbamylphosphat-Synthetase (EC 2.7.2.5. ATP: carbamate phosphotransferase)	kongenitale Ammoniakintoxikation (Hyperammonämie Typ I)
B Ornithin-Carbamyl-Transferase (EC 2.1.3.3. carbamoyl phosphate: L-ornithine carbamoyltransferase)	Hyperammonämie Typ II
C Argininosuccinat-Synthetase (EC 6.3.4.5. L-citrulline: L-aspartate ligase (AMP)	Citrullinämie
D Argininosuccinat-Cleavage-Enzym, Argininosuccinatlyase (EC 4.3.2.1. L-argininosuccinate: argininelyase	Argininbernsteinsäure-Krankheit (Argininosuccinaturie)
E Arginase (EC 3.5.3.1. L-arginine amidinohydrolase)	Argininämie
F Ornithin-α-Ketosäure-Transaminase (EC 2.6.1.13 L-ornithine: 2-oxoacid aminotransferase)	Ornithinämie

Mit der Bildung von Carbamylphosphat findet die Ammoniak-Entgiftung einen direkten Weg in die Harnstoffsynthese. In einer teleologisch fundamentalen Reaktion, katalysiert durch die Carbamylphosphat-Synthetase (Reaktion A), werden Ammoniak und CO_2 primär fixiert und mit 2 ATP entsteht beim Säuger eine energiereiche Verbindung. Die Bildung von Carbamylphosphat in der Säugerleber geht schon bei geringen Mengen von Ammoniak vor sich. Die Reaktion ist irreversibel. Das Enzym ist sehr labil, seine Aktivität ist in der menschlichen Leber schwerer meßbar und tiefer als in der Rattenleber (Colombo). Es ist in den Mitochondrien lokalisiert und braucht zur Aktivierung Acetyl-Glutamat. Carbamylphosphat wird im Harnstoff-cyclus weiter zu Arginin metabolisiert, dient aber auch als Ausgangsprodukt für die Pyrimidin-Synthese durch Transcarbamylierung mit Asparaginsäure. Das zur Pyrimidin-Synthese verwendete Carbamylphosphat wird zur Hauptsache durch eine in der löslichen Zellfraktion befindliche glutaminabhängige Carbamylphosphat-Synthetase hergestellt (Hager u. Jones). Durch Kopplung des Carbamylphosphates mit L-Ornithin mit Hilfe der Ornithin-Carbamyl-Transferase entsteht Citrullin (Reaktion B). Dieses wird mit L-Asparaginsäure und ATP durch die Argininosuccinat-Synthetase zu L-Argininosuccinat (Argininbernsteinsäure) kondensiert (Reaktion C).

Die Reaktion ist reversibel und bildet den limitierenden Schritt im Harnstoff-cyclus. L-Argininosuccinat wird durch das Argininosuccinat-Cleavage-Enzym in Fumurat und Arginin gespalten (Reaktion D). Es handelt sich bei dieser reversiblen Reaktion um eine nicht hydrolytische, nicht oxidative Spaltung einer CN-Bindung. Aus Arginin entstehen durch hydrolytische Spaltung mittels der Arginase in einer spezifischen Reaktion Harnstoff und Ornithin (Reaktion E). Ornithin schließt den Kreis dieses cyclischen Vorganges.

Cohen u. Brown haben die Energieverhältnisse der Harnstoff-Synthese annähernd berechnet. Betrachtet man nur den chemischen Ablauf der 5 Reaktionen des Harnstoffcyclus, so verläuft nur die Spaltung des Arginins exergonisch ab. Alle anderen Reaktionen sind endergonisch, d. h. mit einer Zunahme der freien Energie verknüpft. Die Summe der $\Delta F^{\circ\prime}$ der gesamten Reaktionskette auf Grund der einzelnen chemischen Reaktionen beträgt $+ 10,04$ kcal. Es braucht somit zur Harnstoff-synthese Energie. Diese wird im biologischen System des ureotelischen Organismus aus der exergonisch ablaufenden Spaltung von 3 ATP Molekülen gewonnen, bei der 23,19 kcal frei werden. Bilanzmäßig wird die enzymatische Harnstoffsynthese somit zu einer exergonischen Reaktion, deren $\Delta F^{\circ\prime}$ $- 13,15$ kcal beträgt.

Vom energetischen Gesichtspunkt aus betrachtet, setzt der Organismus einen hohen Preis ein, um der nachteiligen Wirkung des Ammoniaks zu entgehen. Man muß annehmen, daß bei den normalerweise vorliegenden Ammoniakkonzentrationen Ammoniakproduktion und Harnstoffsynthese sich in einem Fließgleichgewicht befinden. Die Geschwindigkeit der Reaktionen wird durch das anfallende Ammoniak gesteuert.

III. Organlokalisation der Harnstoffcyclus-Enzyme

1. Leber

Die Aktivität sämtlicher 4 Enzyme des Harnstoffcyclus konnte im menschlichen Leber-Homogenat nachgewiesen werden (Kennan u. Cohen, Colombo et al., 1967;

Tabelle 1. *Relative und absolute Aktivitäten von Enzymen des Harnstoffcyclus in menschlichem Lebergewebe* (n. KENNAN und COHEN)

	µM/60 min/g Frischgewicht	relative Aktivität
Carbamylphosphat-Synthetase	239	4,5
Ornithin-Carbamyl-Transferase	8455	163
Argininosuccinat-Synthetase	52	1
Argininosuccinatlyase	174	3,3
Arginase	7750	149

RÄIHÄ u. SUIHKONEN). Erste Messungen stammen von KENNAN u. COHEN (Tab. 1.) Die limitierenden Schritte stellen die Reaktionen A, C und D dar, während die Ornithin-Carbamyl-Transferase und die Arginase meist im Überschuß vorhanden sind (Reaktion B und E). Einzelne Enzyme sind auch im Nierengewebe nachgewiesen worden (RATNER u. PETRACK, BORSOOK u. DUBNOFF, COLOMBO u. BAUMGARTNER).

2. Gehirn

Es war lange Zeit nicht klar, ob im menschlichen Gehirn eine Harnstoffsynthese überhaupt stattfindet. Es konnten jedoch inzwischen die Argininosuccinat-Synthetase, das Argininosuccinat-Cleavage-Enzym, die Arginase (RATNER et al.) und auch in spärlicher Konzentration die Ornithin-Carbamyl-Transferase nachgewiesen werden (REICHARD). Kürzlich wurde im Rahmen einer Abklärung einer kongenitalen Hyperammonämie post mortem in einem Kontroll-Specimen auch eine schwache Aktivität der Carbamylphosphat-Synthetase gefunden (HOMMES et al.). Es wäre dies somit die erste bekannte Untersuchung, die auf einen vollständigen Harnstoffcyclus im menschlichen Gehirn hinweisen würde. Die Aktivität dieser Enzyme bewegt sich im gleichen Rahmen wie die anderer Enzyme des Aminosäure-Stoffwechsels im Gehirn, liegt aber weit unter derjenigen in der Leber. Der im Gehirn funktionierende Harnstoffcyclus scheint weniger der Entgiftung von Ammoniak zu dienen als vielmehr der Bereitstellung von Arginin. Arginin dient als Ausgangsprodukt zur Synthese excitatorischer Substanzen (PISANO et al.).

IV. Verbindungen des Harnstoffcyclus und Tricarbonsäurecyclus

Von diesen Verbindungen sei nur eine erwähnt, die erst kürzlich Beachtung fand, nämlich die von der Ornithin-α-Ketosäure-Transaminase katalysierte Reaktion (KATUNUMA et al.). Das mitochondriale Enzym kontrolliert den Ornithingehalt nach folgender Reaktion (Abb. 1, Reaktion F):

L-Ornithin $+ \alpha$-Ketoglutarat $\rightarrow \Delta^1$-Pyrrolin-5-carboxylsäure $+$ Glutamat
Δ^1-Pyrrolin-5-Carboxylsäure $+$ NAD$^+$ $\rightarrow$ Glutamat $+$ NADH$^+$ $+$ H$^+$

Summe: L-Ornithin $+ \alpha$-Ketoglutarat $+$ NAD$^+$ $\rightarrow$ 2 Glutamat $+$ NAD$^+$ $+$ H$^+$

Die Reduktion von Δ^1-Pyrrolin-5-carboxylsäure (Glutaminsäure-γ-Semialdehyd) führt zu einem zweiten Mol Glutamat und wird der Oxydation vorgezogen, die zum

Prolin führt. Die Reaktion ist praktisch irreversibel. Sie spielt bei der später beschriebenen Ornithinämie eine wichtige Rolle.

V. Angeborene enzymatische Störungen im Harnstoffcyclus

1. Einleitung

Es kann zwischen primären und sekundären Störungen des Harnstoffcyclus unterschieden werden (Tab. 2). Primäre Störungen sind gekennzeichnet durch eine angeborene, verminderte oder fehlende Aktivität einzelner Enzyme des Harnstoffcyclus. Sekundäre Störungen beruhen auf einer Hemmung dieser Enzymreaktionen durch andere Mechanismen. Im Rahmen dieser Arbeit wird nur auf die primären Störungen eingegangen.

Tabelle 2. *Enzymatische Störungen im Harnstoffcyclus*

Primäre Störungen	
Kongenitale Ammoniakintoxikation (Hyperammonämie Typ I)	FREEMAN et al. (1964)
Hyperammonämie Typ II	RUSSELL et al. (1962)
Argininbernsteinsäurekrankheit (Argininosuccinaturie)	ALLAN et al. (1958)
Citrullinämie	McMURRAY et al. (1962)
Argininämie	TERHEGGEN et al. (1969)
Ornithinämie	BICKEL et al. (1968)
Sekundäre Störungen	
Kongenitale Lysin-Intoleranz mit periodischer Ammoniakintoxikation	COLOMBO et al. (1964)
Hereditary Hyperlysinemia and lysine induced crisis	GHADIMI et al. (1965)
Proteinintolerance with deficient transport of basic aminoacids	PERHEENTUPA et al. (1965)
Über ein cerebral-atrophisches Syndrom bei Hyperammonämie	RETT (1966)

Die verminderte Aktivität der einzelnen Enzymreaktionen bewirkt eine Akkumulation des entsprechenden Substrates im Intra- und Extracellulär-Raum, was zu einer vermehrten Plasma-Konzentration und Urinausscheidung einzelner Metabolite des Harnstoffcyclus führt. Nach diesen werden die einzelnen Krankheiten auch benannt.

Die Symptomatologie der primären Störungen ist nicht einheitlich. Es lassen sich aber vor allem in der frühkindlichen Periode folgende Merkmale herauskristallisieren: periodisches Erbrechen, Lethargie, Krampfanfälle und Ataxie.

Diese Symptome werden durch Proteinzufuhr verstärkt und bessern sich rasch nach Absetzen derselben. Sie sind als Folge einer Ammoniak-Intoxikation anzusehen ähnlich wie man das bei der porto-cavalen Encephalopathie sehen kann. Außerhalb dieser Krisen fällt bei der Großzahl der Kinder vor allem ein psychomotorischer Entwicklungsrückstand auf. Dieser findet sich auch bei anderen Störungen des

Aminosäurestoffwechsels, von denen die Phenylketonurie ein Musterbeispiel darstellt. Die Pathogenese des Gehirnschadens ist in diesen Fällen aber noch nicht klar. Die Akkumulation eines Substrates vor dem enzymatischen Block wie auch ein Defizit eines Reaktionsproduktes nach dem Enzymblock können in der Pathogenese eine Rolle spielen. Bei den angeborenen Störungen des Harnstoffcyclus hingegen bildet die Anhäufung von Ammoniak einen zusätzlichen, gewichtigen, schädigenden Faktor.

2. Kongenitale Ammoniak-Intoxikation (Hyperammonämie Typ I)

Diese Krankheit wird charakterisiert durch eine Erhöhung des Ammoniaks im Blut und pathologische Veränderungen des neurologischen Bildes bei normaler Eiweißzufuhr. Es sind unseres Wissens bis heute zwei Fälle publiziert (FREEMAN et al., HOMMES et al.) (Tab. 3).

Tabelle 3. *Klinische und biochemische Befunde bei Hyperammonämie Typ I*

Fall	Autor	Symptome	Sex	Blut NH$_3$-N µg/100 ml	Plasma Harnstoff-N mg/100 ml	Plasma Aminosäuren mg/100 ml	Enzyme des Harnstoffcyclus
1	[20]		F	480	4	Glycin 3,4—5,1	reduzierte Aktivität der Carbamylphosphat-Synthetase, andere normal
2	[25]	Erbrechen Lethargie Krämpfe normale Leberfunktion pathol. EEG	F	25—75 (Norm: 20—60)	4,2—6,5	tiefes Arginin: 0,69 andere normal	Carbamylphoaphat-Synthetase: Leber 40% der Norm Gehirn 6% der Norm OCT: Leber normal Gehirn 19% der Norm

2. 1. Klinische Befunde

Fall 1/Tabelle 3

Das dreimonatige Mädchen ist das einzige überlebende von 6 Geschwistern nicht verwandter Eltern. 4 Geschwister starben aus unbekannten Gründen. Eines davon litt unter ähnlichen Symptomen wie das beschriebene Kind. Dieses zeigte einen Icterus prolongatus bis zum

5. Tag. Erbrechen, Lethargie, Dehydratation und Schlaffheit traten in der Folge auf. Diese Symptome konnten durch Zufuhr von Milch- oder Caseinhydrolysat verstärkt werden, während die Verabreichung von eiweißfreien Lösungen zu einer Besserung führte. Unter eiweißarmer Kost von 1 g/kg KG/Tag entwickelte sich das Kind intellektuell annähernd normal. Für das Wachstum genügte diese Zufuhr nicht, so daß sie auf 1,3 g Protein/kg/Tag erhöht werden mußte. Im Alter von 5 Monaten wurden eine Laparatomie und eine Leberbiopsie durchgeführt. Postoperativ entwickelte das Kind eine starke metabolische Ketoacidose und kam ad exitum.

Fall 2/Tabelle 3

Das Mädchen wurde im Alter von 20 Tagen wegen Ernährungsschwierigkeiten, Lethargie, unregelmäßigen Augenbewegungen und leichten Krämpfen ins Spital eingewiesen. Die Leber war nicht vergrößert. Zu diesem Zeitpunkt zeigte das EEG keine Abnormitäten. Im Alter von 2 Monaten hingegen bestanden bereits deutliche Krampfpotentiale, die sich im Laufe der Zeit verstärkten. Die Transaminase war normal. Trotz früheinsetzender Diät starb das Kind im Alter von $7^1/_2$ Monaten an fortschreitendem Hirnschaden.

2. 2. Biochemie und Enzymdefekt

Fall 1/Tabelle 3

Im Blut betrug das Ammoniak während der Perioden von Lethargie und Koma 480 µg/100 ml, im Liquor cerebrospinalis 550 µg/100 ml. Unter Vermeidung von Eiweißzufuhr normalisierten sich die Ammoniakwerte gleichzeitig mit den neurologischen Zeichen. Bei diesem Fall wurde auch eine mäßige Erhöhung des Glycins im Plasma auf 3,4—5,1 mg/100 ml gefunden bei sonst normalen Konzentrationen der übrigen Aminosäuren. Der Harnstoff-N betrug im Plasma 4 mg/100 ml, im Urin war die Ausscheidung 51 mg/24 Std.

Nach peroraler Zufuhr von N^{15}-Glycin oder N^{15}-H$_4$Cl wurde nur ein verschwindend kleiner Teil im Urin-Harnstoff vorgefunden. Zudem bestand eine über längere Zeit dauernde Erhöhung von N^{15}-Ammoniak. Im Lebergewebe war die Aktivität der Carbamylphosphat-Synthetase auf 20% der Kontrollwerte vermindert. Die übrigen Enzyme waren normal (NICHOLSON u. FREEMAN).

Fall 2/Tabelle 3

Die Konzentration der Aminosäuren im Plasma war mit Ausnahme des Arginins, das signifikant vermindert war, normal. Dasselbe Aminosäure-Muster fand sich auch im Liquor cerebrospinalis. Bemerkenswert ist, daß in dieser Flüssigkeit die Glutaminwerte ebenfalls im Normbereich liegen. Beim Typ II der Hyperammonämie finden sich diese oft erhöht. Im Plasma waren die Harnstoff-N-Werte immer tief und betrugen unter einer Proteinzufuhr von 1,5 g/kg/Tag 4,2—6,5 mg/100 ml. Das Ammoniak hingegen war bei der gleichen Eiweißzufuhr nie besonders stark erhöht und lag zwischen 25—75 µg/100 ml (Norm 20—60 µg/100 ml). Die niedrigen Konzentrationen des Harnstoffes im Plasma ließen einen Defekt im Harnstoffcyclus vermuten. Die Analyse der Harnstoffcyclus-Enzyme im Biopsie- wie auch im Nekropsiespecimen der Leber zeigte eine Verminderung der Carbamylphosphat-Synthetase auf 42 bzw. 40% der Kontrollaktivität. Die übrigen Enzyme des Harnstoffcyclus wiesen eine normale Aktivität auf.

Im Gehirn war die Verminderung der Carbamylphosphat-Synthetase-Aktivität auf 6,2% der Norm wesentlich ausgeprägter als in der Leber. Auch die Ornithin-Carbamyl-Transferase war in diesem Gewebe auf 19% der Norm herabgesetzt. Die anderen Enzyme können nicht beurteilt werden, da keine Kontrollanalysen vorliegen. Unseres Wissens ist es das erste Mal überhaupt, daß die Aktivität dieses Enzymes im normalen Hirngewebe gemessen wurde. Es wurde allerdings nur eine Kontrollanalyse durchgeführt (HOMMES et al.).

In Fall 2 war die Aktivität der Carbamylphosphat-Synthetase im Lebergewebe nicht sehr stark vermindert. In einigen Fällen von Hyperammonämie Typ II ist die Carbamylphosphat-Synthetase in der Leber ebenfalls vermindert, und zwar bis auf 50% der Norm und mehr. Dabei findet man aber noch zusätzlich tiefere Werte der Ornithin-Carbamyl-Transferase, was im Fall der Hyperammonämie Typ I nicht festgestellt werden konnte. Es mag deshalb berechtigt sein, den, wenn auch nur partiellen Defekt der Carbamhylphospat-Synthetase im Fall 2 dem Typ I der Hyperammonämie zuzuteilen.

2. 3. Pathologische Anatomie

Bei Fall 1 wird nur über eine fettige Degeneration der Leber berichtet, andere Angaben fehlen (NICHOLSON u. FREEMAN).

Bei der Autopsie von Fall 2 konnten keine groben Abnormitäten festgestellt werden. Die mikroskopische Untersuchung des Gehirns zeigte schwammige Degeneration, vor allem im Hirnstamm und in den Basalganglien. Ähnliche Befunde wurden auch bei der Hyperammonämie Typ II und der Argininbernsteinsäurekrankheit erhoben. Sie sind nicht spezifisch für diese Erkrankungen, da sie auch bei anderen Stoffwechselstörungen der Aminosäuren vorgefunden werden.

2. 4. Genetik

Eine Schwester von Fall 1 starb im Alter von 5 Monaten mit dem gleichen klinischen Bild. Bei Fall 2 sind die Eltern nicht verwandt. Von den vier weiteren Geschwistern sind 2 normal, 2 verstarben im Alter von 4 Wochen mit gleicher Symptomatologie. Bei der Hirnsektion wurden ähnliche histologische Befunde erhoben. Auf Grund dieser Familienkonstellation ist anzunehmen, daß es sich bei dem Carbamylphosphat-Synthetase-Mangel um ein rezessiv-autosomales Leiden handelt. Es fehlen dafür allerdings schlüssige biochemische Beweise.

2. 5. Therapie

Bei beiden Fällen wurde eine eiweißarme Diät eingeleitet. Im Fall 1 stellte sich unter 1 g/kg/Tag ein Wachstumsstillstand ein, mit Eiweißmangelsymptomen. Die Eiweißdosis mußte deshalb erhöht werden. Trotz frühzeitig einsetzender eiweißarmer Diät trat nach anfänglicher Besserung beim Fall 2 eine Verschlechterung des Zustandes ein, und das Kind starb im Alter von $7^1/_2$ Monaten.

Tabelle 4. *Klinische und biochemische Befunde bei Hyperammonämie Typ II*

Fall	Autor	Symptome	Sex	Alter bei Diagnose	Blut NH$_3$-N μg/100 ml	Plasma Harnstoff-N mg/100 ml	Plasma Aminosäuren mg/100 ml	Urin-Aminosäuren u. andere Metabolite	Enzyme des Harnstoffcyclus in der Leber
1	[51]	periodisches Erbrechen Reizbarkeit	F	6 Monate	980	19		Glutamin	OCT 6% der Norm Carbamylphosphat-Synthetase 50% der Norm andere normal
2	[51]	Hypotonie	F	3 Jahre	480				OCT 10% der Norm andere normal
3	[31]	Gedeihstörungen Lethargie Stupor nach hoher Proteinzufuhr	F	9 Jahre	60—109		Glutamin 20,5 Glutaminsäure 0,74 Ornithin 0,62 Arginin 1,0	Orotsäure Uracil Uridin	
4	[34]	Lebervergrößerung während Krisen Abneigung gegen proteinreiche Nahrung psychomotorischer Entwicklungsrückstand	F	3¹/₂ Monate	865 (10—45)	20—39	Glutamin 25,5 (10—11,6) Glutaminsäure 1,5 (0,3—0,7) Ornithin 0,5 (0,58—0,76) Arginin 0,46 (1,0—1,92)		OCT 8% der Norm Carbamylphosphat-Synthetase 50% der Norm andere normal

Tabelle 4 (Fortsetzung)

Fall	Autor	Symptome	Sex	Alter bei Diagnose	Blut NH$_3$-N μg/100 ml	Plasma Harnstoff-N mg/100 ml	Plasma Aminosäuren mg/100 ml	Urin-Aminosäuren u. andere Metabolite	Enzyme des Harnstoffcyclus in der Leber
5	[34]	Fall 3 und 5 zeigen einen leichten Verlauf	F	23 Jahre (Mutter von Fall 4)	116 (10—45)	23—26	Glutamin 18,7[a] Glutaminsäure 1,1 Ornithin 0,84 Arginin 0,62		OCT 8% der Norm Carbamylphosphat-Synthetase 50% der Norm andere normal
6	[26]	Vererbung dominant, autosomal-rezessiv	F	13 Monate	430 (<60)	18—21	Glutaminsäure Lysin	Glutamin Glutaminsäure	OCT 4% der Norm Carbamylphosphat-Synthetase 50% der Norm ASA -S 55% ASA -Cl 59% Arginase normal
7	[32]		M	9 Monate	182 (10—45)	10—22	Glutamin 20,0[a] Glutaminsäure 1,0 Ornithin 0,58 Arginin 0,84	Glutamin Glutaminsäure	OCT 32% der Norm (Enzymvariante) ASA -S 36% andere normal
8	[16]		F	1¹/₂ Jahre	300 (<120)	26	Glutaminsäure 9,5 (0,47—1,35) Ornithin 1,7 (0,84—1,45) Arginin 0,7 (0,99—2,73)	Ornithin Arginin andere normal	OCT 35% der Norm Carbamylphosphat-Synthetase 53% der Norm

[a] Normalwerte s. Fall 4.

3. Hyperammonämie Typ II

Die Hyperammonämie geht mit einer chronischen Ammoniakvergiftung, Hirn-
degeneration und entsprechender geistiger Retardierung einher. Die mangelnde
Entgiftung des Ammoniaks beruht auf einer verminderten Aktivität der Ornithin-
Carbamyl-Transferase. Unseres Wissens sind bis jetzt 8 Fälle beschrieben (Tab. 4).
Auf einen Fall, der in Zusammenarbeit mit unserer Arbeitsgruppe mitgeteilt wurde,
soll in der Folge näher eingegangen werden, da die klinischen und biochemischen
Befunde zum großen Teil für die anderen Fälle representativ sind (CORBEEL et al.).

3. 1. Klinische Befunde

Fall 8/Tabelle 4

Das Mädchen wurde im Alter von 18 Monaten wegen psychomotorischem Rückstand und
Mikrocephalie zur Abklärung eingewiesen. Seit dem ersten Monat wiederholten sich beinahe
monatliche Zustände mit Somnolenz, Erbrechen, Dehydratation und Schlaffheit. Die Messung des Blutammoniaks während einer Koma-Attacke ergab Werte von 300 µg/100 ml.
Während dieser akuten Krise waren die Leberfunktionstests abnorm mit erhöhten Transaminasen. Das sonst normale EEG zeigte während der komatösen Episoden eine Disrhythmie. Das Kind erholte sich in der Regel unter Glucose- und Elektrolytinfusionen.

3. 2. Biochemie und Enzymdefekt

Die Aminosäuren im Plasma während einer komatösen Epidose zeigten eine knapp
meßbare Konzentration von Arginin (0,44 µmol/100 ml) und eine tiefe Konzentration
des Citrullins (1,98 µmol/100 ml). Das Ornithin war leicht erhöht (13,4 µmol/100 ml).
Prolin und Glutamin waren kaum meßbar, während das Alanin und die Glutaminsäure extrem hoch waren. Dies mag daran liegen, daß ein großer Teil des α-Keto-
glutarates aminiert wird und nicht mehr zur Transaminierung zur Verfügung steht.
Im Urin zeigte sich eine sehr geringe Ausscheidung von Arginin, Citrullin und Ornithin. Glutamin und Glutaminsäure lagen in normalen Konzentrationen vor. Argininbernsteinsäure konnte nicht nachgewiesen werden. Eine Hyperlysinurie bestand
nicht. Die Konzentration der Aminosäuren im Liquor cerebrospinalis ergab für das
Glutamin und die Glutaminsäure erhöhte Werte, während die übrigen Aminosäuren
im Normbereich lagen. Unter eiweißarmer Diät trat eine Normalisierung der meisten
Plasma-Aminosäuren ein. Arginin, Citrullin blieben weiterhin erniedrigt.

Tabelle 5. *Enzym-Untersuchungen aus der Leberbiopsie bei Hyperammonämie Typ II (Werte in*
µMol/60 min/g Leberfeuchtgewicht)

Enzym	Patient	Kontrollwerte, Individuen unter 1 Jahr (n = 12) (Bereich)
Carbamylphosphat-Synthetase	4,14	7,8— 28,8
Ornithin-Carbamyl-Transferase	38,7	105 — 131
Argininosuccinat-Cleavage-Enzym	34,3	21 — 50
Arginase	9060	2610 —6134
Glutamat-Dehydrogenase	1920	175 —4560
GOT	8100	2632 —5868
GPT	1854	60 —2520

Unter dieser Diät betrug die Ausscheidung von Orotsäure im Urin 6—15 mg/ 24 Std. War das Kind auf einer eiweißreichen Diät und trat eine komatöse Krise auf, stieg die Ausscheidung der Orotsäure bis auf 190 mg/24 Std. Die Leberbiopsie zeigte histologisch nur eine leichte fleckige Infiltration. Die Enzymuntersuchungen in der Leberbiopsie sind in Tab. 5 festgehalten. Unter den Harnstoffcyclus-Enzymen fanden sich eine Verminderung der Ornithin-Carbamyl-Transferase auf 35% und der Carbamylphosphat-Synthetase auf 50% der unteren Normgrenze. Das Argininosuccinat-Cleavage-Enzym und die Arginase lagen im Bereich der Kontrollwerte. Die Glutamat-Dehydrogenase und die Glutamat-Pyruvat-Transaminase zeigten normale Aktivitäten, diejenige der Glutamat-Oxalacetat-Transaminase war erhöht.

Belastungen mit Aminosäuren und Ammoniumchlorid führten in allen Situationen zu einem Anstieg des Blutammoniaks. Es wurde versucht, bei diesem Patienten die Kapazität der Ureogenese zu erfassen. Die Ausscheidung des Harnstoff-N betrug unter eiweißarmer Kost 60% des gesamten Urinstickstoffes, unter eiweißreicher Kost 58%. Es konnte kein vermehrter Stickstoffverlust im Stuhl nachgewiesen werden. Der Harnstoffanteil am Gesamt-Reststickstoff beträgt im Urin normalerweise bei proteinreicher Ernährung 90%. Beim Patienten liegt deshalb ein Defekt in der Ureogenese vor, ohne daß eigentlich ein Leberschaden besteht. Die Verminderung der Ureogenese kann durch die stark herabgesetzte Aktivität der Ornithin-Carbamyl-Transferase erklärt werden.

Bei einer fehlenden Umwandlung von Ornithin zu Citrullin, wie dies bei dieser Krankheit der Fall ist, wäre eine erhöhte Konzentration des Ornithins und eine Verminderung des Citrullins im Plasma zu erwarten. Dies konnte bei unserem Patient nachgewiesen werden und wurde in der Folge für andere Fälle mit Hyperammonämie Typ II bestätigt (LEVIN et al., 1969b).

Die Symptomatologie der schwerverlaufenden Fälle ist einheitlich und beruht auf der mangelnden Entgiftung des Ammoniaks. Unter normaler Ernährung kann das Blutammoniak bei diesen Fälle Werte erreichen, wie sie beim klassischen Coma hepaticum kaum beobachtet werden. Dies führt auch zu einem Anstieg des Ammoniaks im Liquor cerebrospinalis. Gleichzeitig kommt es auch zu einem Anstieg der Glutaminkonzentration, ein Hinweis dafür, daß die intracerebrale Entgiftung des Ammoniaks vermehrt durch die Glutamin-Synthetase übernommen wird. Dieses Enzym konnte im Hirngewebe nachgewiesen werden (COLOMBO).

Hinweise über das Vorliegen einer Hyperammonämie Typ II können durch die Messung der Aminosäuren im Plasma erhalten werden. Wegen der verminderten Aktivität der Ornithin-Carbamyl-Transferase sind die Konzentrationen des Citrullins und Arginins meistens tief. Das Glutamin ist erhöht, auch bei normaler Plasma-Ammoniakkonzentration. Diese Erhöhung ist besonders im Liquor cerebrospinalis ausgeprägt. In einzelnen Fällen findet sich im Urin eine Ausscheidung von Orotsäure, Uracil und Uridil, Metabolite, die normalerweise nicht vorgefunden werden. Dies ist auf die vermehrte Einschleusung von Carbamylphosphat in den Stoffwechselweg der Pyrimidin-Synthese zurückzuführen.

Die Bestätigung der Diagnose erfolgt durch die Bestimmung der Harnstoffenzyme im Lebergewebe oder auch in der Dünndarmschleimhaut, wie kürzlich in Fall 1 und in der Mutter von Fall 2 und 3 (Tab. 4) gezeigt werden konnte (LEVIN et al., 1969b). Auffallend bei Fall 1 und Fall 6 ist eine zusätzliche verminderte Aktivität anderer Harnstoffenzyme außer der Ornithin-Carbamyl-Transferase. Genetisch ist dieser Befund schwer erklärbar. Er könnte auf eine mangelhafte Substratinduktion oder auf einen massiven Leberschaden hinweisen. Im Falle einer anikterischen subakuten Hepatitis im Kindesalter, mit periodischer Ammoniakintoxikation, fand sich in ähnlicher Weise eine verminderte Aktivität verschiedener Harnstoffcyclus-Enzyme (Colombo et al., 1967). Im Fall 7, dem einzigen Knaben, wird eine Variante der Ornithin-Carbamyl-Transferase postuliert. Die Michaelis-Menten Konstante für Carbamylphosphat und Ornithin war tiefer als für das normale Leberenzym. Gemessen bei einem pH von 8,0 war die Enzymaktivität normal, während bei einem pH von 7,0 die Aktivität nur 25% der mittleren Kontrollwerte betrug (Levin et al., 1969a).

3. 3. Genetik

Die Krankheit kommt in drei Mitgliedern (Fall 1, 2 und 3, Tab. 4) derselben Sippe vor, wovon zwei Zwillingsgeschwister (Fall 2 und 3, Tab. 4) sind. Diese Tatsache spricht für eine erbliche Stoffwechselkrankheit. Die Mutter von Patient 1 und diejenige von Patient 2 und 3 sind Schwestern. Beide Mütter haben eine ausgesprochene Abneigung gegen eiweißreiche Kost, zeigen eine abnorme Ammoniumchlorid-Belastung und die typischen Veränderungen der Plasma-Aminosäuren. Bei einer Familie war es möglich, den Vater zu untersuchen, der biochemisch als normal betrachtet wird. Deshalb nehmen Levin et al. (1969b) einen dominanten Erbgang an. Diese Hypothese wird durch Enzymanalysen im Lebergewebe bei einer Mutter und ihrem Kind (Fall 4 und 5) erhärtet. Da außer einem Fall mit abnormem Enzym (Fall 7) nur weibliche Individuen erkrankten, wird sogar ein geschlechtsgebundener Erbgang postuliert (Levin et al., 1969b).

3. 4. Pathologische Anatomie

Pathologisch-anatomische Untersuchungen liegen bei zwei Fällen mit Hyperammonämie Typ II vor (Fall 1 und 2, Tab. 4). Dabei sind die cerebralen Veränderungen besonders erwähnenswert (Bruton et al.). Im Fall 1 war das Gehirn klein, die Seitenventrikel und der dritte Ventrikel waren sehr stark erweitert mit einer kompletten Destruktion des Cortex und der weißen Substanz. Im Fall 2 war die makroskopische Hirnschädigung weniger ausgeprägt. Typisch ist in beiden Fällen das Auftreten von Alzheimer Typ II-Astrocyten. Diese Zellen werden auch im Gehirn von Patienten mit chronischen Leberkrankheiten gefunden. Es liegt auf der Hand, diese Hirnschädigung und vor allem die Gliareaktion mit der Hyperammonämie in Zusammenhang zu bringen. Cavanagh u. Kyu fanden bei Ratten mit portocavaler Anastomose, daß die Entstehung von Alzheimer Typ II-Zellen mit der Konzentration des zirkulierenden Ammoniaks in Beziehung stand.

Es ist deshalb anzunehmen, daß vor allem eine langandauernde Hyperammonämie über 300 μg/100 ml Hauptursache der Gehirnschädigung darstellt. Ferner ist zu bedenken, daß das wachsende Hirn des Kindes empfindlicher auf die Toxicität des Ammoniaks reagiert, als dasjenige eines älteren Kindes oder Erwachsenen. Aus diesem Grund sind auch die Schädigungen beim Fall 1, dessen Symptome einige Wochen nach der Geburt auftraten, wesentlich stärker als bei Fall 2. Diese Beobachtungen bestätigen, daß in der Pathogenese der Hirnschädigung bei den Krankheiten des Harnstoffcyclus neben der Akkumulation eines seiner Metaboliten die Hyperammonämie eine entscheidende Stellung einnimmt.

3. 5. Therapie

Proteinarme Ernährung, die noch mit einer normalen Entwicklung des Kindes vereinbar ist, wird als vorteilhafteste Therapie vorgeschlagen. Versuche mit Zitronensäure als Vorläufer der α-Ketoglutarsäure und mit Asparaginsäure per os führten zu einem vorübergehenden Abfall des Blutammoniaks, der aber trotz längerer Verabreichung dieser Säuren wiederum auf frühere Werte anstieg (LEVIN u. RUSSELL). In einem Fall wurde zur Herabsetzung des Blutammoniaks die Peritonealdialyse erfolgreich eingesetzt (HERRIN u. McCREDIE).

4. Citrullinämie

Eine erhöhte Konzentration von Citrullin im Blut, Liquor cerebrospinalis und Urin, wie eine Erhöhung des Blutammoniaks, vor allem, im postprandialen Zustand, charakterisieren die Citrullinämie (Tab. 6). Der Defekt liegt in einer verminderten Funktion der Argininosuccinat-Synthetase, die für die regelrechte Umwandlung von Citrullin zu Harnstoff verantwortlich ist. Zur Zeit sind 2 Fälle beschrieben (McMurray et al., Morrow et al.). Ein weiterer Fall wurde kürzlich erfaßt (Wick et al.). Bei diesem handelt es sich um eine schwer verlaufende neonatale Form. Man muß auch hier wie bei der Argininbernsteinsäurekrankheit vermuten, daß es verschiedene schwer verlaufende Varianten desselben Krankheitsbildes gibt.

4. 1. Klinische Befunde

Bei den zwei beschriebenen Patienten ist die Symptomatologie sehr ähnlich. Nach einer anfänglichen Periode mit normaler Entwicklung traten mit 9 bzw. mit $5^{1}/_{2}$ Monaten Brechattacken auf, die sich in der Folge in ihrem Rhythmus häuften und bei Fall 1 zu einer vorübergehenden Klinikeinweisung führten. Fall 2 hingegen zeigte seit Beginn der Brechanfälle einen Stillstand im Gewichts- und Längenwachstum. Die definitive Hospitalisierung erfolgte im Fall 1 mit 18 Monaten wegen Muskelhypertonie, Erbrechen und Entwicklungsrückstand, im Fall 2 mit 6 Monaten wegen Haematemesis, Haematurie, Purpura und Meläna. Beide Kinder zeigten in der Folge Grand-Mal-Anfälle mit pathologischen EEG-Veränderungen. Sie litten beide an einem parkinsonähnlichen Tremor der Hände, des Kopfes (Fall 1) und des rechten Armes (Fall 2). Die geistige Entwicklung blieb stark zurück. Eine pathologische Leberfunktion fand sich nur beim Fall 2, was möglicherweise die hämorrhagische Diathese erklärt.

4. 2. Biochemie und Enzymdefekt

Die wichtigsten biochemischen Daten sind in Tab. 6 zusammengefaßt. Es finden sich extrem hohe Konzentrationen von Citrullin im Plasma, die zu einer over-flow-Citrullinurie führen, bei annähernd normaler Ausscheidung der übrigen Aminosäuren. In beiden Fällen konnte durch Variation der täglichen Proteinzufuhr die Ausscheidung von Citrullin und Harnstoff beeinflußt werden. Durch Verabreichen einer proteinarmen Ernährung sank die Citrullin- und Harnstoffausscheidung im Urin und konnte durch Zufuhr proteinreicher Diät wiederum gesteigert werden. Citrullin ist kein physiologischer Eiweißbaustein. Es ist deshalb in der normalen Ernährung

Tabelle 6. *Klinische und biochemische Befunde bei Citrullinämie*

Fall	Autor	Symptome	Sex	Alter bei Diagnose	Blut NH_3-N µg/100 ml	Plasma Harnstoff-N mg/100 ml	Plasma Aminosäuren mg/100 ml	Urin-Aminosäuren (erhöhte Ausscheidung)	Enzyme des Harnstoffcyclus
1	[36, 37]	periodisches Erbrechen, Stupor, Tremor, psychomotorischer Entwicklungsrückstand, Hepatomegalie, abnormes EEG, normale Leberfunktion	M	9 Monate	199—229 (185—201)	10,8—13,5	Citrullin 24—32 (0,3—0,5) Arginin 0,44—0,48 (0,45—0,79) Ornithin 0,12—0,34 (0,43—0,81)	Citrullin 0,48—2,51 g/24 Std (<0,01)	ASA-S 5% der Norm 30% C^{14}-Citrullin in Harnstoff eingebaut
2	[40]	periodisches Erbrechen, hämorrh. Diathese, psychomot. Entwickl.-Rückstand, abn. EEG, Leber norm. groß, pathol. Leberfunktion	F	5¹/₂ Monate	87—180 (30—80)	1,8—6,0	Citrullin 12,9—32,9 (0,3—0,72) Arginin 1,06 (0,63—1,89) Ornithin 0,65 (0,94—1,42)	Citrullin 0,16—1,39 g/24 Std	mangelnde Harnstoffproduktion

kaum vorzufinden. Eine einzige, bis jetzt bekannte natürliche Quelle ist die Wassermelone. Es ist deshalb anzunehmen, daß bei diesem Patienten das Citrullin ein Endprodukt des Aminosäuren-Katabolismus darstellt.

Die hohen Konzentrationen von Citrullin im Liquor cerebrospinalis sind auf die hohen Werte im Plasma zurückzuführen. Sie weisen auf eine vermutlich defekte Verwertung des Citrullins im Gehirn hin, wobei allerdings keine entsprechenden Untersuchungen vorliegen.

Der Defekt scheint bei den beiden Fällen verschieden stark ausgebildet zu sein, obwohl vergleichbare Enzymuntersuchungen fehlen, um dies eindeutig belegen zu können.

Verschiedene Befunde beim Fall von McMurray weisen darauf hin, daß in beschränktem Maße Harnstoff gebildet werden kann. Es finden sich normale Nüchternwerte des Harnstoffes im Plasma. Nach Belasten mit Kasein steigen beim Patienten der Harnstoff, das Arginin wie auch das Ornithin wie bei einer Kontrolle in gleichem Maße an. In der Tat konnte eine schwache Aktivität der Argininosuccinat-Synthetase in der Leber nachgewiesen werden. Sie betrug etwa 5—10% der vom Autor angegebenen Kontrollwerte (McMurray et al., 1967). Der Patient war imstande, innerhalb von 24 Std 30% einer injizierten Ureido-C^{14}-Citrullin-Lösung in Harnstoff umzuwandeln. Demnach liegt nur ein patrieller Enzymdefekt eines normalerweise schon limitierenden Stoffwechselschrittes vor (Pearl u. McDermott). Die Enzymreserve genügt, um im Nüchternzustand im Plasma eine normale Konzentration von Harnstoff, Arginin und Ammoniak aufrecht zu erhalten. Bei Perioden mit beschleunigtem Aminosäure-Umsatz jedoch wird die Harnstoffproduktion im Krebs-Henseleit-Cyclus ungenügend und es kommt zu einer postprandialen Anhäufung des Ammoniaks im Blut.

Morrow's Fall zeigt wesentlich tiefere Konzentrationen des Plasma-Harnstoffes. Arginin und Ornithin sind ebenfalls vermindert. Der Enzymdefekt ist deshalb stärker ausgeprägt. Tedesco u. Mellmann führten mit Kulturen von Hautfibroblasten des Patienten verschiedene Versuche durch. Die Zellen des Patienten zeigten keine Aktivität der Argininosuccinat-Synthetase im Bereich des Km der Kontrollzellen. Der Km, d. h., die Michaelis-Menten-Konstante, für die „citrullinämischen" Zellen war etwa 25 mal größer als derjenige normaler Zellen. Auch in diesem Fall fehlt das Enzym nicht vollständig. Man muß vielmehr annehmen, daß eine Enzymvariante vorhanden ist, die eine schwächere Affinität zum Substrat aufweist und erst bei abnorm hohen Substratkonzentrationen in der Lage ist, Citrullin umzusetzen.

4. 3. Genetik

Das Persistieren eines schon in vivo festgestellten metabolischen Defektes in Zellkulturen eines betroffenen Individuums, deutet auf eine genetische Störung hin.

Über den Vererbungsmodus lassen sich keine genauen Angaben machen. Die Eltern von Fall 2 zeigen im Plasma eine tiefe Konzentration des Arginins und leicht erhöhte Konzentrationen des Citrullins. Dies wurde auch bei der neonatalen Variante von Wick et al. gefunden.

4. 4. Therapie

Als brauchbare Behandlung hat sich wiederum eine Einschränkung der Eiweißzufuhr erwiesen. Morrow et al. glauben, ohne Zusatz von Arginin auszukommen. Behandlungsversuche mit Schilddrüsenhormon, das im Tierexperiment die Entwicklung von Harnstoffcyclus-Enzymen stimuliert, schlugen fehl.

5. Argininbernsteinsäure-Krankheit (Argininosuccinaturie)

Die Argininbernsteinsäure-Krankheit ist klinisch gekennzeichnet durch periodisches Erbrechen, Krampfanfälle, Ataxie, Hepatomegalie, dünne brüchige Haare und psychomotorischen Entwicklungsrückstand (Tab. 7)[2]. Die einzelnen Symptome sind aber keineswegs obligat. Neben der klassischen Form, die sich beim älteren Kind vorfindet, besteht eine neonatale Variante, die einen letalen Verlauf einnimmt (Baumgartner et al., Carton et al.). Diese ist gekennzeichnet durch verstärkte Apathie, Respirationsstörungen, Hypotonie und Krämpfe. Es ist mit dem Tod der Kinder in den ersten 10 Tagen zu rechnen. Bei allen Formen findet sich im Urin eine massive Ausscheidung von Argininbernsteinsäure. Diese wird auch im Plasma und vor allem im Liquor cerebrospinalis in erhöhter Konzentration vorgefunden. Der Krankheit liegt eine verminderte oder fehlende Aktivität des Argininosuccinat-Cleavage-Enzymes (Argininosuccinatlyase), welche die Argininbernsteinsäure in Arginin und Fumarsäure spaltet, zugrunde. Unseres Wissens wurden bis Ende 1969 etwa 20 Fälle beschrieben. Die Diagnose stützt sich auf den Nachweis der vermehrten Argininbernsteinsäure-Ausscheidung im Urin.

5. 1. Biochemie und Enzymdefekt

Normalerweise wird Argininbernsteinsäure weder im Plasma, im Liquor, noch im Urin vorgefunden. In leicht saurem Milieu zerfällt sie in ein 5–6 gliedriges, cyclisches Anhydrid, so daß bei der papierchromatographischen Auftrennung von nicht ganz frischem Urin oft 3 statt nur ein Flecken erscheinen.

Ein indirekter Beweis für den Block auf der Stufe der Argininosuccinatlyase wurde erstmals von Westall durch die Belastung mit 4 g Citrullin oder Ornithin pro Tag erbracht (Westall). Beide Aminosäuren führten zu einem Anstieg der Argininbernsteinsäure-Ausscheidung im Urin.

Belastungen mit Arginin dagegen zeigen keine Erhöhung der Argininbernstein-säure-Exkretion. Zur Diagnose kann die Bestimmung der Argininosuccinatlyase in den roten Blutzellen benützt werden (Tomlinson).

Die Messung des Ammoniaks im Blut wurde nicht bei allen Patienten durchgeführt. Im Nüchternzustand ist die Ammoniak-Konzentration in der Regel nur leicht erhöht. Sie kann unter Eiweißzufuhr in den pathologischen Bereich ansteigen. Es ist somit postprandial meist mit einer Hyperammonämie zu rechnen.

Moser et al. bestimmten zum ersten Mal die NH_3-Konzentration im Liquor cerebrospinalis im Nüchternzustand und 5 Std postprandial. Es fiel dabei auf, daß die Konzentration im Liquor durchwegs höher lag, als anhand der Blutkonzentration errechnet werden konnte. Da für den Übertritt in den Liquor die Plasma-NH_3-

---

[2] In Anbetracht der Vielzahl publizierter Fälle wurde in Tab. 7 auf die Darstellung der einzelnen Fälle verzichtet und nur eine Synopsis gegeben.

Tabelle 7. *Klinische und biochemische Befunde bei Argininbernsteinsäure-Krankheit*

Fall	Symptome	Alter bei Diagnose	Blut NH_3-N μg/100 ml	Plasma Harnstoff-N mg/100 ml	Plasma-Aminosäuren mg/100 ml	Urin-Aminosäuren	Enzyme des Harnstoffcyclus
etwa 20	periodisches Erbrechen Krämpfe Ataxie choreatische Bewegungen Hepatomegalie dünnes, brüchiges Haar Psychomotorischer Entwicklungs-rückstand	6 Tage bis 18 Jahre	postprandial erhöht	5,1—25,2	Argininbernstein-säure 3,3—11,4 (Norm ∅) ebenso vorhanden in CSF 8,3—10 mg/ 100 ml	Argininbernstein-säureanhydride	Argininosuccinat-Cleavage-Enzym-Mangel der Leber (2 Patienten) und der Erythrocyten

Konzentration ausschlaggebend ist, kann das Ammoniak im Liquor nicht ausschließlich aus dem Blut stammen. Wahrscheinlich stammt ein großer Teil direkt aus dem Gehirn. Die erhöhten Glutaminwerte im Liquor bei normalen Plasmakonzentrationen dieses Amins deuten darauf hin, daß die NH_3-Entgiftung bei diesen Fällen im Gehirn vermehrt über die Glutaminbildung erfolgt. Glutamin diffundiert leicht in den Liquor.

Obwohl ein Block im Harnstoffcyclus besteht, weisen die Patienten mit Argininbernsteinsäure-Krankheit normale Harnstoff-N-Konzentrationen im Plasma auf. Sie sind auch in der Lage, ansehnliche Harnstoffmengen in den Urin auszuscheiden. Miller u. McLean fanden bei einem Patienten mit normalem Plasma-Harnstoff-N bei der Autopsie in der Leber eine Aktivität des Argininbernsteinsäure-Cleavage-Enzyms, die 3% der Kontrollwerte betrug. Diese schwache Aktivität genügt aber offenbar durchaus, um die tägliche Produktion von etwa 30 g Harnstoff sicher zu stellen, was der normalen Eliminationsmenge entspricht. Dies allerdings nur unter der Voraussetzung, daß die Zufuhr des Substrates für das Cleavage-Enzym über den ganzen Tag gleichmäßig verteilt sei. Dies ist natürlich normalerweise nicht der Fall, so daß es zeitweise zu einer Anhäufung von Argininbernsteinsäure kommen muß.

Nach Verabreichung von N^{15}-Ammoniumlactat p. o. wurden bei einem Patienten nach 3 Tagen 34% des verabreichten Isotopes im Harnstoff des Urins vorgefunden. Bei einer Kontrolle betrug die Urinausscheidung 80%. Gesamthaft aber wurde vom Patienten mehr N^{15}-Stickstoff retiniert. Es wird deshalb angenommen, daß vermehrt Ammoniak in Glutamin eingebaut wird (Crane).

Bei einem Fall, bei dem keine nachweisbare Aktivität des Argininosuccinat-Cleavage-Enzymes in der Leber vorlag, fanden sich im Plasma ebenfalls normale Harnstoffwerte. In diesem Falle käme auch eine extrahepatische Spaltung der Argininbernsteinsäure in Frage. Diese könnte durch Isoenzyme, wie sie für die Argininbernsteinsäure-Krankheit nachgewiesen wurden, stattfinden (Colombo u. Baumgartner).

Nebst einer fehlenden Aktivität der Argininosuccinatlyase in den roten Blutzellen konnte ein Fehlen des Enzyms in der Leber und in einem Fall auch im Gehirn festgestellt werden.

5. 2. Haardefekt

Bei 6 von 14 Fällen lag sprödes, dünnes brüchiges Haar vor. Diese Erscheinung wird Trichorrhexis nodosa genannt. Werden die Haare mit Acidin-orange angefärbt, entsteht eine rote statt grüne Fluorescenz: Dies weist auf einen stoffbedingten Strukturfehler des Haarkeratins hin. Da Arginin ein Bestandteil des Keratins bildet (7—10%), könnte ein Mangel an Arginin (s. unten) vorliegen.

5. 3. Chromosomendefekt

Coryell et al. haben bei der Argininbernsteinsäure-Krankheit erstmals Chromosomen-Analysen durchgeführt. Dabei wies ihr Fall 47 Chromosomen auf. Das Extrachromosom befand sich in der C-Gruppe und hatte ungefähr die gleiche Länge wie das Chromosom 12. Die Mutter des Patienten zeigte ebenfalls eine Trisomie eines Chromosoms der C-Gruppe in 12 von 77 ausgezählten Fällen. Die Mutter wurde somit als Trägerin des abnormen Chromosoms und der Argininbernsteinsäure-Krankheit betrachtet. Auf Grund dieser Befunde haben WALLIS u. BEER bei ihren 2 Fällen eine Chromosomen-Analyse durchgeführt, die normal ausfiel. Normale Chromosomenzahlen wurden auch von MOSER et al. beschrieben. Somit scheinen die Befunde von CORYELL et al. eher zufallsbedingt zu sein.

5. 4. Pathologische Anatomie

Autopsiebefunde bei der Argininbernsteinsäure-Krankheit liegen in 2 Fällen der neonatalen letalen Form vor. Das eine Kind starb am 6. Lebenstag. Mikroskopisch zeigte das Hirn eine leichte Schwellung, sonst werden keine weiteren Befunde angegeben (CARTON et al.). Im anderen Fall, der mit 9 Tagen ad exitum kam, zeigte das Gehirn makroskopisch eine ödematöse Quellung bei allgemein geringer Ausreifung (BAUMGARTNER et al.). Mikroskopisch wies die Hirnsubstanz multiple pathologische Veränderungen auf: starke Verminderung der Ganglienzellen mit kompensatorischer Gliawucherung, spongiöse Umwandlung mit Cystenbildung v. a. im Marklager und in den Stammganglien, unvollständige Markscheidenreifung und ausgeprägter Untergang von bereits gebildeten Markscheiden. Alzheimer Typ II-Zellen werden keine beschrieben. Dabei ist anzunehmen, daß der Prozeß bereits intrauterin begonnen hat. Auch andere Organe dieses Patienten zeigten bemerkenswerte Veränderungen. Die Leber wies um die Zentralvenen herum lokalisierte schwere Zellnekrosen auf. Die intakten Leberzellen waren häufig vacuolär verändert. Ähnliche Umwandlungen wurden auch in den Sammelrohren und Schleifenstücken der Nieren beschrieben. Die vacuoläre Zellumwandlung betrifft somit nicht nur das Hirngewebe, sondern auch andere parenchymatöse Organe, wie Niere und Leber. Die Veränderungen am Gehirn stellen in der Regel bei den Krankheiten des Aminosäurestoffwechsels den auffallendsten Befund dar. Möglicherweise sind sie aber, wie dieser frühverstorbene Fall andeutet, nur als Teilerscheinung eines generalisierten Prozesses aufzufassen. Bei dem dritten autopsierten Fall handelt es sich um ein psychomotorisch retardiertes Mädchen (SOLITARE et al.). Die Histologie des Gehirns zeigte keine Abnormität der Neuronen, dafür aber eine generalisierte Störung der Myelinbildung. Hingegen wurde kein Abbau des bereits gebildeten Myelins festgestellt. Die Kerne der Astrocyten waren vergrößert und wurden als Alzheimer Typ II-Zellen beschrieben, ähnlich wie bei der Hyperammonämie Typ II. Möglicherweise ist dieser Befund in diesem Fall auf eine länger dauernde Hyperammonämie zurückzuführen, die beim rasch verstorbenen Patienten mit der neonatalen Form noch zu wenig lange angedauert hatte, um diese Bildung des Alzheimer-Zelltypes zu bewirken.

5. 5. Genetik

Die Krankheit vererbt sich autosomal-rezessiv. Die Eltern sind heterocygot und tragen je ein abnormes Gen. Durch die Bestimmung der Argininosuccinatlyase in den Erythrocyten, kann dieser Erbmodus bestätigt werden. Bei den Heterocygoten liegt die Enzymaktivität zwischen Werten von Patienten und gesunden Individuen. Zudem findet man oft bei den Heterocygoten eine Ausscheidung kleinster Mengen Argininbernsteinsäure im Urin.

5. 6. Therapie

Es liegen bis zum jetzigen Zeitpunkt noch keine Erfahrungen über eine langdauernde Behandlung vor. Es wird eine eiweißarme Diät vorgeschlagen, die aber dem kindlichen Wachstum gerade noch Rechnung trägt (Westall). Zugleich wird eine Substitution von Arginin gefordert, da sich sonst ein Mangel an dieser Aminosäure einstellt, der das Krankheitsbild verschlechtert (Moser et al.). Die Verminderung der Eiweißzufuhr führt zu einer Senkung des Blutammoniaks, aber nicht zu einer Verminderung der Argininbernsteinsäure-Ausscheidung.

6. Argininämie

Die Argininämie beruht auf einem Defekt im letzten Schritt des Harnstoffcyclus (Terheggen et al., 1969 u. 1970). Die wichtigsten klinischen Symptome sind epileptische Anfälle, periodisches Erbrechen, psychomotorische Retardierung, spastische Paresen, Ataxie und Tremor (Tab. 8). Im EEG findet sich eine generalisierte Disrhythmie. Im Plasma ist die Konzentration des Arginins erhöht. Das Ausscheidungsmuster der Aminosäuren im Urin gleicht derjenigen einer Cystin-Lysinurie. Die Erhöhung des Arginins im Plasma ist auf eine Verminderung der Arginase-Aktivität zurückzuführen, die in den Erythrocyten nachgewiesen werden konnte. Ein Teil der klinischen Erscheinungen ist auf die als Folge des Enzymdefektes auftretende Ammoniak-Intoxikation zurückzuführen.

6. 1. Klinische Befunde

Fall 1/Tabelle 8 (II/5, Abb. 2)

Das Mädchen, fünftes Kind, erkrankte im Alter von 10 Wochen mit Erbrechen und generalisierten tonisch-klonischen Krampfanfällen. Neurologisch fiel die Spastizität beider Beine auf. Der weitere Verlauf war gekennzeichnet durch periodisches Erbrechen, vier weitere Krampfanfälle und das Auftreten einer Hepatomegalie.

Fall 2/Tabelle 8 (II/4, Abb. 2)

Viertes Kind, Geschwister von Fall 1. Im Alter von 20 Monaten wurde erstmals ein Fieberkrampf bei Pneumonie beobachtet. 2 Monate später trat unter gleichzeitigem Temperaturanstieg ein linksseitiger Krampfanfall auf, der eine passagäre, linksseitige Parese zurückließ. In der Folgezeit entwickelte sich als weiteres Symptom eine spastische Parese beider Beine.

Blutsenkung, Blutbild, Liquor und die Röntgenaufnahme des Schädels ergaben bei beiden Kindern normale Befunde. Die lumbale Enzephalographie zeigte beim Fall 2 eine geringe Erweiterung der basalen Cysternen und des dritten und vierten Ventrikels, bei Fall 1 eine fleckförmige Luftansammlung über der gesamten Hirnrinde, im Sinne einer Porenzephalie und ein mäßig erweitertes Ventrikelsystem. Konstanter EEG-Befund bei beiden Kindern war eine Durchsetzung der Grundaktivität mit Δ-Wellen. Als pathologische Laborbefunde fanden sich eine vermehrte Retention im Bromsulphtalein-Test, eine Erhöhung der Transaminasen und alkalischen Phosphatase. Der EQ bei Fall 2 betrug 84.

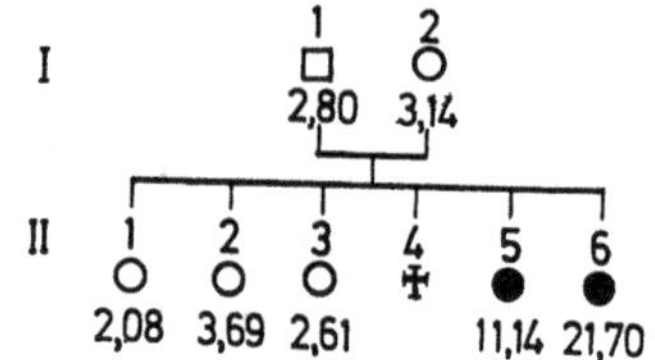

Abb. 2. Arginin-Konzentration im Plasma der Geschwister und Eltern von Fall 1 (II/5) und Fall 2 (II/4). (Terheggen, H. G. et al.: Z. Kinderheilk. *703*, 313 (1970). ● = propositus

Tabelle 8. *Klinische und biochemische Befunde bei Argininämie*

Fall	Autor	Symptome	Sex	Alter bei Diagnose	Blut NH$_3$-N µg/100 ml	Plasma Harnstoff-N mg/100 ml	Plasma Aminosäuren	Urin-Aminosäuren (erhöhte Ausscheidung)	Enzyme des Harnstoffcyclus
1	[55]	Fieberkrämpfe periodisches Erbrechen, psychomotorischer Entwicklungsrückstand, spastische Parese, Ataxie Tremor, abnormes EEG	F	2½ Monate	671 (110)	6,4	Citrullin 0,93 (0,63 ± 0,21) Ornithin 0,88 (2,03 ± 0,66) Arginin 17,53 (1,59 ± 0,39)	Arginin Lysin Ornithin Cystin Glutamin	Erythrocyten-Arginase (µMole/60 min/g Hb) 120
2	[55]	path. Leberfunktion in Fall 1, EQ in Fall 2 84	F	20 Monate	—	11,6	Citrullin 0,69 Ornithin 0,81 Arginin 11,14		Null

6. 2. Biochemie und Enzymdefekt

Im Plasma zeigten beide Kinder bei wiederholten Analysen Harnstoffkonzentrationen an der unteren Normgrenze, und eine Erhöhung der Argininkonzentration. Im Fall 1 liegt auch das Citrullin in erhöhter Konzentration vor, mit einer gleichzeitigen Verminderung des Ornithins (Tab. 9). Die erhöhte Plasma-Konzentration des Arginins spiegelt sich auch im Liquor cerebrospinalis wieder (Tab. 10), wobei Fall 1 zusätzlich eine leichte Erhöhung des Citrullins zeigt. Das Ornithin liegt im tieferen Normbereich.

Beide Kinder zeigen im Urin eine vermehrte Ausscheidung verschiedener Aminosäuren. Auffallend ist ein der Cystin-Lysinurie ähnliches Ausscheidungsmuster, mit einer vermehrten Elimination von Cystin, Lysin, Ornithin und des von Frimpter beschriebenen Disulfids. Ebenfalls gesteigert ist die Ausscheidung von Citrullin und Glutamin (Tab. 11).

Tabelle 9. *Aminosäurekonzentration im Plasma von Fall 1 und 2 (mg/100 ml)*

Aminosäuren	Fall 1	Fall 2	Normalwerte ($\overline{X} \pm s$)
Glutamin	7,75	4,27	7,96 $\pm$ 2,43
Citrullin	0,93	0,69	0,63 $\pm$ 0,21
Ornithin	0,88	0,81	2,03 $\pm$ 0,66
Lysin	3,08	2,42	2,90 $\pm$ 0,61
Arginin	17,53	11,14	1,59 $\pm$ 0,39

Tabelle 10. *Aminosäuren im Liquor cerebrospinalis von Fall 1 und 2 (mg/100 ml)*

Aminosäure	Fall 1	Fall 2	Normalwerte ($\overline{X} \pm s$)
Glutamin	5,54	3,85	6,64 $\pm$ 1,76
Citrullin	0,044	0,030	0,037 $\pm$ 0,012
Ornithin	0,083	0,083	0,11 $\pm$ 0,030
Lysin	0,16	0,087	0,28 $\pm$ 0,093
Arginin	1,65	0,93	0,25 $\pm$ 0,13

Tabelle 11. *Ausscheidung einiger wichtiger Aminosäuren im Urin bei Fall 1 und 2 in µM/g Creatinin*

Aminosäure	Fall 1	Fall 2	Cystinurie-Patienten (n = 10)	Normalwerte Kinder 2—4 Jahre
Cystin	2960	202	2638	103—167
Lysin	15 600	2580	5627	185—438
Ornithin	2540	190	2827	18— 20
Arginin	13 700	1420	3809	25— 34
Disulfid	317	—	—	—
Glutamin	4406	2870	—	284—460
Citrullin	1152	664	—	24— 45

Tabelle 12. *Verhalten des Ammoniaks in Blut und Liquor bei Fall 2 (II/4) bei unterschiedlicher Proteinbelastung* (TERHEGGEN, H. G. et al.: Z. Kinderheilk. *107*, 309 (1970))

Datum	Ammoniak in μg/100 ml		Proteinbelastung
	Blut	Liquor	in g/kg Körpergewicht
23. 7. 1968	392	—	2,8
15. 8. 1968	—	501	2,6
23. 10. 1968	671	—	2,7
26. 11. 1968	—	514	2,0
21. 1. 1969	144	—	1,6
30. 1. 1969	134	—	1,6[a]
21. 2. 1969	136	44	1,6
28. 2. 1969	479	—	3,0
4. 3. 1969	243	114	3,0

[a] Zusätzlich 500 mg Neomycinsulfat und 25 000 E Bacitracin.

Die Erhöhung des Arginins im Plasma deutet auf einen verminderten Umsatz dieser Aminosäure im Krebs-Henseleit-Cyclus hin. Dies führt schon bei normaler Eiweißzufuhr zu einer verminderten Entgiftung des Ammoniaks. In der Tat ließen sich erhöhte Ammoniak-Konzentrationen im Blut nachweisen. Die Relation zwischen Eiweißzufuhr und Ammoniakkonzentration wurde vor allem an Fall 1 studiert (Tab. 12). Dabei geht deutlich hervor, daß die Ammoniakkonzentration durch Herabsetzung der zugeführten Eiweißmenge gesenkt werden kann. Eine zusätzliche Darmsterilisation mit Neomycinsulfat und Bacitracin hatte keinen besonderen Effekt. Auf einen Defekt im Abbau des Arginins weist die erhöhte Konzentration des Citrullins im Plasma hin. Sie ist bedingt durch einen Anstau vor dem Enzymblock. Dagegen sind die Konzentrationen des Reaktionsproduktes, also des Ornithins, sowohl im Liquor als auch im Plasma tief.

Der Defekt im Abbau des Arginins ließ sich durch enzymatische Untersuchungen nachweisen. Die Aktivität der Arginase in den Erythrocyten ergab erniedrigte Werte (Tab. 13).

Tabelle 13. *Arginase und Argininosuccinat-Cleavage-Enzym in den Erythrocyten der Patienten, ihrer Eltern und Geschwister (μM/60 min/g Hb)*

	Ref.-Nr. zu Abb. 2	Arginase	Argininosuccinat-Cleavage-Enzym
Fall 1	II/5	120, 18, 35[a]	30
Fall 2	II/4	nicht nachweisbar	26
Mutter	I/2	573	30
Vater	I/1	743	34
Schwester	II/1	1294	
Schwester	II/2	470	
Schwester	II/3	616	
Kontrollen		793—1330	18—40

[a] Wiederholte Analysen im Laufe von 3 Monaten.

Beobachtungen an der Erythrocyten-Arginase lassen sich nicht bedingungslos auf die Leber-Arginase übertragen. Sie sind jedoch weitgehend verwendbar, da gezeigt werden konnte, daß menschliche Leber- und Erythrocyten-Arginasen teilweise immunologisch identisch sind (Cabello et al., 1965) und sich im Bezug auf ihre Kinetik gleich verhalten (Cabello et al., 1961).

Es ist deshalb berechtigt, experimentelle Schlüsse, die mit Erythrocyten-Arginase gewonnen wurden, weitgehend auf das Leber-Enzym zu übertragen. Eine entsprechend erniedrigte Aktivität der Leber-Arginase könnte durchaus die erhöhte Konzentration des Arginins im Plasma erklären. Eine Leber-Punktion wurde aber abgelehnt.

6. 3. Genetik

Die Eltern der Patienten stammen aus demselben Dorf und gehören wahrscheinlich derselben Sippe an. Sie sind beide gesund. Die beiden Patienten sind die jüngsten von sechs Kindern. Das vierte Kind verstarb im Alter von 4 Monaten. Zwei Geschwister der Probanden und die Eltern zeigen Argininkonzentrationen im Plasma, die den Normbereich übersteigen (Abb. 2). Das dritte Kind, klinisch ebenfalls unauffällig hat als einziges normale Konzentrationen des Arginins im Plasma. Diese Befunde stimmen mit denen in den Erythrocyten gemessenen Aktivitäten der Arginase überein (Tab. 13). Es ist deshalb wahrscheinlich, daß die Eltern und zwei ihrer Kinder Träger des pathologischen Gens in seiner heterocygoten Form sind.Es würde sich somit bei der Argininämie um ein recessiv-autosomales Erbleiden handeln.

6. 4. Therapie

Die Zufuhr eiweißarmer Diät (1,0 g Eiweiß/kg/pro Tag) führte zu einer Besserung des klinischen Bildes mit Verminderung der Ammoniakkonzentration im Blut.

7. Ornithinämie

Die primäre Störung bei dieser Erkrankung betrifft nicht ein Enzym des Harnstoffcyclus, sondern einen Nebenweg desselben (Bickel et al.). Da es aber dabei zur Anhäufung von Ornithin, eines Metaboliten des Harnstoffcyclus kommt, scheint die Einordnung dieser Erkrankung unter die primären Defekte des Harnstoffcyclus trotzdem gerechtfertigt. Vorherrschend bei der Ornithinämie ist ein psychomotorischer Entwicklungsrückstand, speziell der Sprachentwicklung. Biochemisch findet sich eine Erhöhung des Ornithins im Plasma. In der Leber findet eine mangelhafte Umwandlung des Ornithins in Glutaminsäure statt. Es sind zwei Kinder mit diesem Leiden kürzlich beobachtet worden. Ein dritter Fall weist ebenfalls eine Hyperornithinämie auf, hingegen konnte hier noch kein sicherer Enzymdefekt nachgewiesen werden (Tab. 14).

7. 1. Klinisches Bild

Fall 1/Tabelle 14

Körperlich altersgemäß entwickeltes $2^3/_{12}$ Jahre altes Mädchen, viertes Kind gesunder Eltern. Icterus prolongatus, Hospitalisierung mit 3 Monaten wegen einer Riesenzell-

Tabelle 14. *Klinische und biochemische Befunde bei Ornithinämie*

Fall	Autor	Symptome	Sex	Alter bei Diagnose	Blut NH$_3$-N µg/100 ml	Plasma Harnstoff-N mg/100 ml	Plasma-Aminosäuren mg/100 ml	Urin-Aminosäuren (erhöhte Ausscheidung)	Enzyme des Harnstoffcyclus
1	[3]	Icterus prolongatus, Ernährungsschwierigkeiten, Erbrechen, psychomotor. Entwicklungsrückstand, Sprachstörungen, abnormales EEG, pathol. Leberfunktion bei Fall 2	M	7³/₁₂ Jahre	131 (<115)	normal	Ornithin 2,6 (0,39—0,84) Arginin 0,99 (0,6—2,4)	generalisierte Aminoazidurie	Leber: OKT 27% der Norm OCT normal in Leber, Erythrozyten und Plasma
2	[3]		F	3³/₁₂ Jahre	118 (<115)	normal	Ornithin 2,0 (0,39—0,84) Arginin 0	generalisierte Aminoazidurie	Leber: OKT 19% der Norm OCT normal in Leber, Erythrozyten und Plasma Plasma OCT normal
3	[52]	Reizbarkeit myoclon. Spasmen „head-drop", Ernährungsschwierigkeiten, EEG zwischen Krisen normal	M	1⁴/₁₂ Jahre	150—185 (30—60)	16	Ornithin 12 (0,93—1,41) Arginin 0,83 (0,82—1,82) Lysin 6,03 (2,65—3,89) Homocitrullin ∅	Ornithin 14 mg/24 Std (5 mg/24 Std) Homocitrullin 58 mg/24 Std	

Hepatitis (bioptisch gesichert) mit beginnender panlobulärer Cirrhose. Im Alter von
$1^1/_2$ Jahren erneuter hepatischer Schub. Die psychomotorische Entwicklung ist leicht verzögert. Im Laufe des zweiten Lebensjahres tritt eine Verzögerung der Sprachentwicklung
ein. Der EQ ist mit $2^3/_{12}$ Jahren 82—84. Das EEG ist abnorm. Leber und Milz sind normal
groß. Histologisch zeigt die Leber eine entzündliche Fibrose mit Verfettung im Sinne einer
Präcirrhose. Transaminasen und die Aldolase sind im Plasma erhöht, die alkalische Phosphatase und der Rest-N normal. Die Bromsulfphtalein-Retention ist erhöht.

Fall 2/Tabelle 14

$6^4/_{12}$ jähriger Knabe, körperlich altersgemäß entwickelt, zweites Kind von vier Geschwistern.
Der Knabe litt wie sein Schwesterchen (Fall 1) an einem Icterus prolongatus. Ernährungsschwierigkeiten seit der Geburt mit häufigem Erbrechen. Es entwickelte sich ein erheblicher
psychomotorischer Rückstand mit fehlender Sprachentwicklung. Der EQ im Alter von
$6^1/_2$ Jahren beträgt 46. Das EEG ist abnorm. Im Plasma sind die Transaminasen normal,
ebenso die Bromsulfophtalein-Retention. Eine Leberfunktions-Störung liegt nach diesen
Befunden nicht vor. Die Leber-Histologie allerdings ergab eine entzündliche Fibrose und
eine azinoperiphere Verfettung. Es finden sich auch in diesem Fall Anzeichen einer be-
ginnenden Cirrhose.

7. 2. Biochemie und Enzymdefekt

Die biochemischen Befunde sind bei den Geschwistern weitgehend identisch. Neben
einer vermehrten Ausscheidung im Urin von Glucose und Galaktose, findet sich
eine Hyperaminoacidurie. Diese kann generalisiert sein oder nur bestimmte Aminosäuren wie das Valin und Prolin betreffen. Die säulenchromatographische Trennung
der Aminosäuren im Plasma ergibt eine dreifache Erhöhung der Ornithin-Konzentration. Andere Aminosäuren wie Serin, Alanin, Phenylalanin, Glycin, Histidin und
Lysin sind z. T. leicht erhöht. Die Konzentration des Arginins ist beim Knaben
tief, beim Mädchen kann sie nicht gemessen werden.

Die Ammoniakkonzentration im Blut liegt nur minim über dem Normbereich.
In der Leberbiopsie wurde die Ornithin-Carbamyl-Transferase in normaler Aktivität
vorgefunden (Kekomäki et al.), ebenso in den Erythrocyten und im Plasma (Colombo).

Hingegen fand sich in der Leber eine verminderte Aktivität der Ornithin-α-Keto-
säure-Transaminase (Reaktion F, Abb. 1). Dieses Enzym ist auf einem Nebenweg des
Harnstoffcyclus wirksam. Es katalysiert die Umwandlung von Ornithin zu Glutamin-
säure-γ-Semialdehyd (s. S. 101). Die mäßig erhöhte Ornithin-Konzentration im Plasma
des Patienten kann durch eine relative Rückstauung erklärt werden, die durch eine
verlangsamte Transaminierung des Ornithins zu γ-Glutamyl-Semialdehyd verursacht wird. Ferner wurde festgestellt, daß das vermindert aktive Enzym die
gleichen kinetischen Konstanten aufweist wie bei normalen Individuen (Kekomäki
et al.). Es liegt somit kaum ein verändertes Enzymprotein vor.

Das die Umwandlung von Ornithin in Citrullin katalysierende Enzym, die Ornithin-Carbamyl-Transferase, ist normal aktiv. Die Ornithinämie ist bei diesem
Krankheitsbild somit nicht auf einen primären Defekt im Harnstoffcyclus selbst
zurückzuführen. Da die Störung auf einem Nebenweg des Harnstoffcyclus liegt, ist
die Harnstoffproduktion normal. Nach Eiweißbelastung kommt es nicht zu einer
Hyperammonämie.

Über die toxischen Folgen einer chronischen Anhäufung von Ornithin liegen
bisher keine genauen Kenntnisse vor, so daß die metabolische Ursache der Hirn-

schädigung bei diesen Patienten nicht weiter diskutiert werden kann. Bekannt ist hingegen, daß die Decarboxylierungs-Produkte des Ornithins, Putrescin und andere Polyamine, sich durch erhebliche Toxicität auszeichnen.

7. 3. Genetik

Bei den beiden Geschwistern liegen die gleichen klinischen und biochemischen Befunde vor. Ein genetischer Defekt ist deshalb wahrscheinlich.

7. 4. Therapie

Obwohl über die hirnschädigende Wirkung des Ornithins nichts ausgesagt werden kann, wurde beiden Kindern eine eiweißarme Diät von 0,6—0,8 g/kg/Tag verabreicht.

7. 5. Hyperornithinämie, Hyperammonämie und Homocitrullinurie

Ein weiterer Fall mit Ornithinämie wurde kürzlich von SHIH et al. beschrieben. Der klinische Verlauf ist mit demjenigen der beiden Patienten von BICKEL et al. nicht identisch. Wegen der vorliegenden Ornithinämie scheint eine Klassierung an dieser Stelle gleichwohl gerechtfertigt (Fall 3, Tab. 14).

7. 5. 1. Klinische Befunde

Es handelt sich um einen Knaben, der seit frühester Kindheit Ernährungsschwierigkeiten, Schreiattacken, Erbrechen, myklonische Zuckungen und einen Headdrop zeigt. Während der Durchführung eines Screening-Programmes in der Neugeborenen-Periode waren keine Abnormalitäten in der Konzentration der Plasma-Aminosäuren aufgefallen.

7. 5. 2. Biochemie und Enzymdefekt

Mit $17^{1}/_{2}$ Monaten wurde eine Hyperammonämie von über 150 µg/100 ml festgestellt. Unter normaler Eiweißzufuhr betrug das Ornithin im Plasma 15,4 mg/100 ml. Das Arginin war deutlich unterhalb der Normgrenze. Im Urin wurden vermehrt Ornithin (14,5 mg/Tag) und vor allem Homocitrullin (58 mg/Tag) ausgeschieden. Die Hyperornithinämie und die Hyperammonämie wurden als Folgen eines Ornithin-Carbamyl-Transferasemangels betrachtet. Eine Prüfung dieses Enzyms im Plasma bei diesem Patienten ergab wider Erwarten eine pathologisch erhöhte Aktivität (11,8 bis 17,3 µM/l) (Norm: 0—5). Das Plasma des Patienten war auch in der Lage, markiertes Ornithin in Citrullin überzuführen. Somit ist ein Ornithin-Carbamyl-Transferase-Mangel wahrscheinlich auch in der Leber auszuschließen. Mit zunehmendem Alter des Kindes stieg die Glutaminkonzentration im Plasma auf Werte bis zu 20 mg/100 ml an. Dies kann als Adaptation zur Entfernung des vermehrt anfallenden Ammoniaks gedeutet werden.

Schwerer zu erklären in diesem Fall ist die Homocitrullinurie. Normalerweise wird kein Homocitrullin im Urin vorgefunden. Mit Kuhmilch ernährte Säuglinge können geringe Mengen ausscheiden. Dieser Patient schied unter Kuhmilch abnorm hohe Mengen von Homocitrullin aus. SHIH et al. nehmen deshalb an, daß das Homocitrullin endogenen Ursprungs ist. Die Anhäufung von Homocitrullin wird auf eine vermehrte Umwandlung von Lysin zu Homocitrullin zurückgeführt. Dabei wird spekuliert, daß die Ornithin-Carbamyl-Transferase bei diesem Patienten eine größere Affinität zum Lysin als zum Ornithin aufweist, welches um eine CO_2-Gruppe kürzer ist. Es würde dann als Reaktionsprodukt nicht Citrullin, sondern Homocitrullin entstehen.

Experimente haben gezeigt, daß für die menschliche Leber Lysin nicht als Substrat für die Ornithin-Carbamyl-Transferase substituiert werden kann (Colombo).

Homocitrullin ist ein Metabolit des Lysins. Dieser Stoffwechselweg wird aber nur bei einer Störung im Hauptabbauweg des Lysins benützt. Deshalb war bei diesem Patienten nach Verabreichung von Lysin, wie zu erwarten, keine vermehrte Ausscheidung von Homocitrullin feststellbar.

Wie bei den Fällen von Bickel et al. ist auch in diesem Fall von Shih et al. ein Enzymdefekt der Ornithin-Carbamyl-Transferase unwahrscheinlich. Ob diese drei Fälle eine nosologische Einheit darstellen ist nicht klar. Da bei den Patienten von Bickel eine Hyperammonämie fehlt und die Ornithin-Konzentration im Plasma nur wenig erhöht ist, wird eine Identität der beiden Krankheiten als unwahrscheinlich betrachtet (Bickel et al.). Es ist allerdings zu bemerken, daß bei den Fällen von Bickel die Aktivität der Ornithin-α-Ketosäure-Transaminase nicht vollständig fehlt. Ein völliges Fehlen dieses Enzyms könnte im Fall von Shih et al. durchaus zu diesen hohen Ornithin- und Ammoniakwerten im Blut führen. Möglicherweise könnte es sich um Varianten ein und desselben Enzymdefektes handeln.

7.5.3. Genetik

Verbindliche Aussagen über den Vererbungsmodus lassen sich nicht machen. Die Aminosäure-Konzentration im Plasma der Eltern ist normal. Ornithin-Belastungen ergaben gleiche Werte wie bei Kontrollen. Eine später geborene Schwester ist normal.

7.5.4. Therapie

Auch in diesem Fall wurde eine eiweißarme Ernährung versucht. Sie führte zu einer Normalisierung der Ammoniakwerte im Blut, im Plasma blieb das Ornithin weiterhin leicht erhöht, die Homocitrullin-Ausscheidung im Urin nahm ab. Es trat eine deutliche Besserung des klinisches Bildes ein.

VI. Schlußfolgerungen und Zusammenfassung

Die angeborenen Störungen im Harnstoffcyclus sind erst in den letzten Jahren erkannt worden. Sie gehören somit zu der „jüngeren Gruppe" angeborener Stoffwechselkrankheiten.

Seit Allen et al. 1958 den ersten Fall von Argininbernsteinsäure-Krankheit beschrieben hat, bei dem später ein Mangel an Argininosuccinat-Lyase nachgewiesen wurde, sind für alle Enzymstufen des Harnstoffcyclus angeborene Defekte entdeckt worden. Dazu gehört die Hyperammonämie Typ II, die mit einem Mangel der Ornithin-Carbamyl-Transferase einhergeht, die kongenitale Ammoniakintoxikation oder Hyperammonämie Typ I, mit Fehlen der Carbamylphosphat-Synthetase, die Citrullinämie mit einer verminderten Funktion der Argininosuccinat-Synthetase und die Ornithinämie mit einer verminderten Aktivität der Ornithin-α-Ketosäure-Transaminase, einem Enzym, das allerdings nicht direkt am Harnstoffcyclus beteiligt ist. Ein Defekt im letzten Schritt dieses Cyclus, der Arginase-Reaktion, wurde erst 1969 bei 2 Patienten beschrieben (TERHEGGEN et al.).

Die enzymatischen Defekte im Harnstoffcyclus gehören zu den seltenen Stoffwechselstörungen. Es können keine Angaben über die Häufigkeit in der Gesamtpopulation gegeben werden. Trotz umfassender Screening-Programme auf Aminosäure-Stoffwechselstörungen wurden bis heute nur wenige Fälle erfaßt. Beim Neugeborenen-Screening ist die Hyperammonämie Typ II am schwersten erfaßbar, da hier keine excessive Erhöhung einer bestimmten Aminosäure im Plasma vorliegt. Unseres Erachtens sind manche unklare Fällen von Hyperammonämie am ehesten auf diesen Enzymdefekt zurückzuführen.

In den meisten beschriebenen Fällen mit Störungen im Harnstoffcyclus liegt nur ein partieller Defekt der enzymatischen Reaktion vor, so daß eine genügende Harnstoff-Synthese aufrecht erhalten werden kann. Die Konzentrationen des Harnstoffes im Plasma dieser Patienten liegen deshalb im Normbereich oder nur leicht darunter. Im übrigen finden sich Hinweise auf eine extrahepatische Harnstoffbildung oder eine Harnstoffsynthese auf anderen Stoffwechselwegen (COLOMBO). Eindeutige Beweise konnten allerdings noch nicht erbracht werden.

Das klinische Bild dieser Störungen ist nicht einheitlich. In den meisten Fällen findet sich ein psychomotorischer Entwicklungsrückstand. Die Symptomatologie ist als Folge einer Ammoniakintoxikation wie auch einer Anhäufung nicht abgebauter Metabolite anzusehen. Die Frühdiagnose ist schwierig, zumal dieses klinische Bild auch von anderen Enzymdefekten in der Neugeborenen-Periode, wie der Ahornsirup-Krankheit, der Hyperglycinämie usw., nachgeahmt werden kann. Die Untersuchung der Aminosäuren im Plasma und im Urin sowie vor allem die wiederholte Bestimmung des Ammoniaks im Blut sind für die Diagnose eines Defektes im Harnstoffcyclus unerläßlich.

Als symptomatische Therapie dieser Enzymdefekte hat sich die eiweißarme Diät einigermaßen bewährt. Sie muß jedoch quantitativ so gestaltet sein, daß ein normales Wachstum möglich ist.

Literatur

1. ALLEN, J. D., CUSWORTH, D. C., DENT, C. E., WILSON, V. K.: A disease, probably hereditary, characterized by severe mental deficiency and a constant gross abnormality of aminoacid metabolism. Lancet **1958I**, 182.
2. BAUMGARTNER, R., SCHEIDEGGER, S., STALDER, G., HOTTINGER, A.: Argininbernsteinsäure-Krankheit des Neugeborenen mit letalem Verlauf (Neonatal death due to argininosuccinic aciduria). Helv. paediat. Acta **23**, 77 (1968).
3. BICKEL, H., FEIST, D., MÜLLER, H., QUADBECK, G.: Ornithinämie, eine weitere Aminosäurestoffwechselstörung mit Hirnschädigung. Dtsch. med. Wschr. **47**, 2247 (1968).
4. BORSOOK, H., DUBNOFF, J. W.: The conversion of citrulline to arginine in kidney. J. biol. Chem. **141**, 717 (1941).
5. BRUTON, C. J., CORSELLIS, J. A. N., RUSSELL, A.: Hereditary hyperammonaemia. Brain: **93**, 423 (1970).

6. Cabello, J., Basilio, C., Prajoux, V.: Kinetic properties of erythrocyte- and liver arginase. Biochim. Biophys. Acta (Amst.) **48**, 148 (1961).

7. — Prajoux, V., Plaza, M.: Immunodiffusion studies on human liver and erythrocyte arginases. Biochim. Biophys. Acta (Amst.) **105**, 583 (1965).

8. Carton, D., de Schrijver, F., Kint, J., van Durme, J., Hooft, C.: Argininosuccinic aciduria. Acta paediat. (Uppsala) **56**, 528 (1969).

9. Cavanagh, J. B., Kyu, M. H.: Colchicine — like effect on astrocytes after port-caval shunt in rats. Lancet **1969 II**, 620.

10. Cohen, P. P., Brown, G. W., Jr.: Ammonia metabolism and urea biosynthesis. Comparative Biochemistry. Vol. II. Free energy and biological function. Ed. M. Florkin and H. S. Mason: New York-London: Academic Press 1960.

10a. Colombo, J. P.: Congenital disorders of the urea cycle and ammonia detoxication. Monographs in pediatrics. Karger Verlag, in press.

11. — Richterich, R., Donath, A., Spahr, A., Rossi, E.: Congenital lysine intolerance with periodic ammonia intoxication. Lancet **1964 I**, 1014.

12. — Ungari, S., Ferrazzini, F., Richterich, R., Rossi, E.: Periodischer Stupor und Ammoniakintoxikation bei einem Kind mit anikterischer, subakuter Hepatitis. Helv. paediat. Acta **22**, 331 (1967).

13. — Bürgi, W., Richterich, R., Rossi, E.: Congenital lysine intolerance with periodic ammonia intoxication: A defect in lysine degradation. Metabolism **16**, 910 (1967).

14. — Baumgartner, R.: Argininosuccinate cleavage enzyme of the kidney in argininosuccinic aciduria. Enzymopenic anaemias, lysosomes and other papers, ed. by Allan, Holt, Ireland, Pollitt. London: E & S Livingstone Ltd. 1968.

15. — Inborn errors of the urea cycle and ammonia detoxication. Basel: S. Karger. in press.

16. Corbeel, L. M., Colombo, J. P., van Sande, M., Weber, A.: Periodic attacks of lethargy in a baby with ammonia intoxication due to a congenital defect in ureogenesis. Arch. Dis. Childh. **44**, 681 (1969).

17. Coryell, M. E., Hall, W. K., Thevaos, T. G., Welter, D. A., Gatz, A. J., Horten, B. F., Sison, B. D., Looper, J. W., Jr., Farrow, R. T. A.: A familial study of a human enzyme defect, argininosuccinic aciduria. Biochem. biophys. Res. Commun. **14**, 307 (1964).

18. Crane, C. W., Gay, W. M. B., Jenner, F. A.: Urea production from labelled ammonia in argininosuccinic aciduria. Clin. chim. Acta **24**, 445 (1969).

19. Farrel, G.: Argininosuccinic aciduria. Tex. Med. **65**, 90 (1969).

20. Freeman, J. M., Nicholson, J. F., Hasland, W. S., Rowland, L. R., Carter, S.: Ammonia intoxication due to a congenital defect in urea synthesis. J. Pediat. **65**, 1039 (1964) (abstract).

21. Frimpter, G. W.: The disulfide of L-cysteine and L-homocysteine in urine of patients with cystinuria. J. biol. Chem. **236**, 51 (1961).

22. Ghadimi, H., Kottmeier, P., Achs, R., Prabhu, R., Jaffe, B.: Hereditary hyperlysinemia and lysin-induced crises. J. Pediat. **67**, 945 (1965) (abstract).

23. Hager, S. E., Jones, M. E.: A glutamine-dependent enzyme for the synthesis of carbamylphosphate for pyrimidine biosynthesis in fetal rat liver. J. biol. Chem. **242**, 5674 (1967).

24. Herrin, J. T., McCredie, D. A.: Peritoneal dialysis in the reduction of blood ammonia levels in a case of hyperammonaemia. Arch. Dis. Childh. **44**, 149 (1969).

25. Hommes, F. A., de Groot, C. J., Wilmink, C. W., Jonxis, J. H. P.: Carbamylphosphate synthetase deficiency in an infant with severe cerebral damage. Arch. Dis. Childh. **44**, 688 (1969).

26. Hopkins, I. J., Connelly, J. F., Dawnson, A. G., Hird, F. J. R., Maddison, T. G.: Hyperammonemia due to ornithine transcarbamylase deficiency. Arch. Dis. Childh. **44**, 143 (1969).

27. Katunuma, N., Okada, M., Matzuzawa, T., Otsuka, Y.: Studies on ornithine-ketoacid-transaminase. II. Role in metabolic pathway. J. Biochem. (Tokyo) **57**, 445 (1965).

28. Kekomäki, M. P., Räihä, N. C., Bickel, H.: Ornithine-ketoacid aminotransferase in human liver with reference to patients with hyperornithinaemia and familial protein intolerance. Clin. chim. Acta **23**, 203 (1969).

29. Kennan, A. L., Cohen, P. P.: Ammonia detoxication in liver from humans. Proc. Soc. exp. Biol. (N. Y.) **106**, 170 (1961).

30. Levin, B.: Argininosuccinic aciduria. Amer. J. Dis. Child. **113**, 162 (1967).

31. — Russell, A.: Treatment of hyperammonemia. Amer. J. Dis. Child. **113**, 142 (1967).

32. — Dobbs, R., H. Burgess, E. A., Palmer, T.: Hyperammonaemia. A variant type of deficiency of liver ornithine transcarbamylase. Arch. Dis. Childh. **44**, 162 (1969a).

33. — Oberholzer, V. C., Sinclair, L.: Biochemical investigations of hyperammonaemia. Lancet **1969bII**, 170.

34. — Abraham, J. M., Oberholzer, V. G., Burgess, E. A.: Hyperammonemia: a deficiency of liver ornithine transcarbamylase. Occurence in mother and child. Arch. Dis. Childh. **44**, 152 (1969c).

35. Maagoe, H.: Argininosuccinic aciduria, A case. Dan. Med. Bull. **16**, 308 (1969).

36. McMurray, W. C., Mohyuddin, F., Rossiter, R. J., Rathbun, J. C., Valentine, G. H., Koegler, S. J., Zarfas, D. E.: Citrullinuria: a new aminoaciduria associated with mental retardation. Lancet **1962I**, 138.

37. — Rathbun, J. C., Mohyuddin, F., Koegler, S. J.: Citrullinuria. Pediatrics **32**, 347 (1963).

38. — Mohyuddin, F., Bayer, M., Rathbun, J. C.: Citrullinuria. Internat. Copenhagen Congress on the scientific study of mental retardation, Denmark: Det. Berlingske Borgtrykkeri 117 (1964).

39. Miller, A. L., McLean, P.: Urea cycle enzymes in the liver of a patient with argininosuccinic aciduria. Clin. Sci. **32**, 385 (1967).

40. Morrow, G., Barness, L. A., Efron, M. L.: Citrullinemia with defective urea production. Pediatrics **40**, 565 (1967).

41. Moser, H. W., Efron, M. L., Brown, H., Diamond, R., Neuman, C. G.: Argininosuccinic aciduria. Amer. J. Med. **42**, 9 (1967).

42. Nicholson, J. F., Freeman, J. M.: Metabolism of compounds labeled with N^{15} by an infant with congenital hyperammonemia. Pediat. Res. (in press).

43. Pearl, D. C., McDermoett, W. V.: A vulnerable and rate-limiting step in urea synthesis in patients with hyperammonimea. Proc. Soc. exp. Biol. (N. Y.) **97**, 440 (1958).

44. Perheentupa, J., Visakorpi, J. K.: Proteinintoletance with deficient transport of basic aminoacids. Lancet **1965I**, 813.

45. Pisano, J. J., Mitoma, C., Udenfriend, S.: Biosynthesis of γ-guanidinobutyric acid from γ-aminobutyric acid and arginine. Nature (Lond.) **180**, 1125 (1957).

46. Räihä, N. C. R., Suihkonen, J.: Development of urea-synthesizing enzymes in human liver. Acta paediat. (Uppsala) **57**, 121 (1968).

47. Ratner, S., Petrack, B.: The mechanism of arginine synthesis from citrulline in kidney. J. biol. Chem. **200**, 175 (1953).

48. — Morell, H., Carvalho, E.: Enzymes of arginine metabolism in brain. Arch. Biochem. **91**, 280 (1960).

49. Reichard, H.: Ornithine carbamyltransferase activity in human tissue homogenates. J. Lab. clin. Med. **56**, 218 (1960).

50. Rett, A.: Über ein zerebral-atrophisches Syndrom bei Hyperammonämie. Verlag Brüder Hollinek, Wien 1966.

51. Russell, A., Levin, B., Oberholzer, V. G., Sinclair, L.: A new instance of an inborn enzymatic defect of the biosynthesis of urea. Lancet **1962II**, 699.

52. Shih, E. V., Efron, M. L., Moser, H.: Hyperornithinemia, hyperammonemia and homocitrullinuria. Amer. J. Dis. Child. **117**, 83 (1969).

53. Solitare, G. B., Shih, V. E., Nelligan, D. J., Dolan, T. F., Jr.: Argininosuccinic aciduria: clinical, biochemical, anatomical and neuropathological observations. J. ment. Defic. Res. **13**, 153 (1969).

54. Tedesco, T. A., Mellmann, W. J.: Argininosuccinate synthetase activity and citrillune metabolism in cells cultured from a citrullinemic subject. Proc. nat. Acad. Sci. (Wash.) **57**, 829 (1967).

55. Terheggen, H. G., Schenk, A., Lowenthal, A., van Sande, M., Colombo, J. P.: Argininemia with arginase deficiency. Lancet 1969 II, 748.
56. — Schwenk, A., Lowenthal, A., v. Sande, M., Colombo, J. P.: Hyperargininämie mit Arginasedefekt. Eine neue familiäre Stoffwechselstörung. Z. Kinderheilk. 107, 298 u. 313 (1970).
57. Tomlinson, S., Westall, R. G.: Argininosuccinic aciduria. Argininosuccinase and arginase in human blood cells. Clin. Sci. 26, 261 (1964).
58. Wallis, K., Beer, S.: Karyotype in two cases of argininosuccinic aciduria. Ann. paediat. (Basel) 206, 9 (1966).
59. Westall, R. G.: Argininosuccinic aciduria: Identification and reactions of the abnormal metabolite in a newly described form of mental disease with some preliminary metabolic studies. Biochem. J. 77, 135 (1960).
60. — Treatment of argininosuccinic aciduria. Amer. J. Dis. Child. 113, 160 (1967).
61. Wick, H., Brechbühler, T., Girard, J.: Citrullinemia: elevated serum levels in healthy siblings. Experientia (Basel) 26, 823 (1970).

Der Kreislauf des Hochleistungssportlers in Ruhe und Belastung*

K. W. Schneider, R. Rost und E. Bogner

Mit 4 Abbildungen

I. Einleitung	132
II. Untersuchungsmaterial	132
III. Untersuchungsmethodik	133
IV. Meßgrößen	133
1. Das Herzminutenvolumen	133
2. Das Schlagvolumen	134
3. Die Kreislaufzeiten	134
4. Das zentrale Blutvolumen	135
5. Der Blutdruck	135
6. Der periphere Widerstand	135
7. Blutmenge	135
8. Der Venendruck	135
9. Das Herzvolumen	135
V. Ergebnisse und Diskussion	137
1. Das Verhalten des Herzminutenvolumens	137
2. Das Verhalten des Schlagvolumens	141
3. Das Verhalten der Pulsfrequenz	146
4. Die Druckverhältnisse	151
5. Der periphere Widerstand	153
6. Der Venendruck	153
7. Das Blutvolumen	153
8. Das zentrale Blutvolumen	155
9. Das Verhalten der Kreislaufzeiten	157
10. Das Verhalten des Herzvolumens	158
11. Das korrelative Verhalten	159
VI. Der Sauerstoffpuls und seine Beziehung zu Herzvolumen und Schlagvolumen	169
VII. Zusammenfassung	172
Literatur	176

---

* Aus der Medizinischen Universitätsklinik Würzburg.

I. Einleitung

In den vergangenen Jahren sind in der Medizinischen Universitätsklinik Würzburg in Zusammenarbeit mit dem Hochschulinstitut für Leibesübungen die quantitativen Veränderungen hämodynamischer Größen, ausgehend von Ruhebedingungen, bei körperlicher Belastung und in der daran anschließenden Erholungsphase kontinuierlich verfolgt worden. Die Ergebnisse dieser Beobachtungen sind im einzelnen bereits in mehreren Veröffentlichungen mitgeteilt worden (Schneider, 1964, 1965; Gattenlöhner, 1965, 1966; Lösel, 1965). Die vorliegende Arbeit stellt den Versuch dar, eine zusammenfassende Beurteilung über das Verhalten der wichtigsten Kreislaufgrößen wie Herzminutenvolumen, Schlagvolumen, Frequenz, Blutdruck und Kreislaufzeiten beim Sportler in den verschiedenen Phasen einer ergometrischen Belastung zu geben. Dabei wurde besonderes Gewicht auf das korrelative Verhalten dieser hämodynamischen Größen gelegt.

II. Untersuchungsmaterial

Das Untersuchungsgut umfaßte 72 Personen. Es handelte sich dabei um Mitglieder Würzburger Sportvereine, um Sportstudenten der Universität Würzburg und um einige Bundeswehrsoldaten. Entsprechend der Spezialdisziplinen wurden die Sportler in 5 Gruppen eingeteilt:

Gruppe I: Dauersportler

Sie umfaßt 13 Mittel- und Langstreckler sowie einen Straßenradrennfahrer. Das Training erfolgte vorwiegend nach dem Intervallprinzip. Diese Gruppe enthielt die besttrainiertesten Sportler.

Gruppe II: Kurzstreckler

Sie enthält 12 Leichtathleten, deren Spezialdisziplin kein Ausdauertraining erforderte.

Gruppe III: Unspezialisierte Sportler

In dieser Gruppe wurden Sportstudenten und einige gut trainierte Bundeswehrangehörige zusammengefaßt. Diese Gruppe von 21 Personen konnte als weniger trainiert klassifiziert werden.

Gruppe IV: Ruderer

Bei diesen 5 Sportlern handelte es sich um die körperlich kräftigste Gruppe. Einer der Ruderer ist Mitglied des deutschen Weltmeisterschaftsachters.

Gruppe V: Schwimmer

Sie umfaßt insgesamt 15 Sportler, deren Trainingszustand als ausgesprochen gut zu bezeichnen war.

Das Alter der Versuchspersonen betrug im Durchschnitt 21,9 Jahre, wobei der jüngste Proband mit 14 Jahren der Gruppe der Schwimmer und der älteste mit 32 Jahren der Gruppe III angehörte. Das durchschnittliche Körpergewicht betrug 72,3 kg bei einer Körpergröße von durchschnittlich 1,77 m und einer durchschnittlichen Körperoberfläche von 1,88 m².

III. Untersuchungsmethodik

69 der insgesamt 72 Versuchspersonen wurden mit Hilfe des Ergostaten nach Fleisch belastet, 65 davon in horizontaler Körperlage, 4 Versuchspersonen im Sitzen. Bei den restlichen 3 mußte die Belastung aus technischen Gründen abgebrochen werden. Die Belastung im Sitzen erfolgte an einem Fahrradergometer 30 min nach der ersten Untersuchung.

Nach Lokalanästhesie der Regio cubitalis wurde über die Armvene ein Venenkatheter vorgeschoben, bis er mit seiner Spitze etwa in der Vena subclavia lag. Auf der Gegenseite erfolgte die Punktion der Arteria brachialis und die Einlegung einer Verweilkanüle. Über den Venenkatheter wurde der Indicator (Cardiogreen) injiziert, die arterielle Punktionsstelle diente zur Blutentnahme. Das Blut wurde über den arteriellen Abzugspunkt einem Mischsystem mit magnetischem Rührer und anschließend einer Meßküvette zur Herzminutenvolumenbestimmung zugeleitet. Die Registrierung der Farbstoffkonzentration im Blut erfolgte durch eine Photozelle. Nach Ermittlung der Ruhewerte wurden 45 Versuchspersonen einer Dauerbelastung mit 210 W bei 90 U/min ausgesetzt. Die Bestimmungen des Herzminutenvolumens, des Blutdrucks und der Pulsfrequenz wurden jeweils in der 3. und 6. min vorgenommen. Die Belastung wurde nach 9 min abgebrochen. 10 sec danach wurde eine erneute Messung der genannten Kreislaufgrößen angeschlossen, weitere folgten nach 3, 8 und 13 min, in 11 Fällen auch nach 18 min. Bei 5 Sportlern erfolgte eine Nachuntersuchung nach 30—60 min. Einer Belastung mit 150 W wurden 18 Sportler ausgesetzt.

IV. Meßgrößen

1. Das Herzminutenvolumen

Das Herzminutenvolumen wurde nach der Farbstoffverdünnungsmethode bestimmt. Diese von STEWART (1897) begründete und von HAMILTON u. Mitarb. weiter entwickelte Methode beruht auf folgendem Prinzip:

Wird ein Farbstoff, der die Blutbahn nur langsam wieder verläßt, in einer bestimmten Menge rasch in eine periphere Vene injiziert, so erscheint er im arteriellen Blut in erst steigender und dann fallender Konzentration. Aus der Höhe der Farbstoffkonzentration im arteriellen Blut kann das Herzminutenvolumen bestimmt werden. Man erhält eine Kurve der Farbstoffkonzentration, deren abfallender Schenkel durch die sog. Rezirkulationswelle verändert wird. Diese entsteht durch Farbstoffpartikel, die den Systemkreislauf bereits passiert haben. Die Eliminierung der Rezirkulationswelle geschieht nach HAMILTON durch die Extrapolation des exponentiell abfallenden

Kurvenschenkels durch Übertragung auf semilogarithmisches Papier. Das Herzminutenvolumen wird aus der Größe der Fläche der Verdünnungskurve berechnet. Die Bestimmung der Kurvenfläche kann z. B. planimetrisch, mit Hilfe der Forward-Triangel-Methode oder durch Ordinatensummation erfolgen. Dieses letztere Verfahren kam bei uns zur Anwendung. Das Herzminutenvolumen kann dann nach folgender Gleichung berechnet werden:

$$\text{HMV}_{(1/min)} = \frac{I \times 60}{c \times dt}$$

(I = injizierte Farbstoffmenge, Integral im Nenner = Fläche der Kurve).

Die Eichung der Kurve wurde nach dem dynamischen Prinzip von Zijlstra in einer Modifikation von Schneider u. Hassenstein (1963) vorgenommen. Das Prinzip der Eichung besteht darin, eine Indicatorverdünnungskurve nach Injektion von Farbstoff in einen Modellkreislauf mit der Primärkurve des Probanden in der Flächengröße zu vergleichen. Es besteht dabei folgende Beziehung:

$$Q = \frac{I \times Ac \times Qc}{Ic \times A}$$

Qc = Abzugsvolumen der Pumpe in l/min,
A = Fläche der Patientenkurve (mm $\times$ sec),
Ac = Fläche der Eichkurve (mm $\times$ sec),
I = Farbstoffmenge (ml),
Ic = Eichfarbstoffmenge (ml).

Da alle in der Gleichung rechts stehenden Größen bekannt sind, kann Q berechnet werden.

Bei unseren Untersuchungen wurde als Indicator Cardiogreen verwendet. 5 mg dieses Stoffes in 2 ml wäßriger Lösung wurden über den Venenkatheter injiziert. Der Vorteil dieses Farbstoffes liegt einmal in seiner hohen Ausscheidungsgeschwindigkeit über die Leber, zum anderen darin, daß er von der Sauerstoffsättigung des Blutes unabhängig ist, da sein Absorptionsmaximum dem isosbestischen Punkt des Blutes entspricht.

2. Das Schlagvolumen

Das Schlagvolumen wurde aus dem Quotienten $\dfrac{\text{HMV}}{\text{Frequenz}}$ berechnet. Die Auszählung der Frequenz erfolgte am Radialispuls.

3. Die Kreislaufzeiten

Neben dem Herzminutenvolumen lassen sich mit Hilfe der Farbstoffverdünnungskurven die Kreislaufzeiten berechnen. Als schnellste Kreislaufzeit (ct, sec) oder appearance-time im anglo-amerikanischen Sprachgebrauch wird das Zeitintervall vom Beginn der Injektion bis zum Erscheinen der ersten meßbaren Farbstoffteilchen am arteriellen Abzugspunkt bezeichnet. Die mittlere Kreislaufzeit (MCT, sec) ist die Zeit, die die Farbstoffteilchen im Mittel für ihre Wegstrecke benötigen, d. h. die Zeit vom Beginn der Injektion bis zur Schwerelinie der Verdünnungskurve. Zur Berechnung werden die einzelnen Zirkulationszeiten aller Farbstoffteilchen summiert und durch die Anzahl der Farbstoffpartikel dividiert:

$$MCT_{(sec)} = \frac{c_1 \times t_1 + c_2 \times t_2 + \cdots + c_n \times t_n}{c_1 \times dt + c_2 \times dt + \cdots + c_n \times dt_n}$$

Der Zeitpunkt $t = 0$ ist dabei durch den Moment der Injektion gegeben.

4. Das zentrale Blutvolumen

Eine exakte anatomische Begrenzung des ZBV (ml) ist nicht möglich. Es umfaßt die
Blutmenge im Gefäßbett von Herz, Lunge, in einem Anfangsteil des arteriellen und
einem Teil des venösen Kreislaufabschnittes. Die periphere Begrenzung zur venösen
und arteriellen Seite hin ist durch den Ort der Injektion und den der Blutentnahme
gegeben. Es wird daher auch als Nadel zu Nadelvolumen bezeichnet. Die Berechnung
des ZBV erfolgt aus dem Sekundenvolumen und der mittleren Kreislaufzeit:

$$ZBV = \frac{HMV}{60} \times MCT$$

5. Der Blutdruck

Der Blutdruck wurde unblutig nach RIVA-ROCCI gemessen.

6. Der periphere Widerstand

Der periphere Widerstand wurde rechnerisch aus Herzminutenvolumen und Blutdruck bestimmt

$$PW = \frac{\dfrac{P\ syst. + P\ diast.}{2}}{HMV} \times 7992$$

(PW dyn $\times$ sec $\times$ cm^{-5})

7. Blutmenge

Die Blutmengenbestimmung wurde mit ^{131}J markiertem Albumin durchgeführt;
die Messung erfolgte mit dem Volemetron-Gerät, Analysenzeit 5—6 min. Ruhewerte
liegen von 21 Sportlern vor. Bei 9 von ihnen wurde mit Belastungsbeginn eine zweite
Testdosis injiziert und der Verdünnungsgrad der Aktivität nach 6 min Belastung
gemessen.

8. Der Venendruck

Der Venendruck (VD mm H$_2$O) wurde zentral durch Anschluß an ein Steigrohr
gemessen. Diese Messung wurde in 10 Fällen vor der Belastung und während der
4.—5. Arbeitsminute durchgeführt.

9. Das Herzvolumen

Das Herzvolumen wurde in 10 Fällen röntgenologisch bestimmt. Dazu wurden
2 Röntgenaufnahmen, die eine im transversalen, die andere im sagittalen Durchmesser

angefertigt. Die Berechnung erfolgte mit einer von Musshoff u. Reindell (1956)
für die Bedingungen der Herzfernaufnahme modifizierten Formel von Rohrer u.
Kahlstorf.

$$HV_{(ccm)} = 0,4 \times L \times B \times T/\text{max}$$

$0,4$ $=$ Konstante
L $=$ Längsachse der Herzfläche im sagittalen Strahlengang
B $=$ Breitenachse der Herzfläche im sagittalen Strahlengang
$T/_{\text{max}} =$ größte horizontale Tiefenachse im transversalen Durchmesser.

Bei der quantitativen Ohrdensitometrie dient als Durchflußküvette das hyper-
ämisierte Ohr, zur Eichung und Indicatorinjektion ist nur eine venöse Punktion
erforderlich.

Bei den dieser Arbeit zugrunde liegenden Ergebnissen wurde in jedem Fall eine
arterielle Punktion durchgeführt, um entsprechende Vergleichswerte für die Ohrdensitometrie zu haben. Über diese Befunde wird an anderer Stelle berichtet.

Nach unseren bisherigen Erfahrungen konnten wir auch bei Verzicht auf die
arterielle Punktion keine Annäherung der HMV-Werte an die niedrigen Zahlen der
Sphygmographie finden. Neben der Frage der Zulässigkeit der letzten Methoden
zur Beurteilung der Hämodynamik kommt den hämodynamischen Meßwerten beim
Sportler unter Ruhe und Belastung eine entscheidende Rolle zur Abklärung der
Gültigkeit des Starlingschen Prinzips zu.

Außer dem Informationswert der Farbstoffverdünnungsmethodik nach dem
Prinzip von Stewart u. Hamilton unter Ruhebedingungen steht ihre Validität
unter Belastung zur Diskussion. Bereits in Ruhe kommt es zu Beimengung von Blut
aus dem großen in den kleinen Kreislauf über die Bronchialvenen sowie über die
Thebesischen Venen (Schwab, 1963; Schoenmackers, 1960). Es handelt sich
strömungsmechanisch um kleine Links-Rechts-Shunts mit den Folgen einer Verzögerung des Abfalls der Farbstoffverdünnungskurven nach Überschreiten des
Maximums.

In früheren formanalytischen Untersuchungen konnten wir nachweisen (Schneider, Rost, 1965), daß während körperlicher Belastung geschriebene Indicator-
verdünnungskurven im Vergleich zu Ruhekurven einen verzögerten Abfall zeigen.
Hierin könnte sehr wohl der Ausdruck einer Vermehrung der diskutierten Shunt-
Volumina unter Belastung gesehen werden. Die unter hohen Belastungsstufen nach-
weisbare Sauerstoffuntersättigung braucht keineswegs ausschließlich Folge einer
Kontaktzeitverkürzung sein, sondern ist möglicherweise wenigstens partiell durch
eine Zunahme der aus Bronchialvenen und Thebesischen Venen stammenden venösen
Fraktion zum arterialisierten Blut zu verstehen. Im Prinzip gleichartige Folgen für
die Kurvenmorphologie würden auch durch vorzeitiges Einsetzen der normalen
Rezirkulation aus dem Systemkreislauf, etwa über den Coronarkreislauf, entstehen.
Unter Belastung setzt die Rezirkulationswelle früher und stärker ein als in Ruhe. Die
Rezirkulationszeit wird stärker verkürzt als die kürzeste Kreislaufzeit. Die von uns
gefundene Verzögerung des Kurvenabfalls kann auch durch Rückflußvorgänge
infolge hoher Stromvolumina an funktionell insuffizient werdenden Klappen bedingt
sein.

Eine Überlagerung des Kurvenabfalls durch vorzeitige Rückflußvorgänge würde
bedeuten, daß das HMV nach der Stewart-Hamilton-Methode unter Belastung zu
klein bestimmt wird. Bei Berechnung der Indicatorverdünnungsfläche nach der

Forward-Triangel-Formel (ROST u. SCHNEIDER, 1965) spielt der abfallende Schenkel keine Rolle. Bestimmungen des HMV über die Forward-Triangel-Formel ergaben in unserem Material in Bestätigung der oben ausgeführten Überlegungen im Mittel 1,51 l/min höhere Werte als bei Zugrundelegung der Originalmethode. LEVY (1961) konnte allerdings eine solche Differenz nicht finden. Auf die Schwierigkeiten einer Extrapolation der unter körperlicher Belastung gewonnenen Kurven wurde auch von WANG (1960) hingewiesen. Bei Vergleich der HMV-Werte unter körperlicher Belastung zeigten sich zwischen Farbstoffverdünnungsverfahren bzw. dem Fickschen Prinzip keine Unterschiede (REEVES, 1961). Ein weiteres methodischen Problem taucht auf bei der Verwendung der meist in Ruhe durchgeführten Eichung für die Kurvenauswertung unter Belastungsbedingungen. Während wir mit dem dynamischen Eichverfahren keinen Einfluß der unter Belastung gefundenen Hämokonzentration auf die Größe der Eichfläche nachweisen konnten (SCHNEIDER, 1965), findet ASTRAND (1964) bei statischer Eichung unter Belastung einen erniedrigten Eichfaktor.

V. Ergebnisse und Diskussion

1. Das Verhalten des Herzminutenvolumens

Das durchschnittliche Herzminutenvolumen betrug in Ruhe bei 72 Sportlern 7,11 l/min ($x = \pm 1,21$), der entsprechende Herzindex war 3,82 l/min/m². Das niedrigste Herzminutenvolumen wies die Gruppe I (Ausdauersportler) mit 6,58 l/min ($x \pm 1,30$), das höchste mit 7,51 l/min ($x = \pm 1,01$) die Gruppe V (Schwimmer) auf. Betrachtet man den entsprechenden Herzindex, so zeigt sich aber, daß die Gruppen mit ihren Mittelwerten nahe beieinander liegen. Die individuelle Streubreite bewegte sich zwischen 4,21 l/min und 10,63 l/min. Unter Belastung mit 210 W stieg bei 41 untersuchten Probanden das Herzminutenvolumen nach 6 min auf 20,71 l/min ($x = \pm 3,57$) an. Die einzelnen Gruppenwerte differierten nur unwesentlich. Bei der Bestimmung des Herzminutenvolumens 10″ nach Belastung fanden wir einen durchschnittlichen Abfall auf 19,08 l/min ($x = \pm 3,76$). Bei einzelnen Versuchspersonen war jedoch noch eine Erhöhung des Herzminutenvolumens wie während Belastung nachzuweisen. 18 min nach Belastungsende betrug das Herzminutenvolumen bei 11 Probanden 7,19 l/min. Bei Belastung mit 150 W stieg nach 3 Arbeitsminuten das Herzminutenvolumen bei 16 untersuchten Personen im Mittel auf 16,17 l/min und erhöhte sich nach 3 weiteren Minuten auf 18,68 l/min. Nach 8 min war der Wert praktisch unverändert, so daß man annehmen darf, daß ein steadystate erreicht worden war.

Zusammenfassung

Der Sportler besitzt in Ruhe einen Herzindex, dessen Höhe nicht vom Trainingszustand abhängig ist. Unter Belastung steigt das Herzminutenvolumen rasch an, das Ausmaß der Steigerung hängt nur von der Belastung ab, wie ein Vergleich der beiden Belastungsstufen zeigt. Nach Belastungsende kommt es in der Regel zu einem Abfall des Herzminutenvolumens. Mit einer Normalisierung auf den Ausgangswert ist nach etwa 30—60 min zu rechnen.

Diskussion der Ergebnisse

Bei Vergleich unserer HMV mit denen anderer Autoren sind zwei wesentliche Punkte zu beachten:

1. Untersuchungsmethode
2. Körperhaltung während der Untersuchung (liegende oder sitzende).

Ad 1. Vergleichende Untersuchungen von blutig und unblutig gewonnenen Kreislaufgrößen zeigen, daß die blutig bestimmten Werte durchweg höher liegen als die unblutig ermittelten (Emmerich, 1958). Hauch u. Danneel kommen daher zu dem Schluß, daß der blutige Eingriff zu einer Änderung der Kreislaufverhältnisse führt und zwar in Richtung einer sympathicotonen Reaktion des Organismus. Bei unblutiger Bestimmung des Herzminutenvolumens mit physikalischen Methoden sollen die durch eine psychische Alteration des Probanden hervorgerufenen Veränderungen weitgehend vermieden werden.

Ad 2. Bei einer Änderung der Körperlage aus der Horizontalen in die Senkrechte kommt es zu einem Absinken des Herzminutenvolumens, bedingt durch Blutverschiebungen vom arteriellen in den venösen Anteil des hämoydamischen Systems, mit Rückwirkung auf die Füllung des Herzens. In aufrechter Körperhaltung nimmt das Herzminutenvolumen im Vergleich zum Liegen in Ruhe und unter Belastung um etwa 2—3 l/min ab (Holmgren, 1960; Nowy, 1957).

Auf Grund dieser beiden Faktoren werden in der Literatur unterschiedliche Angaben über die Höhe des Herzminutenvolumens bei Leistungssportlern gemacht. Mit der sphygmographischen Methode finden Reindell, Delius u. Mellerowicz durchweg verminderte Werte. Auch gasanalytisch (Barcroft, Krogh) werden beim Trainierten geringere Werte als beim Normalen ermittelt. Reindell u. Delius geben für 19 Sportler ein Herzminutenvolumen von durchschnittlich 2,61 l/min, Mellerowicz für 107 Probanden einen Wert von 2,74 l/min an, der sich gegenüber einem von ihm ermittelten Normalwert von 4,8 l/min als erniedrigt zeigt. Christensen fand bei seinen Untersuchungen mit der Fremdgasmethode Herzminutenvolumenwerte in Ruhe, zwischen 4,1—4,6 l/min, wobei allerdings zu berücksichtigen ist, daß diese Untersuchungen im Sitzen durchgeführt wurden. Reindell kommt in seiner 1960 erschienenen Monographie zu dem Schluß: „das Schlag- und Minutenvolumen des vergrößerten Sportherzens ist durchweg vermindert." Eine ausreichende Versorgung des Organismus wird nach Reindell durch eine günstigere Sauerstoffausschöpfung gewährleistet. Peters u. Zaeper ermittelten bei Trainierten in Ruhe eine gegenüber den Normalwerten erhöhte arteriovenöse Sauerstoffdifferenz. Reindell u. Mitarb. beobachteten außerdem eine Erhöhung des peripheren Widerstands beim Sportler. Sie fassen diesen Befund als eine zweckmäßige Kreislaufeinstellung auf, ohne die es bei dem verminderten Herzminutenvolumen des Sportlers zu einer mangelnden Blutversorgung lebenswichtiger Organe kommen müßte. Duesberg u. Schröder (zitiert bei Reindell, 1960) sprechen analog von einer Änderung des hämodynamischen Systems in Richtung einer Zentralisation des Kreislaufes.

Im Vergleich zu Normalwerten, die Gattenlöhner u. Schneider (1965), Schneider u. Hochrein (1962) mit der Farbstoffverdünnungsmethode gefunden haben und die sich zwischen 6,1—6,25 l/min bewegen, zeigt sich das Ruheherzminutenvolumen bei den von uns untersuchten Sportlern erhöht.

Untersuchungen mit der Farbstoffverdünnungsmethode bei jungen Männern in unterschiedlichem Trainingszustand zeigen Herzminutenvolumina, die den unsrigen weitgehend entsprechen. Die Werte lagen zwischen 6,1 und 7,75 l/min (GRIMBY, 1966; WANG, 1960). Die mit der Fickschen Methode ermittelten Herzminutenvolumina stimmen ebenfalls weitgehend mit den von uns erhobenen Befunden überein. So fand EKELUND (1966) ein mittleres Herzminutenvolumen von 7,1 l/min bei jungen Männern in mäßigem Trainingszustand.

Während die mit physikalischen Methoden ermittelten Herzminutenvolumina bei Sportlern niedriger sind als die bei Normalpersonen, zeigen die mit der Farbstoff-verdünnungsmethode und die mit der Methode nach FICK bestimmten Befunde mit unseren Werten Identität. Demnach haben Leistungssportler wie gesunde junge Männer in mehr oder weniger gutem Trainingszustand ein Ruheherzminutenvolumen zwischen 6,5—7,5 l/min, das gegenüber der Norm erhöht ist. Der Grund für diese Erhöhung könnte in der vergrößerten Körperoberfläche dieser Personen zu sehen sein.

Unter Belastung kommt es zu einem Herzminutenvolumenanstieg. CHRISTENSEN konnte mit der Fremdgasmethode bei Sportlern einen starken Anstieg auf 19,4 bis 37,3 l/min feststellen. MUSSHOFF, REINDELL, STEIM u. KÖNIG fanden mit der Methode nach FICK einen Anstieg bis 16,4 /lmin bei einer Belastung mit 150 W. Da die von uns gefundenen Werte unter Belastung in den einzelnen Trainingsgruppen kaum differieren, kann man annehmen, daß die Steigerung des Herzminutenvolumens nicht vom Trainingszustand, sondern nur von der Belastung abhängig ist, wie auch ein Vergleich der beiden Belastungsstufen zeigt. Das gleiche gilt für den Sauerstoff-verbrauch, der bei Trainierten und Untrainierten gleich groß ist (MELLEROWICZ, 1962; HOLLMANN, 1963). Die mittlere avO_2-Differenz ist beim Sportler und Nicht-trainierten in Ruhe und auf verschiedenen Belastungsstufen, die im steady-state erreicht werden, gleich groß (MUSSHOFF, 1959; s. aber PETERS u. ZAEPER).

Die maximale Leistungsfähigkeit hängt ab vom maximalen Sauerstofftransport. Sie ist ihrerseits vom totalen Hämoglobin des Organismus und von der Capillari-sierung, d. h. im wesentlichen vom Trainingszustand abhängig; eine erhöhte Sauer-stoffaufnahme hat ASTRAND (1952) beim Sportler nachgewiesen. HOLLMANN (1959) sieht dagegen als leistungsbegrenzenden Faktor allein das maximale Herzminuten-volumen an.

Kurz nach der Belastung verhält sich das Herzminutenvolumen unterschiedlich, in den meisten Fällen kommt es zu einem Abfall. Die Normalisierung auf den Ruhe-wert erfolgt relativ langsam, aber in allen Trainingsgruppen mit der gleichen Ge-schwindigkeit.

Mit der Farbstoffverdünnungsmethode haben gearbeitet ASMUSSEN, BRAUNWALD, CHAPMAN, FREIS, GRIMBY, WANG. Wenn die sphygmographischen Untersuchungs-ergebnisse trotz der Einwände von EMMERICH gegenüber den anderen Verfahren zunächst nicht zur Diskussion gestellt werden, kann das über dem Durchschnitt liegende Herzminutenvolumen beim Sportler als gesichert gelten. Da jedoch bei Berücksichtigung des auf die Körperoberfläche bezogenen Wertes keine erhöhten Zahlen mehr nachweisbar sind, ist die Zunahme des Herzminutenvolumens beim Sportler nur eine Funktion der vergrößerten Körperoberfläche.

Wenn EMMERICH als Ursache der vergrößerten Werte nach dem Hamilton-Ver-fahren das Fehlen eines echten Ruhezustandes herausstellt, so ist die Frage erlaubt, ob dem sphygmographischen Verfahren nicht eine Reihe von Fehlermöglichkeiten innewohnt, die infolge der beim Leistungssportler bestehenden Bradykardie besonders ins Gewicht fallen.

Unter Belastung zeigt sich, daß Herzminutenvolumen und Herzindex nur einen bestimmten von der Größe der Belastung, nicht vom Trainingszustand abhängigen Wert erreichen. Die gleiche Aussage gilt auch für den O_2-Verbrauch. Diese Feststellung wird durch die Befunde von Musshoff unterstützt, der auf gleichen Belastungsstufen unabhängig vom Trainingszustand identische Werte und unter Ruhebedingungen nur geringe Unterschiede der avO_2-Differenz, im Gegensatz zu den oben zitierten Autoren Peters u. Zaeper, beobachtete. Diese Ergebnisse werden jedoch durch eine Mitteilung von Bevegard eingeschränkt, der trotz gleicher Leistung avO_2-Differenzen nachweisen konnte, wenn die zur Bewältigung der erforderlichen Wattzahl notwendige Pulsfrequenz unterschiedlich war. Bevegards Befunde von pulssynchronen Schwankungen der avO_2-Differenz sprechen nicht gegen die Unabhängigkeit der Herzminutenvolumina vom Trainingszustand, eine Ansicht, zu der auch Nagel 1967 kam, der bei gleicher O_2-Aufnahme gleiche Herzminutenvolumina für Trainierte und Untrainierte fand. Diese Gesetzmäßigkeit wird unterstützt durch die lineare Zunahme des Herzminutenvolumens in Abhängigkeit vom O_2-Verbrauch. Auffällig ist, daß mit der Grollmann-Acetylen-Methode identische Belastungswerte wie mit der Indicatordilutions-Methode erhalten werden, während bei den Ruhewerten die Befunde von Christensen u. Liljestrand von unseren erheblich abweichen.

Die Ergebnisse von Chapmann entsprechen unseren ebenso wie die von Astrand. Bemerkenswert ist, daß Grimby bei älteren Sportlern geringgradig vergrößerte Herzminutenvolumen-Werte beobachtete, sowohl bei Belastung von 150 als auch von 200 W, obwohl im allgemeinen im Alter niedrigere Herzminutenvolumen-Werte gefunden werden. Holmgren u. Bevegard (9,8 l), Ekelund u. Reeves (7,1 l) arbeiteten mit dem Fickschen Prinzip; ihre Werte entsprechen weitgehend denen mit der Farbstoffverdünnungsmethode. Mushoff allein teilte Untersuchungen mit, die zeitlich vor denen von Reeves u. Bevegard lagen und einen niedrigeren Wert von 5,76 l ergaben. Daß die sphygmographischen Verfahren auch unter Belastung mit großen Fehlerquellen behaftet sind, zeigen die widerspruchsvollen Ergebnisse von Klensch u. Bär, von denen ersterer 25,8 l, letzterer 4,6 l angab. Im Gegensatz zu den umstrittenen Ruhewerten ist allgemein die Unabhängigkeit der avO_2-Differenz vom Trainingszustand bei niedrigen Belastungsstufen anerkannt. Bei maximaler Leistung dagegen wird eine Abhängigkeit nachweisbar; daher kann das Herzminutenvolumen nicht allein leistungsbegrenzender Faktor sein, sondern die maximale avO_2-Differenz muß mit berücksichtigt werden.

Eine Normalisierung des Herzminutenvolumens wird frühestens 30 min nach Belastung erreicht. Auch Levy stellte bei Belastungsuntersuchungen 20—30 min nach Arbeitsbeginn keinen Unterschied mehr zum Ausgangswert fest. Nach Grimby allerdings wurden die Basalwerte erst nach 2 Std erreicht.

Den mit der sphygmographischen Methode erhaltenen niedrigen Herzminutenvolumen-Werten beim Sportler entsprechen die 1959 von Bär mitgeteilten breiten und langgestreckten Farbstoffverdünnungskurven am Ohr. Diese Kurvenform kommt auch bei valvulären und myocardialen Insuffizienzen zur Beobachtung, wurde aber von uns beim Sportler nie nachgewiesen.

Errechnete sich aus diesen Kurven eine Verlängerung der Durchlaufzeit des Farbstoffes, so ist allerdings nicht klar ersichtlich, ob auch die kürzeste Kreislaufzeit gegenüber Normalwerten eine signifikante Verzögerung aufwies.

Die von Asmussen mit der Acetylen-Methode festgestellten Herzminutenvolumen-Werte sind nicht vermindert. Der Vergleich mit den Untersuchungen von Christensen u. Liljestrand ist deshalb schwierig, weil letztere Untersuchungen nur im Sitzen vorgenommen wurden. Trotzdem scheint der Sportler nach diesen Autoren auch beim Sitzen ein höheres Herzminutenvolumen zu haben als der Nicht-Trainierte.

Watanabe, Kato, Watanabe u. Koyama (Japanese Heart Journal) haben ebenfalls mit der Ohreinheit Herzminutenvolumenbestimmungen in Ruhe und unter körperlicher Belastung durchgeführt und bei Verwendung von Koomassieblue und Cambridge dye recorder eine ausgezeichnete Übereinstimmung zwischen den arteriell registrierten Verdünnungskurven und den lediglich über dem Ohr registrierten gefunden. Der Korrelationsfaktor betrug 0,97. Im Unterschied zu unseren Untersuchungen haben die Autoren das Verfahren der end tail-Eichung mit venösem Blut benutzt. Fragen der Schichtdicke spielten für ihre Methodik infolgedessen keine wesentlich Rolle. Bei den im Abstand von 3—10 min sukzessive durchgeführten Bestimmungen wurde jedoch auf ein weiteres Eichvorgehen verzichtet. Es wurden lediglich die unter der Farbstoffkurve registrierten Flächen in mm nach dem Verfahren von Liljenfeld u. Kovach ausgemessen. Ob dies berechtigt ist, kann ohne entsprechende Vergleichsuntersuchungen nicht entschieden werden. Leider wurden von diesen Autoren keine Bestimmungen des Schlagvolumens durchgeführt.

2. Das Verhalten des Schlagvolumens

Das Schlagvolumen betrug in Ruhe im Durchschnitt 103,3 ml ($x = \pm 17,4$). Der entsprechende Schlagindex war 56 ml pro min/m². Das niedrigste Schlagvolumen wies mit 99,5 ml ($x = \pm 16,7$) und einem Schlagindex von 53,4 ml die Gruppe III (Nichtspezialisierte) auf. Das höchste Schlagvolumen zeigte Gruppe V (Schwimmer) mit 109,3 ml ($x = \pm 17,4$) und einem Schlagindex von 58 ml, gefolgt von Gruppe I (Ausdauersportler) mit 107,4 ml ($x = \pm 15,0$) und einem Schlagindex von 60,3. Die individuelle Streubreite bewegte sich zwischen 69 und 154 ml. Während einer 6 minütigen Belastung mit 210 W stieg das Schlagvolumen bei 41 Probanden auf durchschnittlich 128,6 ml ($x = \pm 23,5$) an. Auch hier lagen Gruppe I (Ausdauersportler) mit 132,7 ml ($x = \pm 23,4$) und Gruppe V (Schwimmer) mit 132 ml ($x = \pm 16,0$) an der Spitze. Der Grad der Steigerung betrug in allen Gruppen etwa 25%. 10″ nach Belastung konnte bei 43 untersuchten Personen ein weiterer Anstieg des Schlagvolumens auf 135,3 ml/min ($x = \pm 28,0$) nachgewiesen werden. 18 min nach Belastung fiel das Schlagvolumen unter den Ruhewert ab, es betrug 86,7 ml. Bei den 5 Sportlern, die nach 30—60 min einer Nachkontrolle unterzogen wurden, hatte das Schlagvolumen den Ausgangswert wieder erreicht. Bei Belastung mit 150 W stieg das Schlagvolumen nach 6 min auf durchschnittlich 126,0 ml an. Auch hier konnte 10″ nach Belastung mit einem Durchschnittswert von 150,8 ml eine weitere Erhöhung nachgewiesen werden.

Zusammenfassung

Der Sportler besitzt eine Ruheschlagvolumen und einen Schlagindex, deren Größe vom Trainingszustand abhängig sind. Unter Belastung steigt das Schlagvolumen an, wobei das Ausmaß der Zunahme im Gegensatz zu der Höhe der Basalwerte kein Maß für den Trainingszustand ist. Da der Grad der Schlagvolumensteigerung in allen Leistungsgruppen 25% betrug, ist diese Aussage erlaubt. Nach Abbruch der Belastung kommt es zunächst zu einer weiteren Erhöhung des Schlagvolumens, in der mittleren Ruhepause wird der Ausgangswert unterschritten. Erst relativ spät tritt eine langsame Normalisierung auf den Ausgangswert ein.

Diskussion der Ergebnisse

Eine vergleichende Betrachtung mit Normalwerten, die sich zwischen 80 und 86 ml bewegen (Gattenlöhner u. Schneider, 1965; Schneider u. Hochrein, 1962; Schneider u. Hassenstein, 1964) zeigt, daß das Schlagvolumen beim Trainierten um rund 20% höher liegt. Im Gegensatz dazu fand Mellerowicz (1956) an 20—30-jährigen Trainierten ein Ruheschlagvolumen von 44 ml bei einem entsprechenden Wert von 67 ml bei gleichaltrigen Untrainierten. Er stützt sich dabei auf sphygmographische Untersuchungen. Ebenso wie mit der Farbstoffmethode werden auch mit der Methode nach dem Fickschen Prinzip beim Sportler stets höhere Schlagvolumina gefunden. Bei mäßig Trainierten wird von Holmgren ein Ruheschlagvolumen von 120 ml angegeben gegenüber einem Wert von 104 ml für Nichttrainierte. Ekelund fand bei einer trainierten Gruppe ein Schlagvolumen von 104 ml. Insgesamt liegen die Werte von Holmgren, Ekelund, Grimby u. Bevegard sogar höher als die von uns ermittelten. Während Belastung kommt es zu einem Schlagvolumenanstieg. Christensen fand mit der Fremdgasmethode eine Zunahme des Schlagvolumens von 104 auf 208 ml. Reindell gibt für Trainierte maximale Schlagvolumenvergrößerungen bis zu 180 ml an. Auf höheren Belastungsstufen stellte er dagegen wieder eine leichte Abnahme des Schlagvolumens fest.

Betrachtet man die Förderleistung des Herzens unter Belastung, so stellt sich die Frage, ob auch beim Herzen in situ die klassischen Herzgesetze ihre Gültigkeit haben. Die am Herz-Lungen-Präparat erhobenen Befunde zeigen die Abhängigkeit der Herzmuskel-Kontraktion und der Schlagvolumengröße von der diastolischen Faserlänge des Herzmuskels.

Entsprechend diesen tierexperimentellen Ergebnissen wäre also auch beim Menschen unter Belastung eine diastolische Herzvergrößerung zu erwarten. Röntgenologische Untersuchungen mittels Fernaufnahme während Belastung lassen dagegen eine Größenzunahme des Herzens vermissen. Im Widerspruch zu den klassischen Herzgesetzen wurde eine Verkleinerung des Herzschattens nachgewiesen (Zdansky, 1949; Reindell, Musshoff, Klepzig, 1955). Schwedische Autoren stellten durch Volumenbestimmung gleichfalls fest, daß das Herz unter Belastung eine diastolische Verkleinerung erfährt (Kjellberg, Ruhde, Sjöstrand); s. dagegen Hollmann. Musshoff u. Mitarb. wiesen unter mäßiger Belastung eine geringe systolische Verkleinerung, bei zunehmender Belastung eine stärkere systolische und auch diastolische Verkleinerung nach. Diese diastolische Größenabnahme des Herzens unter Belastung soll nach Reindell durch eine Abnahme der Restblutmenge bedingt sein, wodurch das Schlagvolumen eine Vergrößerung und das Herz eine Verkleinerung erfährt. In

Ruhe dagegen dient nach REINDELL das vergrößerte Sportherz nur als „Hubraumreserve", die erst unter Belastung in Anspruch genommen wird. Diese Vorstellung muß auf Grund unserer Befunde als überholt angesehen werden, da die Sportler auch in Ruhe ein erhöhtes Schlagvolumen aufweisen. Das vergrößerte Sportherz hat zwar in Ruhe eine funktionelle Bedeutung, jedoch keineswegs die völliger Passivität. Nach Abbruch der Belastung fanden wir einen weiteren Anstieg des Schlagvolumens. Dieser Befund wurde auch von KLENSCH (1957) erhoben, der unmittelbar nach Belastung eine Größenzunahme des Schlagvolumens beobachtete. Eine mögliche Erklärung hierfür wäre darin zu suchen, daß die Pulsfrequenz nach Belastung stärker abfällt als das Herzminutenvolumen. Da der venöse Rückstrom zum Herzen aber infolge der eben geleisteten körperlichen Arbeit noch vermehrt ist, muß das Herz ein vergrößertes Schlagvolumen auswerfen, um bei verminderter Pulszahl das anfallende venöse Angebot zu bewältigen. Die Schlagvolumenregulation im Intervall erfolgt entsprechend den klassischen Herzgesetzen.

Im weiteren Verlauf der Erholungsphase kommt es zu einem Absinken des Schlagvolumens unter den Ruhewert.

Als wesentlichster Befund unserer Studien muß hervorgehoben werden, daß die von uns gefundenen Schlagvolumenwerte ebensowenig den entscheidend niedriger liegenden der Freiburger Schule entsprechen wie unsere Ergebnisse der Herzminutenvolumenbestimmung den mit der Sphygmographie erzielten. Die allerdings mit Herzkatheterismus von der Reindellschen Arbeitsgruppe erhobenen Befunde ergaben beim Leistungssportler höhere Schlagvolumenwerte als beim Nichttrainierten.

Der O_2-Puls war beim Trainierten um 30% gegenüber einem Kollektiv untrainierter Probanden erhöht. Dieser Befund ergibt sich zunächst rein rechnerisch aus der niedrigen Pulsfrequenz. Da der O_2-Puls aber auch dem Produkt Schlagvolumen mal avO_2-Differenz gleich ist, könnte ein erhöhter Wert bei normalem oder erniedrigtem Schlagvolumen nur dann zustande kommen, wenn die avO_2-Differenz vergrößert ist. Daß dies gerade nicht der Fall ist, hat MUSSHOFF bewiesen.

Wenn die Kombination von kleinem Schlagvolumen und großem Herzvolumen als Beweis der sog. neuen Herzgesetze Gültigkeit beanspruchen sollte, müßte entweder die Bedeutung des O_2-Pulses als Maß des Schlagvolumens eingeschränkt oder eine höhere O_2-Ausschöpfung und damit die Vergrößerung der avO_2-Differenz nachgewiesen sein.

Die von den einzelnen Arbeitsgruppen unter körperlicher Belastung mitgeteilten Befunde werden in traditioneller Weise immer wieder in Anspruch genommen, um die Gültigkeit der klassischen Gesetze nach STARLING zu bekräftigen oder abzulehnen. Dabei verfügen die einzelnen Untersuchungsgruppen meist nicht über sämtliche zu einer definitiven Klärung notwendigen Parameter z. B. Herzminuten-, Schlagvolumen (RUSHMER, SIMONSON, FERGUSON) oder enddiastolisches Volumen (LÜTHY u. Mitarb.). Diese Autoren bestimmten aber nicht röntgenologisch das Herzvolumen. Das Fehlen einer diastolischen Herzvergrößerung unter körperlicher Belastung ist nur dann mit den klassischen Herzgesetzen vereinbar, wenn eine Schlagvolumensteigerung ausbleibt. Die in den verschiedenen Kollektiven fehlenden Parameter werden Untersuchungsgruppen anderer Autoren entliehen und damit sozusagen ein Beweis auf der Basis von Indizien, aber nicht von am gleichen Probanden selbst erhobener Ergebnisse angestrebt. Was die Schlagvolumenwerte unter Belastung betrifft, steht nicht nur die Frage zur Debatte, ob diese überhaupt änderungsfähig sind, sondern ob diese Variabilität und ihr Ausmaß auf einen bestimmten Personenkreis beschränkt ist. Nach Rushmer ist nur der Trainierte in der Lage, sein Schlagvolumen zu steigern. Ihm gegenüber können nach Strandell, Nowy, Asmussen, Braunwald auch ältere Personen noch ihr Schlagvolumen steigern; ja sogar bei Linksherzinsuffizienz (Harvey) wurden Schlagvolumensteigerungen registriert. Daß die Reindellsche Schule dem Sportler eine größere Steigerungsfähigkeit als dem Nichttrainierten zuschreibt und bei letzterem die unter Belastung erforderliche Herzminutenvolumenzunahme in erster Linie auf Pulsfrequenzerhöhung zurückführt, ist aus ihrer Gesamtkonzeption über die Herzfunktionen verständlich, vor allem aber beim Festhalten an der Richtigkeit hoher Schlagvolumen beim Nichttrainierten und niedriger beim Trainierten. Auf jeden Fall müssen diese Autoren beim Sportler eine wesentlich stärkere Zunahme des Schlagvolumens unter Belastung fordern. Im übrigen liegen aber Untersuchungen über die Schlagvolumenveränderungen auf der Basis von Pulskurvenregistrierung unter Belastung nur in geringem Ausmaß vor, weil allein die technischen Schwierigkeiten diese Ergebnisse fragwürdig erscheinen lassen.

Die von der Reindellschen Untersuchungsgruppe mitgeteilten Zahlen für Schlagvolumen und Herzminutenvolumen sind zudem noch deswegen schwer überschaubar, da sie in den einzelnen Publikationen erheblich wechseln. So wird z. B. 1961 im Gegensatz zu früher angegeben, daß die Ruhe-Schlagvolumina bei Normalpersonen und bei Sportlern gleich seien, dagegen das Herzminutenvolumen des Sportlers vermindert wäre. Das als so bedeutsam erachtete große Restblut würde dann nicht durch eine Verkleinerung des Schlagvolumens, sondern ausschließlich durch eine Zunahme des Herzvolumens zustande kommen. Unter diesen Umständen ist es verständlich, wenn sich die Autoren schließlich auf die Feststellung zurückziehen, daß sich Normale und Sportler lediglich durch die Herzgröße und nicht durch andere Parameter unterscheiden. Es ist allerdings schwer einsehbar, warum die blutigen Methoden auf der Basis von Untersuchungen von Emmrich durch unbekannte Kreislaufreflexe bedingte um 38% zu hohe Werte zeigen sollen. Es bleibt hierbei die Frage offen, ob das Herzvolumen als einzige Kreislaufgröße nicht diesen Alterationen unterliegt, obwohl Emmrich bei am gleichen Tag unmittelbar nacheinander durchgeführten Vergleichsuntersuchungen von blutigen und unblutigen Methoden „keine so großen Unterschiede" gefunden haben will. Exakte Zahlenangaben fehlen.

Warum die gasanalytische Methode in den Händen der einzelnen Untersucher völlig entgegengesetzte Ergebnisse erbringt, ist schwer zu prüfen. Arbeiten mit Schlagvolumensteigerung stehen andere ohne Veränderung z. T. vom gleichen Autor (Asmussen) gegenüber. Auch mit Hilfe des Fickschen Prinzips werden keine einheitlichen Ergebnisse mitgeteilt. Zunahmen von 60% wechseln mit solchen von 75% und fallen damit in den Bereich der Fehlerquellen.

Bei Untersuchungen im Sitzen besteht einheitlich die Auffassung, daß es während körperlicher Belastung zu einer Schlagvolumenzunahme kommt und daß diese wesentlich stärker ist als im Liegen. Offenbar tritt auch eine Zunahme des Herzvolumens ein, wie Holmgren u. Ovenfors feststellen, so daß die klassischen Gesetze wirksam werden.

Über den Einfluß der Schwere der Belastung auf die Größe des Schlagvolumens sind ebenfalls gewisse Differenzierungen zu berücksichtigen; während Musshoff ein Maximum bei 150 W fordert, haben Wang u. Chapman eine kontinuierliche Zunahme mit steigender Belastung festgestellt. In der gleichen Richtung liegen die

Beobachtungen von SALTIN. Der Abfall des Schlagvolumens bzw. eine verminderte Steigerungsfähigkeit bei Wiederholungsuntersuchungen müssen nach SALTIN zusammen mit HARTLEY auf die durch Schweißabgabe verursachte Verkleinerung des Blutvolumens zurückgeführt werden. Die Verminderung des Blutvolumens tritt nach EKELUND aber schon zu Beginn der Arbeit ein und ist 10 min nach Beginn der Arbeit in der gleichen Größe nachweisbar, obwohl in dieser Zeitspanne das Schlagvolumen ansteigt. Das Blutvolumen ändert sich jedoch nicht bis zur 50. Minute, während jetzt das Schlagvolumen abfällt. Die fehlende Parallelität zwischen Schlagvolumen und Blutvolumen-Veränderungen kann infolgedessen nur so erklärt werden, daß bei Blutvolumen-Abnahmen Änderungen des Katecholaminspiegels möglich sind, wie andererseits durch Änderungen im Elektrolythaushalt bei Konstanz des Blutvolumens ein Abfall des Schlagvolumens erzwungen werden kann. Über dieses Verhalten des Schlagvolumens in der späten, nach Belastung untersuchten Phase gehen die Ergebnisse auseinander. In der Mehrzahl der Fälle wird eine Abnahme des Schlagvolumens gefunden. Mit der Methode WEZLER-BÖGER bleibt das Schlagvolumen nach Belastung noch ungewöhnlich lang erhöht.

Als weitere Methode zur Bestimmung des Schlagvolumens, die aber bisher noch nicht zur Beurteilung dieser beim Sportler umstrittenen Größe herangezogen worden ist, muß die von DODGE angegebene angiographische Methode berücksichtigt werden, um so mehr, als die mit diesem Verfahren ermittelten Werte mit den Indicatordilutionsmethoden und dem Fickschen Prinzip gleichzeitig erhaltenen Werte übereinstimmen. Die Angiographie läßt im Gegensatz zu den mit der Kälteverdünnungstechnik arbeitenden Verfahren nur ein relativ geringes Restblut erkennen.

Einen interessanten Beitrag über die Größe des Schlagvolumens bei Leistungssportlern lieferten FRICK u. Mitarb. aus dem Cardiovascular Laboratory, 1 st Department of Medicine, Helsinki. Die Autoren akzeptieren beim Hochleistungssportler große Schlagvolumina parallel ihrem Konditionszustand. Es besteht nach ihrer Ansicht jedoch weiterhin Unklarheit über die kontractilen Eigenschaften des Sportlerherzens. Es zeigte sich eine signifikante Verlängerung der Gesamtsystole, der mechanischen Systole und der linksventriculären Austreibungszeit. Die Anspannungszeit dagegen war nicht unterschiedlich. Die Verlängerung der Austreibungszeit ist Ausdruck des vergrößerten Schlagvolumens der Athleten, da weder die isovolumetrische Kontraktionszeit, noch die Druckanstiegsgeschwindigkeit des linken Ventrikels verändert war. Im übrigen haben Katheterisierungen des linken Ventrikels bei Hochleistungssportlern keine Unterschiede des enddiastolischen Druckes ergeben. Jedenfalls findet man bei den Sportlern auf Grund dieser Befunde in Einklang mit den vergrößerten Schlagvolumina eine verbesserte Füllung, ohne daß diese mit einer Überhöhung des Füllungsdruckes oder einer Änderung der Füllungszeit einhergeht. Dieser Funktionswandel unter Trainingseinfluß kann nur durch eine größere Elastizität der Herzmuskulatur verstanden werden. Im übrigen zeigte sich, daß weder durch Atropingaben, noch durch Propranolol die besprochenen Parameter beim trainierten Sportler sich anders verhalten als beim in sitzender Lebensweise verharrenden Menschen. Irgendwelche Anhaltspunkte für eine Abhängigkeit vom neurovegetativen Nervensystem können also als gegenstandslos betrachtet werden. Auch HERXHEIMER wies darauf hin, daß die Bradykardie der Sportler Folge des vergrößerten Herzvolumens sei und nicht durch Überwiegen des Vagotonus entstehen könne, da durch Atropingaben keine Änderung zu erzielen ist.

Die von dem finnischen Autor gefundenen Veränderungen der mechanischen und elektrischen Systole unter körperlicher Belastung bei Probanden mit sitzender Lebensweise und bei Hochleistungssportlern werden durch die Beobachtung der passageren relativen Veränderung der QT-Dauer von Sandera bestätigt.

Der von Gebhardt angegebene Quotient Schlagvolumen zu Füllungszeit ist gegenüber Normalpersonen bei Sportlern deutlich vergrößert. Die Vergrößerung dieses Quotienten kommt auf Grund der von Gebhardt mitgeteilten Befunde vor allem über die Verlängerung der Füllungszeit zustande, da das von ihm gefundene mittlere Schlagvolumen nicht vergrößert ist. Würden die von uns um etwa 20 ml größeren Schlagvolumina eingesetzt werden, so würde die Richtungsänderung noch verstärkt zum Ausdruck kommen und als Maß eines verminderten diatolischen Herztonus gedeutet werden können. Nach angloamerikanischen Vorstellungen würde man von einer vergrößerten compliance des Sportlerherzens sprechen.

3. Das Verhalten der Pulsfrequenz

Die Pulsfrequenz lag in Ruhe im Mittel bei 69,5 Schlägen/min ($x = \pm 10,5$). Gruppe I (Ausdauersportler) zeigte mit 61,2 ($x = \pm 10,3$) die niedrigste Frequenz. Die höchste Pulszahl wies mit 74,2 ($x = \pm 13,0$) Gruppe III (Nichtspezialisierte) auf. Der individuelle Streubereich war mit Pulszahlen zwischen 46 und 96 groß.

Unter Belastung mit 210 W stieg die Frequenz bei 43 untersuchten Sportlern auf einen Durchschnittswert von 162,5 ($x = \pm 10,5$) an. Auch hier zeigte sich in Gruppe I und Gruppe IV (Schwimmer) die geringste Frequenzzunahme. 10″ nach Belastung lag die Pulsfrequenz bei 45 Personen bei einem durchschnittlichen Wert von 143,0 ($x = \pm 17,3$). Im weiteren Verlauf der postergometrischen Phase sank sie weiter ab, der Ruhewert war nach 30 min noch nicht erreicht. Unter Belastung mit 150 W wurde nach 6 Arbeitsminuten eine Frequenzzunahme auf 143,0 ($x = \pm 14,5$) gefunden.

Der Sportler besitzt also eine niedrigere Ruhepulsfrequenz als der Untrainierte. Die besttrainierten Sportler weisen die niedrigste Pulszahl auf. Unter Belastung steigt die Frequenz an. Diese Zunahme ist abhängig vom Trainingszustand, von der Belastungsstufe und der Dauer der Belastung. Nach Arbeitsende fällt die Pulsfrequenz sofort ab.

Die bradykarde Arbeitsweise des trainierten Sportherzens ist bekannt (Herxheimer, 1933; Mellerowicz, 1956; Reindell, 1960). Das Herz arbeitet sozusagen im Schongang und spart Energie. Da der Sportler ein hohes Ruheschlagvolumen hat, genügt auch die niedrige Frequenz zur Gewährleistung eines ausreichenden Herzminutenvolumens.

Diese Bradykardie ist bei Dauersportlern besonders ausgeprägt. Reindell (1960) fand bei Langstreckenläufern eine Ruhepulsfrequenz von durchschnittlich 59 Schlägen/min, bei Mittelstreckenläufern von 61 Schlägen/min. Roskamm zählte bei Kurzstreckenläufern eine Pulsfrequenz von 68.

Unter körperlicher Arbeit kommt es zu einem Pulsfrequenzanstieg. Mellerowicz (1962) und Hollmann (1963) weisen darauf hin, daß die Pulsfrequenz linear mit der Arbeitsleistung bzw. der Sauerstoffaufnahme steigt. Mit zunehmender Dauer der Belastung steigt die Pulsfrequenz weiter an. Da es bei Dauerbelastungen zu einer Schlagvolumenabnahme kommt, muß die Frequenz weiter zunehmen, um die Konstanz des Herzminutenvolumens zu wahren. Die maximal erreichbaren Pulsfrequenzen liegen sowohl für Trainierte als auch für Untrainierte zwischen 158 und 196 Schlägen/min (Reindell, 1962). Das unterschiedliche Verhalten der beiden Gruppen kommt darin zum Ausdruck, daß der Untrainierte diesen Grenzwert auf niedrigeren Belastungsstufen erreicht als der trainierte Sportler. Bei Frequenzen zwischen 120—140 ist das nach Fick bestimmte Belastungsschlagvolumen am größten (Reindell, 1960). In der Erholungsphase kommt es zu einem raschen Abfall der Pulsfrequenz, der eine langsamere Normalisierung auf den Ruhewert folgt. Nach Mies werden Pulsbeschleunigungen häufig noch am folgenden Tag gefunden (zit. nach Reindell, 1960). Da das Schlagvolumen eine vom Trainingszustand abhängige Größe ist, kann mit Hilfe der Pulsfrequenz das jeweils erforderliche Herzminutenvolumen einreguliert werden.

Von Tschirdewahn, Kaltenbach u. Klepzig wurden unterschiedliche Ergebnisse der Pulsfrequenzreaktion nach Ergometerbelastung und nach der von diesen Autoren konstruierten Kletterstufe gefunden. Eine der Hauptursachen für die differenten Ergebnisse dürften darin zu suchen sein, daß die Arbeit an der Kletterstufe im Stehen, die Ergometerarbeit aber im Liegen bewältigt wird. Um die im täglichen Leben vorkommenden Belastungen möglichst naturgetreu wiederzugeben, ist das von Kaltenbach inaugurierte Verfahren sicher von Vorteil. Detaillierte Messungen des Schlagvolumens und des Herzminutenvolumens dürften bei diesem Verfahren jedoch aus technischen Gründen kaum möglich sein. Zudem bedeutet der Verzicht auf die Untersuchung im Liegen, daß die unmittelbar nach Belastung durch den erhöhten venösen Rückstrom einsetzende Schlagvolumenzunahme nicht gemessen werden kann. Da diese unabhängig von extrakardialen Steuerungsmechanismen die Reaktionsweise des Myokards ausschließlich nach dem Starling-Mechanismus anzeigt, sollte sie bei einer umfassenden Leistungsprüfung des kardiovasculären Apparates nicht außer Betracht bleiben. Bei Literaturvergleichen von Pulsfrequenzwerten, die bei bestimmten Belastungen erreicht werden, ist stets die Dauer der Belastung zu berücksichtigen, nach der diese Werte erhalten wurden. Für die Pulsfrequenz unter Belastung gibt es kein "steady state". Die Pulszahl steigt mit der Dauer der Belastung als Folge der bereits diskutierten Schlagvolumenabnahme weiter an. Da das Herzminutenvolumen konstant gehalten wird, muß die Pulsfrequenz zunehmend erhöht werden.

Beim Vergleich der bei 210 W erreichten maximalen Pulsfrequenz in den einzelnen Sportlergruppen zeigte sich, daß die Ausdauersportler mit 157,7 um 10 Schläge niedriger lagen als die Kurzstreckler.

Die Ursache der Pulsfrequenzsteigerung unter Belastung wurde eingehend von Rushmer u. Smith (1959) diskutiert. Die Wirksamkeit des Bainbridge-Reflexes (1915) bei erhöhtem venösem Rückstrom oder die Aktivierung der Carotis-Sinus-Receptoren konnten durch die genannten Autoren widerlegt werden. Nach ihrer Ansicht sind zentrale Regulationsvorgänge, die mit Beginn der Belastung einsetzen, für die Frequenzsteigerung verantwortlich. Als Ziel der Frequenzsteigerung kann man die Einstellung des Herzminutenvolumens auf einen bestimmten, der Leistung angepaßten Wert ansehen. Die Realisierung eines idealen Herzminutenvolumens erfolgt über ein hohes Schlagvolumen mit niedriger Pulsfrequenz.

Das Schlagvolumen ist eine fest, unter anderem vom Trainingszustand abhängige Größe, die Pulsfrequenz die Regelschraube, mit deren Hilfe das gewünschte Herzminutenvolumen eingestellt wird. Beim Untrainierten ist diese Regelschraube auf

Grund des niedrigen Ruheschlagvolumens und der auch unter Belastung nicht entsprechenden Steigerungsfähigkeit schon voll aufgedreht, während der Trainierte bei
gleicher Leistung noch ausreichend Spielraum hat. Die maximal erreichbare Pulsfrequenz ist für beide gleich hoch, sie liegt nach Reindell (1962) bei 158—196. Der
unterschiedliche Trainingszustand zeigt sich lediglich in der Belastungsstufe, auf
der die maximale Pulsfrequenz erreicht wird. Als praktische Konsequenz ergibt sich
hieraus, daß die Belastungspulsfrequenz auf submaximalen Belastungsstufen für die
Beurteilung des Trainingszustandes ausreichend ist.

Der Befund von Bonjer (1967), daß die Pulsfrequenz auf niederen Belastungsstufen geringer erhöht wird, als bei Steigerungen um gleiche Wattzahlen von einem
höheren Belastungsnievau aus, wird durch das Verhalten des Schlagvolumens erklärt.
Auf niederen Belastungsstufen wird bereits ein maximales Schlagvolumen ausgeworfen. Bei höheren Belastungsstufen ist eine weitere Schlagvolumenzunahme
nicht mehr möglich, die notwendige Förderleistung kann nur noch über die Pulsfrequenz angehoben werden. Der zunächst geringere Pulsfrequenzanstieg braucht
nicht Folge überhöhter Ruhepulsfrequenzwerte zu sein. Nach Erreichen des maximalen Schlagvolumens beträgt die Frequenzsteigerung 10—12 Schläge pro 30 W,
in Übereinstimmung mit dem von uns gefundenen Frequenzunterschied in den mit
150 bzw. 210 W belasteten Gruppen.

Nach der Belastung fiel die Pulsfrequenz sehr rasch ab; sie betrug bereits in der
1. postergometrischen Minute nur noch 143,4 Schläge/min. Der weitere Abfall der Pulsfrequenz erfolgte dann nur langsam: noch 18 min nach Belastungsende lag sie mit
86,1 Schlägen/min deutlich über dem Ruhewert. Die rasche Abnahme der Pulsfrequenz kurz nach Belastung wurde gleichfalls von Reindell (1962) gefunden.
Pulsbeschleunigungen nach Belastung wurden teilweise noch am folgenden Tag
beobachtet (Mies, 1960).

Bemerkungen zum Intervalltraining

Im Anschluß an die Besprechung von Herzminutenvolumen, Schlagvolumen und
Pulsfrequenz sollen unsere Ergebnisse aus der Sicht des Intervalltrainings besprochen
werden, da das Verhalten dieser Größen im Intervall für die Deutung der Wirksamkeit dieser Trainingsform eine große Rolle spielt. Das Intervalltraining ist seit den
Erfolgen Zatopeks im Sport zu großer Geltung gelangt. Bezüglich der Entwicklung
dieser Trainingsform sei auf die Monographie von Reindell, Roskamm, Gerschler
(1962) verwiesen. Die Bedeutung der Pause als Entwicklungsreiz wurde empirisch
gefunden.

Wie bereits im Kapitel über das Schlagvolumen diskutiert, finden wir ein weiteres
Ansteigen desselben nach Belastung. Erst 3 min nach Beendigung des Pedaltretens
kehrt das Schlagvolumen wieder auf das Niveau der maximalen Belastungswerte
zurück, um anschließend sogar unter die Ruhewerte abzufallen.

In Untersuchungen an 11 Sportstudenten wurde das Intervalltraining nachgeahmt. Einzelheiten s. Schneider, Gattenlöhner (1965); Kissling (1965).

Dabei folgten Belastungsphasen von 70 sec Dauer und Intervallphasen von 90 sec
jeweils 4mal aufeinander. Die Belastungen betrugen 255 W im Liegen.

Die Farbstoffinjektion wurde in der Mitte beider Phasen vorgenommen. Durch
die sehr rasche Ausscheidung von Cardiogreen ist keine Kumulation des Farbstoffs zu

befürchten, wie durch methodische Untersuchungen nachgewiesen werden konnte. Puls, Herzminutenvolumen und Schlagvolumen stiegen bis zur 3. Belastung jeweils höher an als bei den vorausgehenden Stufen. Das Schlagvolumen war in jedem Intervall gegenüber der Belastungsphase höher und erreichte gleichfalls sein Maximum in der 3. Periode. Herzminutenvolumen und Pulsfrequenz fielen in der Intervallphase ab, sie lagen bis zur 3. Phase jeweils über den vorausgegangenen Intervallwerten. In der 4. Belastungs- und Intervallperiode lagen jedoch alle Werte unter denen der vorausgegangenen Belastungs- bzw. Intervallphasen. Dies ist wohl als Folge einer Ermüdung bei der hohen Belastung von 225 W zu deuten. Das maximale Schlagvolumen wurde in der 3. Intervallphase mit 234 ml entsprechend einer Steigerung von 50% gegenüber dem Ausgangswert erreicht.

REINDELL, ROSKAMM und GERSCHLER (zit. nach der genannten Monographie) fanden, daß nach kurzfristigen Belastungen die Sauerstoffaufnahme weiter anstieg. Da die Pulsfrequenz gleich blieb, errechnete sich eine Erhöhung des O_2-Pulses nach Belastung. Unter der Annahme, daß die avO_2-Differenz kurz nach Belastung noch nicht wesentlich abgefallen sein kann, forderten die Autoren eine Zunahme des Schlagvolumens im Intervall. Wie unsere Ergebnisse bei gleichzeitiger Messung des Sauerstoffverbrauchs und des Herzauswurfvolumens zeigten, ist die präjudizierte Konstanz der avO_2-Differenz tatsächlich beweisbar (s. Kapitel über den Sauerstoffpuls).

Als weiteres Indiz für das Ansteigen des Schlagvolumens wird von den Autoren die im Intervall vergrößerte Blutdruckamplitude bewertet. Gleichsinnige sphygmographische Befunde von HOGER und WEZLER (1936) sowie ballistokardiographische Ergebnisse von Nöcker (1958) bzw. KLENSCH (1957) wurden bereits erwähnt. Die Schlagvolumensteigerung im Intervall scheint demnach unwidersprochen und stellt einen wesentlichen Reiz für die Herzhypertrophie dar.

Wie wir ist auch CHRISTENSEN (1960) der Ansicht, daß der Belastungsdauer eine größere Bedeutung zukommt, als REINDELL u. Mitarb. annehmen. Bei Belastungen von 100—200 m Laufen kann der Läufer wohl Schnelligkeit, aber nicht Ausdauer erwerben, da die zur Verfügung stehende Belastungszeit nicht ausreicht, um sämtliche Reserven des kardiovasculär-pulmonalen Apparates zu mobilisieren. CHRISTENSEN befürwortet eine längere Belastungsdauer zusätzlich deswegen, weil sonst dem Myoglobin eine Sauerstoffspeicherfunktion zukomme, die durch fortwährende Wiederauffüllung dieses Speichers in den Pausen den Trainingsreiz (d. h. die Milchsäurebildung) unter Belastung vermindert.

Während wir uns im Punkt der Belastungsdauer den Ansichten von CHRISTENSEN anschließen, können wir ihm bei seiner Ablehnung der Bedeutung der Pause nicht folgen.

Im Gegensatz zur Freiburger Schule fand CHRISTENSEN (1960) keine Zunahme des O_2-Pulses in der Pause, wobei jedoch seine Versuche im Sitzen durchgeführt wurden. Dies deckt sich mit unseren Befunden, da sich beim Sitzen im Intervall das Schlagvolumen nicht vergrößert. REINDELL wendet gegen diese Ergebnisse und ihre seiner Vorstellung entgegengesetzte Interpretierung ein, daß der nach dem Intervallprinzip trainierte Sportler nach der Belastungsphase nicht ruhig sitzt, sondern läuft und damit die Muskelpumpe wirksam bleibt. Im Intervall erfolgt z. T. auch ein Liegen mit angehobenen Beinen. Die Befunde von VAN GOOR bestätigen die Ergebnisse REINDELLs bezüglich der Steigerung des O_2-Pulses nach Belastung im Liegen. Unsere Befunde bei gleichzeitiger Sauerstoffmessung während Belastung im Liegen lassen ebenfalls eine Steigerung des O_2-Pulses erkennen.

Voraussetzung der Wirksamkeit des Intervalltrainings in aufrechter Körperhaltung ist eine weitere Muskeltätigkeit („Auslaufen").

Wenn diese Voraussetzung nicht erfüllt ist, entfällt die Wirkung des Pausenreizes. Dies läßt sich z. B. aus den Befunden von Mellerowicz (1961) ablesen. Dieser fand keine besseren Ergebnisse durch Intervalltraining im Vergleich zur Dauerbelastung. Seine Versuche wurden durch Handkurbelarbeit durchgeführt — offensichtlich blieben seine Versuchspersonen in den Pausen einfach stehen — eine Schlagvolumenvergrößerung blieb aus, eine biologische Auswertung des Pausenreizes war also nicht zu erwarten.

Als Konsequenz ihrer Befunde schlägt die Freiburger Arbeitsgruppe eine Belastung von etwa 1 min vor, da bei längerer Dauer das Maximum der Sauerstoffaufnahme nicht in die Pause, sondern gegen Ende der Belastung fiel. Dies zeigten auch unsere spirometrischen Werte, die bei längeren Belastungsphasen erhoben wurden. Aber auch bei Belastung von mehr als 1 min waren, wie unsere Ergebnisse zeigten, nach Belastung O_2-Puls und Schlagvolumen größer als während der Belastungsphase. So erscheint es uns kreislaufphysiologisch nicht begründbar, die Dauer der Belastung beim Intervalltraining auf 1 min zu begrenzen, da der Zeitpunkt der maximalen Sauerstoffaufnahme keinen zwingenden Hinweis auf das Erreichen der maximalen Schlagvolumina erlaubt. Wir halten eine längere Belastungsdauer für günstig, da das Schlagvolumen bis zur 6. Belastungsminute anstieg. Auch eine längere Pausendauer als die von den genannten Autoren angegebenen $1^1/_2$ min ist vertretbar, da, wie mehrfach betont, bis zur 3. Minute nach der Belastung das Schlagvolumen über den Belastungswerten lag. Länger sollte die Pause nicht ausgedehnt werden, weil dann das Schlagvolumen zu weit abfällt. Auch Hollmann (1963) gibt als Pausendauer, allerdings aus einer anderen Sicht heraus, 3—4 min an. Nach dieser Zeit liegt jedoch die Pulsfrequenz bereits unter dem Wert von 120 Schlägen/min, den die sog. Freiburger Pulsfrequenz-Regel als richtungsweisend für das Pausenende angibt. Wie in dem Kapitel Schlagvolumenveränderung unter Belastung ausgeführt, ist die Pulsfrequenz von 120 Schlägen/min die Grenze, oberhalb derselben keine weitere Zunahme des Schlagvolumens erwartet werden kann. Hieraus jedoch den verbindlichen Schluß ziehen zu wollen, daß während des Intervalls Abnahmen der Pulsfrequenz unter 120 gleichbedeutend sind mit Schlagvolumenreduktionen, erscheint nicht zulässig. Die Bedingungen unter Belastung mit maximaler Auswurfleistung können nicht ohne weiteres auf die Pause übertragen werden.

Unsere Vorstellungen einer längeren Belastungs- und Pausendauer decken sich mit der sportlichen Praxis. So gab der erfolgreiche Rudertrainer Adam (1962) in der genannten Monographie an, daß seine Sportler $1^1/_2$—3 min rudern und dann eine Pause von der gleichen Größenordnung einschalten. Zusammenfassend erscheint die Wahl der Belastungs- und Intervalldauer tatsächlich mehr von praktischen als von theoretischen Gründen abzuhängen. Obwohl nach unseren Ergebnissen eine optimale Belastungsdauer von 5—6 min mit einer Pausendauer von etwa 3 min zu fordern wäre, erscheint aus praktischen Gründen eine kürzere Dauer beider Phasen günstiger, da dann in der gleichen Trainingszeit mehr Pausenreize gesetzt werden könnten. Auf der anderen Seite können Übungen wie gerade beim Rudern, wobei während des

Trainings gleichzeitig ein technisch schwieriger Bewegungsablauf eingeübt werden muß, ohne weiteres diese Zeiten überschritten werden, ohne daß eine Vernachlässigung des Kreislauftrainings befürchtet werden muß.

4. Die Druckverhältnisse

Der Blutdruck war in Ruhe im Mittel 134/85 mm Hg ($x = \pm 15,5/ \pm 10,3$). Die Blutdruckamplitude betrug 51,0 ($x = \pm 13,4$), der arterielle Mitteldruck 109,3 ($x = \pm 11,7$). Unter Belastung mit 210 W stieg der Blutdruck rasch an. Er erreichte nach 6 min einen Wert von 215/75 ($x = \pm 20,7/ \pm 19,5$). Die Blutdruckamplitude vergrößerte sich auf 140 mm Hg. Signifikante Größenunterschiede in den einzelnen Gruppen wurden nicht gefunden. Nach Belastung fiel der Blutdruck sofort ab, und es trat eine rasche Normalisierung ein, die im Mittel mit 135/88 nach 13 min erreicht war.

Unter Belastung mit 150 W wurde nach 6 min ein Blutdruck von 182/75 gemessen.

Der Sportler weist in Ruhe ein Blutdruckverhalten auf, das sich nicht wesentlich von dem von Normalpersonen unterscheidet. Unter Belastung steigt der arterielle Druck rasch an. Der Anstieg ist abhängig von der Intensität der geforderten Leistung. Dabei vergrößert sich die Blutdruckamplitude durch einen Anstieg des systolischen und ein leichtes Absinken des diastolischen Drucks. Der niedrigste diastolische Druck wurde in der Regel 10″ nach Belastung gemessen. In der postergometrischen Phase kommt es zu einem stufenweisen Abfall des systolischen Blutdrucks. Das mit der indirekten Methode nach RIVA-ROCCI relativ einfach zu bestimmende Verhalten des Blutdruckes war schon frühzeitig Gegenstand sportphysiologischen Interesses. Dementsprechend umfangreich ist die Literatur. ZADEK (1881) und HILL (1898) waren die ersten, die einen Blutdruckanstieg unter Belastung beobachteten und registrierten (zit. nach HOLMGREN, 1956).

Beim Übergang von Ruhe zu Arbeit kommt es nach HOLMGREN (1956) zu einem sofortigen Anstieg des systolischen Blutdrucks. Dieser Anstieg geht proportional mit der Belastung und folgt dem Pulsfrequenzanstieg. Nach Erreichen eines Maximums kann der systolische Druck konstant bleiben oder abnehmen. Gelegentlich wird das submaximale intiale Plateau durch eine weitere Blutdrucksteigerung bei Fortdauer der Belastung überschritten. Das Verhalten ist also uneinheitlich. Nach Belastungsende kommt es zu einem sofortigen Abfall des Blutdrucks innerhalb weniger Sekunden, auf oder unter den Ruhewert. Der diastolische Druck zeigt unter Belastung in der Regel ein unverändertes Verhalten, er kann aber auch leicht ansteigen oder abfallen.

REINDELL (1960) fand eine häufige Erniedrigung des systolischen Drucks beim Sportler, die er durch die gleichfalls von ihm festgestellte Schlagvolumen- und Herzminutenvolumenabnahme beim Trainierten erklärt.

Während sich bei der Mehrzahl der Sportler ein der Norm entsprechendes Blutdruckverhalten fand, fiel in 18 Fällen ein erhöhter Ruhewert über 140, in einem Fall von 190 mm Hg systolisch auf. Der diastolische Druck war bei diesen Sportlern in der Regel gleichfalls erhöht. Unter Belastung wurde ein Druck von mehr als 230 mm Hg systolisch als überhöht betrachtet. Von den insgesamt 18 Sportlern mit erhöhtem Ruheblutdruck wurden 14 einer Dauerbelastung unterzogen, wovon 4 einen Wert von über 230 mm Hg aufwiesen, während die übrigen 10 keine erhöhten Belastungsdrucke zeigten. Man darf also annehmen, daß der basale Blutdruckwert mit Ausnahme dieser 4 Fälle situationsbedingt war. 3 Sportler mit normalem Ruhe-Blutdruck erreichten unter Belastung Druckwerte über 230 mm Hg. Bei Sportlern mit reaktivem Hochdruck lag das mittlere Herzminutenvolumen in Ruhe mit 7,78 l/min über dem Durchschnittswert von 7,11 l/min. Bei Aufgliederung dieses Materials zeigte sich, daß nur die Hälfte dieser Probanden eindeutig erhöhte Zeitvolumenwerte aufwies (8,7—10,6 l/min). Die übrigen hypertonischen Probanden hatten Herzminutenvolumina, die den Mittelwert der Normotoniker nicht signifikant übertrafen.

Die jugendliche Hypertonie kann demnach sowohl ein „Volumenhochdruck" als auch ein Widerstandshochdruck sein. In der Tat zeigten die Sportler mit einem geringen Herzminutenvolumen meist einen stark erhöhten peripheren Widerstand (1413 dyn × sec × cm^{-5} — 2195 dyn × sec × cm^{-5}), während die Widerstände der Sportler mit einem erhöhten Minutenvolumen im Bereich der Norm oder darunter lagen. So wies der Sportler mit dem höchsten Minutenvolumen von 10,63 l/min und dem höchsten Schlagvolumen von 140 ml in Ruhe den geringsten peripheren Widerstand (924 dyn × sec × cm^{-5}) auf.

Bei den 7 Sportlern, die unter Belastung erhöhte Blutdruckwerte boten, fand sich ein Druckanstieg auf durchschnittlich 248,5 mm Hg systolisch. Das mittlere Herzminutenvolumen lag unter Belastung mit 23,30 l/min sichtbar über dem Durchschnittswert von 20,71 l/min. Dieses Verhalten läßt den Schluß zu, daß die Drucksteigerung vorwiegend über eine Herzminutenvolumensteigerung erreicht wurde. Widimsky bezeichnet dies als „hyperkinetische Zirkulation" und Hochrein als „hyperzirkulatorische Einstellung" (zit. nach Heinecker, 1959). Für die soeben an einigen Sportlern aufgezeigten Veränderungen im hämodynamischen System wurde der Begriff der „hypertonen Regulationsstörungen" geprägt. Nach Reindell werden darunter solche Störungen verstanden, die in Ruhe oder nach Belastung mit einer vermehrten Druck- oder Volumenbelastung des Herzens einhergehen. Das vorrangige Symptom stellen in den typischen Fällen die starken Blutdruckschwankungen dar.

Vorübergehende Blutdrucksteigerungen werden häufig bei jungen Männern zwischen dem 15. und 20. Lebensjahr beobachtet. Diese Personen sollen besonders leistungsfähig sein (Herxheimer, Heinecker). In einem gewissen Prozentsatz ist mit dem Übergang in eine fixierte Hypertonie zu rechnen.

Im übrigen haben auch Kaltenbach u. Klepzig auf die Bedeutung der Messung des Belastungsblutdrucks hingewiesen. Die Kontrolle des Blutdrucks in der Erholungsphase allein im Anschluß an die Belastung reicht zur Beurteilung und Überwachung von Arbeitsversuchen nicht aus. Es ist vor allem auch zu prüfen, ob es bei hypertonischen Probanden oder bei normotonen Probanden mit hypertonischer Regulationsstörung zur Einstellung eines zwar erhöhten, aber gleichbleibenden Druckes unter Belastung kommt oder ob ein steady state während Belastung wegen progressiver Druckerhöhung gar nicht erreicht wird. In unseren Untersuchungen sind Beobachtungen über das dem überschießenden Druckanstieg konträre Verhalten, nämlich einer durch körperliche Belastung auftretende Kreislaufökonomisierung und Rückkehr vasal-hypertonischer Werte zum Normalverhalten nach Beendigung der Arbeit und im weiteren Verlauf nicht registriert worden. Möglicherweise spielen derartige Reaktionen nur bei älteren Personen eine Rolle.

5. Der periphere Widerstand

In unserem Sportlerkollektiv fanden wir einen peripheren Widerstand, der in Ruhe im Durchschnitt 1374 dyn $\times$ sec $\times$ cm^{-5} betrug. Unter Belastung mit 210 W fiel er nach 3 min auf 689 dyn $\times$ sec $\times$ cm^{-5}, nach weiteren 3 min auf 587 dyn $\times$ sec $\times$ cm^{-5}. Kurz nach Belastungsende war mit einem Wert von 579 dyn $\times$ sec $\times$ cm^{-5} eine nur geringfügige Änderung gegenüber dem 6-min-Belastungswert nachzuweisen. In der Erholungsphase blieb der periphere Widerstand noch über einen längeren Zeitraum erniedrigt.

Der periphere Widerstand nimmt unter Belastung gleichzeitig mit der Herzminutenvolumenvergrößerung ab. Diese Verminderung bleibt bis zur Normalisierung des Herzminutenvolumens erhalten.

REINDELL findet bei Sportlern einen erhöhten peripheren Widerstand in Ruhe und deutet dies als Zeichen der Zentralisation bei erniedrigtem Herzminutenvolumen.

6. Der Venendruck

Der zentrale Venendruck wurde bei 10 Sportlern bestimmt. Er lag im Mittel bei 75 mm H$_2$O. SCHNEIDER u. HOCHREIN fanden 1962 einen Normalwert von 66 mm H$_2$O. Unter Belastung kam es zwischen der 4. und 6. Minute nur zu einer geringfügigen und unbedeutenden Änderung des Venendrucks auf 69 mm H$_2$O.

Während REINDELL u. Mitarb. bei einer ergometrischen Leistung von 100 W keine Erhöhung der Venendruckwerte gegenüber den Ruhewerten bei gesunden Normalpersonen feststellten, fand KÖNIG (1958) eine geringfügige Erhöhung des Venendrucks unter Belastung, die in Beziehung zur Größe der Leistung stand.

7. Das Blutvolumen

Das Blutvolumen betrug bei 21 Sportlern im Mittel 6,64 l, 84,4 ml/kg/KG. Es lag damit deutlich über dem von SCHNEIDER u. HOCHREIN (1962) gefundenen Normalwert von 75 ml/kg/KG. In der Gesamtblutmenge waren das Erythrocytenvolumen mit 2587 ml/kg/KG und das Plasmavolumen mit 3477 ml (48,6 ml/kg/KG) enthalten. Bei 9 Sportlern wurde das Verhalten des Blutvolumens unter Belastung mit 150 W beobachtet. Das Ruheblutvolumen betrug bei ihnen 5899 ml. Nach 6 Arbeitsminuten zeigte sich eine Verringerung der Blutmenge um 361 ml (6,1%). Dabei nahm das Plasmavolumen stärker ab (um 295 ml) als das Erythrocytenvolumen, das sich nur um 66 ml verringerte. Der Hämatokrit stieg von 42,8% auf 44,4% an.

Eine Vermehrung der Blutmenge beim Trainierten wird auch von anderen Autoren bestätigt (EKELUND, 1964; REINDELL, 1960).

Eine Verringerung des Blutvolumens infolge Flüssigkeitsverlustes (Transpiration, Exspiration) müßte sich in einer Abnahme des Körpergewichtes zeigen, die jedoch nicht nachweisbar ist (UEHLINGER u. BÜHLMANN, 1963). Man vermutet, daß es zu einem Verlust von Blutflüssigkeit in das Interstitium kommt, da der intravasale Flüssigkeitsraum in enger Kommunikation mit dem interstitiellen Raum steht. Soweit der Stoffaustausch durch Filtrationsprozesse über die Capillarwand zustande kommt, ist er in seiner Größe von hämodynamischen Faktoren abhängig, da diese

eine Änderung der Filtrationsgeschwindigkeit bewirken können. Die Filtrationsgeschwindigkeit ist von 3 Faktoren abhängig:
  1. Von der effektiven Filtrationsfläche,
  2. Vom effektiven Filtrationsdruck,
  3. Von der Permeabilität der Capillarwand.

An wesentlichen die Filtrationsgeschwindigkeit beeinflussenden Kreislaufgrößen
sind die Strömungsgeschwindigkeit und der Capillardruck zu nennen. Mit Erhöhung dieser beiden Komponenten kommt es zu einer Vergrößerung des effektiven
Filtrationsdruckes und der effektiven Austauschfläche. Weiterhin führen die vermehrt
anfallenden sauren Metaboliten zu einer Permeabilitätsänderung der Capillarwand.

Nur wenige Autoren beobachteten unter Belastung keine Veränderung des BV
(Venrath, 1957; Saltin, 1964) oder eine Abnahme des EV (Nowy, 1957). Auch bei
herzinsuffizienten Patienten verkleinert sich unter Belastung das BV, sogar in noch
stärkerem Ausmaß als bei Gesunden (Gilbert, Kaltreider, König).

Die verstärkte Abnahme des BV beim Herzinsuffizienten beruht auf der erheb-
lichen Erhöhung des VD unter Belastung und der damit verbundenen verstärkten
capillaren Filtration in das Gewebe. In diesem Mechanismus kann man nach Landis
(1964) die Initialzündung zu langfristiger Vermehrung des BV beim Herzinsuffizienten sehen. In der Phase der Belastungsinsuffizienz kommt es jeweils zu einer abnormen Abnahme des aktiven BV, die reaktiv eine Anregung der zur Volumenresti-
tution notwendigen Mechanismen auslösen dürfte. In analoger Weise stellt auch die
beim Sportler unter Belastung auftretende Hypovolämie einen Reiz für die als Trai-
ningsfolge eintretende BV-Vermehrung dar.

Die Abnahme ist bei Belastung im Sitzen größer als im Liegen (Uehlinger,
Ekelund). Die Angaben über das Ausmaß der PV-Reduktion schwanken je nach
Schwere der Belastung, Körperstellung und verwendeter Methodik zwischen 3 und
20%. Sehr gut vergleichbar mit unseren Werten sind die gleichfalls mit [131]J bei einem
ähnlichen Untersuchungsgut gewonnenen Werte von Ekelund, der bei einer mäßigen körperlichen Belastung im Liegen eine Abnahme des gesamten BV um 5% und
des PV um 7,4% fand. Der genannte Autor konnte ferner zeigen, daß nach 10 min
Belastung das BV zwar abgenommen hatte, dann aber bei länger dauernden Belastungen bis zur 40. Minute konstant blieb.

Bezüglich der Diskussion über die möglichen Ursachen der Verkleinerung des
BV sei noch auf die Arbeiten von König verwiesen. Die Abnahme kann nicht nur
Folge von Flüssigkeitsverlusten durch Schwitzen (Vergleichsuntersuchungen über
das Gewicht vor und nach der Belastung) sein oder durch vermehrte Diurese zustande kommen. Unter Belastung tritt eine Verminderung der Diurese ein, möglicherweise als Folge der beobachteten Hypovolämie, die nach Gauer (1956) einen anti-
diuretischen Effekt ausübt. So ist vorwiegend, wie vorher schon beim Herzinsuffizienten unter Belastung angedeutet, ein „drift" von Blutflüssigkeit in das Interstitium
anzunehmen, bedingt durch die Erhöhung des effektiven Filtrationsdrucks. Der
Sportler verhält sich unter Belastung mit seinem erhöhten Druck ähnlich wie der
Hypertoniker, der bereits in Ruhe ein verkleinertes BV aufweist (Wollheim, 1928;
Schneider, 1952, 1967).

Die Zunahme des Extravasalraums wurde in Form des Thiocyanatraums direkt
von Cullumbine (1949) gemessen. Sie ist größer als es der Abnahme des Intravasal-
raumes (Evans-Blau-Raumes) entspricht. Es muß daher die Möglichkeit einer

Verkleinerung des Intracellulärraumes diskutiert werden. Die Ergebnisse des genannten Autors konnten von KRONFELD (1958) nicht bestätigt werden; da er seine Versuchspersonen aber in Hitze arbeiten ließ, ist dieser Unterschied auf die überschießende Schweißbildung seiner Probanden zurückzuführen.

Eine Evidenz für die Existenz von Depotorganen, die unter Belastung Blut entleeren, wie sie BARCROFT (1926) bei Hunden und Katzen in der Milz fand, konnte durch Belastungsversuche nicht erbracht werden. Die Untersuchung BARCROFTs haben zu der bekannten *Wollheim*schen Einteilung des BV beim Menschen in 2 Fraktionen, einen physiologisch aktiven und einen langsam zirkulierenden Anteil, geführt. Die von uns durchgeführten Untersuchungen erfassen nur den schnell zirkulierenden Anteil.

Über das Verhalten des BV nach Belastung haben wir keine eigenen Befunde. Hierzu liegen Ergebnisse von KIRSCH (1968) sowie von ASTRAND und SALTIN (1964) vor. Bestimmungen des PV mit Evans-Blau, des Hämatokrits und der Eiweißkonzentration ließen erkennen, daß die Verminderung des BV kurz nach der Belastung noch verifiziert werden kann. 10 min später erreichte das BV wieder die Norm, um im weiteren Verlauf die Ausgangsvolumina zu übertreffen. Dieses Verhalten wird als Ausdruck eines Nachlassens des unter Belastung erhöhten Venentonus sowie als Folge der vermehrten Hautdurchblutung zur Wärmeabgabe gedeutet. Gerade die Tatsache, daß die vermehrte Hautdurchblutung zu einer Vergrößerung des BV führt, unterstreicht die funktionelle Bedeutung zweier verschiedener BV-Komponenten. Wie bereits im Kapitel über das SV besprochen, führt die Vergrößerung des peripheren Gefäßraumes zu einer Verminderung des venösen Rückstroms und damit zu einer Verkleinerung des SV in der späteren postergometrischen Phase.

8. Das zentrale Blutvolumen

Das zentrale Blutvolumen läßt sich als Teilvolumen von der Gesamtblutmenge abgrenzen. Auch hier konnte eine Erhöhung beim Sportler gegenüber Nichttrainierten nachgewiesen werden (Normalwert 1,72 l, SCHNEIDER u. ROST, 1965). Wir ermittelten ein zentrales Blutvolumen von im Durchschnitt 1,94 l. Die Schwimmer zeigten den höchsten Wert mit 2,05 l, gefolgt von den Ausdauersportlern mit 2,03 l. Die weniger gut trainierte Gruppe III (Nichtspezialisierte) lag mit 1,85 l deutlich tiefer. Die Vergrößerung des zentralen Blutvolumens ist also vom Trainingszustand abhängig und kann als Ausdruck des vermehrten Fassungsvermögens von Herz und Lunge beim Sportler gedeutet werden.

Unter Belastung kam es zu einem Anstieg des zentralen Blutvolumens. Es betrug in der 6. Minute im Durchschnitt 3,32 l. Nach Belastungsende fiel es rasch ab, nach 18 min war die Normalisierung auf den Ruhewert erreicht.

Die variable anatomische Begrenzung des zentralen Blutvolumens erschwert eine Interpretation etwaiger Größenänderungen unter Belastung. Bei ungestörten Strömungsverhältnissen in Ruhe ist das zentrale Blutvolumen von den anatomischen Größenverhältnissen und dem Gefäßtonus abhängig. NOWY, ZÖLLNER u. KIKODSE (1957) fanden ein sehr unterschiedliches Verhalten des zentralen Blutvolumens unter Belastung. Nach Meinung dieser Autoren kann es konstant bleiben, ansteigen oder abnehmen. Sie erklären dies durch die Variation des vasculären Anteils unter Belastung. Eine Zunahme des zentralen Blutvolumens unter Belastung, wie wir sie nachweisen konnten, wird auch von Kaufmann (1957) gefunden. Diese Vergrößerung des zentralen Blutvolumens ist nach Ansicht von Marshall nicht mit einer Erhöhung des kardiopulmonalen Volumens gleichzusetzen, sondern kommt durch das unterschiedliche Verhalten der Kreislaufzeiten an den arbeitenden bzw. nicht arbeitenden Extremitäten zustande. Die Blutgeschwindigkeit in den unteren Extremitäten erhöht sich wesentlich stärker als in den nicht arbeitenden oberen Extremitäten. Im Vergleich zu den unter Ruhebedingungen durchströmten oberen Extremitäten erreicht das farbstoffmarkierte Blut wesentlich weiter distal gelegene Gefäßbezirke im Bereich der unteren Körperhälfte, bevor die ersten Farbstoffpartikel die Abnahmestelle am Arm passieren. Dies gilt in umgekehrter Stromrichtung auch für den präkardial gelegenen, venösen Anteil des ZBV, was allerdings bei zentraler Injektion keine ins Gewicht fallende Rolle spielt.

Mitteilungen, in denen über ZBV unter Belastung bis zu 4 l berichtet wird (Kaufmann, 1957), lassen erkennen, wie groß im Einzelfall der Anteil des vasculären Stromgebietes veranschlagt werden muß. Auch wir fanden gelegentlich hohe ZBV; der höchste bestimmte Wert unter Belastung betrug 5,05 l. Bei 8 Sportlern, bei denen wir das ZBV und das BV in Ruhe und Belastung bestimmten, stieg, obwohl gleichzeitig das BV unter Belastung abfiel, der Anteil des ZBV am Gesamt-BV von 35% in Ruhe auf 57% unter Belastung an. Dies kann nicht nur durch eine Verlagerung von Blut in den Intrathorakalraum erklärt werden.

Im Gegensatz zu den oben erwähnten Autoren hält Braunwald die Bestimmung des ZBV unter Belastung auf Grund simultaner Kreislaufzeitbestimmung am hyperämisierten und nichthyperämisierten Arm für zulässig. Diesen Ergebnissen müssen jedoch die Befunde von Thompson (1962) gegenübergestellt werden, der bei Vergrößerung des Herzminutenvolumens durch Hyperventilation, also bei einer gleichmäßigen Beschleunigung der Kreislaufzeiten, im Gegensatz zur Belastung keine Zunahme des ZBV fand. Allerdings sind die Verhältnisse unter Hyperventilation nicht völlig mit den Belastungsbedingungen identisch. Dabei kann nach Braunwald zusätzlich die von Wade (1959) gefundene BV-Änderung im Splanchnicusgebiet, die Erhöhung des Venentonus (Wood, 1959; Merrit ,1959) sowie evtl. auch eine erhöhte Durchlässigkeit im Pulmonalcapillarbereich (Lewis, 1958; Johnson, 1958) eine Rolle spielen.

Die These von Marshall, daß die anatomische Begrenzung des ZBV unter Belastung nicht mit dem in Ruhe bestimmten Volumen identisch ist, hat u. A. nach die größte Wahrscheinlichkeit für sich.

Nach der Belastung fällt das ZBV wieder ab. Es betrug sofort nach Belastung 3,09 l, nach 3 min 2,34 l, nach 8 min 2,23 l und hatte nach 18 min den Ruhewert wieder erreicht.

Nach Braunwald (1960) sowie nach Marshall (1961) kommt es bei weiterer Beobachtung des ZBV zu einer noch 30 min nach Belastung nachweisbaren Verkleinerung im Vergleich zum Ruhewert. Der Beweis einer Verminderung den kardiopulmonalen Volumens ist allerdings nicht unbedingt schlüssig. Nach Belastung können sich im Rahmen der Umstellung vom Arbeits- auf den Ruhestoffwechsel die lokalen Kreislaufzeiten in den unteren Extremitäten verlängern und damit eine Veränderung des vasculären Anteils des ZBV in entgegengesetzter Richtung wie unter Belastung hervorrufen. Kirsch (1968) fordert eine Abnahme des kardiopulmonalen BV in der späteren postergometrischen Phase als Konsequenz des von ihm zu diesem Zeitpunkt gefundenen Abfalls des zentralen Venendrucks. Danach kommt es nach Belastung zu einer Blutverschiebung aus dem Thoraxraum in die Peripherie. Diese Annahme ist einleuchtend, ein zwingender Beweis hierfür fehlt jedoch.

9. Das Verhalten der Kreislaufzeiten

Die schnellste Kreislaufzeit (ct, sec) betrug in Ruhe bei 72 Sportlern im Durchschnitt 7,5 sec, die mittlere Kreislaufzeit (MCT, sec) 16,6 sec. Unter Belastung mit 210 W kam es sowohl zu einer Verkürzung der schnellsten als auch der mittleren Kreislaufzeit. Die schnellste Kreislaufzeit verringerte sich nach 6 min auf 3,8 sec, also um etwa die Hälfte, die mittlere Kreislaufzeit auf 10,5 sec, also um etwa $^2/_3$ des Ruhewertes. Kurz nach Belastung konnte der geringste Wert der Kreislaufzeit mit 3,3 sec nachgewiesen werden. Sie stieg dann langsam an und erreichte nach 13 min 6,1 sec.

Bei einem Vergleich mit Normalwerten zeigt sich eine weitgehende Übereinstimmung der Kreislaufzeiten in Ruhe. SCHNEIDER u. ROST (1965) ermittelten für die schnellste Kreislaufzeit einen Normalwert von 7,3 sec und für die mittlere Kreislaufzeit von 16,9 sec. MELLEROWICZ u. PETERMANN (1956) (zit. nach REINDELL, 1960) fanden dagegen, daß die Kreislaufzeit beim Trainierten in Ruhe verlangsamt ist, und zwar um so ausgeprägter, je trainierter der Sportler ist.

Die am Arm bestimmte Kreislaufzeit unter Belastung ist mit Zurückhaltung zu betrachten. Da die körperliche Arbeit mit den Beinen vollbracht wird, ist die Blutbeschleunigung in den unteren Extremitäten wesentlich größer als die in den Armen. Während die schnellste und auch die mittlere Kreislaufzeit nur Teilfaktoren darstellen, gibt die mittlere Umlaufzeit Einblick in die gesamten Strömungsverhältnisse. Von VIERORDT wurde folgende Formel angegeben:

$$\text{Umlaufzeit} = \frac{\text{BM} \times 60}{\text{HMV}}$$

Bei 8 Sportlern, bei denen die Blutmenge und das Herzminutenvolumen in Ruhe und unter Belastung bestimmt wurden, trat eine Verkürzung der nach der Vierordtschen Formel berechneten Umlaufzeit von 49,8 sec auf 14,8 sec, also auf etwa $^1/_3$ ein. Die Verkürzung der Gesamtumlaufzeit erweist sich damit größer als die Verkürzung der am Arm gemessenen Kreislaufzeit und entspricht etwa der der mittleren Kreislaufzeit. Setzt man nach WOLLHEIM u. LANGE (1942) die ct zur mittleren Umlaufzeit in Modifikation der Vierordtschen Formel über eine Konstante in Beziehung, so muß der Faktor, der die Beziehung zwischen beiden Größen herstellt, demnach unter Belastung ansteigen. Die entsprechenden Formeln lauten:

$$\text{Kreislaufzeit} = k \times \text{Umlaufzeit}$$

$$\text{Kreislaufzeit} = k \times \frac{\text{zirkulierende Blutmenge} \times 60}{\text{Herzminutenvolumen}} \, .$$

Während bei Verwendung der ct der Faktor k in Ruhe mit 0,16 berechnet wurde, betrug er unter Belastung 0,248.

Diese Verhältnisse entsprechen den Literaturangaben, wonach die mittlere Umlaufzeit zwischen 40 und 50 sec anzunehmen ist (HEGGLIN, 1962: 46,8 $\pm$ 5,4;

Kattus, 1955: 40—54 sec; Cournand, 1943: 42 sec) und sich unter Belastung bis auf $^1/_3$ des Ausgangswertes verkürzt (Hegglin, 1962).

Die ct erreichte nach der Belastung entsprechend dem Verhalten des Herzminutenvolumens erst wieder langsam ihren Ausgangswert.

Identische Befunde wurden bereits von Grosskurth (1933) bei Patienten beschrieben. Er hielt die stärkste Verkürzung der ct nach Belastung als brauchbaren Hinweis zur Diagnostik bestimmter Herzkrankheiten.

Nach Belastung entfällt die oben beschriebene Dissoziation der ct und MCT während der isolierten Beinarbeit. Die Beinarterien werden bereits wieder enger gestellt — der immer noch hohe venöse Rückstrom macht jetzt auch einen beschleunigten Abstrom über die Gefäße der oberen Körperhälfte erforderlich. Dadurch wird die stärkste Verkürzung der ct erst nach Ende der körperlichen Arbeit erklärlich.

10. Das Verhalten des Herzvolumens

Das Herzvolumen wurde bei insgesamt 9 Sportlern röntgenologisch bestimmt. Es betrug in Ruhe im Durchschnitt 844 cm³. Die individuelle Streubreite reichte von 643 cm³ bis zu 986 cm³. Das größte Herzvolumen mit 986 cm³ zeigte ein Angehöriger der Gruppe V (Schwimmer), das kleinste mit 643 cm³ ein Mitglied der Gruppe II (Kurzstreckler).

Als Normalwert für das Herzvolumen wird von Kjellberg, Ruhde u. Sjöstrand ein mittlerer Wert von 780 cm³ angegeben. Bei Berufsradrennfahrern fand Reindell einen Mittelwert von 1104 cm³, bei Langstrecklern von 923 cm³, bei Mittelstreckenläufern von 876 cm³ und bei Kurzstreckenläufern von 782 cm³. Entscheidend für das Ausmaß der Größenzunahme sind also die Sportart und die Intensität und Dauer des sportlichen Trainings.

Reindell stellte in röntgenologischen Untersuchungen fest, daß es zu einer Umformung des Sportherzens kommt, die auf eine Vergrößerung aller 4 Herzhöhlen schließen läßt. Dabei geht die Vergrößerung des linken Vorhofs mit einer gleichzeitigen Erweiterung der Lungenvenen einher (Reindell, Musshoff, Klepzig, Weyland). Die Größenzunahme ist durch ein harmonisches Wachstum der Muskulatur (Linzbach) und durch eine Weitenzunahme aller 4 Herzhöhlen bedingt. Die durch einen herabgesetzten Herzmuskeltonus ausgelöste Vergrößerung der Herzhöhlen wird von Reindell u. Delius als „regulative Dilatation", die Zunahme der Muskelmasse von Linzbach als „physiologische Hypertrophie" bezeichnet.

Während man früher jeder Herzvergrößerung als pathologischen Vorgang und als Schwächezeichen der Muskulatur deutete, sieht man heute im vergrößerten Sportherzen eine Leistungsanpassung, die es dem Sportler gestattet, die an ihn gestellten höheren Leistungsanforderungen zu bewältigen. Die Entscheidung, ob eine Herzgröße normal oder pathologisch ist, ist demnach allein durch einen Vergleich der absoluten Herzgröße mit anderen Körper- und Kreislaufgrößen möglich.

Die Veränderungen des Herzvolumens unter Belastung sind der Schlüssel zur Beurteilung der Validität der Starlingschen Gesetze beim Menschen. Bedauerlicherweise findet man in der Literatur gerade zu diesem Thema unterschiedliche Befunde. Mit Ausnahme von Schott, Sawage (1912) und Woigey (1921) fanden alle Untersucher bei körperlicher Arbeit eine Abnahme der Herzgröße. Die Untersuchungen haben natürlich nur dann einen Wert, wenn sie wirklich während der Arbeit durchgeführt werden. NIKOLAI u. ZUNTZ (1904) stellten bereits 3—4 sec nach Belastung einer Rückkehr der Herzgröße zur Norm fest. MORITZ will 1908 beobachtet haben, daß auch pathologisch erweiterte Herzen während körperlicher Arbeit verkleinert werden. Die früheste umfassende Zusammenstellung findet sich bei MACCREA (1928). Weitere Übersichten gaben LILJESTRAND, LYSHOLM u. NYLIN (1938) sowie RUSHMER (1959). Wenn das Starlingsche Gesetz stimmt, muß das Herzvolumen unter Belastung zunehmen. MACCREA, EYSTER u. MEEK fanden tatsächlich während der Arbeit eine Zunahme des diastolischen Volumens, aber nur dann, wenn diese Arbeit im Sitzen verrichtet wurde. Andere Autoren (REINDELL u. Mitarb., 1956) fanden jedoch keine Zunahme des Herzvolumens, sondern sogar eine Abnahme um 13%. Diese Untersuchungen waren jedoch im Liegen durchgeführt worden. Sie galten als entscheidender Hinweis für die Ungültigkeit des Starlingschen Gesetzes. Neuere Untersuchungen von HOLLMANN, FRIEDMANN, HECK u. BUTZLER wurden in sitzender Position und unter besonderer Berücksichtigung der Atem- und Herzaktionsphase durchgeführt. Das Herzvolumen wurde auch hier nach der Formel von ROHRER u. KAHLSTORF berechnet. Es erfolgte eine steigende Belastung von 3—23 mkp/sec. Das mittlere Herzvolumen stieg in der endsystolischen Phase mit zunehmen der Arbeitsintensität um 11% an. Dieses Ergebnis entspricht nicht den Befunden, die nach den sog. neuen Herzgesetzen REINDELLS zu erwarten wären. Nach unseren Ergebnissen ändert sich das Schlagvolumen nicht in Abhängigkeit von der Belastungsstärke beim Hochleistungssportler. Seine Zunahme gegenüber den Ruhewerten beträgt etwa 20%, gleichgültig, ob 150 oder 200 W Belastung gefordert werden. Wenn das Herzvolumen bei der stärkeren Belastung das bei niedrigeren Stufen gemessene übertrifft, könnte dieser Befund bei Bestätigung der Identität der Schlagvolumenwerte nur über eine Zunahme des Restblutes erklärt werden. Es wäre zu überprüfen, ob bei Untersuchungen im Sitzen die bei den Fällen im Liegen gefundene Invariabilität des Schlagvolumens bestätigt werden kann. Die Gültigkeit der neuen Herzgesetze wird, wie vorher gezeigt, von uns aus anderen Gründen bezweifelt, nämlich wegen der von REINDELL betonten, von uns aber nicht bestätigten Dissoziation zwischen Herzvolumen und Herzschlagvolumen in Ruhe und bei Belastung. Die korrelative Betrachtungsweise ergab nämlich, daß die Probanden mit größten Herzvolumina auch die größte Schlagvolumina in Ruhe und die größten Schlagvolumina unter Belastung hatten.

11. Das korrelative Verhalten

Abhängigkeitsbeziehungen zwischen 2 Größen sind zahlenmäßig mit Hilfe des Korrelationsverfahrens zu erfassen. Der Korrelationskoeffizient r stellt dabei ein Maß für die Verbundenheit zwischen 2 Variabeln dar, er kann sich zwischen 0,00 und 1,00 bewegen. Der Koeffizient ist positiv, wenn die Veränderung der einen Größe im Zusammenhang mit der anderen gleichsinnig erfolgt; er ist negativ, wenn eine Zunahme der einen Variablen einer Abnahme der anderen entspricht. Werte unter 0,30 sind als ungenau zu betrachten und lassen das Bestehen einer Beziehung fraglich erscheinen. Der Korrelationskoeffizient wurde nach folgender Gleichung berechnet:

$$r = \frac{(xi - \bar{x}) \times (yi - \bar{y})}{(xi - \bar{x}) \times (yi - \bar{y})}$$

Aus dem Korrelationskoeffizienten läßt sich die Streuung um die Regressionsgerade $y = y + b\,(xi - \bar{x})$ berechnen. Sie stellt eine ideale Gerade dar und gibt einen zeichnerischen Überblick in welchem Ausmaß sich die eine Größe mit der anderen ändert.

Beziehungen Herzvolumen — Schlagvolumen

Sowohl das Schlagvolumen als auch das Herzvolumen erfahren beim Sportler eine vom Trainingszustand abhängige Vergrößerung. Wir untersuchten die Beziehung zwischen beiden Größen bei 9 Personen in Ruhe, unter Belastung und im Intervall. Dabei ließ sich in allen 3 Fällen eine deutlich positive Korrelation nachweisen. In Ruhe betrug der Korrelationskoeffizient $r = 0{,}85$, er vergrößerte sich unter Belastung auf $r = 0{,}88$. Den höchsten Wert wies er mit $r = 0{,}91$ im Intervall auf. Sportler mit dem größten Herzvolumen werfen auch das größte Schlagvolumen in die Aorta aus.

Musshoff, Reindell, Klepzig u. Kirchhoff (1957) fanden an einem gemischten Untersuchungsgut von 10 trainierten und untrainierten Personen ebenfalls eine positive Korrelation zwischen dem röntgenologisch bestimmten Herzvolumen und dem nach dem Fickschen Prinzip bestimmten Schlagvolumen ($r = 0{,}53$). Einen niedrigeren Korrelationskoeffizienten errechneten die gleichen Autoren, wenn sie das unblutig nach Broemser-Ranke bestimmte Schlagvolumen mit dem Herzvolumen korrelierten. Die Beziehung ist mit einem Koeffizienten von $r = 0{,}30$ nicht gesichert. Unter Belastung fanden sie eine Verbesserung der Korrelation und eine gesicherte Verbundenheit beider Größen. Dieser Befund wurde von Reindell so gedeutet, daß nur das maximale Schlagvolumen unter Belastung eine Funktion der Herzgröße ist. Da wir bei unseren Berechnungen auch in Ruhe eine statistisch signifikante Beziehung nachweisen konnten, liegt die Annahme nahe, daß das Schlagvolumen auch in Ruhe in funktioneller Abhängigkeit vom Herzvolumen steht.

Von Nylin wurde 1933 als Maß der normalen Herzgröße die Beziehung des Herzvolumens zum Schlagvolumen eingeführt. Diese Relation hat in der Literatur als Nylin-Index Eingang gefunden. Der Mittelwert des Indexes beträgt bei Normalpersonen 9,17 ($x = 1{,}76$). Bei Sportlern 10,33 ($x = 2{,}61$) (Musshoff, Reindell, Kirchhoff, 1957).

Nylin setzte ferner in Zusammenarbeit mit Lysholm u. Quarna das Herzvolumen in Beziehung zum Sauerstoffpuls, der nach der Fickschen Gleichung als ein indirektes Maß für das Schlagvolumen betrachtet werden kann (Sjöstrand, 1956).

Die Beziehung zwischen dem Herzvolumen und dem maximal im steadystate erreichbaren Sauerstoffpuls ist sehr eng und ein gutes Maß für die Leistungsbreite von Herz und Kreislauf. Nach Roskamm, Reindell, Musshoff u. König (1960) beträgt der Korrelationskoeffizient $r = 0{,}81$, die Beziehung ist also statistisch hochsignifikant. Sjöstrand (1955) wiederum stellte fest, daß zwischen dem je Ruhepulsschlag aufgenommenen Sauerstoffvolumen und dem Blutvolumen eine direkte positive Korrelation besteht. Da er andererseits feststellte, daß auch zwischen Blutvolumen und Herzvolumen eine Beziehung besteht, wäre demnach zwischen dem Ruheschlagvolumen und dem röntgenologisch bestimmten Herzvolumen eine Verbundenheit zu erwarten, wie wir sie auch nachweisen konnten.

Beziehung Herzvolumen — Blutmenge

Da Herzvolumen und Blutmenge beim Sportler vergrößert sind, interessiert die Korrelation beider Größen. Wir untersuchten 9 Fälle einer einheitlich trainierten Gruppe. Der Korrelationskoeffizient betrug —0,29. Wir konnten also keine Verbundenheit beider Größen feststellen. Da die von uns untersuchte Fallzahl gering ist, läßt dieses Ergebnis keinen definitiven Schluß zu.

KJELLBERG, RUHDE u. SJÖSTRAND (1949) konnten in Untersuchungen nachweisen, daß sowohl bei Kindern, Männern und Frauen als auch bei Sportlern das Herzvolumen gradlinig mit dem gesamten Blutvolumen korreliert ist. Sie bestimmten die Blutmenge dabei mit der CO-Methode. Gleichfalls eine positive, aber nicht sehr enge Korrelation fanden NYLIN bzw. MUSSHOFF, REINDELL u. SCHMIDT (1959) mit der radioaktiven Markierung von Erythrocyten zur Blutvolumenbestimmung. NYLIN verwendete dazu Radiophosphor (^{32}P) und Thorium B, MUSSHOFF u. Mitarb. Radiochrom (Na$_2$ ^{51}Cr O$_4$). Die letzteren Autoren fanden einen Korrelationskoeffizienten zwischen Herzvolumen und Blutmenge einerseits und Herzvolumen und Gesamthämoglobin andererseits von 0,466—0,589. MUSSHOFF, REINDELL u. KIRCHHOFF nehmen an, daß die bei der Bestimmung des Blutvolumens angewandte Methode den Grad der Verbundenheit bestimmt. Dabei soll die Beziehung bei der Methode mit radioaktiv markierten Erythrocyten weniger eng als mit der CO-Methode sein.

Im Rahmen ihrer Untersuchungen über das Herzvolumen und Blutvolumen fanden KJELLBERG, RUHDE u. SJÖSTRAND gleichfalls eine enge Beziehung zwischen dem Blutvolumen und der körperlichen Leistungsfähigkeit. Als Leistungstest wendeten sie die am Fahrradergometer geleistete Arbeit bei einer Herzfrequenz von 170 Schlägen/min an. Dabei zeigte sich an einem Untersuchungskontingent trainierter Männer und Frauen eine starke Abhängigkeit zwischen Blutvolumen und Arbeit mit einem Korrelationskoeffizienten von 0,90.

ASTRAND hat weiterhin gefunden, daß das Blutvolumen, insbesondere das Gesamthämoglobin, direkt mit der maximalen Sauerstoffaufnahme korreliert ist. Demnach kann das maximale Sauerstoffaufnahmevermögen als zuverlässiges Maß zur Beurteilung der Leistungsbreite gelten.

Wie nach diesen Ausführungen zu erwarten, besteht ebenfalls eine geradlinige Korrelation zwischen Herzvolumen und Leistungsbreite. SJÖSTRAND (1954) sicherte diese Annahme und fand eine direkte Beziehung zwischen Herzvolumen und der auf dem Fahrradergometer bei einem Puls von 170 geleisteten Arbeit. Der Korrelationskoeffizient hatte den hohen Wert von 0,96.

Wie eng die Beziehung zwischen der körperlichen Leistungsbreite und dem Herzvolumen ist, konnte auch BENGTSSON (1956) unter Beweis stellen. Er wies bei sonst normalen Personen, die wegen verschiedener Infektionskrankheiten über einen mittleren Zeitraum von 3,5 Wochen hospitalisiert waren, eine Abnahme, sowohl des Blutvolumens, als auch des Herzvolumens, nach. Die Abnahme dieser beiden Größen war mit einer Verringerung der Arbeitskapazität eng verbunden.

Beziehung Blutmenge — Schlagvolumen

Die Beziehung zwischen Blutmenge und Schlagvolumen wurde bei 20 Sportlern in Ruhe und bei 19 Sportlern unter Belastung und im Intervall untersucht. Wir fanden in Ruhe eine nur schwache, statistisch aber wahrscheinliche Verbundenheit beider Größen. Der Korrelationskoeffizient betrug 0,31. Unter Belastung verlor sich diese Beziehung ($r = 0,06$). Im Intervall wurde ein Korrelationskoeffizient von $r = -0,02$ berechnet.

Bevegard (1960) und Holmgren (1960) stellten fest, daß das Schlagvolumen mit der Blutmenge korreliert ist. Die zitierten Autoren fanden gleichfalls, daß eine Steigerung der PWC 170 (physical work capacity bei Puls 170) auf 290 kp/min, das sind etwa 50 W, zu einer Steigerung des Schlagvolumens um 20 ml bzw. der Blutmenge um 1 l führt. Da das Schlagvolumen mit dem Herzvolumen korreliert ist, und sich gleichzeitig eine Beziehung zwischen dem Herzvolumen und der Blutmenge findet, die wir bei unseren wenigen Fällen allerdings nur schwach nachweisen konnten, ist eine Verbundenheit zwischen der Blutmenge und dem Schlagvolumen verständlich.

Beziehung Herzminutenvolumen — Schlagvolumen

Zur Überprüfung der Abhängigkeitsbeziehungen zwischen Schlag- und Minutenvolumen wurden die Mittelwerte der 72 Sportler zunächst unter Ruhebedingungen ausgewertet. Die positive Beziehung zwischen Herzminuten- und Schlagvolumen wurde mit einem Korrelationskoeffizienten von $r = 0,66$ statistisch gesichert. Sportler mit einem hohen Ruheschlagvolumen haben im Gegensatz zu früheren Vorstellungen auch ein hohes Herzminutenvolumen.

Bei 41 Personen wurde das korrelative Verhalten der gleichen hämodynamischen Parameter nach einer Belastungsdauer von 6 min mit 210 W untersucht. Die Verbundenheit zwischen Herzminuten- und Schlagvolumen wurde noch enger. Der Korrelationskoeffizienz war mit 0,86 hochsignifikant. Die Abhängigkeit blieb auch im Intervall erhalten. Die Korrelation wurde bei 43 Personen berechnet. Der Korrelationskoeffizient lag etwas niedriger und betrug 0,74.

Beziehung Herzminutenvolumen — Frequenz

Das Verhältnis zwischen Herzminutenvolumen und Puls wurde bei 72 Sportlern in Ruhe und bei 41 Probanden nach 6 min Belastung untersucht. In Ruhe betrug der Korrelationskoeffizient $r = 0,49$. Personen mit einem hohen Herzminutenvolumen haben keine niedrigere Pulsfrequenz als Normalpersonen. Die Kreislaufsituation weist beim Sportler bereits in Ruhe eine ergotrope Einstellung auf.

Nach 6 minütiger Belastung mit 210 W konnte keine Beziehung mehr zwischen Herzminutenvolumen und Pulsfrequenz nachgewiesen werden. Die hyperkinetische Regulation bzw. zumindest die hierzu in Ruhe nachweisbare Tendenz verschwindet unter Belastung (Abb. 1 u. Abb. 2).

Beziehung Schlagvolumen — Frequenz

Es kamen die Mittelwerte von 72 Ruhe- und 41 Belastungsuntersuchungen zur Berechnung. Der Korrelationskoeffizient betrug in Ruhe 0,40. Das bedeutet also, daß eine Pulsfrequenzsteigerung mit einer Abnahme des Schlagvolumens einhergeht.

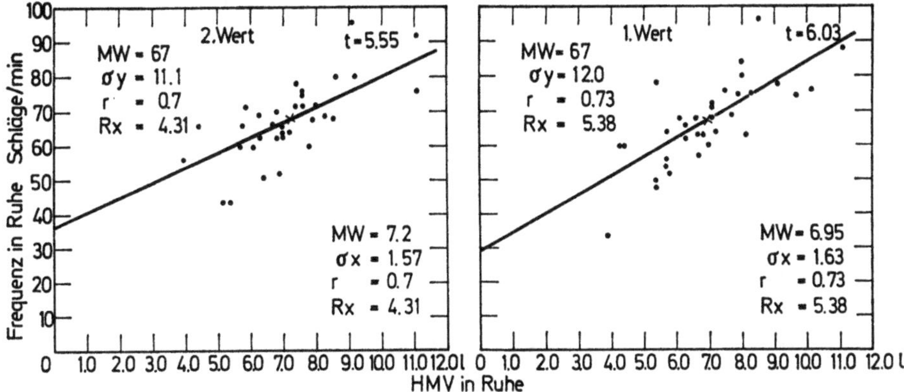

Abb. 1. Korrelation zwischen Frequenz und HMV in Ruhe (Verwendung der 2. und 1. Werte)

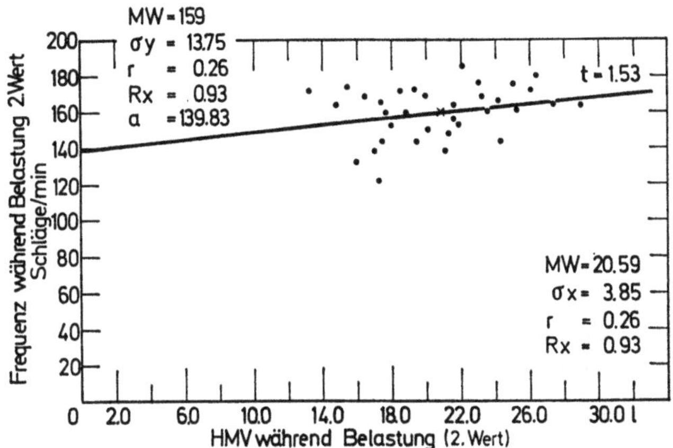

Abb. 2. Korrelation zwischen Frequenz und HMV während Belastung (2. Wert)

Sportler mit einem hohen Ruheschlagvolumen haben meist eine niedrige Frequenz. Die Relation Schlagvolumen zu Pulsfrequenz entspricht also nicht der des Herzminutenvolumens zur Schlagzahl in der Zeiteinheit.

Die Beziehung wurde unter Belastung mit 210 W nicht aufrecht erhalten. Der Korrelationskoeffizient betrug $r = -0,26$, wobei die Frequenzzunahme größer war als die Schlagvolumenabnahme.

Schlagvolumen in Ruhe — Schlagvolumen unter Belastung

Bei 41 Sportlern wurde die Beziehung zwischen dem Ruheschlagvolumen und dem Belastungsschlagvolumen nach 6 Arbeitsminuten untersucht. Dabei zeigte sich, daß das Belastungsschlagvolumen proportional dem Ruheschlagvolumen ansteigt. Der Korrelationskoeffizient betrug $r = 0,52$, d. h. Sportler mit einem hohen Ruheschlag-

11*

volumen besitzen auch ein hohes Belastungsschlagvolumen. Die Größe des Belastungsschlagvolumens ist kein Maß für den Trainingszustand. Alle Sportler können unabhängig vom Trainingszustand ihr Schlagvolumen gleichmäßig steigern (Abb. 3).

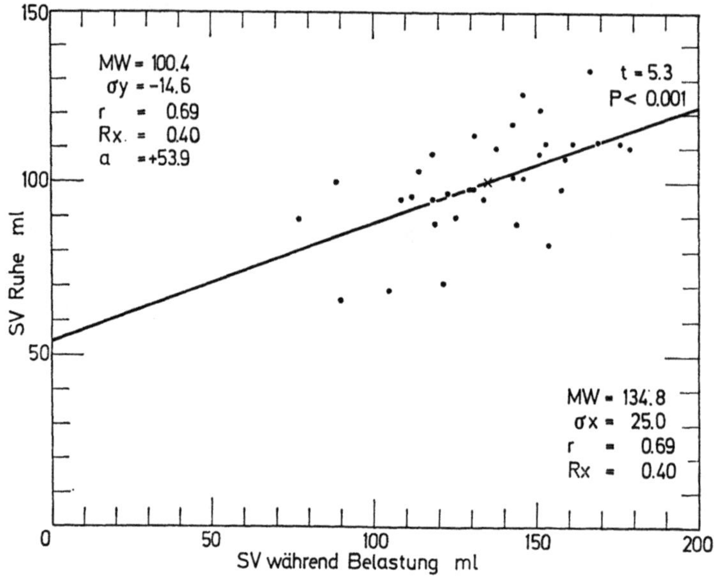

Abb. 3. Korrelation zwischen SV (Ausgangswert) und SV während Belastung (Verwendung des niedrigsten Wertes in Ruhe und höchsten Wertes während Belastung)

Das korrelative Verhalten des zentralen Blutvolumens zu verschiedenen hämodynamischen Größen

Sowohl das zentrale Blutvolumen als auch die Blutmenge und das Schlagvolumen erfahren beim Sportler eine Vergrößerung. Die Beziehungen des zentralen Blutvolumens zum Schlagvolumen, zur Blutmenge und zum Herzminutenvolumen erbrachten folgende Ergebnisse:

Beziehung zentrales Blutvolumen — Schlagvolumen in Ruhe

Bei 72 Sportlern ergab sich ein Korrelationskoeffizient von 0,24. Eine Beziehung zwischen zentralem Blutvolumen und Schlagvolumen müßte also verneint werden. Im Gegensatz zu unseren Befunden fanden Hamilton (1932) im Tierversuch (zit. nach Nowy, 1957) und Nowy beim Menschen eine Korrelation zwischen beiden Größen. Große Schlagvolumina entsprachen auch erhöhten zentralen Blutvolumina. Diese schwer erklärbare Diskrepanz weist auf die methodischen Schwierigkeiten bei der Ermittlung des zentralen Blutvolumens hin.

Beziehung zentrales Blutvolumen — Herzminutenvolumen

Der Korrelationskoeffizient für die bei 70 Probanden untersuchte Beziehung betrug 0,19 und war damit zu niedrig, um eine gegenseitige Abhängigkeit zu beweisen.

Eine Beziehung wäre nach der Formel von HAMILTON zu erwarten gewesen, nach der sich das zentrale Blutvolumen aus dem Produkt von Sekundenvolumen und mittlerer Kreislaufzeit berechnet. Da sich das Herzminutenvolumen und die mittlere Kreislaufzeit aber im entgegengesetzten Sinne ändern können (SCHNEIDER u. HOCHREIN, 1962), sind die definitiven Größenänderungen des zentralen Blutvolumens meistens unbedeutend.

Beziehung zentrales Blutvolumen — Blutmenge

Die Blutmenge wurde bei 21 Sportlern zum zentralen Blutvolumen in Beziehung gesetzt. Der Korrelationskoeffizient betrug $r = -0{,}07$. Da beide Faktoren in ihrer Größe sowohl von kardialen als auch von extrakardialen Faktoren abhängig sind, ist eine größere Streuung beider Variabeln nicht verwunderlich.

Beziehung zentrales Blutvolumen — Kreislaufzeiten

Die mittlere Kreislaufzeit wird zur Berechnung des zentralen Blutvolumens nach HAMILTON herangezogen. Eine Abhängigkeit zwischen beiden Größen wäre also nicht weiter überraschend. Es wurden die Mittelwerte von 70 Sportlern in Ruhe korreliert, der Korrelationskoeffizient wurde mit 0,34 berechnet. Das bedeutet, daß bei Sportlern mit einem großen zentralen Blutvolumen die mittlere Kreislaufzeit am längsten ist. Die Verbundenheit zwischen dem zentralen Blutvolumen und der schnellsten Kreislaufzeit erwies sich enger als zwischen dem zentralen Blutvolumen und der mittleren Kreislaufzeit. Der Korrelationskoeffizient betrug bei 70 untersuchten Fällen 0,42. Die schnellste Kreislaufzeit wird in Abhängigkeit des zentralen Blutvolumens länger.

Beziehung der Druckwerte zum Herzminutenvolumen und Schlagvolumen

Bei 72 Sportlern wurde das korrelative Verhalten der Blutdruckamplitude und des Schlagvolumens in Ruhe, und bei 41 Probanden nach 6 Belastungsminuten untersucht. In beiden Fällen ließ sich keine Beziehung zwischen den beiden Größen nachweisen. Der Korrelationskoeffizient betrug in Ruhe 0,086, unter Belastung war er 0,006.

JUCHEMS (1968) konnte ebenfalls keine signifikante Abhängigkeit zwischen den beiden Variablen feststellen. Seine Berechnungen ergaben einen Korrelationskoeffizienten von $r = -0{,}0268$. Er schließt daraus, daß die Druckamplitude unter klinischen Bedingungen im allgemeinen keine Aussagen über die Größe des Schlagvolumens zuläßt. Im Gegensatz dazu haben STARR u. Mitarb. (1954) bei Untersuchungen an der Leiche eine starke Abhängigkeit beider Größen voneinander nachweisen können.

Seit ERLANGER u. HOOKER (1904) steht das Amplitudenfrequenzprodukt (Produkt aus Druckamplitude und Frequenz) zur klinischen Bestimmung des Herzminutenvolumens zur Diskussion. Dieser physikalischen Methode liegt der Gedanke zugrunde, daß der systolische Druck gegenüber dem diastolischen um so stärker gesteigert werden müsse, je größer das Schlagvolumen ist, das in die Aorta befördert werden soll. Das Gleiche wird vom sog. reduzierten Amplitudenfrequenzprodukt

(Liljestrand u. Zander) behauptet. Da wir mit unserem Ergebnis dieses Verhalten nicht bestätigt fanden, ist eine kritische Betrachtung dieser Methode erlaubt.

Die Druckamplitude ist nicht nur von der Größe des Schlagvolumens, sondern auch von einer Reihe weiterer Faktoren abhängig.

1. Von der Dehnbarkeit der Aorta. Die Druckamplitude ist bei gleichem Schlagvolumen um so kleiner, je dehnbarer der Windkessel ist.

2. Vom Volumen der Aorta.

Je größer der Windkessel bei gleicher Dehnbarkeit und gleichem Schlagvolumen, desto geringer wird die Druckamplitude.

3. Vom Strömungswiderstand.

Ist der Widerstand erhöht, dann ist der Abstrom aus dem Windkessel in Systole und Diastole erschwert; dadurch steigen sowohl systolischer als auch diastolischer Druck an. Ob bei gleichen Schlagvolumen die Pulsamplitude größer oder kleiner wird, hängt bei peripherer Widerstanderhöhung von der Elastizität des Windkessels ab.

4. Vom Verhältnis Anspannungszeit zu Austreibungszeit.

Wird ein gleiches Schlagvolumen rascher in die Aorta ausgeworfen, so nimmt die Druckamplitude zu.

Die Regulation der Schlagvolumengröße hängt von vielen Gliedern eines komplizierten Stellwerkes ab. Die Höhe der Blutdruckamplitude allein erlaubt keine definitiven Rückschlüsse auf das Schlagvolumen.

Beziehung systolischer Blutdruck — Schlagvolumen

Das Verhältnis zwischen systolischem Blutdruck und Schlagvolumen wurde bei 72 Sportlern in Ruhe untersucht. Der Korrelationskoeffizient betrug —0,02. Nach 6 Arbeitsminuten wurden die Mittelwerte von 41 Sportlern korreliert. Die Berechnung des Korrelationskoeffizienten ergab einen Wert von 0,26. Es ließ sich also weder in Ruhe noch unter Belastung eine Verbundenheit beider Größen nachweisen.

Starling stellte in seinen Untersuchungen am isolierten Froschherzen fest, daß das Herz in seiner Arbeitsleistung unabhängig vom arteriellen Widerstand ist. Die Auswurfmenge des Herzens steht nach seinen Befunden in keiner Beziehung zum arteriellen Druck und wird nur vom Füllungsdruck des Herzens bestimmt. Staudacher (1931) maß über einen in den Oesophagus eingeführten Ballonkatheter annäherungsweise den Druck im linken Vorhof und fand keine wesentliche Änderungen bei Erhöhung des arteriellen Drucks oder bei Arbeitsbelastung. Durch Druckmessungen mit Herzkatheter (Stead u. Warren, 1947) wurden diese Ergebnisse bestätigt. Daraus kann nur gefolgert werden, daß die Druckwerte im linken Vorhof nicht den Füllungsdruck widerspiegeln oder daß die nach Starling bestehende ausschließliche Abhängigkeit der Auswurfmenge hiervon beim Menschen keine uneingeschränkte Gültigkeit besitzt. Reindell betont, daß selbst bei erheblich vergrößertem Herzen von Leistungssportlern die Druckverhältnisse denen von Untrainierten entsprechen und sich unter schwerer und langdauernder Belastung nur unwesentlich verändern. Stoboy u. Nüssgen stellten 1957 im Tierexperiment fest, daß bei konstantem venösem Angebot und bei konstantem peripherem Widerstand allein durch Frequenzänderungen eine Veränderung des Schlagvolumens erzielt werden konnte.

Auch MELLEROWICZ schreibt, daß allein durch Änderung der Herzfrequenz, d. h. ohne Veränderung des arteriellen Drucks oder des venösen Angebots, das Schlagvolumen vermindert oder erhöht werden kann. In welchem Umfang die von ihm ermittelten Schlagvolumina Gültigkeit beanspruchen dürfen, sei dahingestellt.

Beziehung systolischer Blutdruck — Herzminutenvolumen — Herzschlagvolumen

Es wurde das Druckverhalten in Abhängigkeit vom Herzminutenvolumen bei 72 Sportlern in Ruhe und bei 41 Probanden unter Belastung untersucht. In Ruhe betrug der Korrelationskoeffizient 0,10. Unter Belastung änderte sich das Bild, es zeigte sich eine Verbundenheit beider Größen, die mit einem Korrelationskoeffizienten von 0,45 gesichert war. Das heißt also, daß Sportler mit einem hohen Belastungszeitvolumen auch einen hohen systolischen Blutdruck aufweisen.

Nach dem Ohmschen Gesetz besteht zwischen dem Stromvolumen/Zeit V, dem Druckgefälle P und dem Strömungswiderstand R folgende Beziehung:

$$V = \frac{P}{R}$$

wonach das Stromvolumen dem Druckgefälle direkt und dem Strömungswiderstand umgekehrt proportional ist. Unter Belastung kommt es zu einem Absinken des Strömungswiderstandes durch eine Weiterstellung der Gefäße. Bei gegebenem Strömungswiderstand erfolgt eine Steigerung des Zeitvolumens demnach durch eine Erhöhung des Druckgefälles.

Der arterielle Mitteldruck zeigte weder eine Abhängigkeit vom Herzminutenvolumen, noch vom Schlagvolumen in Ruhe. Es kamen jeweils 72 Mittelwerte zur Berechnung. Im ersten Fall betrug der Korrelationskoeffizient $r = 0,01$. Bei der Beziehung arterieller Mitteldruck zu Schlagvolumen wurde ein Koeffizient von $r = 0,056$ berechnet. Der arterielle Mitteldruck blieb bei allen Größenänderungen des Herzminuten- und Schlagvolumens weitgehend unverändert.

Bei einem völlig anderen Untersuchungsgut, bei Personen mit neurozirkulatorischer Asthenie, korrelierte JUCHEMS (1966) den mittleren Blutdruck mit dem Herzminutenvolumen. Er konnte ebenfalls keine Abhängigkeit zwischen beiden Größen feststellen.

Die schnellste Kreislaufzeit (ct) in Korrelation zum Herzminuten- und Schlagvolumen

Die schnellste Kreislaufzeit (appearance time) in Ruhe wurde in 72 Fällen mit dem Herzminutenvolumen korreliert. Unter Belastung mit 210 W wurde nach 6 Arbeitsminuten die Beziehung bei 41 Sportlern untersucht. Der Korrelationskoeffizient war in beiden Fällen negativ. In Ruhe betrug er —0,38, unter Belastung lockerte sich die Beziehung ($r = -0,31$). Die Beziehung war statistisch jedoch wahrscheinlich signifikant. Die schnellste Kreislaufzeit veränderte sich umgekehrt zum Herzminutenvolumen. Vergrößert sich das Herzminutenvolumen, so tritt eine Verkürzung der Kreislaufzeit ein und umgekehrt.

GEBHARDT zeigte tierexperimentell, daß eine Erhöhung der Kontraktilität mit einer Steigerung der systolischen Kontraktionsgeschwindigkeit und der diastolischen

Erschlaffungsgeschwindigkeit einhergeht. Der venöse Rückstrom zum Herzen wird in der Systole durch eine schnellere Bewegung der Ventilebene und in der Diastole durch eine raschere Erschlaffung des Myokards begünstigt.

Eine Beziehung war auch nach der von Vierordt angegebenen Formel

$$U = \frac{BM \times 60}{HMV}$$

zu erwarten.

Gebhardt korrelierte 1962 die Arm-Ohr-Zeit (AOZ) (Zeitintervall vom Beginn der Injektion bis zum Erscheinen der ersten Farbstoffteilchen im Ohr) mit dem Herzminutenvolumen und fand eine umgekehrt proportionale Beziehung.

Bei der Relation schnellste Kreislaufzeit zu Schlagvolumen konnte weder in Ruhe noch unter Belastung eine Abhängigkeit der beiden Größen voneinander nachgewiesen werden. Im ersteren Fall betrug der Korrelationskoeffizient $r = 0{,}018$, im zweiten Fall $r = -0{,}16$.

Juchems (1966) konnte zwischen der mittleren Kreislaufzeit (MCT) und dem Schlagvolumen ebenfalls keine Korrelation nachweisen. Dagegen fand er eine statistisch gesicherte Verbundenheit zwischen der mittleren Kreislaufzeit und der Herzfrequenz. Es ist also anzunehmen, daß für die Kreislaufzeit die Frequenz eine Rolle spielt.

Es ergab sich fernerhin eine Korrelation des Schlagvolumens und des Herzminutenvolumens unter Belastung zu den unter diesen Bedingungen gefundenen Werten des peripheren Widerstandes. Während zwischen Kreislaufzeit und Herzminutenvolumen eine negative Korrelation nachweisbar war sowohl unter Ruhe als auch unter Belastungsbedingungen, konnte dies, wie oben gezeigt, für die entsprechenden Schlagvolumenwerte nicht errechnet werden. Die Korrelation zwischen Kreislaufzeit und Frequenz kann durch Berechnung des Produktes Kreislaufzeit $\times$ Frequenz noch weiter ergänzt werden. Die Multiplikation dieser beiden Größen ergibt nach Juchems approximative Hinweise auf Veränderungen des Schlagvolumens. Bei 36 trainierten Versuchspersonen konnte eine positive Korrelation zwischen dem Kreislaufzeit-Frequenz-Produkt und der Kreislaufzeit gefunden werden, dagegen nicht zwischen dem Kreislaufzeit-Frequenz-Produkt und der Frequenz. Die Korrelation zwischen Frequenz und Kreislaufzeit ist nicht sehr eng. Die Meßergebnisse bei den 36 trainierten Probanden ließen jedoch im Gegensatz zu den von Juchems bei nicht trainierten Normalpersonen gefundenen Ergebnissen keine Korrelation zwischen dem Produkt Kreislaufzeit $\times$ Frequenz und Herzschlagvolumen erkennen (Abb. 4). Es ist also nicht erlaubt, bei Leistungssportlern Aussagen über die Größe des Schlagvolumens zu machen, wenn lediglich die Pulsfrequenz und die Kreislaufzeit an hämodynamischen Parametern zur Verfügung stehen. Die vorher angegebenen Korrelationen zwischen Kreislaufzeit-Pulsfrequenz und Kreislaufzeit werden unter körperlicher Belastung noch deutlicher. Auch unter Belastungsbedingungen ergeben sich jedoch aus keiner der beiden Größen für das Schlagvolumen weitere Anhaltspunkte. Auf Grund der angegebenen, zwar nicht sehr engen nachgewiesenen Korrelation zwischen Kreislaufzeit und Frequenz lassen sich bei Kenntnis der Kreislaufzeit unschwer die dazugehörigen Pulsfrequenzwerte ermitteln. Werden auf diese Weise aus bekannten Kreislaufzeiten und errechneten Frequenzen die jeweils entsprechenden Produkte Kreislaufzeit-Frequenz gebildet und diese mit den Kreislaufzeiten korreliert, so erhält man keine Gerade, sondern eine paraboloide Funktion.

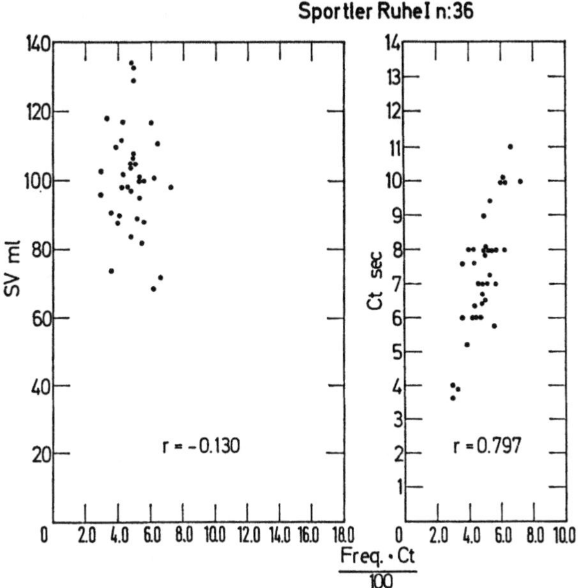

Abb. 4.

VI. Der Sauerstoffpuls und seine Beziehung zu Herzvolumen und Schlagvolumen

Im Anschluß an die Diskussion der hämodynamischen Befunde sollen die Untersuchungsergebnisse an 10 Sportlern besprochen werden, bei denen zur Klärung der Beziehung zwischen Schlagvolumen und O_2-Puls gleichzeitig der Sauerstoffverbrauch gemessen wurde. Der O_2-Puls ist als Sauerstoffaufnahme pro Herzschlag oder als Produkt von Schlagvolumen und av O_2-Differenz zu definieren. Der Begriff wurde 1925 von LYTHGOE u. PEREIRA eingeführt (zit. nach HOLLMANN, 1963) und als Maß der Leistungsfähigkeit bzw. der Ökonomie des Kreislaufs verwendet (SZAKALI, 1944; ASTRAND, 1952; MUSSHOFF u. Mitarb., 1956, 1957, 1958, 1959; ROSKAMM, 1966). Sportler haben in Ruhe und bei einer definierten Belastungsstufe höhere O_2-Pulswerte als Untrainierte, und innerhalb der Gruppe der Sportler liegen wiederum die Ausdauertrainierten, also die Langstreckler und die Radrennfahrer an der Spitze (WAHLUND, 1948; REINDELL, 1960). Dies ist die Folge des erhöhten Schlagvolumens des Trainierten, die arteriovenöse Differenz verhält sich auf den einzelnen Belastungsstufen genauso wie beim Nichttrainierten (MUSSHOFF, 1959). Da die maximale arteriovenöse Differenz bis zur höchsten Belastung ansteigt, erreicht der O_2-Puls im Gegensatz zum Schlagvolumen sein Maximum erst bei der maximalen Belastung. HOLLMANN (1963) gab als Mittelwert des maximalen O_2-Pulses für Untrainierte 16,8 ml und für Trainierte 21,3 ml an. Die Freiburger Schule benutzt den Quotienten aus Herzvolumen und maximalem O_2-Puls zur Beurteilung des Kreislaufzustandes. Die Vergrößerung des maximalen O_2-Pulses beim Trainierten beruht einmal auf seinem erhöhten Schlagvolumen, zum anderen aber auch auf der höheren, für ihn erreichbaren maximalen arteriovenösen Differenz. Wie bereits angegeben, liegt beim Trainierten das Maximum bei 17 ml Sauerstoff pro 100 ml Blut im Gegensatz zu 13 ml beim Untrainierten nach Hollmann (1963) und Astrand (1965). Diese Vermehrung der maximalen Sauerstoffausschöpfung ist Folge des gesteigerten peripheren Ausnutzungsvermögens und der erhöhten Sauerstofftransportkapazität (erhöhte Blutfarbstoffmengen) beim Trainierten. Unter maximaler Belastung fällt die Sauerstoffsättigung des Blutes durch die verkürzte Kontaktzeit in der Lunge bei erhöhtem Herzzeitvolumen, evtl. auch durch vermehrte Shuntvolumina über bronchopulmonale Gefäßverbindungen, zwar ab, dies bedeutet aber nicht eine Verminderung der Sauerstofftransportkapazität. Durch die gleichzeitig bestehende Hämokonzentration steigt der effektive Sauerstoffgehalt bei Maximalbelastung, verglichen mit dem Ruhewert, leicht an (Saltin, 1964).

Wir haben die hämodynamischen Werte und den Sauerstoffverbrauch von 9 Sportlern bei 150 W sowie von einem Sportler bei 210 W vergleichend gemessen; O_2-Puls und arteriovenöse Differenz konnten daher berechnet werden (Rost, Schneider, 1969).

Das Verhalten von Pulsfrequenz, Herzminutenvolumen und Schlagvolumen wurde bereits diskutiert.

Der O_2-Puls betrug in Ruhe 4,6 ml, unter Belastung stieg er steil an, seine Zunahme war am deutlichsten ausgeprägt in der postergometrischen Phase. Dieses Verhalten ist erklärlich, da die O_2-Pulserhöhung vom Anstieg des Schlagvolumens und der arteriovenösen Differenz, also beider Determinanten, bestimmt wird.

Der von uns unter Belastung gefundene O_2-Pulswert mit 15,3 ml liegt nur wenig tiefer als der von Reindell (1962) bei 150 W Belastung mitgeteilte Werte (16,9 ml).

Bezüglich der Kinetik beider Größen während Belastung fanden wir, daß O_2-Puls und Schlagvolumen ihr Maximum nicht gleichzeitig erreichten (Rost, Schneider, 1969). Wie bereits erörtert, stieg zwischen der 3. und 6. Belastungsminute das Schlagvolumen noch an. In der gleichen Zeit vergrößerte sich bei 6 Sportlern der O_2-Puls von 12,4 auf 16,1 ml, wobei auch die arteriovenöse Differenz von 10,3 auf 11,7 ml anstieg. Bei den anderen 4 Sportlern der Gruppe wurden die hämodynamischen Werte in der 6. und 8. Minute bestimmt. Während hier das Schlagvolumen sich kaum änderte — es betrug in der 6. Minute 139 ml, in der 8. Minute 136 ml —, stieg der O_2-Puls durch Zunahme der arteriovenösen Differenz noch leicht von 14,2 auf 15,3 ml an. Kurz nach der Belastung stiegen Schlagvolumen und O_2-Puls auf ihre höchsten Werte an. Da sich ,wie ersichtlich, die arteriovenöse Differenz zu diesem Zeitpunkt gegenüber der Belastung noch nicht wesentlich geändert hat, kann aus dem Anstieg des O_2-Pulses direkt ein Anstieg des Schlagvolumens gefolgert werden, wie es Reindell (1962) erstmals zum Ausdruck brachte. Diese Folgerung darf allerdings erst nach gleichzeitiger Kenntnis von Schlagvolumen und av O_2-Differenz getroffen werden, da die arteriovenöse Differenz theoretisch kurz nach Belastung noch ansteigen könnte, wie Mellerowicz (1961) angab.

Nach unserer Ansicht bringt die Messung des O_2-Pulses keinen Vorteil gegenüber der mit wesentlich geringerem Aufwand zu ermittelnden Pulsfrequenz. Da unabhängig vom Trainingszustand für jede Belastung aus energetischen Gründen eine bestimmte Sauerstoffmenge erforderlich ist (Mellerowicz, 1962; Hollmann, 1963), spiegeln erhöhte O_2-Pulswerte eine niedrige Pulsfrequenz wider und umgekehrt. Der O_2-Puls kann bei Kenntnis der Pulsfrequenz aus einem Erfahrungswert für den bei einer bestimmten Belastungsstufe erforderlichen Sauerstoffbedarf ermittelt werden (ROSKAMM, 1966). Da die maximale Sauerstoffaufnahme bei maximaler Belastung erreicht wird, ist die Aussagekraft beider Größen bezüglich des Trainingszustandes einer Testperson gleich gut. Die von WAHLUND (1948) eingeführte PWC 170 (physical work capacity bei Puls 170), die die bei einer Pulsfrequenz von 170 erreichbare Leistung mißt, stellt demnach ein einfach bestimmbares, aber gleichwertiges Trainingsmaß dar.

Der O_2-Puls ist dann kein Maß für Veränderungen des Schlagvolumens, wenn die arteriovenöse Differenz gegenüber dem Normalwert verändert ist. Die arteriovenöse Differenz kann sich nach HOLMGREN (1965, 1959) und nach GORLIN (1962) verkleinern (hyperkinetische Zustände), beispielsweise bei vegetativen Dystonikern (HOLMGREN, 1957), aber auch bei sehr gut trainierten Sportlern (BEVEGARD, 1963), bei Anämien und Thyreotoxikosen. Sie kann sich aber auch vergrößern (hypokinetische Zustände). Letztere sind bei älteren Personen (KÖNIG, 1966) bei Herz- und Lungenerkrankungen zu erwarten. Bei Verdacht auf eine pathologische Kreislaufsituation des Sportlers sollte daher bei einem ergometrischen Test eine kombinierte Untersuchung der respiratorischen und hämodynamischen Größen erfolgen. Bei 5 Sportlern wurde durch Gabe von 40 mg Dociton künstlich ein hypokinetischer Zustand erzeugt. Obwohl im Vergleich zu den Ausgangswerten das Schlagvolumen abnimmt, zeigt der O_2-Puls auf Grund der vergrößerten peripheren Ausschöpfung eine Zunahme (GATTENLÖHNER, SCHNEIDER, 1969).

Von seiten der skandinavischen Schule wurde das röntgenologisch bestimmte Herzvolumen als wesentlicher Parameter in die Ergometrie eingeführt (KJELLBERG, 1949; SJÖSTRAND, 1953, 1955; HOLMGREN, 1956, 1957, 1959, 1960). Diese Größe wurde von der Freiburger Arbeitsgruppe (MUSSHOFF, 1957, 1958, 1959; REINDELL, 1960; ROSKAMM, 1961, 1966) in Verbindung mit dem maximalen O_2-Puls als Maß für die Beurteilung der Leistungsfähigkeit des kardiovasculären Apparates verwendet.

Der Quotient aus Herzvolumen/Schlagvolumen wird in der Literatur als Nylin-Index bezeichnet, wie auf Seite 160 bereits erwähnt. LYSHOLM (1934) hat ihn als Maß der Kreislauffunktion vorgeschlagen, da er bei Herzinsuffizienten ansteigt. Neben der Beziehung des Ruhe-Schlagvolumens zum Herzvolumen ist von besonderem Interesse die Relation des Belastungs-Schlagvolumens zur Herzgröße. Dabei wird wegen der Schwierigkeit der Bestimmung des Herzvolumens während Belastung meist das Ruheherzvolumen verwendet. Lediglich die Werte von LILJESTRAND (1938) lassen die Beziehung zu einem unter Belastung gemessenen Herzvolumen herstellen.

Bei der Durchsicht der Werte fällt auf, daß der Nylin-Index bei Verwendung von Schlagvolumenwerten, die nach der Grollmann-Technik gewonnen wurden, relativ größer ist als bei Verwendung blutiger Methoden, da sich nach dieser Meßmethode niedrigere Ruheschlagvolumina ergeben. Bei Verwendung blutiger Methodiken zur Schlagvolumenbestimmung besteht jedoch eine erstaunliche Konstanz dieses Quotienten, insbesondere bei Betrachtung der Belastungsschlagvolumina, und zwar weitgehend unabhängig von Trainingszustand oder Geschlecht und Alter. Auch im Stehen ändert sich durch die gleichzeitige Verkleinerung des Schlagvolumens und des Herzvolumens dieser Wert kaum (Nylin, 1934). Bevegard (1963) fand eine geringfügige Verkleinerung des Nylin-Index beim Trainierten im Vergleich zum Untrainierten. Dies könnte als Ausdruck einer gesteigerten, positiven Inotropie durch sportliche Betätigung gelten. Auch Grimby (1967) beobachtete kleinere Schlagvolumina beim Untrainierten als beim Trainierten unter Berücksichtigung der Herzgröße. Dies würde auch erklären, warum von uns unter Belastung ein Quotient von 5,91 im Vergleich zu den über 6 liegenden Literaturwerten gefunden wurde. Aus den Werten von Musshoff u. Mitarb. (1957) läßt sich eine Verkleinerung des Nylin-Indexes beim Sportler nicht errechnen.

Nylin (1934) und Lysholm (1934) fanden eine direkte Beziehung zwischen der Größe des Herzvolumens und dem Schlagvolumen in Ruhe und Belastung, ein Befund, den Astrand (1964, 1965), Grimby (1966) und Bevegard (1963) bestätigen konnten. Die bereits in Ruhe nachweisbare Beziehung wurde unter Belastung enger (Holmgren, 1960). Musshoff u. Mitarb. (1957, 1958, 1959) fanden eine positive Koreelation nur bei Belastung, nicht in Ruhe.

Große Herzen werfen in Ruhe große Schlagvolumina aus; die Beziehung wurde unter Belastung enger, weil jetzt die unter Ruhebedingungen nicht unterdrückbaren individuellen Unterschiede in der Steuerung des vegetativen Nervensystems entfallen. Am engsten war die Korrelation kurz nach der Belastung. Wie bereits im Zusammenhang mit der Besprechung des Schlagvolumens diskutiert, wird das Herz nach Beendigung der Arbeit auf Grund der abgefallenen Pulsfrequenz zu einer maximalen Auswurfleistung pro Herzschlag gezwungen, so daß diese enge Korrelation nicht überrascht.

Der Quotient Herzvolumen/Schlagvolumen bietet sich zur Differenzierung einer Herzvergrößerung als Trainingseffekt mit entsprechender Leistungsvergrößerung von den Folgen eines entzündlichen bzw. degenerativen Prozesses an. Er erscheint geeigneter zur Beurteilung als die Beziehung Herzgröße zu maximalem O_2-Puls. Bei Verwendung des Nylin-Index kann auf eine maximale Belastung verzichtet werden, da das höchste Schlagvolumen, wie besprochen, bereits bei etwa 40% der Maximalbelastung erreicht wird, ein Gesichtspunkt, der bei fraglich pathologischen Zuständen, wie z. B. einer Myokarditis, eine wesentliche Rolle spielt. Es sollte nicht vergessen werden, daß Todesfälle bei ergometrischen Untersuchungen beschrieben wurden (Rossier, 1946). Der Grad der maximalen Belastbarkeit kann im Rahmen gutachterlicher Fragestellungen bei Versuchspersonen mit mangelhafter Kooperation schwer objektivierbar sein. Periphere zirkulatorische Phänomene, wie die je nach Trainingszustand unterschiedliche maximale Fähigkeit zur Sauerstoffausschöpfung, spielen beim Nylin-Index im Gegensatz zum maximalen Sauerstoffpuls keine Rolle. Bei ausschließlicher Berücksichtigung des O_2-Pulses könnte eine verminderte, durch erhöhte periphere O_2-Ausschöpfung kompensierte und damit verschleierte Herzauswurfleistung unerkannt bleiben.

VII. Zusammenfassung

Es wurden die hämodynamischen Größen bei 72 Sportlern in Ruhe, unter Belastung und im Intervall ausgewertet, und das korrelative Verhalten der verschiedenen

Kreislaufgrößen zueinander untersucht. Dabei konnten folgende Ergebnisse erhoben werden.

1. Der Sportler besitzt ein Herzminutenvolumen in Ruhe, dessen Größe nicht vom Trainingszustand abhängig ist. Das Ausmaß der Steigerung unter körperlicher Arbeit hängt nur von der Intensität der Belastung ab.

2. Das Ruheschlagvolumen liegt beim Trainierten höher als das von untrainierten Normalpersonen. Seine Größe ist vom Trainingszustand abhängig. Die Schlagvolumenzunahme unter Belastung stellt kein Maß für den Trainingszustand dar. Kurz nach Belastungsende kann ein weiterer Schlagvolumenanstieg nachgewiesen werden.

3. Der Sportler verfügt über eine niedrige Ruhepulsfrequenz, deren Größe in Abhängigkeit von der Trainingsform steht. Die Frequenzzunahme unter Belastung ist abhängig vom Trainingszustand, von der Belastungsstufe und der Dauer der körperlichen Betätigung. Nach Belastungsende fällt die Pulszahl sofort ab.

4. Das Blutdruckverhalten in Ruhe stimmt mit dem von gesunden Normalpersonen weitgehend überein. Unter Belastung kommt es zu einer Vergrößerung der Blutdruckamplitude durch einen Anstieg des systolischen Blutdrucks und einer Konstanz, ein leichtes Absinken oder Ansteigen des diastolischen Blutdrucks. Die Normalisierung auf den Ruhewert in der postergometrischen Phase tritt rasch ein. Gesondert untersucht wurde das Blutdruckverhalten von insgesamt 21 Sportlern mit hypertonen Regulationsstörungen.

5. Der periphere Widerstand sinkt unter Belastung ab und bleibt im Intervall noch über einen längeren Zeitraum erniedrigt.

6. Der Venendruck lag gegenüber Normalpersonen relativ hoch. Unter Belastung änderte er sich nur geringfügig.

7. Beim Sportler kommt es zu einer Vermehrung der Blutmenge. Unter Belastung nimmt das Blutvolumen ab, wobei diese Abnahme vorwiegend zu Lasten der Plasmamenge geht, die partiell in den interstitiellen Raum abwandert.

8. Das zentrale Blutvolumen ist beim Sportler in Abhängigkeit vom Trainingszustand erhöht. Unter Belastung kommt es zu einer Zunahme des zentralen Blutvolumens, ohne daß daraus auf eine Steigerung des kardiopulmonalen Volumens geschlossen werden kann.

9. Die Kreislaufzeiten weisen beim Trainierten eine weitgehende Übereinstimmung mit denen von Untrainierten in Ruhe auf. Unter Belastung kommt es zu einer Verkürzung sowohl der schnellsten als auch der mittleren Kreislaufzeit.

10. Das röntgenologisch bestimmte Herzvolumen ist beim Sportler in enger Abhängigkeit vom Trainingszustand vergrößert.

Bei der Untersuchung des korrelativen Verhaltens konnten wir eine statistisch hochgesicherte Verbundenheit zwischen Herzvolumen und Schlagvolumen sowohl in Ruhe als auch unter Belastung und im Intervall nachweisen. Die Beziehung zwischen Herzvolumen und Blutmenge erwies sich bei den 9 von uns untersuchten Fällen als statistisch nicht signifikant. Eine sehr lockere Abhängigkeit des Schlagvolumens von der Blutmenge ließ sich in Ruhe nachweisen, unter Belastung und im Intervall verlor sich diese Beziehung. Eine Verbundenheit zwischen Herzminutenvolumen und Schlagvolumen in Ruhe war positiv und statistisch gesichert. Unter Belastung wurde sie enger und blieb auch im Intervall erhalten. In Ruhe zeigte das Herzminutenvolumen eine Abhängigkeit von der Pulsfrequenz. Unter Belastung war diese Beziehung nicht mehr zu sichern.

Tabelle 1

	Ruhe		6′ Bel. 210 W		Ruhe		6′ Bel. 210 W		SV	Ruhe	Bel.
	HMV	HI	HMV	HI	SV	SI	SV	SI	%	Puls	
Gruppe I (Ausdauersportler)	6,58=1,30	3,73	19,70=3,70	10,90	107,4=15,0	60,3	132,7=23,4	73,1	26	61,2=10,3	157,7=16,6
Gruppe II (Kurzstreckler)	7,31=0,84	3,79	21,20=3,91	10,79	103,1=10,3	53,4	130,2=27,2	67,4	26	71,2=3,80	167,4=12,7
Gruppe III (Nichtspezial)	7,09=1,35	3,88	21,36=4,07	11,20	99,5=16,7	53,4	122,5=21,3	64,5	23	74,2=13,0	162,2=17,0
Gruppe IV (Ruderer)	7,21=2,27	3,67	19,65=4,84	9,98	102,6=26,2	52	122,0=31,3	60,2	21	69,6=7,3	161,6=10,2
Gruppe V (Schwimmer)	7,51=1,01	4,00	21,01=2,29	10,78	109,3=17,4	58	132,8=16,0	69,0		69,1=7,4	163,4= 8,9
Ges. Mittelwerte bei 210 W Bel.	7,11=1,21	3,82	20,71=3,57	10,83	103,3=17,4	56	128,6=23,5	66,8	24	69,5=10,5	162,5=10,5
Mittelwerte bei 150 W			18,68=3,56	10,01			126,0=26,2	69,6			142,9=14,5

Tabelle 3

	Ruhe ZBV	ZBV/m²	Ruhe ct	Bel ct	Ruhe MCT	Bel. MCT	Ruhe RR	Bel. RR
Gruppe I (Ausdauersportler)	2026 = 251	1145	8,7 = 1,70	3,9 = 1,12	18,8 = 3,16	10,5	130/83 = 9,9/11,6	211/70 = 21,9/21,2
Gruppe II (Kurzstreckler)	1964 = 292	1017	7,4 = 1,30	3,7 = 0,78	16,1 = 2,42	10,8	140/87 = 12,8/9,7	209/87 = 16,8/17,2
Gruppe III (Nichtspezial)	1853 = 217	980	7,4 = 1,79	3,5 = 1,35	16,2 = 3,50	10,8	131/84 = 12,2/8,8	221/77 = 20,5/14,7
Gruppe IV (Ruderer)	1999 = 410	1015	8,1 = 1,95	3,7 = 0,94	17,2 = 2,84	9,7	133/87 = 13,0/7,6	205/75 = 10,6/19,4
Gruppe V (Schwimmer)	2051 = 452	1097	7,0 = 1,76	3,8 = 1,05	16,8 = 3,05	9,6	131/82 = 17,7/12,8	216/75 = 26,4/28,5
Ges. Mittelw.	1936 = 330	1030	7,5 = 1,86	3,8 = 1,07	16,6 = 3,20	10,5	134/85 = 15,5/10,3	215/75 = 20,7/19,5

Tabelle 2

Korrelation	Korrelations-koeff. r	Regressions-koeff. b	lineare Regressions-gleichung	Fallzahl
1. HV–SV (Ruhe)	$r = 0,85$	$b = 0,138$	$y = 0,138 \times - 6,0$	9
2. HV–SV (Bel.)	$r = -0,88$	$b = 0,155$	$y = 0,155 \times + 10,0$	9
3. HV–SV (Int.)	$r = 0,91$	$b = 0,259$	$y = 0,259 \times - 43,0$	9
4. HV–BM (Ruhe)	$r = -0,29$	$b = 0,39$	$y = - 0,39 \times + 10,70$	9
5. BM–SV (Ruhe)	$r = 0,31$	$b = 8,31$	$y = 8,31 \times + 51,73$	20
6. BM–SV max	$r = 0,06$	$b = 3,31$	$y = 1,31 \times + 121,89$	19
7. BM–SV Int.	$r = -0,02$	$b = 0,56$	$y = 0,56 \times 155,47$	19
8. HMV–SV (Ruhe)	$r = 0,66$	$b = 9,47$	$y = 9,47 \times + 35,97$	72
9. HMV–SV (Bel.)	$r = 0,86$	$b = 5,44$	$y = 5,44 \times + 15,94$	41
10. HMV-SV (Int.)	$r = 0,74$	$b = 5,49$	$y = 5,49 \times + 30,55$	43
11. HMV–Puls (Ruhe)	$r = 0,49$	$b = 4,14$	$y = 4,14 \times + 40,56$	72
12. HMV-Puls (Bel.)	$r = 0,24$	$b = 0,96$	$y = 0,96 \times + 143,0$	41
13. SV–Puls (Ruhe)	$r = 0,40$	$b = 0,24$	$y = - 0,24 \times + 95,10$	72
14. SV–Puls (Bel.)	$r = -0,26$	$b = 0,16$	$y = - 0,16 \times + 184,0$	41
15. SV (Ruhe)–SV (Bel.)	$r = 0,52$	$b = 0,80$	$y = 0,80 \times + 44,20$	41
16. ZBV–HMV (Ruhe)	$r = 0,19$	$b = 0,70$	$y = 0,70 \times + 5,78$	70
17. ZBV–SV (Ruhe)	$r = 0,24$	$b = 12,85$	$y = 12,85 \times + 78,07$	70
18. ZBV–BM (Ruhe)	$r = -0,07$	$b = - 0,08$	$y = 0,08 \times + 6,22$	21
19. ZBV–MCT (Ruhe)	$r = 0,34$	$b = 3,29$	$y = 3,29 \times + 10,22$	70
20. ZBV–ct (Ruhe)	$r = 0,42$	$b = 2,43$	$y = 2,43 \times + 2,79$	70
21. RR-ampl.–SV (Ruhe)	$r = 0,086$	$b = 0,11$	$y = 0,11 \times + 97,69$	72
22. RR-ampl.–SV (Bel.)	$r = 0,006$	$b = 0,004$	$y = 0,004 \times + 128,04$	41
23. Syst. RR–SV (Ruhe)	$r = -0,02$	$b = 0,02$	$y = 0,02 \times + 105,68$	72
24. Syst. RR–SV (Bel.)	$r = 0,26$	$b = 0,28$	$y = 0,28 \times + 67,84$	41
25. Syst. RR–HMV (Ruhe)	$r = 0,10$	$b = 0,01$	$y = 0,01 \times + 6,77$	72
26. Syst. RR–HMV (Bel.)	$r = 0,45$	$b = 0,08$	$y = 0,08 \times + 3,35$	41
27. art. Mitteldr.–HMV (Ruhe)	$r = 0,01$	$b = 0,001$	$y = 0,001 \times + 7,0$	72
28. art. Mitteldr.–SV (Ruhe)	$r = -0,056$	$b = 0,08$	$y = - 0,08 \times - 112,04$	72
29. ct HMV (Ruhe)	$r = 0,38$	$b = 0,24$	$y = 0,24 \times + 8,91$	72
30. ct–HMV (Bel.)	$r = -0,31$	$b = - 1,13$	$y = - 1,13 \times + 24,78$	41
31. ct–SV (Ruhe)	$r = 0,018$	$b = 0,17$	$y = 0,17 \times + 102,02$	72
32. ct–SV (Bel.)	$r = -0,16$	$b = - 3,80$	$y = - 3,80 \times + 142,68$	41

Der Korrelationskoeffizient der Beziehung Schlagvolumen zu Frequenz war negativ und statistisch gesichert, unter Belastung wurde diese Verbundenheit aufgehoben. Das Belastungsschlagvolumen zeigte eine enge Verbundenheit zum Ruheschlagvolumen. Das zentrale Blutvolumen in Ruhe wies weder eine Beziehung zum Schlagvolumen, noch zum Herzminutenvolumen in Ruhe auf. Ebenfalls keine Abhängigkeit fand sich zwischen zentralem Blutvolumen und Blutmenge. Eine lockere Verbundenheit konnte zwischen dem zentralen Blutvolumen und der mittleren Kreislaufzeit nachgewiesen werden.

Das Schlagvolumen zeigte weder eine Abhängigkeit von der Blutdruckamplitude, noch vom sog. Amplitudenfrequenzprodukt.

Der systolische Blutdruck hat weder einen Einfluß auf die Größe des Schlagvolumens in Ruhe, noch unter Belastung. Während das Herzminutenvolumen in Ruhe unabhängig war vom systolischen Blutdruck, zeigte sich unter Belastung eine statistische Verbundenheit beider Größen.

Der arterielle Mitteldruck zeigte weder eine Abhängigkeit vom Herzminutenvolumen noch vom Schlagvolumen in Ruhe.

Die schnellste Kreislaufzeit stand in einem negativen Abhängigkeitsverhältnis vom Herzminutenvolumen in Ruhe und unter Belastung. Zwischen der schnellsten Kreislaufzeit und dem Schlagvolumen dagegen ließ sich keine Beziehung nachweisen.

Literatur

ADAM, K.: Das Intervall im Rudertraining. In: REINDELL, ROSKAMM, GERSCHLER: Das Intervalltraining. München: Barth 1962.

ANTHONINSON, P., CRONE, C.: Determination of cardiac output and pulmonary blood volume by means of indicator dilution technique. Dan. med. Bull. 6, 43 (1959).

APERIA, A.: Contribution à l'étude de la physiologie de la circulation en relation avec l'age. Acta med. scand. 96, Suppl. 89, 214 (1938).

ASMUSSEN, E., NIELSEN, M.: The cardiac output in rest and work determined simultaneously by the acethylene and the dye injection method. Acta physiol. scand. 27, 217 (1952).

— — Cardiac output during muscular work and its regulation. Physiol. Rev. 35, 778 (1955).

ASTRAND, P.: Experimental studies of physical working capacity in relation to sex and age. Copenhagen: Munksgaard 1952.

— CUDDY, T., SALTIN, B., STENBERG, J.: Cardiac output during maximal and submaximal work. J. appl. Physiol. 19, 268 (1964).

— EKBLOM, B., MESSIN, R., SALTIN, B., STENBERG, J., WALLSTROM, B.: Effect of training on circulation during exercise. J. congr. Physiol. Sci. 23rd Tokyo 1965.

— SALTIN, B.: Plasma and red cell volume after severe exercise. J. appl. Physiol. 19, 829 (1964).

BÄR, C. G.: Die Bedeutung unblutiger Meßmethoden für die Herz- und Kreislaufdiagnostik. Arch. Kreisl.-Forsch. 31, 18 (1959).

BAINBRIDGE, F. A.: The influence of venous filling upon the rate of the heart. J. Physiol. (Lond.) 50, 65 (1915).

BARCROFT, J.: Die Stellung der Milz im Kreislaufsystem. Ergebn. Physiol. 25, 818 (1926).

BARRAT-BOYES, B., WOOD, E.: Hemodynamic response of healthy subjects to exercise in the supine position while breathing oxygen. J. appl. Physiol. 11, 129 (1957).

BASS, D., BUSKIRK, E., LAMPIETRO, P., MAYER, M.: Comparison of blood volume during physical conditioning heat acclimatization and sedentary living. J. appl. Physiol. 12, 186 (1958).

BAUEREISEN, E.: Die Gesetze der Herzarbeit und ihre Gültigkeit im natürlichen Kreislauf. Klin. Wschr. 35, 369 (1957).

BECK, B.: Über die Sollwerte direkt gewonnener Herz- und Kreislaufgrößen während gewichtsbezogener submaximaler Belastung. Z. Kreisl.-Forsch. 57, 986 (1968).

BENGTSSON, E.: Working capacity and exercise electrocardiogram in convalescent diseases without cardiac complication. Acta med. scand. 154, 359 (1956).

BEVEGARD, S.: Influence of changes and displacements of blood volume. Försvarsmedicin 3, 197 (1967).

— HOLMGREN, A., JONSSON, B.: The effect of body position in the circulation at rest and during exercise with special reference to the influence on the stroke volume. Acta physiol. scand. 49, 279 (1960).

— — — Circulatory studies in well trained athletes at rest and during heavy exercise with special reference to stroke volume and the influence of body position. Acta physiol. scand. 57, 26 (1963).

BISHOP, J., DONALD, K., WADE, O.: Circulatory dynamics at rest and in exercise in the hyperkinetic states. Clin. Sci. 14, 329 (1955).

Bock, A., Caulaert, V., Dill, D., Folling, A., Hurxthal, L.: Studies in muscular activity III.: Dynamic changes occuring in man at work. J. Physiol. (Lond.) 66, 136 (1928).

Boothby, W.: A determination of circulation rate in man at rest and at work. (The regulation of the circulation.) Amer. J. Physiol. 37, 383 (1915).

Bonjer, F.: Körperliche Leistungsfähigkeit und Energieverbrauch. In: Die Ergometrie in der Cardiologie, p. 31. Freiburg: Studienreihe Boehringer Mannheim 1967.

Brandi, G., Brambella, J.: Arterio-venous difference of oxygen cardiac output and stroke volume in function of energy consumption. Int. Z. angew. Physiol. 19, 130 (1961).

Branfonbrenner, M., Landowne, M., Shock, N.: Changes in cardiac output with age. Circulation 12, 557 (1955).

Brannon, E., Merrill, A., Warren, I., Stead, E.: The cardiac output in patients with chronic anaemia as measured by the technique of right atrial catheterization. J. clin. Invest. 24, 332 (1945).

Braun, H.: Das Herzvolumen und seine Beziehung zu anderen hämodynamischen Faktoren unter Anwendung neuer röntgenologischer Untersuchungsmethoden. Arch. Kreisl.-Forsch. 32, 87 (1960).

Braunwald, E., Kelly, E.: The effects of exercise in central blood volume in man. J. clin. Invest. 39, 413 (1960).

Broemser, P., Ranke, O.: Über die Messung des Schlagvolumens des Herzens auf unblutigem Wege. Z. Biol. 90, 467 (1930).

Brusca, A., Garbagni, R., Solerio, F., Galvosto, F.: Le volume sanguin central chez le mitraux. Arch. Mal. Coeur 51, 51 (1958).

Bühlmann, A. A., Spiegel, M., Straub, P. W.: Hyperventilation und Hypovolämie bei Leistungssport in mittleren Höhen. Schweiz. med. Wschr. 99, 1886 (1969).

— Rossier, P.: Arterielle Blutgase und Electrolyte bei körperlicher Arbeit. Z. Biol. 111, 235 (1959).

Burkart, F.: The influence of time and body position in exercise tests. In: Die Ergometrie in der Cardiologie, p. 33. Freiburg (1967).

Cassels, D. E., Morse, M.: Blood volume and exercise. J. Pediat. 20, 352 (1942).

Chapman, C., Fisher, N., Sproule, B.: Behavior of stroke volume at rest and during exercise in human beings. J. clin. Invest. 39, 1208 (1960).

Chidsey, C., Frye, R., Kahler, R., Braunwald, E.: The influence of Syroringopine on the cardiovascular response to acute hypoxemia and exercise. Circulat. Res. 9, 989 (1961).

Christensen, E. H.: Beiträge zur Physiologie schwerer Arbeit. Minutenvolumen und Schlagvolumen während schwerer körperlicher Arbeit. Arbeitsphysiologie 4, 470 (1931).

— Das Herzminutenvolumen. Ergebn. Physiol. 39, 348 (1937).

— Intervallarbeit und Intervalltraining. Int. Z. angew. Physiol. einschl. Arbeitsphysiologie 18, 345 (1960).

Christiansen, J., Douglas, C., Haldane, J.: The absorption and dissociation of carbon dioxide by human blood. J. Physiol. (Lond.) 48, 244 (1914).

Cobb, C., Johnson, W.: Hemodynamic relationship of anerobic metabolism and plasma free fatty acids during prolonged strenous exercise in trained and untrained subjects. J. clin. Invest. 42, 800 (1963).

Cohnstein, J., Zuntz, N.: Untersuchungen über den Flüssigkeitsaustausch zwischen Blut und Geweben unter verschiedenen physiologischen und pathologischen Bedingungen. Pflügers Arch. 42, 303 (1888).

Cournand, A., Riley, R., Bradley, S., Breed, E., Noble, R., Larson, M., Gregersen, M., Richards, D.: Studies of the circulations in clinical shock. Surgery 13, 964 (1943).

— — Breed, E., Baldwin, E., Richards, D.: Measurement of cardiac output in man using the technique of catheterization of the right auricle or ventricle. J. clin. Invest. 24, 106 (1944).

— Ranges, H.: Catheterization of right auricle in man. Proc. Soc. exp. Biol. (N. Y.) 46, 452 (1941).

Cullumbine, E., Koch, A.: The changes in plasma and tissue fluid volume following exercise. Quart. J. exp. Physiol. 35, 39 (1949).

Denzler-Rigotti, B.: Recherches sur le volume sangiun central. Cardiologia (Basel) 39, 12 (1961).

Dexter, L., Whittenberger, B., Haynes, F., Goodale, W., Gorlin, R., Sawyer, C.: Effect of exercise on circulatory dynamics of normal individuals. J. appl. Physiol. 3, 439 (1951).

Dill, D., Talbott, J., Edwards, H.: Studies in muscular activity. VI Response of several individuals to a fixed task. J. Physiol. (Lond.) 69, 267 (1930).

Dodge, H. T., Hay, R. E., Sandler, H.: An angiocardiographic method for directly determining left ventricular stroke volume in man. Circulat. Res. 11, 739 (1962).

Donal, G., Gamble, C. J., Shaw, R.: The cardiac output in man. An adaption of the Katheterometer for the rapid determination of ethyl iodide in estimations of cardiac output. A study of the effect of posture upon cardiac output and other circulatory and respiratory measurements. Amer. J. Physiol. 109, 666 (1934).

Donald, K., Bishop, J., Cumming, G., Wade, O.: The effect of nursing positions on the cardiac output in man. Clin. Sci. 12, 199 (1953).

— — — — The effect of exercise in the cardiac output and circulatory dynamics of normal subjects. Clin. Sci. 14, 37 (1955).

Douglas, C. G., Haldane, J. S.: The regulation of the general circulation rate in man. J. Physiol. (Lond.) 56, 69 (1922).

Ebert, R., Stead, E.: Demonstration that in normal man no reserve of blood are mobilised by exercise, epinephrine and hemorrhage. Amer. J. med. Sci. 201, 655 (1941).

Ekelund, L. G.: Circulatory and respiratory adaption during prolonged exercise in the supine position. Acta physiol. scand. 68, 382 (1966).

— Circulatory and respiratory adaption during prolonged exercise. Acta physiol. scand. 70, 192 (1967).

— Holmgren, A.: Circulatory and respiratory adaption during long term non steady state exercise in the sitting position. Acta physiol. scand. 62, 240 (1964).

Emmerich, J., Steim, H., Klepzig, H., Musshoff, K., Reindell, H., Baumgarten, B.: Über den Einfluß blutiger Untersuchungsmethoden auf das Herzminutenvolumen. Z. Kreisl.-Forsch. 47, 326 (1958).

Erlanger, J., Hooker, D.R.: An experimental study of blood pressure and of pulse pressure in man. Johns Hopk. Hosp. Bull. 12, 145 (1904).

Ferguson, T.B., Shalde, W., Gregg, D. E.: Effect of blood and saline infusion on ventricular end diastolic pressure stroke work, stroke volume and cardiac output in the open and closed chest dog. Circulat. Res. 1, 62 (1953).

Fleisch, A. O.: Ergostat a puissance constantes et multiples. Helv. med. Acta 17, 47 (1950).

Frank, O.: Zur Dynamik des Herzmuskels. Z. physiol. Chem. 32, 370 (1895).

— Isometrie und Isotonie des Herzmuskels. Z. Biol. 41, 14 (1901).

Freedman, M., Snider, G. L., Brostoff, P., Kimelboot, S., Katz, L. N.: Effects of training on response of cardiac output to muscular exercise in athletes. J. appl. Physiol. 8, 37 (1955).

Freis, E. D., Schnaper, H. W., Johnson, R. J., Schreiner, C. E.: Hemodynamic alterations in acute myocardial infarction. Cardiac output, mean arterial pressure total peripheral resistance, central and total blood volumes, venous pressure and average circulation time. J. clin. Invest. 31, 131 (1952).

Frick, M. H., Somer, T.: Base line effects in response of stroke volume to leg exercise in in the supine position. J. appl. Physiol. 19, 639 (1964).

— Somer, T., Elovainio, R. O.: Effect of physical training on left ventricular systole. Cardiologia (Basel) 51, 33 (1967).

— Elovainio, R. O., Somer, T.: The mechanism of bradycardia evoked by physical training Cardiologia (Basel) 51, 46 (1967).

Fricke, G.: Über das Verhalten des Zellfaktors bei körperlicher Arbeit. Bestimmungen mit T 1824 (Evans blue) und radioaktivem Chromat. Cardiologica (Basel) 47, 25 (1965).

Gattenlöhner, W., Schneider, K. W.: Vergleichende Belastungsuntersuchungen an Sportlern, Untrainierten und Hypertonikern. Verh. dtsch. Ges. inn. Med. 71, 434 (1965).

— — Das Verhalten des Herzschlagvolumens in Ruhe, während und nach körperlicher Arbeit beim kompensierten Patienten mit Cor pulmonale, Hypertonie und Herzklappenfehler im Vergleich zum Gesunden und Sportler. Verh. dtsch. Ges. inn. Med. 72, 869 (1965).

GATTENLÖHNER W., SCHNEIDER, K. W., ROST, R.: β-Rezeptorenblocker beim hyperzirkulatorischen Syndrom und beim Leistungssportler. Med. Welt 20 (N. F) 2298 (1969).

GAUER, O. H.: Volume changes of the left ventricular during blood pooling and exercise in intact animal. Their effects on left ventricular performance. Physiol. Rev. 35, 143 (1955).

— Die Wechselbeziehungen zwischen Herz und Venensystem. Verh. dtsch. Ges. Kreisl.-Forsch. 22, 61 (1956).

— HENRY, J. P.: Beitrag zur Homöostase des extraarteriellen Kreislaufes. Klin. Wschr. 34, 356 (1956).

GEBHARDT, W.: Zur Dynamik des gesunden und kranken menschlichen Herzens. Forum cardiol. Boehringer, Mannheim 10, 1967.

—, TRUPTZOGLIE, T., MURUKAS, J., STEIM, H., REINDELL, H.: Die Kreislaufzeiten in Relation zu anderen Meßgrößen der Herzdynamik bei erworbenen und angeborenen Herzfehlern. Z. Kreisl.-Forsch. 51, 352 (1962).

GERNANDT, B., NYLIN, G.: Relation between circulation-time and amount of residual blood in heart. Amer. Heart. J. 32, 411 (1946).

GILBERT, R. P., LEWIS, J. K.: The effect of exercise on the plasma volume of patient with heart failure. Circulation 2, 402 (1950).

GLEASON, W. L., BACOS, J., MILLER, D. E., Mc.INTOBH, H. D.: A major pitfall in the interpretation of the central blood volume. Clin. Res. 7, 227 (1959).

GOOR, VAN, H., MOSTERD, W. L.: Koninkl. Ned. Akad. Wetenschap. Proc. Ser. C. 64, 96 (1961); 64, 15 (1961), zit. nach H. REINDELL u. Mitarb. Das Intervalltraining. München: Barth 1962.

GORLIN, R.: The hyperkinetic heart syndrome. J. Amer. med. Ass. 182, 823 (1962).

GRANATH, A., JONSSON, B., STRANDELL, T.: Studies on the central circulation at rest and during exercise on the supine and sitting body position on old men. Acta med. scand. 169, 125 (1961).

— — — Circulation in healthy oldmen studied by right heart catheterization at rest and during exercise in supine and sitting position. Acta med. scand. 176, 425 (1964).

GREGG, D. E., SABESTON, D. C., THEILEN, E. O.: Performance of the heart: changes in left ventricular and diastolic pressure and stroke volume during infusion and following exercise. Physiol. Rev. 35, 130 (1955).

GRIMBY, G.: Maximalbelastungstests bei Männern mittleren Lebensalters. In: Die Ergometrie in der Cardiologie, p. 129. Freiburg: Studienreihe Boehringer Mannheim 1968.

— NILSON, N., SALTIN, B.: Cardiac output during submaximal and maximal exercise in active middleaged athletes. J. appl. Physiol. 21, (4) 1150 (1966).

— — SANNE, H.: Repeated serial determination of cardiac output during 30 min exercise. J. appl. Physiol. 21, (6) 1750 (1966).

GROLLMANN, A.: Muscular exercise in the cardiac output in health and disease. Thomas, Springfield, Ill. 18, 32 (1932).

— PROGER, S., DENNIG, H.: Zur Bestimmung des Minutenvolumens mit der Acethylenmethode bei Arbeit, bei normalen und kranken Menschen. Arch. exp. Path. Pharmak. 162, 463 (1931).

GROSSKURTH, G., BANSI, H. W.: Der Kreislauf bei schwerer körperlicher Arbeit und seine Beeinflussung durch Kreislaufmittel. Arch. exp. Path. Pharmakol. 169, 323 (1933).

GULLBRING, B., HOLMGREN, A., SJÖSTRAND, T., STRANDELL, T.: The effect of blood volume variations on the pulse rate in supine and upright positions and during exercise. Acta physiol. scand. 50, 62 (1960).

HAMILTON, W. F.: The physiology of cardiac output. Circulation 8, 527 (1953).

— MOORE, J., KINSMAN, J., SPURLING, R.: Simultaneous determination of the pulmonary and systemic circulation times on man and of a figure related to the cardiac output. Amer. J. Physiol. 84, 338 (1927).

— — — — Studies on the circulation. IV: Further analysis of the injection method and of changes in hemodynamics under physiological and pathological conditions. Amer. J. Physiol. 99, 534 (1932).

HARTLIEB, O.: Über Alterswandlungen ballistographischer Befunde. Verh. dtsch. Ges. Kreisl.-Forsch. 24, 220 (1958).

Hartley, L., Saltin, B.: Reduction of stroke volume and increase in heart rate after a previous heavier submaximal work load. Scand. J. clin. Lab. Invest. 22, 3 (1968).

Harvey, R. M., Smith, W. M., Parker, J. O., Ferrer, M. J.: Response of the abnormal heart to exercise. Circulation 26, 341 (1962).

Hauch, H. J., Danneel, K. T.: Vergleichende Bestimmungen des Herzminutenvolumens zwischen der direkten Fickschen Methode und der physik. Methode nach Broemser-Ranke. Klin. Wschr. 687 (1954).

Hegglin, R., Wiesmann, W.: Untersuchungen über das Verhalten von oxymetrisch festgestellten Kreislaufzeiten. Cardiologia (Basel) 31, 109 (1957).

— Rutishauser, W., Kaufmann, G., Lüthy, E., Scheu, H.: Kreislaufdiagnostik mit der Farbstoffverdünnungsmethode. Stuttgart: Thieme 1962.

Henderson, Y., Haggard, H. W., Dolley, F. S.: The efficiency of the heart and the significance of rapid and slow pulse rate. Amer. J. Physiol. 82, 523 (1927).

Herxheimer, H.: Grundriß der Sportmedizin. Leipzig: 1933.

Hoffmann, G., Keiderling, W., Schmidt, H., Schoeppe, W.: Zur Frage der aktiven Blutmenge. Klin. Wschr. 36, 864 (1958).

Hoger, A., Wezler, K.: Zit. nach G. Liljestrand, E. Lysholm, G. Nylin: Skand. Arch. Physiol. 80, 265 (1938).

Hollmann, W.: Höchst- und Dauerleistungsfähigkeit des Sportlers. München: Barth 1963.

— Friedmann, G., Heck, H., Bützler, H.-O.: Zur Größenänderung des Herzens bei Normalpersonen während Arbeit auf dem Fahrradergometer. Sportarzt u. Sportmed. 9, 335 (1969).

Holmgren, A.: Circulatory changes during muscular work in man. Scand. J. clin. Lab. Invest. 8, Suppl. 24, 1 (1956).

— Hämodynamische Einschränkungen des Sauerstofftransportes. 5. Freiburger Colloquium. Kreislaufmessungen. p. 23. München: Banaschewski 1965.

— Jonsson, B., Levander, M., Linderholm, H., Mossfeldt, F., Sjöstrand, T., Ström, G.: The effect of physical training in vasoregulatory asthenia in Da Costa's syndrome and in neurosis without heart symptoms. Acta med. scand. 165, 89 (1959).

— — — — Sjöstrand, T., Ström, G.: Low physical working capacity in suspect heart cases due to inadequate adjustment of peripheral blood flow (Vasoregulatory asthenia). Acta med. scand. 158, 413 (1957).

— — Sjöstrand, T.: Circulatory data in normal subjects at rest and during exercise in recumbet position, with spezial reference to the stroke volume at different work intensities. Acta physiol. scand. 49, 343 (1960).

— Mossfeldt, F., Sjöstrand, T., Ström, G.: Effect of training on work capacity, total hemoglobin, blood volume, heart volume and pulse rate in recumbent and upright positions. Acta physiol. scand. 50, 72 (1960).

— Ovenfors, C.: Heart volume at rest and during muscular work in the supine and in the sitting position. Acta med. scand. 167, 267 (1960).

— Ström, G.: Blood factate concentration in relation to absolute and relative work load in normal men and in mitral stenosis, atrial septal defect and vasoregulatory asthenia. Acta med. scand. 163, 185 (1959).

Jezler, A.: Diskussionsbeitrag zu Schenk. Verh. dtsch. Ges. inn. Med. 47, 124 (1935).

Johnson, R. L., Spicer, W. S., Bishop, J. M., Forster, R. E.: Transients of pulmonary capillary blood flow and diffusing capacity after starting and stopping exercise. Clin. Res. 6, 158 (1958).

Johnson, S. R.: The effect some anaesthetic agents on the circulation in man. Acta chir. scand. Suppl. 158, 1 (1959).

Jonsell, S.: A method for the determination of the heart size by the teleroentgenographie. Acta radiol. (Stockh.) 20, 325 (1939).

Juchems, R.: Besteht eine Abhängigkeit der Blutdruckamplitude vom Schlagvolumen? Dtsch. med. Wschr. 1, 32 (1968).

Kahlstorf, D.: Möglichkeiten und Ergebnisse roentgenologischer Hervolumenbestimmung. Klin. Wschr. 17, 223 (1938).

— Ude, H.: Die Änderungen von Herzvolumen und Schlagvolumen nach körperlicher Arbeit. Z. klin. Med. 125, 85 (1933).

KALTENBACH, M.: Stufenbelastungen zur Beurteilung der körperlichen Leistungsfähigkeit und der Koronarreserve. Dtsch. med. Wschr. **91**, 884 (1966).
— Beurteilung der Leistungsreserven von Herzkranken mit Hilfe von Stufenbelastung. Boehringer, Mannheim, 1968.
— KLEPZIG, H.: Zur unblutigen Blutdruckmessung während körperlicher Arbeit. Med. Welt (Berl.) **2**, 100 (1961).
KALTREIDER, N., MEENLY, G.: The effect of exercise on the volume of the blood. J. clin. Invest. **19**, 627 (1940).
KATTUS, A. A., KIVIN, A. W., COHEN, A., SOFIO, G. S.: Cardiac output and central volume as determined by dye dilution curves. Circulation **11**, 447 (1955).
KAUFMANN, G.: Über Kreislaufzeiten und Blutverteilung bei Arbeit. Cardiologia (Basel) **30**, 105 (1957).
— HEGGLIN, R.: Verwendung des Ohroxymeters zur Bestimmung des Herzminutenvolumens. Cardiologia (Basel) **28**, 207 (1956).
KEUL, J., KEPPLER, D., DOLL, E.: Beziehungen zwischen Standardbikarbonat, pH-Wert und Lactat- und Pyrovatkonzentrationen im Blut während und nach körperlicher Arbeit. Dtsch. med. Wschr. **92**, 66 (1967).
KIRSCH, K., KOBER, G., ECKERT, P.: Das Blutvolumen und die Blutvolumenverteilung vor und nach körperlicher Arbeit. Zschr. Kreisl.-Forsch. **57**, 969 (1968).
KISSLING, G.: Vergleichende Untersuchungen nach dem Intervallprinzip an Normalpersonen sowie Leistungssportlern mit normotoner und hypertoner Ausgangslage. Inaugural-Diss. Würzburg 1965.
KJELLBERG, S., RUDHE, U., SJÖSTRAND, T.: The amount of hemoglobin and blood volume in relation to pulse and cardiac volume during rest. Acta physiol. scand. **19**, 136 (1949).
— — — The relation of the cardiac volume to the weight and surface area of the body, the blood volume and the physical capacity of work. Acta radiol. (Stockh.) **31**, 113(1949).
— SJÖSTRAND, T.: The relationship between heart volume and blood volume and its physiological and pathophysiological variability. Acta med. scand. **140**, 446 (1951).
KLENSCH, H.: Schlag- und Minutenvolumen des Herzens nach schwerster körperlicher Arbeit beim Trainierten und Untrainierten. (Verh. Bericht dtsch. Sportärzte Kongreß Hamburg 1957).
— HOHNEN, W.: Bestimmung von Schlag- und Minutenvolumen nach Arbeitsleistung mit der ballistischen Methode. Pflügers. Arch. ges. Physiol. **265**, 207 (1957).
KLEPZIG, H.: Untersuchungen über die Arbeitsweise des menschlichen Herzens bei vermehrter Belastung. Arch. Kreisl.-Forsch. **23**, 96 (1955).
KÖNIG, E., ZÖLLNER, E.: Veränderungen des Plasmavolumens durch Tretarbeit im Liegen bei Herzgesunden und Rechtsinsuffizienten. Z. ges. exp. Med. **140**, 268 (1966).
KÖNIG, K., REINDELL, H., STEIM. H.: Beitrag zur Hämodynamik hypertoner Regulationsstörungen. Z. Kreisl.-Forsch. **48**, 923 (1959).
KROGH, A., LINDHARD, J.: Measurements of the blood flow through the lungs of the man. Skand. Arch. Physiol. **27**, 100 (1912).
— — The regulation of respiration and circulation during the initial stages of muscular work. J. Physiol. (Lond.) **47**, 112 (1913).
KRONFELD, D. S., MC.FARLANE, W. V., HARVEY, N., HOWARD, B., ROBINSON, W.: Strenous exercise in a hot environment. J. appl. Physiol. **13**, 425 (1958).
LANDIS, E. M., BROWN, E., FAUTEUX, M., WISE, C.: Central venous pressure in relation to cardiac competence, blood volume and exercise. J. clin. Invest. **25**, 237 (1946).
LANGE, R., SMITH, C., HECHT, H.: Skewing of indicator dilution curves in the arterial system. Fed. Proc. **18**, 86 (1959).
LARSSON, H., KJELLBERG, S. R.: Roentgenological heart volume determination with special regard to pulse rate and the position of the body. Acta radiol. (Stockh.) **29**, 159 (1948).
LEVINE, H. J., NEILL, W. A., WAGMAN, R. J., KRASNOW, N., GORLIN, R.: The effect of exercise in mean left ventricular ejection rate in man. J. clin. Invest. **41**, 1050 (1962).
LEVY, A., TABAKIN, B., HANSON, J.: Cardiac output in normal men during steady state exercise utilizing dye dilution technique. Brit. Heart J. **23**, 425 (1961).

LEWIS, B., LIN, T., NOE, F. E., KOMISARECK, R.: The measurement of pulmonary capillary blood volume and pulmonary membrane diffusing capacity in normal subjects, the effects of exercise and position. J. clin. Invest. **37**, 1061 (1958).

LEWIS, W. H.: Changes with age in the cardiac output in adult man. Amer. J. Physiol.**121**, 517 (1938).

LILJESTRAND, G., LYSHOLM, E., NYLIN, G.: The immediate effects of muscular work in the stroke and heart volume in man. Skand. med. Physiol. **80**, 265 (1938).

— ZANDER, E.: Vergleichende Bestimmungen des Minutenvolumens des Herzens beim Menschen mittels der Stickoxydulmethode durch Blutdruckmessung. Z. ges. exp. Med. **59**, 105 (1928).

LINDHARD, J.: Über das Minutenvolumen des Herzens bei Ruhe und bei Muskelarbeit. Pflügers Arch. ges. Physiol. **161**, 233 (1915).

— J. Physiol. (Lond.) **57**, 17 (1922).

— Über die Regulierung des Kreislaufs im gesunden und kranken Organismus. Cardiologia **1**, 366 (1937).

LÖSEL, E.: Eine vergleichende Untersuchung über das Verhalten hämodynamischer Größen an Leistungssportlern vor, während und nach Belastung mit der Farbstoffverdünnungsmethode nach STEWART-HAMILTON. Inaug.-Diss. Würzburg 1965.

LÜTHY, E.: Die Hämodynamik des suffizienten und insuffizienten rechten Herzens mit besonderer Berücksichtigung der Thermodilutionsmethode und der Bestimmung des enddiastolischen Ventrikelvolumens. Bibl. cardiol. fasc. 11. Basel/New York: Karger 1962.

— RUTISHAUSER, W., KRAYENBÜHL, H. P., WIRZ, P., NOSEDA, G.: Druckvolumenbeziehung des menschlichen Herzens. In: Herzinsuffizienz, Pathophysiologie und Klinik, S. 529. Stuttgart: Thieme 1968.

LYSHOLM, E., NYLIN, G., QUARNA, K.: The relation between the heart volume and stroke volume under physiological and pathophysiological conditions. Acta radiol. (Stockh.) **15**, 237 (1934).

MÄHRLEIN, W., KRAUSE, M., ROSSNER, H.: Welche Bedeutung besitzt die Bestimmung des Säure-Basenhaushaltes bei der Vitamaxima-Untersuchung. Dtsch. Gesundh.-Wes. **21**, (6) 254 (1965).

MAGEL, J. R., ANDERSEN, K. L.: Cardiac output in muscular exercise measured by the CO_2 rebreathing procedure. In: Die Ergometrie in der Cardiologie. S. 147. Freiburg: Studienreihe Boehringer Mannheim 1968.

MANKIN, H. T., SWAN, H. J. C.: Arterial dilution curves of T 1824 during rest and exercise. Fed. Proc. **12**, 93 (1953).

MARSHALL, R. J., SHEPPARD, J. T.: Interpretation of changes in central blood volume during exercise in man. J. clin. Invest. **40**, 375 (1961).

— WANG, Y., SHEPPARD, J. T.: Components of the central blood volume in the dog. Circulat. Res. **5**, 93 (1960).

MAC CREA, F. D., EYSTER, J. A., MEEK, W. J.: The effect of exercise upon diastolic heart size. Amer .J. Physiol. **86**, 678 (1928).

MC.GREGOR, M., ADAM, W., SEKELY, P.: Influence of posture on cardiac output and minute ventilation during exercise. Circulat. Res. **9**, 1089 (1961).

MEANS, J. H., NEWBURGH, L. H.: The effect of coffeine upon the blood flow in normal human subjects. J. Pharmacol. exp. Ther. **7**, 449 (1915).

MELLEROWICZ, H.: Vergleichende Untersuchungen über das Ökonomieprinzip in Arbeit und Leistung des trainierten Kreislaufs. Arch. Kreisl.-Forsch. **24**, 92 (1956).

— Ergometrie. Wien-München: Urban & Schwarzenberg 1962.

— PETERMANN, A.: Ergebnisse von Kreislaufzeitbestimmungen mit Natriumsuccinat am trainierten leistungsstarken Kreislauf von Sportstudenten und Spitzensportlern. Med. Welt (Berl.) **31**, 1010 (1952).

— MELLER, W., MÜLLER, J.: Vergleichende Untersuchungen über Leistungssteigerungen durch Intervalltraining und Dauertraining (bei gleicher Trainingsarbeit). Int. Z. angew. Physiol. **18**, 376 (1961).

MENEELEY, G. R., KALTREIDER, N. L.: A study of the volume of the blood in congestive heart failure. Relation to other measurements in fifteen patients. J. clin. Invest. **22**, 321 (1943).

MERRIT, F. L., WEISSLER, A. M.: Reflex venomotor alterations during exercise and hyperventilation. Clin. Res. 7, 238 (1959).

MIES, H.: Über das Training. Schweiz. Z. Sportmed. 8, 115 (1960).

MILLAHN, H. P., SOLLMANN, H.: Das Verhalten von Schlagvolumen und Pulsfrequenz nach dosierter körperlicher Belastung. Int. Z. angew. Physiol. 19, 143 (1962).

MITCHELL, J. H., SPROULE, B. J., CHAPMAN, C. B.: The physiological meaning of the maximal oxygen intake test. J. clin. Invest. 37, 538 (1958a).

— — — Factors influencing respiration during heavy exercise. J. clin. Invest. 37, 1693 (1958b).

MUSSHOFF, K.: Die O_2-Aufnahme pro Herzschlag (O_2-Puls) als Funktion des Schlagvolumens, der arteriovenösen Differenz, des Minutenvolumens und des Herzvolumens. Z. Kreisl.-Forsch. 48, 255 (1959).

— REINDELL, H.: Zur Röntgenuntersuchung des Herzens in horizontaler und vertikaler Körperstellung. I. Mitteilung: Der Einfluß der Körperstellung auf das Herzvolumen. Dtsch. med. Wschr. 81, 1001 (1956).

— — KLEPZIG, H., KIRCHHOFF, H.: Untersuchungen über die Beziehungen zwischen Herz- und Blutvolumen mit der Radio-Chrom-Methode. IX. Internat. Congr. f. Radiologie. München 1959.

— — — Stroke volume, arterious venous difference, cardiac output and physical working capacity and their relationship to heart volume. 3. Weltkongreß f. Cardiologie. Brüssel 1958. Acta cardiol. (Brux.) 14, 427 (1959).

— — — FRISCH, P., EMMERICH, J., KÖNIG, K., STEIM, H., BAUMGARTEN, B., MOSES, F.: Zur Normgröße des gesunden Herzens. Fortschr. Röntgenstr. 88, 88 (1958).

— — — KIRCHHOFF, H.: Herzvolumen, Schlagvolumen und körperliche Leistungsfähigkeit. Cardiologia (Basel) 31, 359 (1957).

— — STEIM, H., KÖNIG, K.: Die Sauerstoffaufnahme pro Herzschlag (Of-Puls) als Funktion des Schlagvolumens, der arteriovenösen Differenz, des Minutenvolumens und des Herzvolumens. Z. Kreisl.-Forsch. 48, 255 (1959).

NATHANSON, M. H., ELEK, S. R.: The influence of heart size on the circulation time. Amer. Heart J. 33, 464 (1947).

NIELSEN, H. E.: Clinical investigations into the cardiac output of patients with compensated heart disease during rest and muscular work. Acta med. scand. 91, 223 (1937).

NÖCKER, J.: Die biologischen Grundlagen der Leistungssteigerung durch Training. Schorndorf: Hofmann 1960.

— Der trainierte Kreislauf. In: Praxis der Herz- und Kreislauferkrankungen. S. 634. München: J. F. Lehmann 1964.

— BÖHLAU, V.: Der Sauerstoffpuls in Abhängigkeit vom Lebensalter. Verh. dtsch. Ges. Kreislauf-Forsch. 24, 225 (1958).

NOWY, H., FRINGS, H. D.: Korrelation zwischen Schlagvolumen und zentralem Blutvolumen bei Herzgesunden. Z. Kreisl.-Forsch. 47, 986 (1958).

— KIKODSE, K., ZÖLLNER, N.: Über Bestimmungen des Herzminutenvolumens und zentralen Blutvolumens in Ruhe und bei körperlicher Arbeit mit Hilfe der Farbstoffmethode. Z. Kreisl.-Forsch. 46, 382 (1957a).

— — — Vergleichende Messungen des zentralen Blutvolumens und Herzminutenvolumens im Liegen und Stehen. Z. Kreisl.-Forsch. 46, 393 (1957b).

NYLIN, G.: The relation between heart volume and stroke volume in recumbent and erect position. Skand. Arch. Physiol. 69, 237 (1934).

— The effect of heavy muscular work on the volume of circulating red corpuscles in man. J. clin. Invest. 149, 180 (1947).

— Zirkulationsstudien mit radioaktiven Isotopen. Münch. med. Wschr. 97, 4 (1955).

PERE, S.: Über die Wirkung des Sporttrainings auf Kreislauforgane. Med. Welt (Berl.) 31, 1006 (1952).

PETERS, F., ZAEPER, G.: Über die O_2-Spannung des venösen Mischblutes in Ruhe und bei Muskelarbeit und ihre Bedeutung für die Beurteilung der Kreislauffunktion. Z. klin. Med. 131, 383 (1957).

RAPAPORT, E., KUIDA, H., HAYNES, F. W., DEXTER, L.: The pulmonary blood volume in mitral stenosis. J. clin. Invest. 36, 1393 (1956).

Reeves, J. T., Grover, R. F., Filley, G. F., Blount, S. G.: Cardiac output in normal resting man. J. appl. Physiol. **16**, 276 (1961a).

— — — — Cardiac output response to standing and treadmill walking. J. appl. Physiol. **16**, 283 (1961).

Reindell, H., Delius, L.: Klinische Untersuchungen über die Herzdynamik beim gesunden Menschen. Dtsch. Arch. klin. Med. **193**, 639 (1948).

— Gebhardt, W., Steim, H.: Ein Beitrag der Klinik zur Dynamik des gesunden und kranken Herzens. Arch. Kreisl.-Forsch. **34**, 145 (1961).

— Klepzig, H., Musshoff, K., Weyland, R.: Über physiologische und pathophysiologische Grundlagen der Röntgendiagnostik des Herzens. Dtsch. med. Wschr. **80**, 1 (1955).

— — Steim, H., Musshoff, K., Roskamm, H., Schildge, E.: Herz- und Kreislauferkrankungen und Sport. München: Barth 1960.

— Musshoff, K., Klepzig, H.: Regulative und myogene Dilatation des Herzens. Fortschr. Röntgenstr. **85**, 385 (1965).

— Roskamm, H., Gerschler, W.: Das Intervalltraining. München: Barth 1962.

Remington, J. W., Noback, C. R., Hamilton, W. F., Gold, J. J.: Volume elasticity characteristics of the human aorta and prediction of stroke volume from the pressure pulse. Amer. J. Physiol. **159**, 298 (1948).

Riley, R. L., Himmelstein, A., Mothey, N.: Studies of pulmonary circulation at rest and during exercise in normal man and in the patients with chronic pulmonary diseases. Amer. J. Physiol. **152**, 372 (1948).

Rodman, T., Gorczyca, C. A., Pastor, P. H.: The effect of digitalis on the cardiac output of the normal heart at rest and during exercise. Ann. intern. Med. **55**, 620 (1961).

Rohrer, F.: Volumenbestimmung an Körperhöhlen und Organen auf orthodiagraphischem Weg. Fortschr. Röntgenstr. **24**, 285 (1916).

Roncoroni, A. J., Aramendia, P., Gonzalez, R., Taquini, A. C.: "Central" blood volume in exercise in normal subjects. Acta physiol. lat.-amer. **9**, 53 (1959).

Roskamm, H., Reindell, H., König, K.: Körperliche Aktivität und Herz-Kreislauferkrankungen. München: Barth 1966.

— — Müller, N.: Herzgröße und ergometrisch getestete Ausdauerleistungsfähigkeit bei Hochleistungssportlern aus 9 deutschen Nationalmannschaften. Z. Kreisl.-Forsch. **55**, 2 (1966).

— — Musshoff, K., König, K.: Die Beziehung zwischen Herzgröße und Leistungsfähigkeit bei männlichen und weiblichen Sportlern im Vergleich zu männlichen und weiblichen Normalpersonen. III. Mitteilung. Arch. Kreisl.-Forsch. **35**, 67 (1961).

Rossier, P. H., Spuhler, O.: Über drei Todesfälle beim Elektrocardiogramm-Arbeitsversuch. Cardiologia (Basel) **11**, 60 (1946).

Rost, R., Schneider, K. W.: Erfahrungen mit der Forward-Triangel-Methode zur vereinfachten Berechnung des Herzminutenvolumens aus Farbstoffverdünnungskurven. Arch. Kreisl.-Forsch. **46**, 257 (1965).

— — Über die Beziehung zwischen Sauerstoffpuls, Herzvolumen und Schlagvolumen beim Sportler vor, während und nach Belastung. Sportarzt u. Sportmed. **8**, 299 (1969).

Rushmer, R. F.: Continous measurement of left ventricular dimensions in intact anaesthetized dogs. Circulat. Res. **2**, 14 (1954).

— Heart size and stroke volume. Minn. Med. **37**, 19 (1954).

— Pressure circumference relations of left ventricle. Amer. J. Physiol. **186**, 115 (1956).

— Residual volume of blood in the right and left ventricle. Wld. Trends Cardiol. **3**, 96 (1956).

— Constancy of stroke volume in ventricular responses to exertion. Amer J. Physiol. **196**, 745 (1959a).

— Postural effects on the base lines of ventricular performance. Circulation **20**, 847 (1959b).

— Shmith, O. A.: Cardiac control. Physiol. Rev. **39**, 41 (1959).

Rutishauser, W., Wirz, P., Gander, M., Noseda, G.: Vergleich der Hämodynamik bei Frequenzsteigerung unter Arbeitsbelastung und elektrischer Stimulation. In: Reindell, Keul, Doll: Herzinsuffizienz — Pathophysiologie und Klinik, S. 429. Stuttgart: Thieme 1967.

Saltin, B.: Aerobic work capacity and circulation at exercise in man. Acta physiol. scand. **62**, 230 (1964).

SALTIN, B., STENBERG, J.: Circulatory response to prolonged severe exercise. J. appl. Physiol. **19**, 833 (1964).

SANDERA, R.: Passagere, relative Veränderungen der QT-Dauer durch Belastung. Cardiologia (Basel) **41**, 40 (1962).

SARNOFF, S. J., BERGLUND, E.: Ventricular Function. I Starling's law of the heart studied by means of simultaneous right and left ventricular function curves in the dog. Circulation **9**, 706 (1954).

— Myocardial contractility as described by ventricular function curves, observations on Starling's law of the heart. Physiol. Rev. **35**, 107 (1955).

SCHENK, P.: Herz- und Blutkreislauf bei schwerer körperlicher Arbeit. Verh. dtsch. Ges. inn. Med. **47**, 115 (1935).

SCHMIDT, H. A., MUSSHOFF, K., REINDELL, H., KÖNIG, K., BURCHARD, D., HELD, E., KEUL, J.: Die Beziehungen zwischen Blutvolumen, Herzvolumen und körperlicher Leistung. Z. Kreisl.-Forsch. **51**, 165 (1962).

SCHNEIDER, K. W.: Blutvolumen und Herzminutenvolumen. 5. Freiburger Kolloqiuum „Kreislaufmessungen". S. 170. München: Banaschewski 1965.

— Pathogenese der Herzinsuffizienz bei Hypertonie. In: REINDELL, KEUL, DOLL: Herzinsuffizienz — Pathophysiologie und Klinik. S. 429. Stuttgart: Thieme 1967.

— Ergebnisse der Indikatorverdünnungstechnik zur Beantwortung klinisch physiogischer Fragestellungen. Z. inn. Med. **24**, 33 (1969).

— GATTENLÖHNER, W.: Hämodynamischer Beitrag zu den physiologischen Grundlagen des Intervalltrainings. Arch. Kreisl.-Forsch. **46**, 114 (1965).

— HASSENSTEIN, P.: Probleme der Herzminutenvolumenbestimmung bei Verwendung von Indocyanin-Indikatoren. Arch. Kreisl.-Forsch. **42**, 104 (1963).

— HOCHREIN, H.: Die Anwendung von Farbstoffverdünnungskurven zur Erfassung verschiedener hämodynamischer Größen. Arch. Kreisl.-Forsch. **39**, 21 (1962).

— RIEDER, E., LÖSEL, E., WIRSCHING, W.: Kreislaufuntersuchungen mit der Farbstoffverdünnungsmethode bei Trainierten unter körperlicher Belastung. Verh. dtsch. Ges. inn. Med. **70**, 144 (1964).

— ROST, R.: Formanalyse von Farbstoffverdünnungskurven unter körperlicher Belastung und ihre Bewertung für die Hämodynamik. Arch. Kreisl.-Forsch. **46**, 246 (1965).

— — ROST, P.: Untersuchungen zum Problem der quantitativen Auswertung von am Ohr registrierten Farbstoffverdünnungskurven. 2. Oxymetrie-Kolloquium München 1968. S. 38. Stuttgart: Thieme 1969.

— — — Möglichkeiten quantitativer Ohrdensitometrie. Arch. Kreisl.-Forsch. **58**, 294 (1969).

SCHOENMACKERS, S.: Über Bronchialvenen und ihre Stellung zwischen großem und kleinem Kreislauf. Arch. Kreisl.-Forsch. **1**, 32 (1960).

SCHWAB, M., SCHRÖDER, R., DISSEMANN, TH. u. W., HEIMBERG, P., HUTTEMANN, U., SCHÜREN, K. P.: Venöse Beimischung und Lungenkreislauf bei Lebercirrhose. Klin. Wschr. **41**, 469 (1963).

SIMONSON, E., ENZER, N.: Medicine (Baltimore) **21**, 345 (1942). Cardiac control Physiol. zit. nach RUSHMER, R. F., SMITH, O. A. (212).

SJÖSTRAND, T.: The regulation of blood distribution in man. Acta physiol. scand. **26**, 312 (1952).

— Volume and distribution of blood and their significance in regulating the circulation. Physiol. Rev. **33**, 202 (1953a).

— Idrottshjärd. Nord. Med. **50**, 1493 (1953b).

— The significance of the pulmonary blood volume in the regulation of the blood circulation under normal and pathological conditions. Acta med. scand. **145**, 155 (1953c).

— Das Sportherz. Arzt u. Sport **8**, 963 (1955).

— Physiologie der Korrelation zwischen Herz und Gefäßsystem. Verh. dtsch. Ges. Kreisl.-Forsch. **22**, 143 (1956).

— Blutverteilung und Regulation des Blutvolumens. Klin. Wschr. **34**, 561 (1956).

SLONIM, N., RAVEN, A., BALCHUM, O., DRESSLER, S.: The effect of mild exercise in the supine position on the pulmonary arterial pressure of five normal human subjects. J. clin. Invest. **33**, 1022 (1954).

Smith, W., Wikler, S., Fox, A. C.: Hemodynamic studies of patients with myocardial infarction. Circulation 9, 352 (1954).

Sproule, B. J., Mitchell, J. H., Miller, W. F.: Cardiopulmonary physiological responses to heavy exercise in patients with anemia. J. clin. Invest. 39, 378 (1960).

Starling, E. H.: The lineare lecture on law of the heart. London: Longmans Green 1918.

Starr, J., Schnabel, T. G., Askovitz, S. S., Schild, A.: On the relation between pulse pressure and cardiac stroke volume. Leading to a clinical method of estimation cardiac output from blood pressure and age. Circulation 9, 648 (1954).

— Donal, J. S., Margolies, A., Shaw, R., Collins, L. H., Gamble, C.: Studies of the heart and circulation in disease, estimations of basal cardiac output, metabolism, heart size and blood pressure in 235 subjects. J. clin. Invest. 13, 561 (1934).

Stead, E. A., Warren, J. V., Merril, A. J., Brannon, E. S.: Cardiac output in male subjects as measured by technic of right heart catheterization. Normal values with observation on effect of anxiety and tilting. J. clin. Invest. 24, 326 (1945).

Stoboy, H., Nüssgen, W.: Beziehungen zwischen Volumogramm und Elektrokardiogramm des isolierten Froschherzens I. Z. Kreisl.-Forsch. 45, 81 (1956).

— — Beziehungen zwischen Volumogramm und Elektrokardiogramm des isolierten Froschherzens II. Z. Kreisl.-Forsch. 46, 923 (1957).

Strandell, T.: Circulatory studies in healthy old men with special reference to the limitation of the maximal physical working capacity. Acta med. scand. 175, 414 (1964).

Straub, H.: Der Druckablauf in den Herzhöhlen. Der Mechanismus der Herztätigkeit. Pflügers Arch. ges. Physiol. 143, 69 (1911).

Straub, H.: Dynamik des Säugetierherzens. Arch. klin. Med. 115, 531 (1914).

Szakali, A.: Maximale Leistung und maximale Arbeit. Arbeitsphysiologie 13, 9 (1944).

Theilen, E. O., Gregg, D. E., Rotta, A.: Exercise and cardiac work at high altitude. Circulation 12, 383 1(955).

Thompson, H. K., Berry, J. N., Mc.Intosh, H. D.: Circulatory responses to hyperventilation and exercise in normal subjects. Amer. Heart J. 63, 106 (1962).

Thompson, W. D., Thompson, P. K., Dailey, M. E.: The effect of posture upon the composition and volume of blood in man. J. clin. Invest. 5, 573 (1928).

Tschirdewahn, B., Kaltenbach, M., Klepzig, H.: Eine dosierbare Stufenbelastung für Arm- und Beinarbeit im Vergleich mit dem Fahrradergometer. Arch. Kreisl.-Forsch. 42, 45 (1963).

Uehlinger, A., Bühlmann, A.: Das Verhalten des Blutvolumens während kurzfristiger körperlicher Arbeit. Cardiologia (Basel) 38, 357 (1961).

Varnauskas, E.: Studies in hypertensive cardiovascular disease with special reference to cardiac function. Scand. J. clin. Lab. Invest. 17, 1 (1955).

Venrath, H., Bolt, W., Hollmann, W., Valentin, H., Kesteloot, H.: Untersuchungen zur Frage des Blutdepots beim Menschen. Z. Kreisl.-Forsch. 46, 612 (1957).

Vierordt, K.: Die Erscheinungen und Gesetze der Strömungsgeschwindigkeit des Blutes. Frankfurt: Meidinger 1858.

Wade, O. L., Combes, B., Childs, A. W., Wheeler, H. O., Cournand, A., Bradley, S. E.: The effect of exercise in the splanchnicus blood flow and splanchnic volume in normal man. Clin. Sci. 15, 457 (1956).

Wahlund, A.: Determination of the physically working capacity. Acta med. scand. 132, 1 (1948).

Wang, Y., Marshall, R. J., Sheperd, J. T.: The effects of changes in posture and of graded exercise on stroke volume in man. J. clin. Invest. 39, 1208 (1960).

— Marshall, R., Taylor, H., Sheperd, J.: Cardiovascular response to exercise in sedentary men and athletes. Physiologist 3, 173 (1960).

Warner, H. R., Swan, H., Connolly, D., Tompkins, R., Wood, E. H.: Quantitation of beat to beat changes in stroke volume from the aortic pulse contour in man. J. appl. Physiol. 5, 495 (1953).

Watanabe, T., Kato, K., Watanabe, H., Koyama, Sh.: Determination of cardiac output by earpice dye-dilution technique at rest and during exercise. Jap. Heart J. 7, 235 (1966).

Weissler, A. M., Leonhard, J., Warren, J. V.: Effects of posture and atropine on the cardiac output. J. clin. Invest. 36, 1656 (1957).

WERKO, L., BERSEUS, S., LAGERLÖF, H.: A comparison of the direct Fick method and the Grollman method for determination of the cardiac output in man. J. clin. Invest. **28**, 516 (1949).

WEZLER, K.: Neue Erkenntnisse über die Autoregulation des Herzens. Ärztl. Fortb. **1**, 1 (1969).

— BÖGER, A.: Über einen neuen Weg zur Bestimmung des absoluten Schlagvolumens des Herzens beim Menschen auf Grund der Windkesselfunktion und seine experimentelle Prüfung. Arch. exp. Path. Pharmak. **184**, 482 (1937).

WILLIAMS, C. G., BREDELL, G., WYNDHAM, C. H., STRYDOM, N. B., MORRISON, J. F., PETER, J., FLEMING, P. W., WARD, J. S.: Circulatory and metabolic reactions to work in heart. J. appl. Physiol. **17**, 625 (1962).

WOLLHEIM, E.: Die zirkulierende Blutmenge und ihre Bedeutung für Kompensation und Dekompensation des Kreislaufes. Z. klin. Med. **116**, 269 (1931).

— Hämodynamik und Organdurchblutung bei Hochdruck. In: Hochdruckforschung. Stuttgart: Thieme 1965.

— BECKER, G., SCHNEIDER, K. W.: Die Bestimmung der Blutmenge mittels Evans blue, radioaktivem P^{32} und Cr^{51} Klin. Wschr. **36**, 800 (1958).

— LANGE, K.: Kreislaufzeit und ihre Beziehung zu anderen Kreislaufgrößen. Verh. dtsch. Ges. inn. Med. **43**, 269 (1931).

Wood, J. E., BASS, D. E.: Venomotor response to exercise during acclimatization to heat in man. Fed. Proc. **18**, 172 (1959).

Namenverzeichnis

Die *kursiven* Seitenzahlen beziehen sich auf die Literatur. Die in eckigen Klammern stehenden Ziffern bedeuten die Nummern der betreffenden Literaturzitate

Aarseth, S.   60, 69, 84, 85, 89, *91*

Abell, L. L., s. Hatch, F. T. 30, *50*

Abraham, J. M., s. Levin, B. [34], 106, 107, *129*

Abrams, M. E., Jarrett, R. J., Keen, H., Boyns, D. R., Crossley, J. N.   38, *43*

Achs, R., s. Ghadini, H. [22], 102, *128*

Adam, K., 150, *176*

Adam, W., s. McGregor, M. *182*

Adams, R., s. Lequire, V. S. 11, *53*

Adlersberg, D., Wang, C.-I. 38, *43*

Ahrens jr., E. H.,   15, *43*

— Hirsch, J., Insull, W. Jr., Tsaltas, T. T., Blomstrand, R., Peterson, M. L. 30, *43*

— — Oette, K., Farquhar, J. W., Stein, Y. 13, 14, 30, 32, 37, *43*

— s. Blomstrand, R.   5, *45*

— s. Knittle, J. L.   38, 39, 42, *52*

Alaupovic, P., s. Furman, R. H.   13, 16, 17, *49*

— s. Gustafson, A.   3, *49*

Albrink, M. J., Davidson, P. C.   38, 42, *43*

— Fitzgerald, J. R., Man, E. B.   9, *44*

— Man, E. B.   4, 9, 30, *43*

— s. Davidson, P. C.   38, 39, *47*

— s. Swan, D. C.   32, *57*

Allen, J. D., Cusworth, D. C., Dent, C. E., Wilson, V. K. [1], 102, 126, *127*

Amaral, J. A. P., s. Bierman, E. L.   12, *44*

Anand, J. S.   62, 75, *91*

Andersen, K. L., s. Magel, J. R. *182*

Anderson, J. T., Grande, F., Matsumoto, Y., Keys, A. 30, *44*

— s. Keys, A.   31, *52*

Andrus, S. B., s. Fillios, L. C. 31, 32, *48*

Anfinsen, C. B., Boyle, E., Brown, R. K.   11, *44*

Angervall, G., Björntorp, P., Hood, B.   13, 36, *44*

Antar, M. A., Ohlson, M. A. 31, *44*

Aufhoninson, P., Crone, C. *176*

Antonis, A., Bersohn, I.   30, 32, *44*

Aperia, A.   *176*

Appelbaum, M., s. de Gennes J. L.   64, 67, 70, 72, 74, 77, 78, 79, 82, 87, *92*

Aramendia, P., s. Roncoroni, A. J.   *184*

Arky, R. S., s. Jones, D. P. 26, *51*

Armstrong, D. T., Steele, R., Bishop, J. S., de Bodo, R. C.   17, 25, *44*

Arrieta, F., s. Jimenez Diaz, C.   64, 73, 74, 76, *93*

Asano, S., Matsuki, S., Ozawa, Y., Saruta, T., Nagashima, M.   62, 81, 82, *91*

Ashworth, C. T., Diluzio, N. R., Riggi, S. J.   7, *44*

Ashworth, J. N., s. Cohn, E. J.   2, *47*

Askovitz, S. S., s. Starr, J. 165, *186*

Asmussen, E., Nielsen, M. 139, 144, *176*

Assan, R., s. Dérot, M.   64, 81, 82, *92*

Astrand, P.   137, 139, 161, 169, 170, *176*

Astrand, P., Cuddy, T., Saltin, B., Stenberg, J. 172, *176*

— Ekblom, B., Messin, R., Saltin, B., Stenberg, J., Wallstrom, B.   172, *176*

— Saltin, P.   155, 172, *176*

Austin, W., s. Nestel, P. J. 9, 11, *54*

Aylward, F. Y., s. Holt jr., L. E.,   13, 15, *51*

Bacos, J., s. Gleason, W. L. *179*

Bär, C. G.   140, *176*

Bagdade, J. D., Porte jr., D., Bierman, E. L.   12, *44*

Bainbridge, F. A.   *176*

Baker, N., s. Miller, M.   60, 67, 74, 81, 90, *93*

Balchum, O., s. Slonim, N. *185*

Baldwin, E., s. Cournand, A. *177*

Bamatter, F.   60, 66, 72, 74, 86, *91*

Bansi, H. W., s. Grosskurth, G.   158, *179*

Barcroft, J.   138, *176*

Barnes, G. R., s. Wesenberg, R. L.   62, 64, 70, 74, 75, 82, 86, *95*

Barnes, L. A., s. Morrow, G. [40], 111, 112, 113, *129*

Barraine, R., s. Boudin, G. 64, 67, 72, 73, 76, 77, 81, 86, 87, *92*

Barraquer, Ferré   88

Barrat-Boyes, B., Wood, E. *176*

Basilio, C., s. Cabello, J. [6], 122, *128*

Bass, D., Buskirk, E., Lampietro, P., Mayer, M. *176*

Bass, D. E., s. Wood, J. E. 156, *187*

Bassen, F. A., Kornzweig, A. L. 5, *44*

Bassett, D. R., s. Kuo, P. T. 31, 39, *52*

Basso, L. V., s. Havel, R. J. 77, 78, 79, 87, *93*

Batts, A. A., s. Grodsky, G. M. 32, 39, *49*

Bauereisen, E. *176*

Baumgartner, B., s. Emmerich, J. 138, 139, 144, *178*

— s. Musshoff, K. 142, 169, 171, 172, *183*

Baumgartner, R., Scheidegger, S., Stalder, G., Hottinger, A. [2], 114, 117, *127*

— s. Colombo, J. P. [14], 101, 116, *128*

Bayer, M., s. McMurray, W. C. [38], 112, *129*

Beck, B. *176*

Beck, L. W., s. Mattson, F. H. 5, *53*

Becker, G., s. Wollheim, E. *187*

Beckwith, J. B., Wang, D.-J., Donnell, G. N., Gwinn, J. L. 60, 86, *91*

Beer, S., s. Wallis, K. [58], 117, *130*

Belfrage, P., Borgström, B., Olivecrona, T. 7, 8, 9, *44*

Belknap, B. H., s. Bierman, E. L., 12, *44*

Bell, V. M., s. Dawson, A. M. 5, *47*

Bengtsson, E. 161, *176*

Bennet, L. L., s. Grodsky, G. M. 32, 39, *49*

Berardinelli, W. 60, 64, 65, 66, 70, 83, 86, 87, 90, *91*

Berger, H., s. Braunsteiner, H. 14, *45*

Berger, J. E., s. Vaugham, M. 17, *57*

Berglund, E., s. Sarnoff, S. J. *185*

Bergquist, L. M., Carroll jr., V. P., Searcy, R. L. 2, *44*

Berkowitz, D. 42, *44*

Berman, M. 21, *44*

— Shahn, E., Weiss, M. F. 21, *44*

Berman, M., Weiss, M. F., Shahn, E. 21, *44*

— s. Quarfordt, S. H. 35, *54*

Berry, J. N., s. Thompson, H. K. 156, *186*

Berry jr., K., s. Haymond, T. A. 38, *50*

Berseus, S., s. Werko, L. *186*

Bersohn, I., s. Antonis, A. 30, 32, *44*

Bertoye, P., Monnet, P., Féroldi, Dépierre 60, 66, *92*

Bethune, J. E., s. Brunzell, J. D. 62, 66, 67, 69, 72, 73, 74, 75, 83, 90, *92*

Bevegard, S. 140, 142, 162, 171, 172, *176*

— Holmgren, A., Jonsson, B. 162, 171, 172, *176*

Beveridge, J. M. R., Jagannathan, S. N., Connell, W. F. 30, 31, *44*

Bezman, A., Felts, J. M., Havel, R. J. 8, 11, 12, 29, 30, *44*

— s. Havel, R. J. *50*

— s. Nestel, P. J. 8, 9, *54*

Beznak, A. B. L., Hasch, Z. 88, *92*

Bialkin, G., Zucker, S., Sklarin, B. S., Hirschhorn, K., Davidson, M. 14, *44*

Bichat 67

Bickel, H., Feist, D., Müller, H., Quadbeck, G. [3], 102, 122, 123, 126, *127*

— s. Kekomâki, M. P. [28], 124, *129*

Bierman, E. L. 6, *44*

— Amaral, J. A. P., Belknap, B. H. 12, *44*

— Gordis, E., Hamlin, J. T. III. 3, 6, *45*

— Hamlin, J. T. III 7, 29, *44*

— Hayes, T. L., Hawkins, J. N., Ewing, A. M., Lindgren, F. T. 3, *45*

— Porte jr. D. 30 *44*

— — — O'Hara, D. D., Schwartz, M., Wood jr., F. C. 3, *45*

— Strandness jr., D. E. *6*, *44*

Biermann, E. L., s. Bagdade, J. D. 12, *44*

— s. Brunzell, J. D. 77, 78, 79, *92*

Bierman, M., s. Eaton, R. P. 19, 21, 22, 23, 29, *47*

Bishop, J., Donald, K., Wade, O. *176*

— s. Donald, K. *178*

Bishop, J. M., s. Johnson, R. L. 156, *180*

Bishop, J. S., s. Armstrong, D. T. 17, 25, *44*

Björklund, R., Katz, S. 2, *45*

Björntorp, P., s. Angervall, G. 13, 36, *44*

— s. Persson, B. 11, *54*

Bloch, B. 86, *92*

Blomstrand, R., Dahlbäck, O. 3, 5, *45*

— Thorn, N. A., Ahrens jr., E. H. 5, *45*

— s. Ahrens jr., E. H. 30, *43*

Blondheim, S. H., s. Kaufmann, N. A. 31, *51*

Bloom, B., Chaikoff, I. L., Reinhardt, W. O. 5, *45*

— — — Entenman, C., Dauben, W. G., 5, 6, *45*

Blount, S. G., s. Reeves, J. T. 137, 140, *184*

Boberg, J., Carlson, L. A. 16, *45*

— — Freyschuss, U. 25, *45*

— — Hallberg, D. 7, 8, 29, *45*

— — Normell, L. 11, *45*

— Hallberg, D. 7, 10, *45*

Bock, A., Caulaert, V., Dill, D., Folling, A., Hurxthal, L. *177*

Bodo, R. C., de, s. Armstrong, D. T. 17, 25, *44*

Böger, A., s. Wezler, K. 145, *187*

Böhlau, V., s. Nöcker, J. 149, *183*

Bogdonoff, M. D., s. Friedberg, S. J. 18, 20, 22, 23, 29, *48*

— s. Mosely, N. 62, 78, 79, *94*

Bolt, W., s. Venrath, H. 154, *186*

Bolzano, K., Sailer, S., Sandhofer, F., Braunsteiner, H. 7, 11, 12, 30, 36, 39, *45*
— s. Sailer, S. 15, 25, 26, 27, 29, 38, *56*
— s. Sandhofer, F. 19, 24, 37, *56*
Bonaparte, H., s. Pavel, I. 64, 72, 74, 75, 77, 87, *94*
Bond, B. D., s. Spitzer, J. J. 30, *57*
Bonjer, F. 148, *177*
Bontemps, M., s. Wiedemann, H.-R. 62, 66, 75, 86, *95*
Boothby, W. *177*
Borchgrevink, C. F., s. Havel, R. J. 17, *50*
Borgström, B. 5, *45*
— Jordan, P. 8, 10, *45*
— Olivecrona, T. 17, *45*
— s. Belfrage, P. 7, 8, 9, *44*
— s. Hofmann, A. F. 5, *51*
Borsook, H., Dubnoff, J. W. [4], 101, *127*
Boudin, G., Gennes, J.-L. de, Pépin, B., Barraine, R., Saltiel, H. 64, 67, 72, 73, 76, 77, 81, 86, 87, *92*
Boyle, E., s. Anfinsen, C. B. 11, *44*
— s. Bragdon, J. H. 2, 3, *45*
Boyns, D. R., s. Abrams, M. E. 38, *43*
Bracroft 155
Bradley, S., s. Cournand, A. 158, *177*
— s. Wade, O. L. 156, *186*
Bragdon, J. H. 28, *45*
— Gordon jr., R. S., 8, 9, 17, *45*
— Havel, R. J. 30, *45*
— — Boyle, E. 2, 3, *45*
— — Gordon jr., R. S. 8, 30, *45*
— s. Havel, R. J. 2, *50*
Braitenberg, H., s. Sandhofer, F. *56*
Braithwaite, D. M., s. Macdonald, I. 31, *53*
Brambella, J., s. Brandi, G. *177*
Brandi, G., Brambella, J. *177*

Branfonbrenner, M., Landowne, M., Shock, N. *177*
Brannon, E., Merrill, A., Warren, I., Stead, E. *177*
— s. Stead, E. A. 166, *186*
Braun, H. *177*
Braunsteiner, H., Berger, H., Sailer, S., Sandhofer, F. 14, *45*
— Dittrich, P. v., Sailer, S., Sandhofer, F. 39, *46*
— Herbst, M., Rhomberg, H., Sailer, S., Sandhofer, F. 43, *46*
— Herbst, M., Sailer, S., Sandhofer, F. 42, 43, *46*
— Pauli di, R., Sailer, S., Sandhofer, F. 38, 39, 42, 43, *46*
— Sailer, S., Sandhofer, F., Pauli di, R., Gabi, F., Jung, A. 4, *46*
— Sandhofer, F., Sailer, S. 42, *46*
— s. Bolzanok, K. 7, 11, 12, 30, 36, 39, *45*
— s. Sailer, S. 11, 16, 23, 25, 26, 27, 29, 34, 35, 36, 38, 41, *55, 56*
— s. Sandhofer, F. 11, 12, 16, 19, 24, 25, 26, 27, 36, 37, *56*
Braunwald, E., Kelly, E. 139, 144, 156, *177*
— s. Chidsey, C. *177*
Brech, W. J., Gordon, E. S. 19, *46*
Brechbühler, T., s. Wick, H. [61], 112, 113, *130*
Bredell, G., s. Williams, C. G. *187*
Breed, E., s. Cournand, A. 158, *177*
Bressler, R., Wakil, S. J. 18, *46*
Brøgger, A., s. Seip, M. 83, *94*
Broemger, P., Ranke, O. 160, *177*
Brostoff, P., s. Freedman, M. *178*
Brown, D. F. 12, *46*
— Olivecrona, T. 8, 12, *46*
Brown, E., s. Landis, E. M. 154, *181*

Brown jr., G. W., s. Cohen, P. P. [10], *128*
Brown, H., s., Moser, H. W. [41], 114, 116, 118, *129*
Brown, J., Winkelmann, R. K. 62, 66, 71, 75, 88, *92*
Brown, R. K., s. Anfinsen, C. B. 11, *44*
Brown, W. D. 30, *46*
Brubaker, M. M., Levan, N. E., Collipp, P. J. 62, 71, *92*
— — Kaplan, S. A. 62, 66, 75, 81, 82, *92*
Bruck, F. 60, 85, *92*
Brunner, W. 38, *46*
Brunzell, J. D., Porte, D., Bierman, E. L. 77, 78, 79, *92*
— Shankle, S. W., Bethune, J. E. 62, 66, 67, 69, 72, 73, 74, 75, 83, 90, *92*
Brusca, A., Garbagni, R., Solerio, F., Galvosto, F. *177*
Brusco, O. J., s. Furman, R. H. 16, 17, *49*
Bruton, C. J., Corsellis, J. A. N., Russell, A. [5], 110, *127*
Bryson, M. J., s. Reiser, R. 6, *54*
Bublitz, C., Kennedy, E. P. 18, *46*
Buchanan, D. 60, 75, *92*
Budz, D. M., s. Isselbacher, K. J. 5, *51*
Budz, D. M., s. Sabesin, S. M. 5, *55*
Bühlmann, A. *117*
— Rossier, P. *117*
— s. Uehlinger, A. 153, 154, *186*
Bürger, M., Grütz, O. 13, 15, *46*
Bützler, H.-O., s. Hollmann, W. 159, *180*
Burchard, D., s. Schmidt, H. A. *185*
Burgess, E. A., s. Levin, B. [32, 34], 106, 107, 110, *129*
Burkart, F. *177*
Burstein, M., Samaille, J. 2, *46*
Buskirk, E., s. Bass, D. *176*

Byers, S. O., s. Friedman, M. 17, 48

Byron, R., s. Hamwi, G. J. 64, 68, 69, 72, 74, 76, 77, 78, 79, 81, 82, 83, 87, 88, 89, 90, 93

Cabello, J., Basilio, C., Prajoux, V. [6], 122, 128
— Prajoux, V., Plaza, M. [7], 122, 128

Calciano, A., s. Reaven, G. 38, 54

Cameron, A. H., s. Salt, H. B. 5, 56

Canellos, G. P., s. Hatch, F. T. 5, 50

Carlson, L. A. 2, 4, 17, 18, 27, 46
— Ekelund, L.-G. 18, 46
— Havel, R. J., Ekelund, L.-G., Holmgren, A. 27, 47
— Liljedahl, S.-O., Wirsén, C. 25, 26, 47
— Nye, E. R. 27, 46
— Östman, J. 27, 46
— Olhagen, B. 3, 46
— Orö, L. 27, 46
— s. Boberg, J. 7, 8, 11, 16, 25, 29, 45

Carpenter, G. G., s. Kuo, P. T. 39, 52

Carroll jr., V. P., s. Bergquist L. M. 2, 44

Carson, J. C., s. Kuo, P. T. 30, 52

Carter, S., s. Freeman, J. M. [20], 102, 103, 128

Carton, D., Schrijver, F. de, Kint, J., Durme, van J., Hooft, C. [8], 114, 117, 128

Carvalho, E., s. Ratner, S. [48], 101, 129

Cassels, D. E., Morse, M. 177

Caulaert, V., s. Bock, A. 177

Cavanagh, J. B., Kyu, M. H. [9], 110, 128

Chai, B., s. Fine, M. B. 19, 48

Chaikoff, I. L., s. Bloom, B. 5, 6, 45
— s. Hillyard, L. A. 17, 51
— s. Masoro, E. J. 18, 53

Challoner, D., s. Shipp, J. C. 17, 57

Chalmers, T. M., Kekwick, A., Pawan, G. L. S. 79, 88, 92
— Pawan, G. L. S., Kekwick, A. 79, 88, 92

Chapman, C., Fisher, N., Sproule, B. 139, 140, 144, 177
— s. Mitchell, J. H. 183

Cherkes, A., Gordon jr., R. S. 12, 47
— s. Fredrickson, D. S. 17, 22, 48
— s. Gordon jr., R. S., 17, 26, 49

Chernick, S. S., s. Masoro, E. J. 18, 53
— s. Rodbell, M. 10, 55

Chidsey, C., Frye, R., Kahler, R., Braunwald, E. 177

Childs, A. W., s. Wade, O. L. 156, 186

Choremis, K. B., Constantinides, B., Kattamis, C. A. 62, 74, 81, 83, 92

Christensen, E. H. 138, 139, 140, 141, 142, 149, 177

Christensen, S., Dollerup, E., Jensen, S. E. 38, 47

Christiansen, J., Douglas, C., Haldane, J. 177

Christophe, J., Mayer, J. 20, 47

Cimpeanu, S., s. Pavel, I. 64, 72, 74, 75, 77, 87, 94

Clark, B., Hübscher, G. 5, 47

Clarke, J. C., s. Havel, R. J. 6, 50

Cleland, W., Iacono, J. M. 11, 47

Cobb, C., Johnson, W. 177

Cody, R., s. Reaven, G. 38, 54

Coelho, M., s. Shah, S. 7, 9, 57

Cohen, A., s. Kattus, A. A. 158, 181

Cohen, P. P., Brown jr., G. W. [10], 128
— s. Kennan, A. I. [29], 101, 129

Cohn, E. J., Strong, L. E., Hughes jr., W. L., Mulford, D. J., Ashworth, J. N., Melin, M., Taylor, H. L. 2, 47

Cohnstein, J., Zuntz, N. 177

Collin, D., s. Kem, D. 81, 93

Collins, L. H., s. Starr, J. 186

Collipp, P. J., s. Brubaker, M. M. 62, 71, 92

Colombo, J. P. [10a], [15], 98, 100 109, 124, 126, 127, 128
— Baumgartner, R. [14], 101, 116, 128
— Richterich, R., Donath, A., Spahr, A., Rossi, E. [11], 102, 128
— Ungari, S., Ferrazzini, F., Richterich, R., Rossi, E. [12], 100, 109, 128
— s. Corbeel, L. M. [16], 107, 108, 128
— s. Terheggen, H. G. [55, 56], 102, 117, 118, 119, 121, 127, 130

Combes, B., s. Wade, O. L. 156, 186

Condon, R. E., Tobias, H., Datta, D. V. 11, 47

Conn 64

Conn, J. W., s. Louis, L. H. 79, 88, 89, 93

Connell, W. F., s. Beveridge, J. M. R. 30, 31, 44

Connelly, J. F., s. Hopkins, I. J. [26], 128

Connolly, D., s. Warner, H. R. 186

Constantinides, B., s. Choremis, K. B. 62, 74, 81, 83, 92

Conway, F. J., s. Sanbar, S. S. 38, 56

Corbeel, L. M., Colombo, J. P., Sande, M. van, Weber, A. [16], 107, 108, 128

Corley, C., s. Reed, W. B. 62, 67, 69, 71, 72, 74, 76, 82, 86, 94

Cornelius, C. E., s. Hillyard, L. A. 17, 51

Corner, B. D. 64, 73, 92

Cornwell, D. G., Kruger, F. A. 2, 3, 47

Corsellis, J. A. N., s. Bruton, C. J. [5], 110, 127

Coryell, M. E., Hall, W. K., Thevaos, T. G., Welter, D. A., Gatz, A. J., Horten B. F., Sison, B. D., Looper jr., J. W. Farrow, R. T. A. [17], 117, 128

Cottom, D., s. Fairney, A. 62, 81, 82, *92*

Cournand, A., Ranges, H. *177*

— Riley, R., Bradley, S., Breed, E., Noble, R., Larson, M., Gregersen, M., Richards, D. 158, *177*

— — Breed, E., Baldwin, E., Richards, D. *177*

— s. Wade, O. L. 156, *186*

Coutreau, J. M., s. Fontan, A. 64, 70, 83, 86, *92*

Craig, J. W., Miller, M. 60, 64, 67, 76, 81, *92*

— s. Jolliff, J. W. 60, 62, 72, 76, *93*

— s. Miller, M. 60, 67, 74, 81, 90, *93*

— s. Samaan, N. A. 77, 78, 81, 82, *94*

Crane, C. W., Gay, W. M. B., Jenner, F. A. [18], 116, *128*

Crawford, J. D., s. Sotos, J. F. 60, 86, *95*

Crone, C., s. Anthoninson, P. *176*

Crossley, J. N., s. Abrams, M. E. 38, *43*

Csorba, T. R., Matsuda, I., Kalant, N. 26, *47*

Cuddy, T., s. Astrand, P. 172, *176*

Cullumbine, E., Koch, A. 154, *177*

Cumming, G., s. Donald, K. *178*

Curtis, A. C., s. Reed, W. B. 62, 64, 67, 71, 88, *94*

Cusworth, D. C., s. Allen, J. D. [1], 102, 126, *127*

Dagenais, Y. M., s. Schafer I. A. 80, *94*

Dahlbäck, O., s. Blomstrand, R. 3, 5

Dailey, M. E., s. Thompson, W. D. *186*

Danneel, K. T., s. Hauch, H. J. 138, *180*

Datta, D. V., s. Condon, R. E. 11, *47*

Dauben, W. G., s. Bloom, B. 5, 6, *45*

Davidson, M., s. Bialkin, G. 14, *44*

Davidson, M. I., s. Gelb, A. M 5, *49*

Davidson, P., s. Swan, D. C. 32, *57*

Davidson, P. C., Albrink, M. J. 38, 39, *47*

— s. Albrink, M. J. 38, 42, *43*

Davis, D. G., s. Fritz, I. B. 17, *49*

Davis, J. 64

— Feiwel, M. 64, 72, *92*

— Tizard, J. P. M. 64, 72, 87, *92*

Davis, L. L., s. Fredrickson, D. S. 12, 14, 16, 36, 39, *48*

Dawnson, A. G., s. Hopkins, I. J. [26], *128*

Dawson, A. M., Isselbacher, K. J. 5, *47*

— — Bell, V. M. 5, *47*

Debré, R., Semelaigne, G. 85, *92*

Decourt, L., s. Meng, O. A. 62, 76, *93*

Delius, L., s. Reindell, H. 138, 158, *184*

Denborough, M. A., Paterson, B. 12, *47*

Denning, H., s. Grollmann, A. *179*

Dent, C. E., s. Allen, J. D. [1], 102, 126, *127*

Denzler-Rigotti, B. *177*

Dépierre, s. Bertoye, P. 60, 66, *92*

Dérot, M., Rosselin, G., Assan, R., Tchorbroutsky, G. 64, 81, 82, *92*

Desnuelle, P., s. Sarda, L. 5, *56*

Devose, E. 64, *92*

Dexter, L., Whittenberger, B., Haynes, F., Goodale, W., Gorlin, R., Sawyer, C. *178*

— s. Rapaport, E. *183*

Dexter, R., s. Reed, W. B. 62, 67, 69, 71, 72, 74, 76, 82, 86, *94*

Diamond, R., s. Moser, H. W. [41], 114, 116, 118, *129*

Dienstl, F., s. Sailer, S. 25, 26, 27, *56*

— s. Sandhofer, F. 27, *56*

Dill, D., Talbott, J., Edwards H. *178*

— s. Bock, A. *177*

Diluzio, N. R., s. Ashworth, C. T. 7, *44*

Dissemann, Th., s. Schwab, M. 136, *185*

Dissemann, W., s. Schwab, M. 136, *185*

Dittrich, P. v., s. Braunsteiner, H. 39, *46*

Dobbs, R. H., s. Levin, B. [32], 107, 110, *129*

Dodge, H. T., Hay, R. E., Sandler, H. 145, *178*

Dodge, P. R., s. Sotos, J. F. 60, 86, *95*

Dolan jr., T. F., s. Solitare, G. B. [53], 117, *129*

Dole, V. P. 17, 26, *47*

— Rizack, M. A. 17, *47*

Doll, E., s. Keul, J. *181*

Dollerup, E., s. Christensen, S. 38, *47*

Dolley, F. S., s. Henderson, Y. *180*

Donal, G., Gamble, C. J., Shaw, R. *178*

Donal, J. S., s. Starr, J. *186*

Donald, K., Bishop, J., Cumming, G., Wade, O. *178*

— s. Bishop, J. *176*

Donath, A., s. Colombo, J. P. [11], 102, *128*

Donnell, G. N., s. Beckwith, J. B. 60, 86, *91*

Donohue, W. L., Uchida, I. 60, 85, *92*

Douglas, C. G., Haldane, J. S. *178*

— s. Christiansen, J. *177*

Drescher, J., s. Wiedemann, H.-R. 62, 66, 75, 86, *95*

Dressler, S., s. Slonim, N. *185*

Drummey, G. D., s. Sabesin, S. M. 5, *55*

Dubnoff, J. W., s. Borsook, H. [4], 101, *127*

Duesberg, 138

Dumont, A., s. Kayden, H. J. 3, 5, *51*

Dundee, H., s. Fritz, I. B. 17, *49*

Durme, J. van, s. Carton, D. 114, 117, *128*

Durrum,E.L., s. Jencks,
W.P. 2, 3, *51*
Duyne,C.M. van, s. Havel,
R.J. 11, 21, 29, *50*

Eagle,G.R., Robinson,D.S.
12, *47*
Eaton,R.P., Bierman,M.,
Steinberg,D. 19, 21, 22,
23, 29, *47*
Ebert,R., Stead,E. *178*
Eckert,P., s. Kirsch,K. 155,
156, *181*
Eder,H.A., s. Gidez,L.I.
25, *49*
— s. Havel,R.J. 2, *50*
— s. Roheim,P.S. 5, 17,
28, *55*
Edgren,B. 7, *47*
— Zilversmit,D.B. 10, *47*
Edwards,H., s. Dill,D. *178*
Efron,M.L., s. Morrow,G.
[40], 111, 112, 113, *129*
— s. Moser,H.W. [41],
114, 116, 117, 118, *129*
— s. Shih,E.V. [52], 123,
125, 126, *129*
Ekblom,B., s. Astrand,P.
172, *176*
Ekelund,L.G. 139, 140,
142, 145, 154, *178*
— Holmgren,A. 153, *178*
— s. Carlson,L.A. 18, 27,
46, *47*
Elek,S.R., s. Nathanson,
M.H. *183*
Elliott,H., s. Gofman,J.W.
2, *49*
Elliot,W.B., s. Hülsmann,
W.C. 91, *93*
Elovainio,R.O., s. Frick,
M.H. 145, *178*
Emmerich,J., Stein,H.,
Klepzig,H., Musshoff,K.,
Reindell,H., Baum-
gartner,B. 138, 139,
144, *178*
— s.Musshoff,K. 142,169,
171, 172, *183*
Engel,F.L., s. White,J.E.
26, *58*
Engelberg,H. 11, *47*
Entenman,C., s. Bloom,B.
5, 6, *45*
— s. Kay,R.E. 6, *51*

Entenman, C., s. Porte,D.
5, *54*
Enzer,N., s. Simonson,E.
143, *185*
Erlanger,J., Hooker,D.R.
165, *178*
Ernster,L., Luft,R. 90, *92*
Estes jr.,E.H., s. Friedberg,
S.J. 17, 18, 20, 22, 23,
29, *48*
Ettinger,R.H., s. Smith jr.,
L.H. 19, 20, *57*
Evans, 60
Ewing,A.M., Freeman,N.K,
Lindgren,F.T. 3, *47*
— s. Bierman,E.L. 3, *45*
Eymont,M.J., s. Hamwi,
G.J. 64, 68, 69, 72, 74,
76, 77, 78, 79, 81, 82, 83,
87, 88, 89, 90, *93*
Eyster,J.A.,s.MacCrea,F.D.
159, *182*

Fairney,A., Lewis,G.,
Cottom,D. 62, 81, 82,
92
Farber,S., Vawter,G.F. 60,
73, *92*
Farquhar,J.W. 21, 34, 35,
48
— Frank,A., Gross,R.C.,
Reaven,G.M. 38, *48*
— Gross,R.C., Wagner,
R.W., Reaven,G.M. 18,
21, 22, 23, 29, *48*
— Reaven,G.M., Gross,R.,
Wagner,R. 37, *48*
— s. Ahrens jr.,E.H. 13,
14, 30, 32, 37, *43*
— s. Reaven,G. 21, 22, 23,
30, 33, 34, 38, *54*
Farrel,G. [19], *128*
Farrow,R.T.A., s. Coryell,
M.E. [17], 117, *128*
Fauteux,M., s. Landis,E.M.
154, *181*
Fawcett,D.W., s. Sidman,
R.L. 88, *94*
Feigelson,E.B., Pfaff,W.W.,
Karmen,A., Steinberg,D.
17, 26, *48*
Feist,D., s. Bickel,H. [3],
102, 122, 123, 126, *127*
Feiwel,M., s. Davis,J. 64,
72, *92*
Fekete,L.L., s. Klein,E. 14
52

Felts,J.M., Mayes,P.H. 10,
11, *48*
— s. Bezman,A. 8, 11, 12,
29, 30, *44*
— s. Gousios,A. 9, *49*
— s. Havel,R.J., 11, 21, 29,
50
— s. Masoro,E.J. 18, *53*
Ferber,M.J.,s.Harvey,R.M.
144, *180*
Ferguson,F.B., Shalde,W.,
Gregg,D.E. 143, *178*
Féroldi, s. Bertoye,P. 60,
66, *92*
Ferrazzini,F., s. Colombo,
J.P. [12], 100, 109, *128*
Fick, 139
Filley,G.F., s. Reeves,J.T.
137, 140, *184*
Fillios,L.C., Naito,C.,
Andrus,S.B., Portman,
O.W., Martin,R.S. 31,
32, *48*
Fine,M.B., Michaels,G.,
Shah,S., Chai,B., Fuka-
yama,G., Kinsell,L. 19,
48
— Williams,R.H. 25, *48*
Fischer,U., s. Langsch,H.G.
60, 84, 85, 89, *93*
Fish,C., s. Reed,W.B. 62,
67, 69, 71, 72, 74, 76, 82,
86, *94*
Fish,C., s. Reed,W.B. 62,
67, 69, 71, 72, 74, 76, 82,
86, *94*
Fish,P.A., s. Gage,S.H. 3,
49
Fisher,N., s. Chapman,C.
139, 140, 144, *177*
Fitzgerald,J.R., s. Albrink,
M.J. 9, *44*
Fleisch,A.O. *178*
Fleming,P.W., s. Williams,
C.G. *187*
Folling,A., s. Bock,A. *177*
Fontan,A., Verger,P.,
Coutreau,J.M., Péry,M.
64, 70, 83, 86, *92*
Forster,R.E., s. Johnson,
R.L. 156, *180*
Fosbrooke,A.S., Segall,
M.M. 62, 77, 78, 81, *92*
— s. Salt,H.B. 5, *56*
Foss,I., s. Trygstad,O. 79,
95
Fox,A.C., s. Smith,W. *186*

Foxman, C., s. Nestel, P. J. 9, 11, *54*

Frank, A., s. Farquhar, J. W. 38, *48*

— s. Quarfordt, S. H. 35, *54*

— s. Reaven, G. 38, *54*

Frank, O. *178*

Fredrickson, 77

Fredrickson, D. S., Gordon jr., R. S. 17, *48*

— — Ono, K., Cherkes, A. 17, 22, *48*

— Lees, R. S. 13, 14, 15, 16, 40, *48*

— Levy, R. I., Lees, R. S. 4, 13, 15, 16, 32, 38, 40, 41, 42, *48*

— McCollester, D. L., Havel, R. J., Ono, K. 6, *48*

— Ono, K., Davis, L. L. 12, 14, 16, 36, 39, *48*

— s. Glueck, C. J. 40, 41, *49*

— s. Havel, R. J. 7, 9, *50*

— s. Lees, R. S. 4, 30, *52*

— s. Levy, R. I. 3, *53*

— s. Rodbell, M, 3, 5, 7, 28, *55*

Freedman, M., Snider, G. L., Brostoff, P., Kimelboot, S., Katz, L. N. *178*

Freeman, J. M., Nicholson, J. F., Hasland, W. S., Rowland, L. R., Carter, S. [20], 102, 103, *128*

— s. Nicholson, J. F. [42], 104, 105, *129*

Freeman, N. K., s. Ewing, A. M. 3, *47*

Freeman, S., s. Murray, R. G. 7, 8, *53*

Freis, E. D., Schnaper, H. W., Johnson, R. J., Schreiner, C. E. 139, *178*

French, J. E., Morris, B. 7, 8, 30, *48*

— s. Robinson, D. S. 11, *55*

Freyschuss, U., s. Boberg, J. 25, *45*

Frick, M. H., Elovainio, R. O., Somer, T. 145, *178*

— Somer, T. 145, *178*

— — Elovainio, R. O. 145 *178*

Fricke, G. *178*

Friedberg, S. J., Estes jr., E. H. 17, *48*

— Harlan jr., W. R., Trout, D. L., Estes jr., E. H. 17, *48*

— Klein, R. F., Trout, D. L., Bogdonoff, M. D., Estes jr., E. H. 18, 20, 22, 23, 29, *48*

Friedman, M., Byers, S. O. 17, *48*

Friedmann, G., s. Hollmann, W. 159, *180*

Frimpter, G. W. [21], *128*

Frings, H. D., s. Nowy, H. 138, 144, *183*

Frisch, P., s. Musshoff, K. 142, 169, 171, 172, 183

Fritz, I. B., Davis, D. G., Holtrop, R. H., Dundee, H. 17, *49*

Frye, R., s. Chidsey, C. *177*

Fukayama, G., s. Fine, M. B. 19, *48*

Fukuchi, S., s. Torikai, T. 62, 72, 77, 81, 82, *95*

Furman, R. H., Howard, R. P. Alaupovic, P. 13, *49*

— — Brusco, O. J., Alaupovic, P. 16, 17, *49*

— — Lakshmi, K., Norcia, L. N. 3, *49*

— s. Gustafson, A. 3, *49*

Gabi, F., s. Braunsteiner, H. 4, *46*

Gage, S. H., Fish, P. A. 3, *49*

Galvosto, F., s. Brusca, A. *177*

Gamble, C. J. s. Donal, G. *178*

— s. Starr, J. *186*

Gander, M., s. Rutishauser, W. *184*

Garb, J., s. Wise, F. 38, *58*

Garbagni, R., s. Brusca, A. *177*

Garland, P. B., s. Randle, P. J. 80, 89, *94*

Gates, H., s. Gordon jr., R. S. 17, *49*

Gates jr., H. S.,, s. McCalla, C. 17, *53*

Gattenlöhner, W., Schneider, K. W. 132, 138, 142, 171, *178*

Gattenlöhner, W., Schneider, K. W., Rost, R. 132, *179*

— s. Schneider, K. W. 148, *185*

Gatz, A. J., s. Coryell, M. E. [17], 117, *128*

Gauer, O. H. 154, *179*

— Henry, J. P. *154, 179*

Gay, W. M. B., s. Crane, C. W. [18], 116, *128*

Gebhardt, W. 146, 167, 168, *179*

— Truptzoglie, T., Murukas, J., Steim, H., Reindell, H. *179*

— s. Reindell, H. *184*

Gelb, A. M., Davidson, M. I., Kessler, J. I. 5, *49*

Gellis, S. S., s. Senior, B. 60, 64, 67, 73, 84, 88, *94*

Gennes, J. L. de, Saltiel, H., Trémolieres, J., Appelbaum, M., Laudat, P. 64, 67, 70, 72, 74, 77, 78, 79, 82, 87, *92*

— s. Boudin, G. 64, 67, 72, 73, 76, 77, 81, 86, 87, *92*

Genova, R., s. Pachioli, R. 62, 76, 78, 81, 82, 83, *94*

George, A. M. di. s., Kuo, P. T. 39, *52*

Gernandt, B., Nylin, G. *179*

Gerschler, W., s. Reindell, H. 147, 148, 149, 153, 170, *184*

Geyer, R. P., s. Waddell, W. R. 7, 12, 38, *57*

Ghadimi, H., Kottmeier, P., Achs, R., Prabhu, R., Jaffe, B. [22], 102, *128*

Gidez, L. I., Roheim, P. S., Eder, H. A. 25, *49*

— s. Roheim, P. S. 5, 17, 28, *55*

Gilbert, R. P., Lewis, J. K. 154, *179*

Girard, J., s. Wick, H. [61], 112, 113, *130*

Girotti, F., s. Pieragostini, P. 64, 67, 72, 85, 86, *94*

Gleason, W. L., Bacos, J., Miller, D. E., McIntosh, H. D. *179*

Glueck, C. J., Levy, R. I., Fredrickson, D. S. 40, 41, *49*

Goetz, F, C., Maney, J. W., Greenberg, B. Z. 32, *49*

Gofman, J. W., Lindgren, F. T., Elliott, H. 2, *49*
— s. Hewitt, J. E. 30, *51*
— s. Lalla, O. T. de 2, 3, *52*

Gold, J. J., s. Remington, J. W. *184*

Gold, R. H., Steinbach, H. L. 62, 73, 74, 75, 82, 91, *93*

Goldfien, A., s. Havel, R. J. 8, 9, 17, 26, *50*

Gonzalez, R., s. Roncoroni, A. J. *184*

Goodale, W., s. Dexter, L. *178*

Goodman, D. S., Shiratori, T. 17, *49*
— s. Karmen, A. 5, *51*
— s. Quarfordt, S. H. 7, *54*
— s. Whyte, M. 5, *58*

Goor, H. van, Mosterd, W. L. 149, *179*

Gorczyca, C. A., s. Rodman, T. *184*

Gordis, E. 3, 6, *49*
— s. Bierman, E. L. 3, 6, *45*

Gordon, E. S., s. Brech, W. J. 19, *46*

Gordon, M., s. Klatskin, G, 42, *52*

Gordon jr., R. S., Cherkes, A. 17, 26, *49*
— — Gates, H. 17, *49*
— s. Bragdon, J. H. 8, 9, 17, 30, *45*
— s. Cherkes, A. 12, *47*
— s. Fredrickson, D. S. 17, 22, *48*
— s. Havel, R. J. 13, 14, *50*
— s. McCalla, C. 17, *53*

Gorlin, R. 171, *179*
— s. Dexter, L. *178*
— s. Levine, H. J. *181*

Gousios, A., Felts, J. M., Havel, R. J. 9, *49*

Grafnetter, D., s. Zemplènyi, T. 12, *58*

Granath, A., Jonsson, B., Strandell, T. *179*

Grande, F., s. Anderson. J, T. 30, *44*
— s. Keys, A. 31, *52*

Gray, M. E., s. Hamilton, R. L. 28, *50*

Greenberg, B. Z., s. Goetz, F. C. 32, *49*

Gregersen, M., s. Cournand, A. 158, *177*

Gregg, D. E., Sabeston, D. C., Theilen, E. O. *179*
— s. Ferguson, T. B. 143, *178*
— s. Theilen, E. O. *186*

Gries, F. A., Potthoff, S., Jahnke, K. 12, 49

Grimby, G. 139, 140, 142, 172, *179*
— Nilson, N., Saltin, B. 172, *179*
— — Sanne, H. 172, *179*

Grodsky, G. M., Batts, A. A., Bennet, L. L., Ucella, C., McWilliams, N. B., Smith, D. F. 32, 39, *49*
— s. Kane, J. P. 38, 39, 42, *51*

Grollmann, A. *179*
— Proger, S., Dennig, H. *179*

Groot, C. J. de, s. Hommes, F. A. [25], 101, 103, 105, *128*

Gross, R. C., s. Farquhar, J. W. 18, 21, 22, 23, 29, 37, 38, *48*
— s. Reaven, G. 21, 22, 23, 30, 33, 34, 38, *54*

Grosskurth, G., Bansi, H. W. 158, *179*

Grover, R. F., s. Reeves, J. T. 137, 140, *184*

Grütz, O., s. Bürger, M. 13, 15, *46*

Grunwald, E. R., s. Spitzer, J. J. 30, *57*

Guinet, P., s. Tourniaire, J. 62, 69, 72, 73, 74, 77, 78, 79, 81, 82, 90, *95*

Gullbring, B., Holmgren, A., Sjöstrand, T., Strandell, T. *179*

Gunschera, H., s. Wiedemann, H.-R. 62, 66, 75, 86, *95*

Gustafson, A. 3, *49*
— Alaupovic, P., Furman, R. H. 3, *49*

Gutman, A., Landau, S., Shafrir, E. 29, *49*

Gwinn, J. L., s. Beckwith, J. B. 60, 86, *91*
— s. Wesenberg, R. L. 62, 64, 70, 74, 75, 82, 86, *95*

Gwinup, G., s. Hamwi, G. J. 64, 68, 69, 72, 74, 76, 77, 78, 79, 81, 82, 83, 87, 88, 89, 90, *93*
— s. Steinberg, T. 84, 85, 88, 89, *95*

Haessler, H. A., Isselbacher, K. J. 5, *50*

Haft, D. E., s. Roheim, P. S. 17, *55*

Hagen, C. B. van der, s. Seip, M. 83, *94*

Hager, S. E., Jones, M. E. [23], 100, *128*

Haggard, H. W., s. Henderson, Y. *180*

Hagopian, L. M., s. Hatch, F. T. 5, *50*
— s. Reissel, P. K. 17, *55*

Hahn, P. F. 10, *50*

Haldane, J., s. Christiansen, J. *177*
— s. Douglas, C. G. *178*

Hales, C. N., s. Randle, P. J. 80, 89, *94*

Hall, W. K., s. Coryell, M. E. [17], 117, *128*

Hallberg, D. 7, *50*

Hallberg, D., s. Boberg, J. 7, 8, 10, 29, *45*

Hamilton, R. L., Regen, D. M., Gray, M. E., Lequire, V. S. 28, *50*
— s. Lequire, V. S. 11, *53*

Hamilton, W. F. 133, 136, 164, 165, *179*
— Moore, J., Kinsman, J., Spurling, R. 133, *179*
— s. Remington, J. W. *184*

Hamlin, J. T. III., s. Bierman, E. L. 3, 6, 7, 29, 44, *45*

Hamwi, G. J., Kruger, F. A., Eymont, D. G., Gwinup, G., Byron, R. 64, 68, 69, 72, 74, 76, 77, 78, 79, 81, 82, 83, 87, 88, 89, 90, *93*

Hansen, A. E., McQuarrie, I. 61, 64, 70, 86, *93*
— — Ziegler, M. R. 64, 69, *93*

Hanson, J., s. Levy, A. 137, 140, *181*

Harlan jr., W. R., Winesett, P. S., Wasserman, A. J. 11, 14, *50*

Harlan jr., W. R., s. Friedberg, S. J. 17, *48*

Harris, P. M., s. Robinson, D. S. 11, *55*

Hartley, L., Saltin, B. 145, *180*

Hartlieb, O. *179*

Harvey, N., s. Kronfeld, D. S. 155, *181*

Harvey, R. M., Smith, W. M., Parker, J. O., Ferber, M. J. 144, *180*

Hasch, Z., s. Beznak, A. B. L. 88, *92*

Hashimoto, N., s. Torikai, T. 62, 72, 77, 82, 82, *95*

Hashimoto, S., s. Torikai, T. 62, 72, 77, 81, 82, *95*

Hasland, W. S., s. Freeman, J. M. [20], 102, 103, *128*

Hassenstein, P., s. Schneider, K. W. 134, 142, *185*

Hatch, F. T. 4, *50*
— Abell, L. L., Kendall, F. E. 30, *50*
— Hagopian, L. M., Rubenstein, J. J., Canellos, G. P. 5, *50*
— s. Lees, R. S. 4, 40, *52*
— s. Reissel, P. K. 17, *55*

Hauch, H. J., Danneel, K. T. 138, *180*

Havel, R. J. 17, 18, 19, 21, 22, 23, 24, 26, 29, 34, 35, 36, *50*, *93*
— Basso, L. V., Kane, J. P. 77, 78, 79, 87, *93*
— Clarke, J. C. 6, *50*
— Eder, H. A., Bragdon, J. H. 2, *50*
— Felts, J. M., Bezman, A. *50*
— — Duyne, C. M. van 11, 21, 29, *50*
— Fredrickson, D. S. 7, 9, *50*
— Goldfien, A. 8, 9, 17, 26, *50*
— Gordon jr., R. S. 13, 14, *50*
— Naimark, S., Borchgrevink, C. F. 17, *50*
— s. Bezman, A. 8, 11, 12, 29, 30, *44*
— s. Bragdon, J. H. 2, 3, 8, 30, *45*
— s. Carlson, L. A. 27, *47*

Havel, R. J., s. Fredrickson, D. S. 6, *48*
— s. Gousios, A. 9, *49*
— s. Nestel, P. J. 8, 9, 11, *53*, *54*

Hawkins, J. N., s. Bierman, E. L. 3, *45*

Hay, R. E., s. Dodge, H. T. 145, *178*

Hayes, T. L., s. Bierman, E. L. 3, *45*
— s. Hewitt, J. E. 30, *51*

Haymond, T. A., Berry jr., K. 38, *50*

Haynes, F., s. Dexter, L. *178*

Haynes, F. W., s. Rapaport, E. *183*

Hazelwood, R. N. 2, *50*

Hecht, H., s. Lange, R. *181*

Heck, H., s. Hollmann, W. 159, *180*

Hegglin, R., Rutishauser, W., Kaufmann, G., Lüthy, E., Scheu, H. 157, 158, *180*
— Wiesmann, W. *180*
— s. Kaufmann, G. *181*

Heimberg, M., Meng, H. C., Park, C. R. 8, *50*

Heimberg, P., s. Schwab, M. 136, *185*

Heinecker 152

Held, E., s. Schmidt, H. A. *185*

Henderson, Y., Haggard, H. W., Dolley, F. S. *180*

Henn, M. J., s. Lynch, H. T. 28, *53*

Henry, J. P., s. Gauer, O. H. 154, *179*

Herbst, M., s. Braunsteiner, H. 42, 43, *46*
— s. Sandhofer, F. 16, 36, *56*

Herman, R. H., s. Zakim, D. 18, 20, *58*

Herrera, M. G., s. Jones, A. L. 28, *51*

Herrin, J. T., McCredie, D. A. [24], 111, *128*

Herxheimer, H. 145, 146, 152, *180*

Hewitt, J. E., Hayes, T. L., Gofman, J. W., Jones, H. B., Pierce, F. T. 30, *51*

Hill 151

Hill, D. B., s. Reaven, G. 21, 22, 23, 33, 34, 38, *54*

Hillyard, L. A., Cornelius, C. E., Chaikoff, I. L. 17, *51*

Himmelstein, A., s. Riley, R. L. *184*

Hird, F. J. R., s. Hopkins, I. J. [26], *128*

Hirsch, J., s. Ahrens jr., E. H. 13, 14, 30, 32, 37, *43*

Hirschhorn, K., s. Bialkin, G. 14, *44*

Hochrein, H., s. Schneider, K. W. 138, 142, 153, 165, *185*

Hodges, R. E., Krehl, W. A. 31, *51*

Hoffmann, G., Keiderling, W., Schmidt, H., Schoeppe, W. *180*

Hofmann, A. F., Borgström, B. 5, *51*

Hoger, Wezler 149, *180*

Hohnen, W., s. Klensch, H. *181*

Hollenberg, C. H. 12, *51*
— s. Patten, R. L. 11, *54*

Hollmann, W. 139, 142, 146, 150, 169, 170, 171, *180*
— Friedmann, G., Heck, H., Bützler, H.-O. 159, *180*
— s. Venrath, H. 154, *186*

Holmgren, A. 140, 142, 151, 171, *180*
— Jonsson, B., Levander, M., Linderholm, H., Mossfeldt, F., Sjöstrand, T., Ström, G. 171, *180*
— — — — Sjöstrand, T., Ström, G. 171, *180*
— — Sjöstrand, T. 138, 171, 172, *180*
— Mossfeldt, F., Sjöstrand, T., Ström, G. 138, 171, 172, *180*
— Ovenfors, C. 138, 144, 171, 172, *180*
— Ström, G. 171, *180*
— s. Bevegard, S. 162, 171, 172, *176*
— s. Carlson, L. A. 27, *47*
— s. Ekelund, L. G. 153, *178*
— s. Gullbring, B. *179*

Holt jr., L. E. Aylward, F. Y., Timbres, H. G. 13, 15, *51*

Holt, P. R. 5, *51*

Holtrop, R. H., s. Fritz, I. B. 17, *49*
Hommes, F. A., Groot, C. J. de, Wilmink, C. W., Jonxis, J. H. P. [25], 101, 103, 105, *128*
Honeycutt, W. M., s. Taylor, W. B. *95*
Hood 64, 66
Hood, B., s. Angervall, G. 13, 36, *44*
— s. Person, B. 11, 54
Hooft, C., s. Carton, D. [8], 114, 117, *128*
Hooker, D. R., s. Erlanger, J. 165, *178*
Hopkins, I. J., Connelly, J. F. Dawnson, A. G., Hird, F. J. R., Maddison, T. G. [26], *128*
Horten, B. F., s. Coryell, M. E. [17], 117, *128*
Horwitz, O., s. Kuo, P. T. 15, *52*
Hottinger, A., s. Baumgartner, R. [2], 114, 117, *127*
Howard, B., s. Kronfeld, D. S. 155, *181*
Howard, R. P., s. Furman, R. H. 3, 13, 16, 17, *49*
Hubble, D. V., s. Salt, H. B. 5, *56*
Hübscher, G., s. Clark, B. 5, *47*
Hülsmann, W. C., Elliot, W. B., Slater, E. C. 91, *93*
Hug, G., Schubert, W. K. 32, *51*
Hughes jr., W. L. s. Cohn, E. J. 2, *47*
Hurley, N., s. Waddell, W. R. 38, *57*
Hurley, N. A., s. Lever, W. F. 38, *53*
Hurxthal, L., s. Bock, A. *177*
Huttemann, U., s. Schwab, M. 136, *185*
Hyatt, M. R., s. Jenks, W. P. 2, 3, *51*

Iacono, J. M., s. Cleland, W. 11, *47*
— s. Stern, C. A. 11, *57*
Insull, W., s. Ahrens jr., E. H. 30, *43*
Isawa, K., s. Torikai, T. 62, 72, 77, 81, 82, *95*

Ishigaki, J., s. Torikai, T. 62, 72, 77, 81, 82, *95*
Isselbacher, K. J., Budz, D. M. 5, *51*
— s. Dawson, A. M. 5, *47*
— s. Haessler, H. A. 5, *50*
— s. Sabesin, S. M. 5, *55*

Jaffe, B., s. Ghadini, H. [22], 102, *128*
Jagannathan, S. N., s. Beveridge, J. M. R. *30*, *31*, *44*
Jahnke, K. 38, *51*
— s. Gries, F. A. 12, *49*
Janowitz, H. D., s. Kessler, J. I. 12, *52*
Jarrett, R. J., s. Abrams, M. E. 38, *43*
Jedeikin, L. A., Weinhouse, S. 17, *51*
Jeffries, G. H. 11, 12, *51*
Jencks, W. P., Hyatt, M. R., Jetton, M. R., Mattingly, T. W., Durrum, E. L. 2, 3, *51*
Jenner, F. A., s. Crane, C. W. [18], 116, *128*
Jensen, S. E., s. Christensen, S. 38, *47*
Jetton, M. R., s. Jencks, W. P. 2, 3, *51*
Jezler, A. *180*
Jiménez Diaz, C., Rodriguez-Minon, J. L., Arrieta, F. 64, 73, 74, 76, *93*
Johnson, R. J., s. Freis, E. D. 138, *178*
Johnson, R. L., Spicer, W. S., Bishop, J. M., Forster, R. E. 156, *180*
Johnson, S. R. *180*
Johnson, W., s. Cobb, C. *177*
Johnston, J. M., s. Tidwell, H. C. 5, *57*
Jolliff, J. W., Craig, J. W. 60, 62, 72, 76, *93*
Jones, A. L., Ruderman, N. B., Herrera, M. G. 28, *51*
Jones, D. P., Arky, R. A. 26, *51*
Jones, H. B., s. Hewitt, J. E. 30, *51*
Jones, M. E., s. Hager, S. E. [23], 100, *128*
Jonsell, S. *180*

Jonsson, B., s. Bevegard, S. 162, 171, 172, *176*
— s. Granath, A. *179*
— s. Holmgren, A. 138, 171, 172, *180*
Jonxis, J. H. P., s. Hommes, F. A. [25], 101, 103, 105, *128*
Jordan, P., s. Borgström, B. 8, 10, *45*
Juchems, R. 165, 167, 168, *180*
Jung, A., s. Braunsteiner, H. 4, *46*

Kahler, R., s. Chidsey, C. *177*
Kahlstorf, D. 136, 159, *180*
— Ude, H. *180*
Kalant, N., s. Csorba, T. R. 26, *47*
Kaltenbach, M. 147, *181*
— Klepzig, H. 152, *181*
— s. Tschirdewahn, B. 147, *186*
Kaltreider, N., Meenly, G. 154, *181*
— s. Meneely, G. R. *182*
Kane, J. P., Longcope, C., Pavlatos, F. C., Grodsky, G. M. 38, 39, 42, *51*
— s. Havel, R. J. 77, 78, 79, 87, *93*
Kaplan, A. R., s. Lynch, H. T. 38, *53*
Kaplan, S. A., s. Brubaker, M. M. 62, 66, 75, 81, 82, *92*
Karmen, A., Whyte, M., Goodman, D. S. 5, *51*
— s. Feigelson, E. B. 17, 26, *48*
— s. Kayden, H. J. 3, 5, *51*
— s. Whyte, M. 5, *58*
Kato, K., s. Watanabe, T. 141, *186*
Kattamis, C. A., s. Choermis, K. B. 62, 74, 81, 83, *92*
Kattus, A. A., Kivin, A. W., Cohen, A., Sofio, G. S. 158, *181*
Katunuma, N., Okada, M., Matzuzawa, T., Otsuka, Y. [27], 101, *128*
Katz, J., Wood, H. G. 18, *51*
Katz, L. N., s. Freedman, M. *178*

Katz, S., s. Björklund, R. 2, 45
Kaufmann, G. 156, 181
— Hegglin, R. 181
— s. Hegglin, R. 157, 158, 180
Kaufmann, N. A., Poznanski, R., Blondheim, S. H., Stein, Y. 31, 51
Kay, R. E., Entenman, C. 6, 51
Kayden, H. J., Karmen, A., Dumont, A. 3, 5, 51
Keen, H., s. Abrams, M. E. 38, 43
Keiderling, W., s. Hoffmann, G. 180
Kekomäki, M. P., Räihä, N. C., Bickel, H. [28], 124, 129
Kekwick, A., Pawan, G. L. S. 90, 93
— s. Chalmers, T. M. 79, 88, 92
Kelley, V. C., s. Ruvalcaba, R. H. A. 62, 68, 74, 77, 78, 81, 82, 83, 94
Kelly, E., s. Braunwald, E. 139, 144, 156, 177
Kem, D., Collin, D., Martin, C. 81, 93
Kendall, F. E., s. Hatch, F. T. 30, 50
Kennan, A. I., Cohen, P. P. [29], 101, 129
Kennedy, E. P. 18, 52
— s. Bublitz, C. 18, 46
— s. Smith, S. W. 18, 57
— s. Weiss, S. B. 18, 58
Keppler, D., s. Keul, J. 181
Kessler, J. I. 12, 52
— Kniffen, J. C., Janowitz, H. D. 12, 52
— s. Gelb, A. M. 5, 49
Kesteloot, H., s. Venrath, H. 154, 186
Kettnaker, W., s. Wahl, P. 27, 58
Keul, J., Keppler, D., Doll, E. 181
— s. Schmidt, H. A. 185
Keys, A., Anderson, J. T., Grande, F. 31, 52
— s. Anderson, J. T. 30, 44
Kikodse, K., s. Nowy, H. 138, 144, 154, 155, 164, 183

Kimelboot, S., s. Freedman, M. 178
Kinsell, L., s. Fine, M. B. 19, 48
— s. Shah, S. 7, 9, 57
Kinsman, J., s. Hamilton, W. F. 133, 179
Kint, J., s. Carton, D. [8], 114, 117, 128
Kirchhoff, H., s. Musshoff, K. 142, 160, 161, 169, 171, 172, 183
Kirsch, K., Kober, G., Eckert, P. 155, 156, 181
Kirschner, N., s. Mosely, N. 62, 78, 79, 94
Kissling, G. 148, 181
Kivin, A. W., s. Kattus, A. A. 158, 181
Kiyasu, J. Y., s. Weiss, S. B. 18, 58
Kjellberg, S., Rudhe, U., Sjöstrand, T. 142, 158, 161, 171, 181
— Sjöstrand, T. 181
Kjellberg, S. R., s. Larsson, H. 181
Klatskin, G., Gordon, M. 42, 52
Klein, E., Lever, W. F. 14, 52
— — Fekete, L. L. 14, 52
Klein, R. F., s. Friedberg, S. J. 18, 20, 22, 23, 29, 48
Klensch, H. 140, 143, 149, 181
— Hohnen, W. 181
Klepzig, H. 181
— s. Emmerich, J. 138, 139, 144, 178
— s. Kaltenbach, M. 152, 181
— Musshoff, K. 142, 160, 161, 169, 171, 172, 183
— s. Reindell, H. 138, 142, 143, 146, 147, 151, 152, 153, 157, 158, 169, 171, 184
— s. Tschirdenwahn, B. 147, 186
Kliment, J., Vendl, L. 64, 93
Kniffen, J. C., s. Kessler, J. I. 12, 52
Knittle, J. L., Ahrens jr., E. H. 38, 39, 42, 52

Kober, G., s. Kirsch, K. 155, 156, 181
Koch, A., s. Cullumbine, E. 154, 177
Koegler, S. J., s. McMurray, W. C. [36], [37], 102, 111, 112, 113, 129
König, E., Zollner, E., 154, 171, 181
König, K., Reindell, H., Steim, H. 154, 181
— s. Musshoff, K. 139, 142, 169, 171, 172, 183
— s. Roskamm, H. 160, 169, 171, 184
— s. Schmidt, H. A. 185
Komisareck, R., s. Lewis, B. 182
Korn, E. D. 11, 52
— Quigley jr., T. W. 11, 52
Kornberg, A., Pricer jr., W. E. 18, 52
Kornzweig, A. L., s. Bassen, F. A. 5, 44
Kottmeier, P., s. Ghadimi, H. [22], 102, 128
Kovach 141
Koyama, Sh., s. Watanabe, T. 141, 186
Krasnow, N., s. Levine, H. J. 181
Krause, M., s. Mährlein, W. 182
Krayenbühl, H. P., s. Lüthy, E. 143, 182
Krehl, W. A., s. Hodges, R. E. 31, 51
Krogh, A., Lindhard, J. 138, 181
Kronfeld, D. S., McFarlane, W. V., Harvey, N., Howard, B., Robinson, W. 155, 181
Krüger, F. A., s. Cornwell, D. G. 2, 3, 47
— s. Hamwi, G. J. 64, 68, 69, 72, 74, 76, 77, 78, 79, 81, 82, 83, 87, 88, 89, 90, 93
Krush, A. J., s. Lynch, H. T. 38, 53
Kübler, W., s. Wiedemann, H.-R. 62, 66, 75, 86, 95
Kuida, H., s. Rapaport, E. 183

Kunkel,H.G., Slater,R. J.
    2, 3, *52*
— Trautman,R.   2, *52*
Kuo,P.T.   31, *52*
— Bassett,D.R.   31, *52*
— — George,A.M. di
    Carpenter,G.G.   39, *52*
— Carson, J.C.   30, *52*
— Whereat,A.T., Horwitz,
    O.   15, *52*
Kyu,M.H., s. Cavanagh, J.
    B.   [9], 110, *128*

Lagerlöf,H., s. Werko,L.
    186
Lakshmi,K., s. Furman,R.
    H. 3, *49*
Lalla,O.F. de, Gofman, J.
    W. 2, 3, *52*
Lampietro,P., s. Bass,D.
    176
Landau,S., s. Gutman,A.
    29, *49*
Landis,E.M., Brown,E.,
    Fauteux,M., Wise,C.
    154, *181*
Landowne,M., s. Branfon-
    brenner,M. *177*
Lange,C. de 60, 85, *93*
Lange,K., s. Wollheim,E.
    157, *187*
Lange,R., Smith,C., Hecht,
    H. *181*
Langerhans 69
Langhof,H.,   Zabel,R.   84,
    88, *93*
Langsch,H.-G., Michaelis,
    D., Fischer,U. 60, 84,
    85, 89, *93*
Lardy,H.A., s. Pressman,B.
    C. 91, *94*
Larson,M., s. Cournand,A.
    158, *177*
Larsson,H. Kjellberg,S.R.
    181
Laudat,P.,   s. Gennes, J.L.
    de 64, 67, 70, 72, 74, 77,
    78, 79, 82, 87, *92*
Laurell,S.   17, *52*
Lawrence,R.D.   61, 64, 67,
    69, 70, 72, 73, 74, 75, 76,
    80, 87, *93*
Lees,R.S.   31, *52*
— Fredrickson,D.S.   4, 30,
    52
— Hatch,F.T.   4, 40, *52*

Lees, R.S., s. Fredrickson,
    D.S.   4, 13, 14, 15, 16,
    32, 38, 40, 41, 42, *48*
— s. Levy,R.I.   3, *53*
Leonhard, J., s. Weissler,A.
    M. *186*
Lequire,V.S.,   Hamilton,R.
    L., Adams,R., Merrill, J.
    M. 11, *53*
— s. Hamilton,R.L.   28, *50*
Lerner,R.L., s. Reaven,G.
    38, *54*
Levan,N.E.,   s. Brubaker,
    M.M.   62, 66, 71, 75, 81,
    82, *92*
Levander,M., s. Holmgren,
    A. 171, *180*
Lever,W.F.,   Smith,P.A. J.,
    Hurley,N.A.   38, *53*
— s. Klein,E.   14, *52*
Levin,B.   [30], *129*
— Abraham, J.M., Ober-
    holzer,V.G., Burgess,E.
    A, [34], 106, 107, *129*
— Dobbs,R.H., Burgess,E.
    A., Palmer,T.   [32], 107,
    110, *129*
— Oberholzer,V.C., Sin-
    clair,L.   [33], 109, 110,
    129
— Russell,A.   [31], 106,
    111, *129*
— s. Russell,A.   [51], 102,
    106, *129*
Levine,H. J., Neill,W.A.,
    Wagman,R. J., Krasnow,
    N., Gorlin,R.   *181*
Levy,A.,   Tabakin,B., Han-
    son, J.   137, 140, *181*
Levy,R.I.,   Lees,R.S., Fre-
    drickson,D.S.   3, *53*
— s. Fredrickson,D.S.   4,
    13, 15, 16, 32, 38, 40, 41,
    42, *48*
— s. Glueck,C. J.   40, 41,
    49
— s. Windmueller,H.G.
    28, *58*
Lewis,B., Lin,T., Noe,F.E.,
    Komisareck,R.   *182*
Lewis,G., s. Fairney,A.   62,
    81, 82, *92*
Lewis, J.K., s. Gilbert,R.P.
    154, *179*
Lewis,W.H.   156, *182*
Liljedahl,S.-O., s. Carlson,
    L.A.   25, 26, *47*

Liljenfeld,L.S.   141
Liljestrand,G., Lysholm,E.,
    Nylin,G.,   140, 159, 171,
    182
— Zander,E.   140, 141,
    166, *182*
Lin,T., s. Lewis,B.   *182*
Linderholm,H.,   s.   Holm-
    gren,A.   171, *180*
Lindgren,F.T.,   s. Bierman,
    E.L.   3, *45*
— s. Ewing,A.M.   3, *47*
— s. Gofman, J.W.   2, *49*
Lindhard, J.   *182*
— s. Krogh,A.   138, *181*
Linzbach 158
Lloyd, J.K., s. Salt,H.B.   5,
    65
Lösel,E.   132, *182*
— s. Schneider,K.W.   *185*
Longcope,C., s. Kane, J.P.
    38, 39, 42, *51*
Looper jr., J.W., s. Coryell,
    M.E.   [17], 117, *128*
Loridan,L., s. Senior,B.
    64, 78, 81, *94*
Louis,L.H.   79, *93*
— Conn, J.W.,   Minick,M.
    C. 79, 88, 89, *93*
Lowenthal,A., s. Terheggen,
    H.G.   [55, 56], 102,
    117, 118, 119, 121, 127,
    130
Lucas,C., s. Reaven,G.   38,
    54
Lüthy,E.   *182*
— Rutishauser,W., Krayen-
    bühl,H.P., Wirz,P., No-
    seda,G.   143, *182*
— s. Hegglin,R.   157, 158,
    180
Luft,R.,s. Ernster,L.   90, *92*
Lynch,H.T.,   Kaplan,A.R.,
    Henn,M. J., Krush,A. J.
    38, *53*
Lysholm,E., Nylin,G.,
    Quarna,K.   160, 171,
    172, *182*
— s. Liljestrand,G.   140,
    159, 171, *182*
Lythgoe, Pereira 169

Maagoe,H.   [35], *129*
Mabry,C.C., Stahl,P.   62,
    93
MacCrea,F.D., Eyster, J.A.,
    Meek,W. J.   159, *182*

Macdonald, I. 20, 31, *53*
— Braithwaite, D. M. 31, *53*
— Roberts, J. B. 31, *53*
Maddison, T. G., s. Hopkins, I. J. [26], *128*
Mährlein, W., Krause, M., Rossner, H. *182*
Magel, J. R., Andersen, K. L. *182*
Magnien, J. M., s. Tourniaire, J. 62, 69, 72, 73, 74, 77, 78, 79, 81, 82, 90, *95*
Man, E. B., s. Albrink, M. J. 4, 9, 30, *43*, *44*
Mandella, S. A., s. Reissel, P. K. 17, *55*
Maney, J. W., s. Goetz, F. C. 32, *49*
Mankin, H. T., Swan, H. J. C. *182*
Marchessault, J. H. V. 64, *93*
Marcus, R. 64, 69, 74, 75, 80, 91, *93*
Margolies, A., s. Starr, J. *186*
Margolis, S., s. Steinberg, D. 18, *57*
Marshall, F. N. 11, *53*
Marshall, R. J., Sheppard, J. T. 156, *182*
— Wang, Y., Sheppard, J. T. *182*
— s. Wang, Y. 137, 139, 144, *186*
Martin, C., s. Kem, D. 81, *93*
Martin, R. S., s. Fillios, L. C. 31, 32, *48*
Masoro, E. J., Chaikoff, I. L., Chernick, S. S., Felts, J. M. 18, *53*
Matsuda, I., s. Csorba, T. R. 26, *47*
Matsuki, S., s. Asano, S. 62, 81, 82, *91*
Matsumoto, Y., s. Anderson, J. T. 30, *44*
Mattingly, T. W., s. Jencks, W. P. 2, 3, *51*
Mattson, F. H., Beck, L. W. 5, *53*
— Volpenhein, R. A. 5, *53*
Matzuzawa, T., s. Katunuma, N. [27], 101, *128*

Mayer, J., s. Christophe, J. 20, *47*
Mayer, M., s. Bass, D. *176*
Mayes, P. A., s. Fetts, J. M. 10, 11, *48*
McCalla, C., Gates jr., H. S., Gordon jr., R. S. 17, *53*
McCollester, D. L., s. Fredrickson, D. S. 6, *48*
McCredie, D. A., s. Herrin, J. T. [24], 111, *128*
McDermott, W. V., s. Pearl, D. C. [43], 113, *129*
McElroy, W. T. jr., Siefert, W. I., Spitzer, J. J. 25, *53*
McFarlane, W. V., s. Kronfeld, D. S. 155, *181*
McGregor, M., Adam, W., Sekely, P. *182*
McIntosh, H. D., s. Gleason, W. L. *179*
— s. Thompson, H. K. 156, *186*
McLain jr., L. W. s. Wakil, S. J. 18, *58*
McLean, P., s. Miller, A. L. [39], 114, *129*
McMurray, W. C., Mohyuddin, F., Bayer, M., Rathbun, J. C. [38], 112, *129*
— — Rossiter, R. J., Rathbun, J. C., Valentine, G. H., Koegler, S. J., Zarfas, D. E. [36], 102, 111, 112, 113, *129*
— Rathbun, J. C., Mohyuddin, F., Koegler, S. J. [37], 111, 112, 113, *129*
McQuarrie, I., s. Hansen, A. E. 61, 64, 69, 70, 86, *93*
McWilliams, N. B., s. Grodsky, G. M. 32, 39, *49*
Means, J. H., Newburgh, L. H. *182*
Meek, W. J., s. MacCrea, F. D. 159, *182*
Meenly, G., s. Kaltreider, N. 154, *181*
Melin, M., s. Cohn, E. J. 2, *47*
Meller, W., s. Mellerowicz, H. 150, *182*
Mellerowicz, H. 138, 139, 142, 146, 167, 170, 171, *182*
— Meller, W., Müller, J. 150, *182*
— Petermann, A. 157, *182*

Mellmann, W. J., s. Tedesco, T. A. [54], 113, *129*
Meneeley, G. R., Kaltreider, N. L. *182*
Meng, H. C., s. Heimberg, M. 8, *50*
Meng, O. A., Decrout, L., Souza, A. T. R. de, Zucato, M. 62, 76, *93*
Merril, A. J., s. Stead, E. A. 166, *186*
Merrill, A., s. Brannon, E. *177*
Merrill, J. M., s. Lequire, V. S. 11, *53*
Merrit, F. L., Weissler, A. M. 156, *183*
Messin, R., s. Astrand, P. 172, *176*
Michaelis, D., s. Langsch, H.-G. 60, 84, 85, 89, *93*
Michaels, G., s. Fine, M. B. 19, *48*
—, s. Shah, S. 7, 9, *57*
Midulla, M., s. Pieragostini, P. 64, 67, 72, 85, 86, *94*
Mies, H. 147, 148, *183*
Miescher, G. 86, *93*
Miettinen, A., s. Nikkilä, E. 38, *54*
Millahn, H. P., Sollmann, H. *183*
Miller, A. L., McLean, P. [39], 114, *129*
Miller, D. E., s. Gleason, W. L. *179*
Miller, M., Shipley, R. A., Shreeve, W. W., Baker, N. Craig, J. W. 60, 67, 74, 81, 90, *93*
— s. Craig, J. W. 60, 64, 67, 76, 81, *92*
Miller, R., s. Reaven, G. 38, *54*
Miller, W. F., s. Sproule, B. J. *186*
Millington, R. H., s. Volk, M. E. 17, *57*
Minick, M. C., s. Louis, L. H. 79, 88, 89, *93*
Mitchell, J. H., Sproule, B. J., Chapman, C. B. *183*
— s. Sproule, B. J. *186*
Mitoma, C., s. Pisano, J. J. [45], 101, *129*
Miyahara, R., Tsutamura, C., Sugihara, M. 62, 78, *93*

Mogharei, M., s. Wiedemann, H.-R.   62, 66, 75, 86, *95*
Mohyuddin, F., s. McMueray, W. C.   [36, 37, 38], 102, 111, 112, 113, *129*
Moltau   60
Monnet, P., s. Bertoye, P.   60, 66, *92*
Moore, J., s. Hamilton, W. F.   133, *179*
Morell, H., s. Ratner, S.   [48], 101, *129*
Mornex, R., s. Tourniaire, J.,   62, 69, 72, 73, 74, 77, 78, 79, 81, 82, 90, *95*
Morris, B., s. French, J. E.   7, 8, 30, *48*
Morrison, J. F., s. Williams, C. G.   *187*
Morrow, G., Barness, L. A., Efron, M. L.   [40], 111, 112, 113, *129*
Morse, M., s. Cassels, D. E.   *177*
Mosely, N., Bogdonoff, M. D., Kirschner, N., Stempfel, R. S., Sidbury, J. B.   62, 78, 79, *94*
Moser, H., s. Shih, E. V. [52], 123, 125, 126, *129*
Moser, H. W., Efron, M. L., Brown, H., Diamond, R., Neumann, C. G.   [41], 114, 116, 117, 118, *129*
Moses, F., s. Musshoff, K.   142, 169, 171, 172, *183*
Mossfeldt, F., s. Holmgren, A,   138, 171, 172, *180*
Mosterd, W. L., s. Goor, H. van   149, *179*
Mothey, N., s. Riley, R. L.   *184*
Mühlbachova, E., s. Wenke, M.   30, *58*
Müller, H., s. Bickel, H.   [3], 102, 122, 123, 126, *127*
Müller, J., s. Mellerowicz, H.   150, *182*
Mueller, J. F., s. Stern, C. A.   11, *57*
Müller, N., s. Roskamm, H.   146, 169, 171, *184*
Muir Lead, D., Sotos, J. F.   60, 86, *95*
Mulford, D. J., s. Cohn, E. J.   2, *47*

Muntz, J. A., Vanko, M.   20, *53*
Murray, I.   84, *94*
Murray, R. G., Freeman, S.   7, 8, *53*
Murukas, J., s. Gebhardt, W.   *179*
Musshoff, K.   139, 140, 142, 144, 171, *183*
— Reindell, H.   136, 142, 169, 171, *183*
— — Klepzig, H.   142, 169, 171, 172, *183*
— — — Emmerich, J., Frisch, P., König, K., Steim, P., Baumgartner, B., Moses, F.   142, 169, 171, 172, *183*
— — — Kirchhoff, H.   142, 160, 169, 171, 172, *183*
— — Schmidt   161, 169, 171, 172
— — Steim, H., König, K.   139, 142, 169, 171, 172, *183*
— s. Emmerich, J.   138, 139, 144, *178*
— s. Reindell, H.   138, 142, 143, 146, 147, 151, 152, 153, 157, 158, 169, 171, *184*
— s. Roskamm, H.   160, *184*
— s. Schmidt, H. A.   *185*

Nagashima, M., s. Asano, S.   62, 81, 82, *91*
Nagel   140
Naimark, S., s. Havel, R. J.   17, *50*
Naito, C., s. Filios, L. C.   31, 32, *48*
Nakanishi, R., s. Reaven, G.   38, *54*
Namiki, T., s. Torikai, T.   62, 72, 77, 81, 82, *95*
Nathanson, M. H., Elek, S. R.   *183*
Neill, W. A., s. Levine, H. J.   *181*
Nelligan, D. J., s. Solitare, G. B.   [*53*], 117, *129*
Nerking, J.   2, *53*
Nestel, P. J.   7, 25, 26, 27, 29, 38, *53*
— Austin, W., Foxman, C.   9, 11, *54*

Nestel, P. J., Havel, R. J.   11, *53*
— — Bezman, A.   8, 9, *54*
— Scow, R. O.   7, *53*
— Steinberg, D.   25, *54*
Neuman, C. G., s. Moser, H. W.   [41], 114, 116, 118, *129*
Newburgh, L. H., s. Means, J. H.   *182*
Newsholme, E. A., Randle, P. J.   80, 89, *94*
Nicholson, J. F., Freeman, J. M.   [42], 104, 105, *129*
— s. Freeman, J. M.   [20], 102, 103, *128*
Nicolesco, M., s. Pavel, I.   64, 72, 74, 75, 77, 87, *94*
Nielsen, M., s. Asmussen, E.   139, 144, *176*
Nielson, H. E.   *183*
Nikkilä, E.   2, 11, *54*
— Ojala, K.   20, 31, *54*
— Pelkonen, R., Miettinen, A.   38, *54*
Nikolai, Zuntz   159
Nilson, N., s. Grimby, G.   172, *179*
Nilsson, S., Scherstén, T.   20, *54*
Noback, C. R., s. Remington, J. W.   *184*
Noble, R., Cournand, A.   158, *177*
Noe, F. E., s. Lewis, B.   *182*
Nöcker, J.   *183*
— Böhlau, V.   149, *183*
Norcia, L. N., s. Furman, R. H.   3, *49*
Normell, L., s. Boberg, J.   11, *45*
Noseda, G., s. Lüthy, E.   143, *182*
— s. Rutishauser, W.   *184*
Nowy, H., Frings, H. D.   138, 144, *183*
— Kikodse, K., Zöllner, N.   138, 144, 154, 155, 164, *183*
Nüssgen, W., s. Stoboy, H.   166, *186*
Nye, E. R., s. Carlson, L. A.   27, *46*
Nye, W. H. R.   3, *54*
Nylin, G.   160, 161, 172, *183*
— s. Gernandt, B.   *179*

Nylin, G., s. Liljestrand, G. 140, 159, 171, *182*
— s. Lysholm, E. 160, 171, 172, *182*

Oberholzer, V. C., s. Levin, B. [33, 34], 106, 107, 109, 110, *129*
Oberholzer, V. G., s. Russell, A. [51], 102, 106, *129*
Östman, J. 27, *54*
— s. Carlson, L. A. 27, *46*
Oette, K., s. Ahrens jr., E. H. 13, 14, 30, 32, 37, *43*
O'Hara, D. D., s. Bierman, E. L. 3, *45*
— s. Porte jr., D. 12, *54*
Ohlson, M. A., s. Antar, M. A. 31, *44*
Ojala, K., s. Nikkilä, E. 20, 31, *54*
Okada, M., s. Katunuma, N. [27], 101, *128*
Olhagen, B., s. Carlson, L. A. 3, *46*
Olivecrona, T. 9, *54*
— s. Belfrage, P. 7, 8, 9, *44*
— s. Borgström, B. 17, *45*
— s. Brown, D. F. 8, 12, *46*
Olivi, O., s. Pachioli, R. 62, 76, 78, 81, 82, 83, *94*
Ono, K., s. Fredrickson, D. S. 6, 12, 14, 16, 17, 22, 36, 39, *48*
— s. Rodbell, M. 5, 7, 28, *55*
Opie, L. H., s. Shipp, J. C. 17, *57*
Oppermann, J. *94*
Orö, L., s. Carlson, L. A. 27, *46*
Orsini, A., s. Pierron, H. 64, 67, 72, 76, 85, 86, *94*
Oseid, S. 62, 68, 77, 78, 80, 81, 83, 87, 90, *94*
Otsuka, Y., s. Katunuma, N. [27], 101, *128*
Ovenfors, C., s. Holmgren, A. 138, 144, 171, 172, *180*
Ozawa, Y., s. Asano, S. 62, 81, 82, *91*

Pachioli, R., Olivi, O., Genova, R. 62, 76, 78, 81, 82, 83, *94*

Palmer, T., s. Levin, B. [32] 107, 110, *129*
Pardini, R. S., s. Zakim, D. 18, 20, *58*
Park, C. R., s. Heimberg, M. 8, *50*
Parker, J. O., s. Harvey, R. M, 144, *180*
Pastor, P. H., s. Rodman, T. *184*
Paterson, B., s. Denborough, M. A. 12, *47*
Patten, R. L., Hollenberg, C. H. 11, *54*
Pauli, R. di, s. Braunsteiner, H. 4, 38, 39, 42, 43, *46*
Pav, J., Wenkeova, J. 12, *54*
Pavel, I., Cimpeanu, S., Nicolesca, M., Bonaparte, H., Petrovici, G., Stoian, N. 64, 72, 74, 75, 77, 87, *94*
Pavlatos, F. C., s. Kane, J. P. 38, 39, 42, *51*
Pawan, G. L. S., s. Chalmers, T. M. 79, 88, *92*
— s. Kekwick, A. 90, *93*
Pearl, D. C., McDermoett, W. V. [43], 113, *129*
Pelkonen, R., s. Nikkilä, E. 38, *54*
Pépin, B., s. Boudin, G. 64, 67, 72, 73, 76, 77, 81, 86, 87, *92*
Pere, S. *183*
Pereira, s. Lythgoe 169
Perheentupa, J., Visakorpi, J. K. [44], 102, *129*
Perrimond, H., s. Pierron, H. 64, 67, 72, 76, 85, 86, *94*
Persson, B., Björntorp, P., Hood, B. 11, *54*
Péry, M., s. Fontan, A. 64, 70, 83, 86, *92*
Peter, J., s. Williams, C. G. *187*
Petermann, A., s. Mellerowicz, H. 157, *182*
Peters, F., Zaeper, G. 138, 139, 140, *183*
Peterson, M. L., s. Ahrens jr. E. H. 30, *43*
Petrak, B., s. Ratner, S. [47], 101, *129*
Petrovici, G., s. Pavel, I. 64, 72, 74, 75, 77, 87, *94*

Pfaff, W. W., s. Feigelson, E. B. 17, 26, *48*
Pieragostini, P., Girotti, F., Midulla, M. 64, 67, 72, 85, 86, *94*
Pierce, F. T., s. Hewitt, J. E. 30, *51*
Pierron, H., Perrimond, H., Orsini, A. 64, 67, 72, 76, 85, 86, *94*
Pinter, G. G., Zilversmit, D. B. 7, *54*
Pisano, J. J., Mitoma, C., Udenfriend, S. [45], 101, *129*
Pittman, R., s. Steinberg, D. 18, *57*
Plaza, M., s. Cabello, J. [7], 122, *128*
Pomeroy, V., s. Shah, S. 7, 9, *57*
Poon-King, T. M. W., s. Reissel, P. K. 17, *55*
Porte, D., Entenman, C. 5, *54*
— s. Brunzell, J. D. 77, 78, 79, *92*
Porte jr., D. O'Hara, D. D., Williams, R. H. 12, *54*
— s. Bagdade, J. D. 12, *44*
— s. Bierman, E. L. 3, 30, 44, 45
Portman, O. W., s. Fillios, L. C. 31, 32, *48*
Potthoff, S., s. Gries, F. A. 12, *49*
Poznanski, R., s. Kaufmann, N. A. 31, *51*
Prabhu, R., Ghadimi, H. [22], 102, *128*
Prajoux, V., s. Cabello, J. [6, 7], 122, *128*
Pressman, B. C., Lardy, K. A. 91, *94*
Price, H., s. Steinberg, D. 18, *57*
Pricer jr., W. E. s. Kornberg, A, 18, *52*
Proger, S., s. Grollmann, A. *179*

Quadbeck, G., s. Bickel, H. [3], 102, 122, 126, *127*
Quarfordt, S. H., Frank, A., Shames, D. M., Berman, M., Steinberg, D. 35, *54*
— Goodman, D. S. 7, *54*

Quarna,K., s. Lysholm,E.
160, 171, 172, *182*
Quigley jr.,T.W. s. Korn,
E.D. 11, *52*

Räihä,N.C.R., Suihkonen, J.
[46], 98, 101, *129*
— s. Kekomäki,M.P. [28],
124, *129*
Ragsdale,W., s. Reed,W.B.
62, 64, 67, 71, 88, *94*
Randle, P. J., Garland, P.B.,
Hales,C.N., Newsholme,
E.A. 80, 89, *94*
Ranges,H., s. Cournand,A.
177
Ranke,O., s. Brömser,P.
160, *177*
Rapaport,E., Kuida,H.,
Haynes, F.W., Dexter,L.
183
Rathbun, J.C., s. McMurray,
W.C. [36, 37, 38],
102, 111, 112, 113, *129*
Ratner,S., Morell,H., Car-
valho,E. [48], 101, *129*
— Petrak,B. [47], 101, *129*
Raven,A.,s.Slonim,N. *185*
Read 82
Reaven,G., Calciano,A.,
Cody,R., Lucas,C., Mil-
ler,R. 38, *54*
— Farquhar, J.W., Salans,
L.E., Gross,R.C., Wag-
ner,R.M. 30, 38, *54*
— Frank,A., Gross,R., Sa-
lans,L., Farquhar,J. 38,
54
— Hill,D.B., Gross,R.C.,
Farquhar,J.W. 21, 22,
23, 33, 34, 38, *54*
— Lerner,R.L., Stern,M.P.
Farquhar,J.W., Nakani-
shi,R. 38, *54*
— s. Farquhar, J.W. 18,
21, 22, 23, 29, 37, 38, *48*
— s. Salans,L.B. 32, *56*
Reed,W.B., Dexter,R.,
Corley,C., Fish,C. 62,
67, 69, 71, 72, 74, 76, 82,
86, *94*
— Ragsdale,W., Curtis,H.
C., Richards,H. J. 62,
64, 67, 71, 88, *94*
Reeves, J.T., Grover,R.F.,
Filley,G.F., Blount,S.G.
137, 140, *184*

Regen,D.M., s. Hamilton,
D.M. 28, *50*
Reicherad,H. [49],101, *129*
Reindell,H. 153, 160, 166
— u. Mitarb. 156
— Delius,L. 138, 158, *184*
— Gebhardt,W., Steim,H.
184
— Klepzig,H., Musshoff,K.
Weyland,R. 158, *184*
— — Steim,H., Musshoff,
K., Roskamm,H.,
Schildge,E. 138, 146,
147, 151, 152, 153, 157,
169, 171, *184*
— Musshoff,K., Klepzig,H.
142, 143, *184*
— Roskamm,H., Gerschler,
W. 147, 148, 149, 153,
170, *184*
— s. Emmerich, J., 138, 139,
144, *178*
— s. Gebhardt,W. *179*
— s. König,K. 154, *181*
— s. Musshoff,K. 136,
139, 142, 160, 161, 169,
171, 172, *183*
— s. Roskamm,H. 146,
160, 169, 171, *184*
— s. Schmidt,H.A. *185*
Reinhardt,W.O., s. Bloom,
B. 5, 6, *45*
Reiser,R.,Bryson,M.J. 6, *54*
Reissel, P.K., Mandella, P.A.
Poon-King, T.M.W.,
Hatch, F.T., Hagopian,
L.M. 17, *55*
Remington, J.W., Noback,
C.R., Hamilton,W.F.,
Gold, J.J. *184*
Renold,A.E., s. Schwartz,R.
60, 72, 76, 77, 78, 80, 87,
90, *94*
Rett,A. [50], 102, *129*
Rhomberg,H., s. Braunstei-
ner,H. 43, *46*
Richards,D., s. Cournand,A.
158, *177*
Richards,H. J., Reed,W.B.
62, 64, 67, 71, 88, *94*
Richterich,R., s. Colombo,
J.P. [11, 12], 100, 102,
109, *128*
Rieder,E., s. Schneider,K.
W. *185*
Riggi,S. J., s. Ashworth,C.
T. 7, *44*

Riley,R.L.,Himmelstein,A.,
Mothey,N. *184*
— s. Cournand,A. 158,
177
Riva-Rocci 135, 151
Rizack,M.A. 17, *55*
— s. Dole,V.P. 17, *47*
Roberts, J.B., s. Macdonald,
I. 31, *53*
Robinson,D.S., French, J.
E. 11, *55*
— Harris,P.M. 11, *55*
— s. Eagle,G.R. 12, *47*
— s. Salaman,M.R. 12, *56*
Robinson,W., s. Kronfeld,
D.S. 155, *181*
Rodbell,M. 9, 11, 55
— Fredrickson,D.S. 3, *55*
— — Ono,K. 5, 7, 28, *55*
— Scow,R.O. 10, *55*
— — Chernick,S.S. 10,
55
Rodman, T., Gorczyca,C.A.,
Pastor, P.H. *184*
Rodriguez-Minon, J.L., s.
Jimenez Diaz,C. 64, 73,
74, 76, *93*
Roheim, P.S., Gidez,L.I.,
Eder,H.A. 5, 28, *55*
— Haft,D.E., Gidez,L.I.,
White,A., Eder,H.A.
17, *55*
— s. Gidez,L.I. 25, *49*
Rohrer,F. 159, *184*
Roncoroni,A. J., Aramendia,
P., Gonzales,R., Taquini,
A.C. *184*
Rose,G., Shapiro,B. 18, *55*
Rose,H., Vaughan,M.,
Steinberg,D 17, 25, *55*
Roskamm,H., Reindell,H.,
König,K. 169, 171, *184*
— — Müller,N. 146, 169,
171, *184*
— — Musshoff,K., König,
K. 160, *184*
— s. Reindell,H. 138, 146,
147, 148, 149, 151, 152,
153, 157, 169, 170, 171,
184
Rosselin,G., s. Dérot,M.
64, 81, 82, *92*
Rossi,E., s. Colombo, J.P.
[11, 12, 13], 100, 102,
109, *128*
Rossier, P., s. Bühlmann,A.
177

Rossier, P. H., Spuhler, O. 172, *184*

Rossiter, R. J., s. McMurray, W. C. [36], 102, 111, 112, 113, *129*

Rossner, H., s. Mährlein, W. *182*

Rost, P., s. Schneider, K. W. *185*

Rost, R., Schneider, K. W. 137, 170, *184*

— s. Gattenlöhner, W. 132, *179*

— s. Schneider, K. W. 136, 155, 157, *185*

Rotta, A., s. Theilen, E. O. *186*

Rowland, L. R., s. Freeman, J. M. [20], 102, 103, *128*

Rubenstein, J. J., s. Hatch, F. T. 5, *50*

Rudas, B. 12, *55*

Ruderman, N. B., s. Jones, A. L. 28, *51*

Rudhe, U., s. Kjellberg, S. 142, 158, 161, 171, *181*

Rushmer, R. F. 143, 144, 159, *184*

— Smith, O. A. 147, *184*

Russell, A. 69, 67, 85, *94*

— Levin, B., Oberholzer, V. G., Sinclair, L. [51], 102, 106, *129*

— s. Bruton, C. J. [5], 110, *127*

— s. Levin, B. [31], 106, 111, *129*

Rutishauser, W., Wirz, P., Gander, M., Noseda, G. *184*

— s. Hegglin, R. 157, 158, *180*

— s. Lüthy, E. 143, *182*

Ruvalcaba, R. H. A., Kelley, V. C. 77, *94*

— Samols, E., Kelley, V. C. 62, 68, 74, 78, 81, 82, 83, *94*

Ryan, W. G., Schwartz, T. B. 23, 24, 25, 34, 35, *55*

Sabesin, S. M., Drummey, G. D., Budz, D. M., Isselbacher, K. 5, *55*

— Isselbacher, K. J. 5, *55*

Sabeston, D. C., s. Gregg, D. E. *179*

Sailer, S., Bolzano, K., Sandhofer, F., Spath, P., Braunsteiner, H. 38, *56*

— Sandhofer, F., Bolzano, K. 15, *56*

— — — Braunsteiner, H. 25, 26, 29, *56*

— — — Dienstl, F., Braunsteiner, H. 25, 26, 27, *56*

— — Braunsteiner, H. 11, 16, 23, 25, 27, 34, 35, 36, 41, *55*

— s. Bolzano, K. 7, 11, 12, 30, 36, 39, *45*

— s. Braunsteiner, H. 4, 14, 38, 39, 42, 43, *45, 46*

— s. Sandhofer, F. 11, 12, 16, 19, 24, 25, 26, 27, 36, 37, *56*

Salaman, M. R. 12, *56*

— Robinson, D. S. 12, *56*

Salans, L. B., Reaven, G. M. 32, *56*

— s. Reaven, G. 38, *54*

Salt, H. B., Wolff, O. H., Lloyd, J. K., Fosbrooke, A. S., Cameron, A. H., Hubble, D. V. 5, *56*

Saltiel, H., s. Boudin, G. 64, 67, 72, 73, 76, 77, 81, 86, 87, *92*

— s. Gennes, J. L. de 64, 67, 70, 72, 74, 77, 78, 79, 82, 87, *92*

Saltin, B. 145, 154, 170, *184*

— Stenberg, J. *185*

— s. Astrand, P. 155, 172, *176*

— s. Grimby, G. 172, *179*

— s. Hartley, L. 145, *180*

Samaan, N. A., Craig, J. W. 77, 78, 81, 82, *94*

Samaille, J., s. Burstein, M. 2, *46*

Samols, E., s. Ruvalcaba, R. H. A. 62, 68, 74, 78, 81, 82, 83, *94*

Sanbar, S. S., Zweifler, A. J., Conway, F. J. 38, *56*

Sande, M. van, s. Corbeel, L. [16], 107, 108, *128*

— s. Terheggen, H. G. [55, 56], 102, 117, 118, 119, 121, 127, *130*

Sandera, R. 146, *185*

Sandhofer, F., Bolzano, K., Sailer, S., Braunsteiner, H. 19, 24, 37, *56*

Sandhofer, F., Sailer, S., Braunsteiner, H. 11, 12, 25, 26, 27, 36, 37, *56*

— — — Braitenberg, H. *56*

— — Diensth, F., Braunsteiner, H. 27, *56*

— — Herbst, M., Braunsteiner, H. 16, 36, *56*

— s. Bolzano, K. 7, 11, 12, 30, 36, 39, *45*

— s. Braunsteiner, H. 4, 14, 38, 39, 42, 43, *45, 46*

— s. Sailer, S. 11, 15, 16, 23, 25, 26, 27, 29, 34, 35, 36, 38, 41, *55, 56*

Sandler, H., s. Dodge, H. T. 145, *178*

Sanne, H., s. Grimby, G. 172, *179*

Sarda, L., Desnuelle, P. 5, *56*

Sarnoff, S. J. *185*

— Berglund, E. *185*

Saruta, T., s. Asano, S. 62, 81, 82, *91*

Sasaki, C., s. Torikai, T. 62, 72, 77, 81, 82, *95*

Saslaw, I. W., s. Waddell, W. R. 7, *57*

Sauberlich, H. E., s. Zakim, D. 18, 20, *58*

Sawage 158

Sawyer, C., s. Dexter, L. *178*

Scarpelli, D. G., s. Hamwi, G. J. 64, 68, 69, 72, 74, 76, 77, 78, 79, 81, 82, 83, 87, 88, 89, 90, *93*

Schaefer, L. E. 4, *57*

Schafer, I. A., Steinke, J., Yaffe, S., Dagenais, Y. M. 80, *94*

— s. Schwartz, R. 60, 72, 76, 77, 78, 80, 87, 90, *94*

Scheidegger, S., s. Baumgartner, R. [2], 114, 117, *127*

Schenk, A., s. Terheggen, H. G. [55], 102, 117, 119, 127, *130*

Schenk, P. *185*

Scherstén, T., s. Nilsson, S. 20, *54*

Scheu, H., s. Hegglin, R. 157, 158, *180*

Schild, A., s. Starr, J. 165, *186*

Schildge, E., s. Reindell, H. 138, 146, 147, 151, 152, 153, 157, 169, 171, *184*

Schmidt, s. Musshoff, K. 161, 169, 171, 172

Schmidt, H., s. Hoffmann, G. *180*

Schmidt, H. A., Musshoff, K., Reindell, H., König, K., Burchard, D., Held, E., Keul, J. *185*

Schnabel, T. G., Starr, J. 165, *186*

Schnaper, H. W., s. Freis, E. D. 139, *178*

Schnatz, J. D., Williams, R. H. 12, *57*

Schneider, K. W. 132, 137, 154, *185*

— Gattenlöhner, W. 148, *185*

— Hassenstein, P. 134, 142, *185*

— Hochrein, H. 138, 142, 153, 165, *185*

— Rieder, E., Lösel, E., Wirsching, W. *185*

— Rost, R. 136, 155, 157, *185*

— — Rost, P. *185*

— s. Gattenlöhner, W. 132, 138, 142, 171, *178*, *179*

— s. Rost, R. 137, 170, *184*

— s. Wollheim, E. *187*

Schönenberg, H., Theil, H. 88, *94*

Schoenmackers, S. 136, *185*

Schoeppe, W., s. Hoffmann, G. *180*

Schott 158

Schreiner, C. E., s. Freis, E. D. 139, *178*

Schrijver, F. de, s. Carton, D. [8], 114, 117, *128*

Schröder 138

Schröder, R., s. Schwab, M. 136, *185*

Schubert, W. K., s. Hug, G. 32, *51*

Schüren, K. P., s. Schwab, M. 136, *185*

Schwab, M., Schröder, R., Dissemann, Th., u. W., Heimberg, P., Huttemann, U., Schüren, K. P. 136, *185*

Schwartz, M., s. Bierman, E. 3, *45*

Schwartz, R., Schafer, I. A., Renold, A. E. 60, 72, 76, 77, 78, 80, 87, 90, *94*

Schwartz, T. B., s. Ryan, W. G. 23, 24, 25, 34, 35, *55*

Schwenk, A., s. Terhegge, H. G. [56], 117, 118, 121, *130*

Scow, R. O., s. Nestel, P. J. 7, *53*

— s. Rodbell, M. 10, *55*

Searcy, R. L., s. Bergquist, L. M. 2, *44*

Segall, M. M., s. Forsbrooke, A. S. 62, 77, 78, 81, *92*

Seip, M. 60, 66, 67, 68, 70, 72, 75, 76, 77, 79, 80, 82, 83, 87, 90, *94*

— Trygstad, O. 60, 66, 67, 73, 74, 76, 77, 81, 82, *94*

— — Brøgger, A., Hagen, C. B. van der 83, *94*

Sekely, P., s. McGregor, M. *182*

Seligson, D., s. Smith jr., L. H. 19, 20, *57*

Semelaigue, G., s. Debré, R. 85, *92*

Senior, B. 60, 74, *94*

— Gellis, S. S. 60, 64, 67, 73, 84, 88, *94*

— Loridan, L. 64, 78, 81, *94*

Shafir, E., s. Gutman, A. 29, *49*

Shah, S., Pomeroy, V., Michaels, G., Coelho, M., Kinsell, L. W. 7, 9, *57*

— s. Fine, M. B. 19, *48*

Shahn, E., s. Berman, M. 21, *44*

Shalde, W., s. Ferguson, T. B. 143, *178*

Shames, D. M., s. Quarfordt, S. H. 35, *54*

Shankle, S. W., s. Brunzell, J. D. 62, 66, 67, 69, 72, 73, 74, 75, 83, 90, *92*

Shapiro, B., s. Rose, G. 18, *55*

— s. Stein, Y. 10, 17, 18, *57*

— s. Tietz, A. 18, *57*

— s. Tzur, R. 18, *57*

Shaw, R., s. Donal, G. *178*

— s. Starr, J. *186*

Sheperd, J. T., s. Wang, Y. 137, 139, 144, *186*

Sheppard, J. T., s. Marshall, R. J. 156, *182*

Shih, E. V., Efron, M. L., Moser, H. [52], 123, 125, 126, *129*

— s. Solitare, G. B. [53], 117, *129*

Shipley, R. A., s. Miller, M. 60, 67, 74, 81, 90, *93*

Shipp, J. C., Opie, L. H., Challoner, D. 17, *57*

Shiratori, T., s. Goodman, D. S. 17, *49*

Shock, N., s. Branfonbrenner, M. *177*

Shreeve, W. W., s. Miller, M. 60, 67, 74, 81, 90, *93*

Sidbury, J. B., s. Mosely, N. 62, 78, 79, *94*

Sidman, R. L., Fawcett, D. W. 88, *94*

Siefert, W. I., s. McElryo jr. W. T. 25, *53*

Simonson, E., Enzer, N. 143, *185*

Sinclair, L., s. Levin, B. [33], 109, 110, *129*

— s. Russell, A. [51], 102, 106, *129*

Sison, B. D., s. Coryell, M. E. [17], 117, *128*

Sjöstrand, T. 160, 171, *185*

— s. Gullbring, B. *179*

— s. Holmgren, A. 138, 171, 172, *180*

— s. Kjellberg, S. 142, 158, 161, 171, *181*

Sklarin, B. S., s. Bialkin, G. 14, *44*

Škrobal, D., s. Wenke, M. 30, *58*

Slater, E. C., s. Hülsmann, W. C. 91, *93*

Slater, R. J., s. Kunkel, H. G. 2, 3, *52*

Slonim, N., Raven, A., Balchum, O., Dressler, S. *185*

Smith, C., s. Lange, R. *181*

Smith, D. F., s. Grodsky, G. M. 32, 39, *49*

Smith jr., L. H. Ettinger, R. H., Seligson, D. 19, 20, *57*

Smith, O. A., s. Rushmer, R. F. 147, *184*

Smith, P. A. J., s. Lever, W. F. 38, *53*

Smith, S. W., Weiss, S. B., Kennedy, E. P. 18, *57*

Smith, W., Wikler, S., Fox, A. C. *186*

Smith, W. M., s. Harvey, R. M. 144, *180*

Snider, G. L., s. Freedman, M. *178*

Sofio, G. S., s. Kattus, A. A. 158, *181*

Solerio, F., s. Brusca, A. *177*

Solitare, G. B., Shih, V. E., Nelligan, D. J., Dolan, jr. T. F. [53], 117, *129*

Sollmann, H., s. Millahn, H. P. *183*

Somer, T., s. Frick, M. H. 145, *178*

Sotos, J. F., Dodge, P. R., Muirhead, D., Crawford, J. D., Talbot, N. B. 60, 86, *95*

Souza, A. T. R. de, s. Meng, O. A. 62, 76, *93*

Spahr, A., s. Colombo, J. P. [11], 102, *128*

Spath, P., s. Sailer, S. 38, *56*

Speck, L. 42, *57*

Spicer, W. S., s. Johnson, R. L. 156, *180*

Spitzer, J. J., Bond, B. D., Grunwald, E. R. 30, *57*

— s. McElroy jr., W. T. 25, *53*

Spranger, J., s. Wiedemann, H.-R. 62, 66, 75, 86, *95*

Sproule, B. J., Mitchell, J. H., Miller, W. F. *186*

— s. Chapman, C. 139, 140, 144, *177*

— s. Mitchell, J. H. *183*

Spuhler, O., s. Rossier, P. H. 172, *184*

Spurling, R., s. Hamilton, W. F. 133, *179*

Stahl, P., s. Mabry, C. C. 62, *93*

Stalder, G., s. Baumgartner, R. [2], 114, 117, *127*

Stare, F. J., s. Waddell, W. R. 7, 38, *57*

Starling, E. H. 143, 166, *186*

Starr, J., Donal, J. S., Margolies, A., Shaw, R., Col-lins, L. H., Gamble, C. *186*

— Schnabel, T. G., Askovitz, S. S., Schild, A. 165, *186*

Staudacher 166

Stead, E. A., Warren, J. V., Merril, A. J., Brannon, E. S. 166, *186*

— s. Brannon, E. *177*

— s. Ebert, R. *178*

Steele, R., s. Armstrong, D. T. 17, 25, *44*

Steim, H., s. Emmerich, J. 138, 139, 144, *178*

— s. Gebhardt, W. *179*

— s. König, K. 154, *181*

— s. Musshoff, K. 139, 142, 169, 171, 172, *183*

— s. Reindell, H. 138, 146, 147, 151, 152, 153, 157, 169, 171, *184*

Stein, Y., Shapiro, B. 10, 17, 18, *57*

— s. Ahrens jr., E. H. 13, 14, 30, 32, 37, *43*

— s. Kaufmann, N. A. 31, *51*

Steinbach, H. L., s. Gold, R. H. 62, 73, 74, 75, 82, 91, *93*

Steinberg, D., Vaughan, M., Margolis, S., Price, H., Pittman, R. 18, *57*

— s. Eaton, R. P. 19, 21, 22, 23, 29, *47*

— s. Feigelson, E. B. 17, 26, *48*

— s. Nestel, P. J. 25, *54*

— s. Quarfordt, S. H. 35, *54*

— s. Rose, H. 17, 25, *55*

— s. Vaughan, M. 17, *57*

Steinberg, T., Gwinup, G. 84, 85, 88, 89, *95*

Steiner, G. 41, *57*

Steinke, J., s. Schafer, I. A. 80, *94*

Stempfel, R. S., s. Mosely, N. 62, 78, 79, *94*

Stenberg, J., s. Astrand, P. 172, *176*

— s. Saltin, B. *185*

Stern, C. A., Iacono, J. M., Mueller, J. F. 11, *57*

Stern, M. P., s. Reaven, G. 38, *54*

Stewart 133, 136

Stoboy, H., Nüssgen, W. 166, *186*

Stoian, N., s. Pavel, I. 64, 72, 74, 75, 77, 87, *94*

Strandell, T. 144, *186*

— s. Granath, A. *179*

— s. Gullbring, B. *179*

Strandness jr., D. E. s. Bierman, E. L. 6, *44*

Straub, H. *186*

Ström, G., s. Holmgren, A. 138, 171, 172, *180*

Strong, L. E., s. Cohn, E. J. 2, *47*

Strydom, N. B., s. Williams, C. G. *187*

Sugihara, M., s. Miyahara, R. 62, 78, *93*

Suihkonen, J., s. Räihä, N. C. R. [46], 98, 101, *129*

Suyter, M., s. Wieland, O. 18, *58*

Suzuki, A., s. Torikai, T. 62, 72, 77, 81, 82, *95*

Swahn, B. 2, 3, *57*

Swan, D. C., Davidson, P., Albrink, M. J. 32, *57*

Swan, H., s. Warber, H. R. *186*

Swan, H. J. C., s. Mankin, H. T. *182*

Szakali, A. 169, *186*

Tabakin, B., s. Levy, A. 137, 140, *181*

Tal, E., s. Tzur, R. 18, *57*

Talbot, N. B., s. Sotos, J. F. 60, 86, *95*

Talbott, J., s. Dill, D. *178*

Taquini, A. C., s. Roncoroni, A. J. *184*

Taylor, H., s. Wang, Y. 137, 139, 144, *186*

Taylor, H. L., s. Cohn, E. J. 2, *47*

Taylor, W. B., Honeycutt, W. M. *95*

Tchorbroutsky, G., s. Dérot, M. 64, 81, 82, *92*

Tedesco, T. A., Mellmann, W. J. [54], 113, *129*

Terheggen, H. G., Schenk, A., Lowenthal, A., Sande, M. van, Colombo, J. P. [55], 102, 117, 119, 127, *130*

Terheggen, H. G., Schwenk, A., Lowenthal, A., Sande, M. van, Colombo, J. P. [56], 117, 118, 121, *130*

Thannhauser, S. J. 38, *57*

Theil, H., s. Schönenberg, H. 88, *94*

Theilen, E. O., Gregg, D. E. Rotta, A. *186*

— s. Gregg, D. E. *179*

Thevaos, T. G., s. Coryell, M. E. [17], 117, *128*

Thompson, H. K., Berry, J. N., McIntosh, H. D. 156, *186*

Thompson, P. K., s. Thompson, W. D. *186*

Thompson, W. D., Thompson, P. K., Daily, M. E. *186*

Thorn, N. A., s. Blomstrand, R. 5, *45*

Tidwell, H. C., Johnston, J. M. 5, *57*

Tietz, A., Shapiro, B. 18, *57*

Timbres, H. G., s. Holt jr., L. E. 13, 15, *51*

Tizard, J. P. M., s. Davis, J. 64, 72, 87, *92*

Tobias, H., s. Condon, R. E. 11, *47*

Tolksdorf, M., s. Wiedemann, H.-R. 62, 66, 75, 86, *95*

Tomlinson, S., Westall, R. G. [57], 114, *130*

Tompkins, R., s. Warner, H. R. *186*

Torikai, T., Fukuchi, S., Sasaki, C., Ishigaki, J., Isawa, K., Suzuki, A., Namiki, T., Hashimoto, N., Hashimoto, S. 62, 72, 77, 81, 82, *95*

Tourniaire, J., Guinet, P., Mornex, R., Veyrat, A., Magnien, J. M. 62, 69, 72, 73, 74, 77, 78, 79, 81, 82, 90, *95*

Trautman, R., s. Kunkel, H.-G. 2, *52*

Trémolieres, J., s., Gennes, J. L. de 64, 67, 70, 72, 74, 77, 78, 79, 82, 87, *92*

Trout, D. L., s. Friedberg, S. J. 17, 18, 20, 22, 23, 29, *48*

Truptzoglie, T., s. Gebhardt, W. *179*

Trygstad, O. 79, 88, 89, *95*

— Foss, I. 79, *95*

— s. Seip, M. 60, 66, 67, 73, 74, 76, 77, 81, 82, 83, *94*

Tsaltas, T. T., s. Ahrens jr., E. H. 30, *43*

Tschirdewahn, B., Kaltenbach, M., Klepzig, H. 147, *186*

Tsutamura, C., s. Miyahara, R. 62, 78, *93*

Tzur, R., Tal, E., Shapiro, B. 18, *57*

Ucella, C., s. Grodsky, G. M. 32, 39, *49*

Uchida, I., s. Donohue, W. L. 60, 85, *92*

Ude, H., s. Kahlstorf, D. *180*

Udenfriend, S., s. Pisano, J. J. [45], 101, *129*

Uehlinger, A., Bühlmann, A. 153, 154, *186*

Ungari, S., s. Colombo, J. P. [12], 100, 109, *128*

Valentin, H., s. Venrath, H. 154, *186*

Valentine, G. H., s. McMurray, W. C. [36], 102, 111, 112, 113, *129*

Vanko, M., s. Muntz, J. A. 20, *53*

Varnauskas, E. *186*

Vaughan, M., Berger, J. E., Steinberg, D. 17, *57*

— s. Rose, H. 17, 25, *55*

— s. Steinberg, D. 18, *57*

Vawter, G. F., s. Farber, S. 60, 73, *92*

Vendl, L., s. Kliment, J. 64, *93*

Venrath, H., Bolt, W., Hollmann, W., Valentin, H., Kesteloot, H. 154, *186*

Verger, P., s. Fontan, A. 64, 70, 83, 86, *92*

Veyrat, A., s. Tourniaire, J. 62, 69, 72, 73, 74, 77, 78, 79, 81, 82, 90, *95*

Vierordt, K. 157, *186*

Visakorpi, J. K., s. Perheentupa, J. [44], 102, *129*

Volk, M. E., Millington, R. H., Weinhouse, S. 17, *57*

Volpenhein, R. A., s. Mattson, F. H. 5, *53*

Waddell, W. R., Geyer, R. P. 12, *57*

— — Hurley, N., Stare, F. J. 38, *57*

— — Saslaw, I. M., Stare, F. J. 7, *57*

Wade, O. L., Combes, B., Childs, A. W., Wheeler, H. O., Cournand, A., Bradley, S. E. 156, *186*

— s. Bishop, J. *176*

— s. Donald, K. *178*

Wadström, L. B. 17, *57*

Wagman, R. J., s. Levine, H. J. *181*

Wagner, R. M., s. Reaven, G. 30, 38, *54*

Wagner, R. W., s. Farquhar, J. W. 18, 21, 22, 23, 29, 37, *48*

Wahl, P., Kettnaker, W. 27, *58*

Wahlund, A. 169, 171, *186*

Wakil, S. J., McLain jr., L. W., Warshaw, J. B. 18, *58*

— s. Bressler, R. 18, *46*

Wallis, K., Beer, S. [58], 117, *130*

Wallstrom, B., s. Astrand, P. 172, *176*

Wang, C. I., s. Adlersberg, D. 38, *43*

— s. Beckwith, J. B. 60, 86, *91*

Wang, Y., Marshall, R. J., Sheperd, J. T. 137, 139, 144, *186*

— — Taylor, H., Sheperd, J. 137, 139, 144, *186*

— s. Marshall, R. J. *182*

Ward, J. S., s. Williams, C. G. *187*

Warner, H. R., Swan, H., Connolly, D., Tompkins, R., Wood, E. H. *186*

Warren, I., s. Brannon, E. *177*

Warren, J. V., s. Stead, E. A. 166, *186*

— s. Weissler, A. M. *186*

Warshaw, J.B., s. Wakil, S. J. 18, *58*

Wasserman, A. J., s. Harlan jr.W.R., 11, 14, *50*

Watanabe, H., s. Waranabe, T. 141, *186*

Watanabe, R., Kato, K., Watanabe, H., Koyama, Sh. 141, *186*

Weber, A., s. Corbeel, L.M. [16], 107, 108, *128*

Weinhouse, S., s. Jedeikin, L.A. 17, *51*

— s. Volk, M.E. 17, *57*

— s. Wenner, C.E. 18, *58*

Weiss, M.F., s. Berman, M. 21, *44*

Weiss, S.B., Kennedy, E.P. 18, *58*

— — Kiyasu, J.Y. 18, *58*

— s. Smith, S.W. 18, *57*

Weissler, A.M., Leonhard, J. Warren, J.V. *186*

— s. Merrit, F.L. 156, *183*

Welter, D.A., s. Coryell, M. E. [17], 117, *128*

Wenke, M., Mühlbachova, E., Škrobal, D. 30, *58*

Wenkeova, J., s. Pav, J. 12, *54*

Wenner, C.E., Weinhouse, S. 18, *58*

Werko, L., Berseus, S., Lagerlöf, H. *186*

Wesenberg, R.L., Gwinn, J. L., Barnes, G.R. 62, 64, 70, 74, 75, 82, 86, *95*

Westall, R.G. [59, 60], 114, 118, *130*

— s. Tomlinson, S. [57], 114, *130*

Weyland, R., s. Reindell, H. 158, *184*

Wezler, s. Hoger, 149, *180*

Wezler, K. *187*

— Böger, A. 145, *187*

Wheeler, H.O., s. Wade, O. L. 156, *186*

Whereat, A.F., s. Kuo, P.T. 15, *52*

White, A., s. Roheim, P.S. 17, *55*

White, J.E., Engel, F.L. 26, *58*

Whittenberger, B., s. Dexter, L. *178*

Whyte, M., Karmen, A., Goodman, D.S. 5, *58*

Whyte, M., s. Karmen, A. 5, *51*

Wick, H., Brechbühler, T., Girard, J. [61], 112, 113, *130*

Widimsky 152

Wiedemann, H.-R. 60, 76, 86, *95*

— Spranger, J., Mogharei, M., Kübler, W., Tolksdorf, M., Bontemps, M., Drescher, J., Gunschera, H. 62, 66, 75, 86, *95*

Wieland, O., Suyter, M. 18, *58*

Wiesmann, W., s. Hegglin, R. *180*

Wijnhausen, O. J. 38, *58*

Wikler, S., s. Smith, W. *186*

Williams, C.G., Bredell, G., Wyndham, C.H., Strydom, N.B., Morrison, J. F., Peter, J., Fleming, P. W., Ward, J.S. *187*

Williams, R.H., s. Fine, M. B. 25, *48*

— s. Porte jr., D. 12, *54*

— Schnatz, J.D. 12, *57*

Wilmink, C.W., s. Hommes, F.A. [25], 101, 103, 105, *128*

Wilson, V.K., s. Allen, J.D. [1], 102, 126, *127*

Windmueller, H.G., Levy, R.I. 28, *58*

Winesett, P.S., s. Harlan jr., W.R. 11, 14, *50*

Winkelmann, R.K., s. Brown, J. 62, 66, 71, 75, 88, 92

Wirsching, W., s. Schneider, K.W. *185*

Wirsén, C., s. Carlson, L.A. 25, 26, *47*

Wirz, P., s. Lüthy, E. 143, *182*

— s. Rutishauser, W. *184*

Wise, C., s. Landis, E.M. 154, *181*

Wise, F., Garb, J. 38, *58*

Witzgall, H. 64, 70, 72, 73, 74, 75, 82, *95*

Woigey 158

Wojtczak, L., s. Zborowski, J. 91, *95*

Wolff, O.H., s. Salt, H.B. 5, *56*

Wollheim, E. 154, *187*

Wollheim, E., Becker, G., Schneider, K.W. *187*

— Lange, K. 157, *187*

Wood, E., s. Barrat-Boyes, B. *176*

Wood, E.H., s. Warner, H. R. *186*

Wood jr., F.C. s. Bierman, E.L. 3, *45*

Wood, H.G., s. Katz, J. 18, *51*

Wood, J.E., Bass, D.E. 156, *187*

Wyndham, C.H., s. Williams, C.G. *187*

Yaffe, S., s. Schafer, I.A. 80, *94*

Zabel, R., s. Langhof, H. 84, 88, *93*

Zadek 151

Zaeper, G., s. Peters, F. 138, 139, 140, *183*

Zakim, D., Pardini, R.S., Herman, R.H., Sauberlich, H.E. 18, 20, *58*

Zander, E., s. Liljestrand, G. 140, 141, 166, *182*

Zarfas, D.E., s. McMurray, W.C. [36], 102, 111, 112, 113, *129*

Zborowski, J., Wojtczak, L. 91, *95*

Zdansky 142

Zemplènyi, T., Grafnetter, D. 12, *58*

Ziegler, L.H. 61, 64, 66, 72, 73, 74, 76, 85, 88, 89, *95*

Ziegler, M.R., s. Hansen, A. E. 64, 69, *93*

Zijlstra 134

Zilversmit, D.B., s. Edgren, B. 10, *47*

— s. Pinter, G.G. 7, *54*

Zöllner, N., s. Nowy, H. 138, 144, 154, 155, 164, *183*

Zollner, E., s. König, E. 154, 171, *181*

Zucato, M., Meng. O.A. 62, 76, *93*

Zucker, S., s. Bialkin, G. 14, *44*

Zuntz, s. Nikolai 159

Zuntz, N., s. Cohnstein, J. *177*

Zweifler, A. J., s. Sanbar, S. S. 38, *56*

Sachverzeichnis

Abmagerungssyndrom, diencephales 60,
88
—, —, Hirntumor bei 85
—, — und Lipodystrophie, generalisierte
erworbene, Ähnlichkeit von 85, 88
—, — — —, generalisierte erworbene,
Verwandtschaft von 67
—, —, Muskulatur bei 85
—, —, Stoffwechselstörungen bei 85
—, —, Wachstum und Skeletreifung bei 85
Acanthocytose, hereditäre, Chylomikronenbildung bei 5
Acanthosis nigricans mit Diabetes, Geschwister mit 86
— —, endokrine Erkrankungen bei 88
— — bei Lipodystrophie, generalisierter,
kongenitaler 71, 75
Acetyl-Glutamat zur Carbamylphosphat-
aktivierung 100
ACTH bei Lipodystrophie, generalisierter
77
— -Test bei Lipodystrophie, generalisierter
82
Actinomycin D-Einfluß auf Lipoproteidlipase-Aktivität im Fettgewebe 12
Adenoide bei Lipodystrophie, generalisierter
71
Adrenalin-Ausscheidung bei Lipodystrophie, generalisierter 82
— bei Lipodystrophie, generalisierter,
NEFA unter 78
akromegale Zeichen bei Lipodystrophie, generalisierter kongenitaler hereditärer
66, 67, 90
Alanin bei Hyperammonämie Typ II 108
Aldolase bei Ornithinämie 124
Aldosteron-Ausscheidung bei Lipodystrophie, generalisierter 82
Alzheimer Typ II-Astrocyten, Entstehung
von 110
— — — — bei Hyperammonämie Typ II
110
— — — -Zellen bei Argininbernsteinsäure-Krankheit 117
Aminosäuren, Abbau von 98
— -Ausscheidung bei Argininämie 118
— — bei Lipodystrophie, generalisierter
83

Aminosäuren-Belastung bei Hyperammonämie Typ II 109
— und Harnstoffbildung 98
— im Liquor bei Hyperammonämie Typ II
108
— im Plasma bei Citrullinämie 112
— — — bei Hyperammonämie Typ II
106, 107, 108, 109
— — — bei Hyperornithinämie, Hyperammonämie und Homocitrullinurie
125
— — — und Liquor bei Ammoniak-Intoxikation, kongenitaler 103, 104
— — — und Urin bei Argininämie 119
— — — und Urin bei Argininbernsteinsäure-Krankheit 115
— — — und Urin bei Ornithinämie 123,
124
Ammoniak in Blut und Liquor bei Argininämie bei Proteinbelastung 121
— — — und Liquor bei Argininbernsteinsäure-Krankheit 114
— — — bei Ornithinämie 124
— -Entgiftung bei Feten, menschlichen
98
— — im Gehirn 98, 101
— — bei Hyperammonämie Typ II 109
— —, Mechanismen zur 98, 100
— — im Organismus 98
— —, Preis für 100
— -Intoxikation bei Argininämie 118
— — bei Harnstoffcyclus-Enzymdefekten,
hereditären 127
— — bei Harnstoffcyclus-Störungen,
primären 102
— —, kongenitale (Hyperammonämie Typ
I) 99, 102, 103, 126, 127
— —, —, Aminosäuren in Plasma und Liquor bei 103, 104
— —, —, Ammoniak im Blut bei 103, 104
— —, —, — im Liquor bei 104
— —, —, Arginin bei 103, 104
— —, —, biochemische Befunde bei 103
— —, —, Blut-NH$_3$-N bei 103, 104
— —, —, Carbamylphosphat-Synthetase
bei 127
— —, —, Carbamylphosphat-Synthetase-
Aktivität im Gehirn bei 103, 105
— —, —, Carbamylphosphat-Synthetase
der Leber bei 103, 104, 105

Ammoniak-Intoxikation, kongenitale, EEG bei 103, 104
— —, —, Enzyme bei 103, 104
— —, —, Erbrechen bei 103, 104
— —, —, Fälle von 103, 104
— —, —, Gehirn bei 105
— —, —, Genetik bei 105
— —, —, Geschlecht bei 103
— —, —, Glutamin im Liquor bei 104
— —, —, Glycin bei 103, 104
— —, —, Harnstoffcyclus-Enzyme der Leber bei 104
— —, —, Harnstoff-N-Ausscheidung bei 104
— —, —, Icterus prolongatus bei 103
— —, —, klinische Befunde bei 103
— —, —, Kost, eiweißarme bei 104, 105
— —, —, Krämpfe bei 103, 104
— —, —, Leber bei 103, 104, 105
— —, —, Lethargie bei 103, 104
— —, —, N^{15}-Glycin oder N^{15}-H_4Cl bei 104
— —, —, Ornithin-Carbamyl-Transferase im Gehirn bei 103, 105
— —, —, pathologische Anatomie bei 105
— —, —, Plasma-Harnstoff-N bei 103, 104
— —, —, Therapie bei 105
— —, —, Transaminase bei 104
— -Konzentration im Blut 98
— im Liquor bei Hyperammonämie Typ II 109
— -Produktion und Harnstoffsynthese, Fließgleichgewicht von 100
—, toxische Wirkungen des 98
— -Umwandlung in Harnstoff 98
— -Vergiftung, chronische bei Hyperammonämie Typ II 108
Amplitudenfrequenzprodukt zur Herzminutenvolumen-Bestimmung 165
—, reduziertes 165
— und Schlagvolumen, Korrelation von 173
Angiographie zur Restblut-Bestimmung 145
Angiomatose bei Lipodystrophie, generalisierter 74
Anspannungszeit beim Sportherz 145
Apoprotein bei Lipoproteidbildung 28
Arginase 99
— -Aktivität bei Argininämie 118
— — im Lebergewebe 101
— bei Argininämie-Familienangehörigen 121
— bei Arginin-Spaltung 100
— in Erythrocyten bei Argininämie 119, 121

Arginase in Erythrocyten und Leber, immunologische Identität von 122
— im Gehirn, Vorkommen von 101
— bei Hyperammonämie Typ II 108, 109
Arginin-Abbaudefekt bei Argininämie 121
— bei Ammoniak-Intoxikation, kongenitaler 103, 104
— -Ausscheidung bei Argininämie 119, 120
— -Belastung bei Argininbernsteinsäure-Krankheit 114
— -Bereitstellung im Gehirn 101
— aus Carbamylphosphat 100
— bei Citrullinämie 112, 113
— -Entstehung aus Argininosuccinat 100
—, Harnstoff-Entstehung aus 100
— bei Hyperammonämie Typ II 106, 107, 108, 109
— bei Hyperornithinämie, Hyperammonämie und Homocitrullinurie 125
— im Liquor bei Argininämie 120
— bei Ornithinämie 123, 124
—, Ornithin-Entstehung aus 100
— im Plasma bei Argininämie 118, 119, 120, 121, 122
— -Spaltung, Arginase bei 100
— -Substitution bei Argininbernsteinsäure-Krankheit 118
— -Umsatz im Krebs-Henseleit-Cyclus bei Argininämie 121
Argininämie 99, 102, 118
—, Alter bei 119
—, Aminosäuren-Ausscheidung bei 118
—, Aminosäuren in Plasma und Urin bei 119
—, Ammoniak in Blut und Liquor unter Proteinbelastung bei 121
—, Ammoniak-Intoxikation bei 118
—, Arginase-Aktivität bei 118
—, — in Erythrocyten bei 119, 121
—, Arginin-Abbaudefekt bei 121
—, — -Ausscheidung bei 119, 120
—, — im Liquor bei 120
—, — im Plasma bei 118, 119, 120, 121, 122
—, — -Umsatz im Krebs-Henseleit-Cyclus bei 121
—, Argininosuccinat-Cleavage-Enzym in Erythrocyten bei 121
—, Ataxie bei 118, 119
—, biochemische Befunde bei 119
—, Blut NH_3-N bei 119, 121
—, Bromsulphtaleintest bei 118
—, Citrullin im Liquor bei 120
—, — im Plasma und Urin bei 119, 120, 121
—, Cystin-Ausscheidung bei 119, 120

Argininämie, Darmsterilisation bei 121
—, Disulfid-Ausscheidung bei 120
—, EEG bei 118, 119
—, Entwicklungsrückstand, psychomotorischer bei 118, 119
—, epileptische Anfälle bei 118
—, Erbrechen bei 118, 119
— -Familienangehörige, Arginase bei 121
—, Fieberkrämpfe bei 118, 119
—, Genetik bei 122
—, Geschlecht bei 119
—, Glutamin im Liquor bei 120
—, — in Plasma und Urin bei 119
—, Harnstoffcyclus-Enzyme bei 119
—, Hepatomegalie bei 118
—, klinische Befunde bei 118, 119
—, Kost, eiweißarme bei 122
—, Lysin im Liquor bei 120
—, — in Plasma und Urin bei 119, 120
—, Ornithin im Liquor bei 120
—, — in Plasma und Urin bei 119, 120, 121
—, Paresen, spastische bei 118, 119
—, Phosphatase, alkalische bei 118
—, Plasma-Harnstoff-N bei 119, 120
—, Therapie der 122
—, Transaminasen bei 118
—, Tremor bei 118, 119
—, Vererbung bei 122
Argininbernsteinsäure, Auftrennung, papierchromatographische von 114
— -Ausscheidung bei Argininbernsteinsäure-Krankheit 114
— bei Hyperammonämie Typ II 108
— -Krankheit 99, 102, 114, 126
— —, Alter bei 115
— —, Alzheimer Typ II-Zellen bei 117
— —, Aminosäuren in Plasma und Urin bei 115
— —, Ammoniak in Blut und Liquor bei 114
— —, Argininbelastung bei 114
— —, Argininbernsteinsäure-Ausscheidung bei 114
— —, — in Plasma und Liquor bei 114
— —, Arginin-Substitution bei 118
— —, Argininosuccinat-Cleavage-Enzym bei 114, 115, 116
— —, Argininosuccinat-Lyase bei 114, 116, 126
— —, biochemische Befunde bei 114, 115
— —, Blut-NH₃-N bei 114, 115
— —, Chromosomendefekt bei 116
— —, Citrullin-Belastung bei 114
— —, Entwicklungsrückstand, psychomotorischer bei 114, 115

Argininbernsteinsäure-Krankheit, Erbrechen bei 114, 115
— —, Erstbeschreibung von 126
— —, Gehirn bei 105, 117
— —, Genetik bei 117
— —, Glutamin im Liquor bei 116
— —, Haare bei 114, 115, 116
— —, Harnstoff-Ausscheidung bei 116
— —, Harnstoffcyclus-Enzyme bei 115
— —, Plasma Harnstoff-N bei 115, 116
— —, Hepatomegalie bei 114, 115
— —, klassische und neonatale 114
— —, klinische Befunde bei 114, 115
— —, Kost, eiweißarme bei 118
— —, Krämpfe bei 114, 115
— —, Leber bei 117
— —, neonatale, Symptome und Verlauf bei 114
— —, Nieren bei 117
— —, Ornithin-Belastung bei 114
— —, pathologische Anatomie bei 117
— —, Therapie der 118
— —, Trichorrhexis nodosa bei 116
— —, Vererbung bei 117
— in Plasma und Liquor bei Argininbernsteinsäure-Krankheit 114
— -Spaltung 114
— —, extrahepatische 116
Argininosuccinat-Cleavage-Enzym 99
— — — bei Argininbernsteinsäure-Krankheit 114, 115, 116
— — — zur Argininosuccinat-Spaltung 100
— — — in Erythrocyten bei Argininämie 121
— — — im Gehirn, Vorkommen von 101
— — — bei Hyperammonämie Typ II 108, 109
ʟ-Argininosuccinat, Kondensierung zu 100
— —, Spaltung des 100
— -Lyase 99
— — -Aktivitäten im Lebergewebe 101
— — bei Argininbernsteinsäure-Krankheit 114, 116, 126
— —, Block auf der Stufe der 114
— — in Erythrocyten 114, 117
— -Synthetase 99
— — -Aktivitäten im Lebergewebe 101
— — bei Citrullinämie 111, 113, 127
— — bei Citrullin-Kondensierung 100
— — im Gehirn, Vorkommen von 101
Argininosuccinaturie 99, 102, 114
— siehe auch Argininbernsteinsäure-Krankheit
arteriovenöse Differenz nach Belastung beim Intervalltraining 149

arteriovenöse Differenz, maximale 169
— —, — beim Sportler 170
— — bei Sportlern unter Belastung 170
— — — — und Untrainierten 169, 170
— — -Verkleinerung oder -Vergrößerung,
    Vorkommen einer 171
— Sauerstoff-Differenz und Herzminuten-
    volumen als leistungsbegrenzende Fak-
    toren 140
— — — unter Ruhe und Belastung 140
— — — und Trainingszustand 140
Arthrogryposis multiplex bei Lipodystro-
    phie, generalisierter kongenitaler 75
L-Asparaginsäure und ATP bei Citrullin-
    Kondensation 100
Astrocytome bei Lipodystrophie, generali-
    sierter erworbener 72
Ataxie bei Argininämie 118, 119
— bei Argininbernsteinsäure-Krankheit
    114, 115
— bei Harnstoffcyclus-Störungen, primären
    102
Atropingaben beim Sportherz 145
Austreibungszeit, linksventriculäre beim
    Sportherz 145

Bainbridge-Reflex, Wirksamkeit des 147
Barraquer-Simons-Krankheit 84
Belastungsblutdruck-Messung, Bedeutung
    der 152
Belastungsschlagvolumen, größtes 147
Berardinelli-Seip-Syndrom 59
Bicarbonate bei Lipodystrophie, generali-
    sierter 83
Blutbild, peripheres bei Lipodystrophie,
    generalisierter 83
Blut-Depotorgane, Existenz von 155
Blutdruckamplitude und Anspannungs- zu
    Austreibungszeit-Verhältnis 166
— und Aorta-Dehnbarkeit und -volumen
    166
—, Faktoren zur Beeinflussung der 166
— im Intervall bei Intervalltraining 149
— und Schlagvolumen, Korrelations-
    koeffizient von 165, 175
— — — bei Sportlern, Beziehung von
    165, 173
— beim Sportler unter Belastung, verschie-
    dener 151, 173
— — — in Ruhe 151
— und Strömungswiderstand 166
Blutdruck bei Dauerbelastung von Hoch-
    leistungssportlern 133
—, erhöhter bei Sportlern, Herzminuten-
    volumen bei 152
— und Herz- und Schlagvolumen,
    Beziehung von 165

Blutdruck bei Lipodystrophie,
    generalisierter 73
—, maximaler beim Sportler in Ruhe und
    unter Belastung 151, 152
— beim Sportler nach Belastung, Normali-
    sierung des 151, 173
— — — unter Belastung, verschiedener
    151, 173
— — — in Ruhe und bei Belastung 151,
    152, 173
— bei Sportlergruppen, verschiedenen in
    Ruhe und bei Belastung 174
— -Steigerungen, vorübergehende bei
    Männern, jungen 152
—, systolischer und Herzminutenvolumen,
    Beziehung von 167, 173
—, — — —, Korrelationskoeffizienten
    von 167, 175
—, — und Schlagvolumen, Beziehung von
    166, 173
—, — — —, Korrelationskoeffizient von
    166, 175
Blutdruckmessung, unblutige 135
Blutmenge und Blutvolumen, zentrales in
    Ruhe, Korrelationskoeffizient von 175
— und Herzvolumen, Beziehung von 161
— — — in Ruhe, Korrelationskoeffizient
    von 175
— und Schlagvolumen in Ruhe und bei Be-
    lastung, Korrelationskoeffizient von
    162, 175
— — — in Ruhe und bei Belastung bei
    Sportlern 161, 173
— beim Sportler 161
Blutmengenbestimmung mit J^{131}-Albumin
    135
—, Volemetron-Gerät zur 135
Blut-NH_3-N bei Ammoniak-Intoxikation,
    kongenitaler 103, 104
— — — bei Argininämie 119, 121
— — — bei Argininbernsteinsäure-
    Krankheit 114, 115
— — — bei Citrullinämie 111, 112
— — — bei Hyperammonämie Typ II
    106, 107, 109
— — — bei Ornithinämie 123, 124
Blutvolumen und Arbeit, Korrelations-
    koeffizient zwischen 161
— bei Belastung bei Herzinsuffizienz 154
— — —, Höchstwert bei Sportlern des
    156
— nach Belastung, Normalisierung des
    155
— -Bestimmung bei Belastung mit J^{131} 154

Blutvolumen-Bestimmung mit CO-Methode
   161
— — mit Erythrocyten-Markierung 161
— —, Methoden, verschiedene zur 161
— bei Blutflüssigkeitsverlust ins Interstitium 153, 154
— -Einteilung in Fraktionen 155
— und Hautdurchblutung, vermehrte 155
— und Herzvolumen, Beziehung von 161,
   162, 173
— bei Hypertonie 154
—, kardiopulmonales, Abnahme des 156
— und Leistungsfähigkeit, körperliche
   161
—, mittleres bei Belastung, steigender 159
— in Ruhe und unter Belastung bei Sportlern 153, 154, 155, 156, 173
— und Sauerstoffaufnahme, maximale, Korrelation zwischen 161
— und Schlagvolumen bei Belastung,
   wiederholter 145
— -Verkleinerung, Ursachen einer 153, 154
—, zentrales 155
—, —, anatomische Begrenzung in Ruhe
   und unter Belastung des 155, 156
—, —, Begrenzung des 135
—, — nach Belastung, Normalisierung des
   155, 156
—, —, Berechnung des 135
—, — und Blutmenge, Beziehung von
   165, 173
—, — — —, Korrelationskoeffizient von
   165, 175
—, — und Gefäßtonus 155
—, — und Herzminutenvolumen, Beziehung von 164, 169, 173
—, — — —, Korrelationskoeffizient von
   164, 175
—, — bei Hyperventilation 156
—, — und kardiopulmonales Volumen
   156
—, —, korrelatives Verhalten des 164
—, — und Kreislaufzeit unter Belastung,
   Bestimmung, simultane von 156
—, — und Kreislaufzeiten, Beziehung von
   165, 173
—, — — —, Korrelation bei Sportlern von
   165, 173
—, — — —, mittlere und schnellste, Korrelationskoeffizient von 165, 175
—, — bei Kreislaufzeiten, unterschiedlichen 156
—, —, Normalwerte für 155
—, — aus Sekundenvolumen und Kreislaufzeit, mittlerer 165
—, — und Schlagvolumen unter Belastung,
   Korrelation von 169

Blutvolumen, zentrales, und Schlagvolumen
   in Ruhe, Beziehung von 164, 173
—, — — — in Ruhe, Korrelationskoeffizient von 164, 175
—, — bei Sportlern unter Belastung 155,
   156, 173
—, — bei Sportlergruppen verschiedenen
   in Ruhe und bei Belastung 173, 174
—, — und Stromgebiet, vasculäres 156
—, — und Trainingszustand 155, 173
—, —, Verkleinerung des 156
—, — bei Sportlern, verschiedenen und
   Nichttrainierten 155, 156
Blutzucker bei Hypertriglyceridämie, primärer endogener nach Tolbutamid 39
— bei Lipodystrophie, cephalothorakaler
   84
— — —, generalisierter unter Adrenalin
   und Glucagon 81
— — —, generalisierter mit Diabetes 69,
   80
— — —, generalisierter kongenitaler 80
Bradykardie bei Dauersportlern 146
— der Sportler 145
Bromsulphtalein-Retention bei Ornithinämie 124
— -Test bei Argininämie 118

Calcium bei Lipodystrophie, generalisierter
   83
Cambridge dye recorder zur Herzminuten-
   volumen-Bestimmung 141
Carbamylphosphat-Aktivierung durch Ace-
   tyl-Glutamat 100
— — in der Leber 100
—, Arginin aus 100
—, Bildung von 100
— -Herstellung durch Carbamylphosphat-
   Synthetase 100
— -Koppelung mit L-Ornithin 100
— —, Ornithin-Carbamyl-Transferase zur
   100
—, Metabolisierung von 100
—, Michaelis-Menten-Konstante für 110
— in Mitochondrien 100
— zur Pyrimidin-Synthese 100
— -Synthetase 99
— — -Aktivität im Gehirn bei Ammoniak-
   Intoxikation, kongenitaler 103, 105
— — — im Lebergewebe 101
— — bei Ammoniak-Intoxikation, kon-
   genitaler 127
— — im Gehirn, Vorkommen von 101
— —, Katalyse durch 100
— — der Leber bei Ammoniak-Intoxikation, kongenitaler 103, 104, 105

Charbamylphosphat-Synthetase in der
    Leber bei Hyperammonämie Typ II
    105, 106, 107, 108, 109
— — -Mangel, rezessiv-autosomaler   105
Cardiogreen zur Herzminutenvolumen-
    Bestimmung   133, 134
— -Injektion bei Intervalltraining   148
—, Vorteile von 134
Cardiomegalie bei Lipodystrophie, generali-
    sierter   90
Carotis-Sinus-Receptoren, Aktivierung der
    147
Catecholamine, FFS-Stoffwechsel unter
    26, 27
—, Lipolyse im Fettgewebe unter   26
^{14}C-Glucose-Studien bei Lipodystrophie,
    generalisierter   81
Chloride bei Lipodystrophie, generalisierter
    83
Cholesterin in Chylomikronen, Austausch
    von   6
— für Chylomikronen-Bildung   5
— -Gehalt von Chylomikronen   3
— — von α- und β- und Prä-β-Lipoprotei-
    den   2
— bei Lipodystrophie, generalisierter   76
— -Spiegel bei Hyperlipoproteidämie Typ
    III   40
— — unter Kost, saccharosereicher   31
— — unter Kost, stärkereicher   31
— — bei Lipoproteidlipase-Mangel, pri-
    märem   13
—, Triglyceride und Phospholipide, Ver-
    einigung von   28
Cholesterinester-Bildung in der Leber aus
    FFS   17
Chromosome bei Lipodystrophie, generali-
    sierter   83
Chromosomendefekt bei Argininbernstein-
    säure-Krankheit   116
Chylomikronen, Abtransport von   6, 7
— -Abtransport bei Hyperlipämie, primärer
    Typ I   13
— — bei Lipoproteidlipase-Mangel, pri-
    märem   13
— -Aufnahme im Gewebe   6, 9
— — in der Leber, Lipoproteidlipase bei
    11
— — bei Lipodystrophie, generalisierter
    91
— — in Organen   8, 9, 10
— -Bildung   5
— — bei A-β-Lipoproteidämie   5
— —, Cholesterin für   5
— —, Eiweiß für   5
— —, Triglyceride für   5
—, Cholesterin-Austausch in   6
Chylomikronen, Cholesteringehalt von   3
—, Dichte der   3
—, Durchmesser der 3
— -Eiweiß, Natur des   3
— -Entfernung aus dem Blut   29, 30
— — aus dem Blut, Leber bei   8
— — aus dem Blut unter Lipoproteidli-
    pase-Hemmsubstanzen   30
—, exogene und endogene in der Elektro-
    phorese   3
—, Fettsäuren, endogene in   5
— -Fraktion bei Lipodystrophie, generali-
    sierter   76, 77
—, Halbwertszeit der   7
— -Halbwertszeit und TG-Konzentration
    im Nüchternplasma, Korrelation zwi-
    schen   29
—, Herkunft der   3
— in Lymphe und Blut   3
— — — und Plasma   6
—, markierte, Ratten-Fettgewebs- und -Le-
    berdurchströmung mit   10
— -Modelle, künstliche   7
—, Phospholipid-Einbau und -Austausch
    in   5, 6
—, Phospholipidgehalt von   3
—, Polyvinylpyrrolidon-Präcipitation von
    3
—, „primäre und sekundäre"   3
—, Proteingehalt der   3
— -Resistenz gegen Lipoproteidlipase   14
— -Spaltung, hydrolytische   9
— -Transport im Blut   6
— als Transportform der Triglyceride   6
— -Trennung   3
— -Triglyceride, Abtransport von   7
— —, Fettsäuren, endogene bei   5
— —, Speicherform der   9
— -Triglycerid-Abtransport aus dem Blut,
    Mechanismus des   29
— — -Aufnahme bei Ernährung, verschie-
    dener   12
— — — in Organen   29
— — -Fettsäuren   5
— — — -Aufnahme nach Leberdurch-
    strömung   10
— — — -Aufnahme in Organen   8, 9,
    10
— — — ins Blut, Weg der   5
— — —, Halbwertszeit von   29
— — — -Halbwertszeit und Plasma-TG-
    Spiegel nach Fettbelastung   29
— — -Speicherung im Fettgewebe   9
— — -Vermehrung bei Hyperlipoproteid-
    ämie Typ V   40
—, Triglyceride und Triglyceridfettsäuren
    in   3

Chylomikronen-Vermehrung im Nüchtern-
plasma 13, 16
— — im Plasma, Nachweis von 16
— -Verschwinderate, Bestimmung der 7
— und VLDL (very low density LP),
Trennung von 3
Citrullinämie 99, 102, 111, 127
—, Alter bei 112
—, Aminosäuren im Plasma bei 112
—, Arginin bei 112, 113
—, Argininosuccinat-Synthetase bei 111,
113, 127
—, biochemische Befunde bei 112
—, Blut-NH$_3$-N bei 111, 112
—, Citrullin bei 111, 112
—, — im Liquor bei 113
—, EEG bei 111, 112
—, Entwicklung, geistige bei 111
—, Entwicklungsrückstand, psychomotori-
scher bei 111, 112
—, Erbrechen bei 111, 112
—, Enzymdefekt, partieller bei 113
—, Genetik bei 113
—, Geschlecht bei 112
—, Hämatemeses und Hämaturie bei 111
—, Harnstoffbildung und -ausscheidung bei
111, 113
—, Harnstoffcyclus-Enzyme bei 112
—, Hepatomegalie bei 112
—, Kaseinbelastung bei 113
—, klinische Befunde bei 111, 112
—, Kost, eiweißarme bei 111, 113
—, Krebs-Henseleit-Cyclus bei 113
—, Leberfunktion bei 112
—, Meläna bei 111
—, Ornithin bei 112, 113
—, Plasma Harnstoff-N bei 112, 113
—, Purpura bei 111
—, Schilddrüsenhormon bei 114
—, Therapie bei 113
—, Tremor bei 111, 112
—, Varianten der 111
„citrullinämische Zellen", Michaelis-Men-
ten-Konstante für 113
Citrullin-Belastung bei Argininbernstein-
säure-Krankheit 114
— bei Citrullinämie 111, 112
—, Entstehung von 100
— bei Hyperammonämie Typ II 108, 109
—, Kondensierung von 100
— im Liquor bei Argininämie 120
— — — bei Citrullinämie 113
— in Plasma und Urin bei Argininämie
119, 120, 121
—, Quelle, natürliche von 113
Clitoris bei Lipodystrophie, generalisierter
73

CO-Methode zur Blutmengenbestimmung
161
„Constant infusion-Methode" zur FFS-Ver-
esterungsraten-Bestimmung 23
— — — zur Plasma-TG-Umsatzraten-
Bestimmung 25
Cornea-Trübung bei Lipodystrophie, generalisierter 75
Corticotropin-Wirkung bei Lipodystrophie,
generalisierter 77
Cortison und Glucagon bei Lipodystrophie,
generalisierter 77
$^{14}CO_2$-Studien bei Lipodystrophie, generalisierter 78, 79, 90
Cystin-Ausscheidung bei Argininämie 119,
120

Dermatomyositis bei Lipodystrophie,
generalisierter 89
Diabetes bei Acanthosis nigricans,
Geschwister mit 86
— -Auftreten bei Lipodystrophie, generalisierter erworbener 64, 69, 89
— — — —, generalisierter, kongenitaler
60, 62, 69
— -Entwicklung bei Lipodystrophie,
generalisierter erworbener 68, 81, 89
— insipidus bei Lipodystrophie, generalisierter erworbener 72
—, insulinresistenter mit Ketonämie, fehlender 60
—, — — —, fehlender bei Lipodystrophie,
generalisierter 69, 76, 80
—, — bei Lipodystrophie, generalisierter,
Blutzucker bei 69, 80
—, — — —, generalisierter, Glucosurie
bei 69
—, — — —, generalisierter, Ketonämie
bei 69
—, — — —, generalisierter, Plasma-Insulin bei 69, 76, 80
—, — bei „lipohistiodiaresis" 61
— -Komplikationen bei Lipodystrophie,
generalisierter 69
—, lipoatrophischer 60
—, —, Erstbeschreibung von 61
—, —, Insulin-Resistenz-hervorrufende
Substanz bei 79
— bei Lipodystrophie, cephalothorakaler
84
— bei Lipodystrophie, generalisierter 89
— — —, generalisierter, kongenitaler und
erworbener 86
— — —, partieller 84, 85
— mellitus, FFS-Konzentration im Plasma
und -Veresterungsrate bei 27

Diabetes mellitus bei Hypertriglyceridämie, primärer endogener 43
— —, Insulin nach Glucosebelastung und Plasma-TG bei 38, 39
— —, Post-Heparin-Lipoproteidlipase-Aktivität bei 12
— —, Triglycerid-Abtransport bei 12
—, proteinurischer, Insulin-Resistenz-hervorrufender Faktor bei 79
— -Verlauf bei Lipodystrophie, generalisierter 69
Diät bei Lipodystrophie, generalisierter 87
Diglyceride, Bildung von 5
—, Kohlenstoff-Einbau nach Glycerin- bzw. Fructose-Inkubation in 20
Dihydroxyacetonphosphat bei der Glycerophosphatbildung 18
Dissescher Raum, VLDL im 28
Disulfid-Ausscheidung bei Argininämie 120
Dociton, hypokinetischer Zustand durch 171
Durchblutungsstörungen, arterielle bei Plasma-TG-Vermehrung, endogener 42

EEG bei Ammoniak-Intoxikation, kongenitaler 103, 104
— bei Argininämie 118, 119
— bei Citrullinämie 111, 112
— bei Hyperammonämie Typ II 108
— bei Lipodystrophie, generalisierter kongenitaler hereditärer 72
— bei Ornithinämie 123, 124
Elektrophorese von Chylomikronen 3
Embden-Meyerhof-Weg 18
Encephalopathie, porto-cavale 102
end tail-Eichung mit venösem Blut 141
Enzymdefekt der Ammoniakentgiftung beim Fet 98
Enzymdefekte des Harnstoffcyclus s. auch Harnstoffcyclus-Enzymdefekte
Enzymdefekte des Harnstoffcyclus, hereditäre 97
— — —, Inhalt 97
Epilepsie bei Lipodystrophie, generalisierter kongenitaler hereditärer 72
epileptische Anfälle bei Argininämie 118
Erbrechen bei Ammoniak-Intoxikation, kongenitaler 103, 104
— bei Argininämie 118, 119
— bei Argininbernsteinsäure-Krankheit 114, 115
— bei Citrullinämie 112
— bei Hyperammonämie Typ II 106, 108
— bei Ornithinämie 123, 124

Erbrechen, periodisches bei Harnstoffcyclus-Störungen, primären 102
ergometrische Untersuchungen, Todesfälle bei 172
Ergostat zur Kreislaufuntersuchung des Hochleistungssportlers 133
Erythrocyten- und Leber-Arginase, immunologische Identität von 122
— -Markierung zur Blutmengenbestimmung 161
— -Volumen in Ruhe und unter Belastung bei Sportlern 153, 154
Evans-Blau zur PV-Bestimmung 155
— — -Raum, Abnahme des 154
Exomphalos-Makroglossie-, Gigantismus-Syndrom, Fettgewebe bei 86
— — — — und Lipodystrophie, generalisierte 86, 88
— — — —, Skeletreifung bei 86
— — — —, Symptome des 86
Extravasalraum, Messung des 154
—, Zunahme der 154

„Fahrs Syndrom" 67
— — bei Lipodystrophie, generalisierter erworbener 72
Falx cerebri bei Lipodystrophie, generalisierter 74
Farbstoffverdünnungsmethode zur Herzminutenvolumen-Bestimmung 133, 136
Fett, fehlendes bei Lipodystrophie, generalisierter 74, 75
— -Gehalt des Blutes bei Lipodystrophie, generalisierter 67
— — der Gewebe bei Lipodystrophie, generalisierter 67
— — des Körpers bei Lipodystrophie, generalisierter 67
— — der Leberzellen bei Lipodystrophie, generalisierter 67
Fettgewebe, Bedeutung des 91
— bei Lipodystrophie, generalisierter 59, 67
— — —, —, Fehler, primärer im 87
— — — — kongenitaler hereditärer 66
— -Autotransplantation bei Lipodystrophie, progressiver 88
— -Erkrankung bei Lipodystrophie, generalisierter 89
Fett-mobilisierende Substanz im Urin bei Hungernden 79
— -Mobilisierung bei Glucose-Aufnahme, blockierter 80
— -Resorption unter Puromycin 5
— -Speicher bei Lipodystrophie, generalisierter 89

Fett-Stoffwechsel-Adaptation gegenüber
    kohlenhydratreicher Kost 30, 31
— -Stoffwechselstörungen bei Lipodystro-
    phie, generalisierter 89
—, subcutanes bei Lipodystrophie, generali-
    sierter 61, 67
— -Toleranztest, intravenöser 7
— -Verarmung bei Lipodystrophie,
    generalisierter 87
— -Veresterungsdefekt bei Lipodystrophie,
    generalisierter 79
— -Verlust bei Lipodystrophie, partieller
    84
Fettsäuren-de novo-Synthese durch die
    Leber 18
—, endogene bei Chylomikronen-Triglyceri-
    den 5
— -Zusammensetzung bei Lipodystrophie,
    generalisierter 78
FFS-Abgabe als VLDL-TG-Fettsäuren an
    das Plasma 24
—, Aktivierung von 5
— -Aktivierung zu Acyl-Co A 18
— -Aktivität und Lipolyse im Splanchnicus-
    gebiet 35
— —, spezifische im arteriellen und
    Pfortader + A. hepatica-Plasma 24
— —, —, Kurvenverlauf der 23
— —, — im Lebervenen-Plasma 24, 25
— —, — in Lebervene und Pfortader + A.
    hepatica und Präcursor-Pool 24, 25
— -Aufnahme aus dem Plasma durch die
    Leber 24
— -Extraktion von Organen aus dem Blut
    17
— -Freisetzung, „hormon-sensitive" Lipase
    zur 17
— bei Hyperlipämie Typ I 14
— -Konzentration und -Aktivität im Leber-
    venen- und im arteriellen Plasma wäh-
    rend Palmitinsäure-Infusion 35
— — im Plasma und FFS-Aufnahme durch
    die Leber 25
— — — — und FFS-Veresterungsrate
    25, 27
— — — — unter Nicotinsäure 27
— — — — und -Veresterungsrate bei
    Diabetes mellitus 27
— — — — und -Veresterungsrate bei
    Lebercirrhose 27
— — — — und -Veresterungsrate bei
    Schilddrüsen-Überfunktion 27
— — und Triglycerid-Veresterung 18
— — und -Umsatzrate, Beziehung zwi-
    schen 26
— — — — — nach Glucose-Infusion 26

FFS-Konzentration, -Umsatz- und -Vereste-
    rungsrate unter Glucose + Noradrenalin
    26
— —, — — -Veresterungsrate unter Nor-
    adrenalin 27
— —, — — -Veresterungsrate unter
    Propranolol 27
— — und -Veresterungsrate, Bedingungen
    einer Änderung von 26
— — — — bei Hypertriglyceridämie,
    primärer endogener 34
—, markierte, Plasma-TG-Radioaktivität
    während Infusion von 24
— des Plasmas, Halbwertszeit der 17
— — —, Konzentration der 17
— — — in der Leber, Aufnahme der 25
— — — in der Leber, Verbrennung und
    Veresterung der 17, 18
— — —, Lipolyse bei 17
— — — im Nüchternzustand, Verbren-
    nung der 17
— — —, physiologische Bedeutung der
    17
— — —, quantitative Erfassung der 17
— — —, Umsetzung der 17
— — —, Ursprung der 17
— im Plasma und Plasma-TG-Influx bei
    Hypertriglyceridämie, primärer endo-
    gener 34
— des Präkursor-Pools für VLDL-TG-
    Fettsäuren in der Leber, Aktivität der
    24
—, Resorption von 5
— als Spaltprodukte 5
— -Stoffwechsel unter Catecholaminen 26,
    27
—, TG-Bildung in der Leber aus 17
— und TG im Plasma, Umsatz von 19
— -Umsatzrate und Plasma-TG-Influx,
    Beziehung zwischen 34
— — und -Stoffwechsel bei Hypertriglyce-
    ridämie, primärer endogener 36
— -Umsatz, "Stady State" des 23
— — und -Veresterungsrate, Beziehung
    zwischen 26
—, Veresterung von 5
— —, α-Glycerophosphat bei 18
— — in Mitochondrien und Mikrosomen
    18
— —, Plasma-TG-Bildung, endogene
    durch 23
— -Veresterungsrate, „Constant infusion"-
    Methode zur Bestimmung der 23
— — bei Glucosebelastung von Hyper-
    lipämikern 37
— — bei Glucosebelastung, oraler 37
— — nach Glucose-Infusion 26

FFS-Veresterungsrate unter Insulin 26
— — unter Noradrenalin 27
— —, Palmitinsäure zur Bestimmung der 23
— — des Plasmas zu Triglyceriden, verminderte 29
— — zu Plasma-TG, Bestimmung der 21, 23, 25
— — zu Plasma-TG im Nüchternzustand 18, 22
— — zu Plasma-TG nach Palmitin-Infusion, konstanter 24
— — zu Plasma-TG, Unterschätzung der 35
— -Veresterung zu Triglyceriden 18
— —, VLDL-TG-Bildung durch 19, 20, 23
Ficksches Prinzip zur Schlagvolumen-Bestimmung 142, 144, 145
Fieber bei Hyperlipämie, primärer Typ I 15
Filtrationsdruck, effektiver, Erhöhung des 154
Filtrationsgeschwindigkeit, Faktoren bei 154
— und Capillarwand-Permeabilität 154
—, Strömungsgeschwindigkeit und Capillardruck bei 154
"foam cells" bei Lipodystrophie, generalisierter 67
Forward-Triangel-Formel zur Herzminutenvolumen-Bestimmung 137
— — -Methode zur Kurven-Flächenbestimmung 134, 137
Fructose-Diät, Acetat-C^{14} in Leberfettsäuren unter 20
— -Gaben, Plasma-Lipid-Konzentration unter 32
— —, Plasma-TG-Spiegel unter 31
— bei Plasma-TG-Bildung 19, 20
— -Umwandlung in α-Glycerophosphat in der Rattenleber 20
FSH-Ausscheidung bei Lipodystrophie, generalisierter 82
Furmurat aus Argininosuccinat 100

Galaktose-Ausscheidung bei Ornithinämie 124
Gallensäuren, konjugierte bei Triglyceridspaltung, hydrolytischer 5
Gefäßveränderungen, arteriosklerotische bei Lipodystrophie, generalisierter 86
Gehirn bei Ammoniak-Intoxikation, kongenitaler 105
— bei Argininbernsteinsäurekrankheit 105, 117
— bei Hyperammonämie Typ II 105, 108, 110

Genitalien bei Lipodystrophie, generalisierter 73, 74
Gesamtlipide unter stärkereicher Kost 31
Gigantismus, cerebraler 60
—, — als diencephales Syndrom 88
—, —, geistige Entwicklung bei 86
—, — und Lipodystrophie, generalisierte kongenitale, Symptome, gemeinsame bei 86, 88
—, —, Skeletreifung bei 86
—, —, Wachstum bei 86
—, lipodystrophischer mit Diabetes 60
Glucose-Ausscheidung bei Ornithinämie 124
— -Belastung, FFS-Veresterung bei oraler 37
— — bei Lipodystrophie, generalisierter 80
— —, Lipoproteidlipase-Aktivität unter 12
— —, Post-Heparin-Lipoproteidlipase-Aktivität nach 12
— -Fettsäuren-Zirkel 80
— und FFS-Veresterungsrate 26
— -Gaben, Gesamtlipide unter 31
— — bei Lipodystrophie, generalisierter, Triglyceride unter 77
— —, Plasma-Lipid-Konzentration unter 32
— und Insulin bei Lipodystrophie, generalisierter, NEFA unter 78
— + Noradrenalin, FFS-Konzentration, -Umsatz- und -Veresterungsrate unter 26
— -Toleranz bei Hyperlipämie, primärer Typ I 14
— — bei Hyperlipoproteidämie Typ III 40
— — bei Hypertriglyceridämie, primärer endogener 42
— — bei Lipodystrophie, cephalothorakaler 84
— — und Plasma-Insulin bei Lipodystrophie, generalisierter kongenitaler 80
— — und Plasma-Triglyceride, endogene primär vermehrte 38, 41
— -Utilisation bei Lipodystrophie, generalisierter 81, 89
Glucosurie bei Lipodystrophie, generalisierter mit Diabetes 69
— bei Lipodystrophie, generalisierter kongenitaler 80
Glutamat-Dehydrogenase bei Hyperammonämie Typ II 108, 109

Glutamin bei Hyperammonämie Typ II
104, 106, 107, 108, 109
— bei Hyperornithinämie, Hyperammonämie und Homocitrullinurie 125
— im Liquor bei Ammoniak-Intoxikation,
kongenitaler 104
— — — bei Argininämie 120
— — — bei Argininbernsteinsäure-
Krankheit 116
— — — bei Hyperammonämie Typ II
109
— in Plasma und Urin bei Argininämie
119, 120
— -Synthetase zur Ammoniak-Entgiftung
im Gehirn 109
Glutaminsäure bei Hyperammonämie Typ II
106, 107, 108
—, Ornithin-Umwandlung, mangelhafte in
122, 124
— -γ-Semialdehyd 101
Glycerin-Bildung aus Plasmaglucose-
Kohlenstoff 19
—, freies im Darm, Entstehung von 5
—, — zur FFS-Bildung 18
—, —, Phosphorylierung von 5
—, —, Resorption von 5
— -Spiegel bei Lipodystrophie, generalisierter 77
— zur Triglyceridbildung 5
Glycerokinase zur FFS-Bildung 18
Glycerol-Spiegel, basaler bei Lipodystrophie, generalisierter 79
α-Glycerophosphat, Bildung von 5, 18
— — bei FFS-Veresterung 18
— — aus dem Glucosestoffwechsel 5
— — zur Phosphatidsäure-Bildung 18
— — bei Plasma-Triglycerid-Bildung 20
Glycerophosphat-Dehydrogenase zur Gly-
cerophosphat-Bildung 18
Glycin bei Ammoniak-Intoxikation, kongenitaler 103, 104
Glykogenbildung bei Lipodystrophie,
generalisierter 81
Golgi-Apparat, LP-Partikel im 28
— —, VLDL im 28
Gonaden bei Lipodystrophie, generalisierter
81
Gonadotropes Hormon bei Lipodystrophie,
generalisierter 89
GOT und GPT bei Hyperammonämie Typ
II 108, 109
Granulocyten, basophile bei Lipodystrophie,
generalisierter 83
Grollmann-Acetylen-Methode, Herzminu-
tenvolumen unter Belastung mit 140
Grundumsatz bei Lipodystrophie, cephalo-
thorakaler 84

Grundumsatz bei Lipodystrophie,
generalisierter 61, 76, 90, 91
— — —, partieller 84, 85

Haarkeratin bei Argininbernsteinsäure-
Krankheit 116
Hämatemesis und Hämaturie bei Citrullin-
ämie 111
Hämorrhagien, gastrointestinale bei Lipodystrophie, generalisierter erworbener
70
Hämatokrit unter Belastung beim Sportler
153, 155
Hämoglobin, gesamtes und Sauerstoffaufnahme, maximale, Korrelation zwischen
161
Hamilton-Verfahren zur Herzminutenvolumen-Bestimmung 139
Harnsäurespiegel und Plasma-TG-Konzentration 42
Harnstoff, Ammoniak-Umwandlung in 98
— -Ausscheidung bei Argininbernstein-
säure-Krankheit 116
— — bei Eiweißzufuhr 98
— -Bildung, Abhängigkeit der 98
— —, Aminosäuren bei 98
— — und -ausscheidung bei Citrullin-
ämie 111, 113
— —, extrahepatische 127
— — bei Feten, menschlichen 98
Harnstoffcyclus, Begriff des 98
— -Defekte, Häufigkeit von 127
— —, partielle 127
Harnstoffcyclus-Enzymdefekte, hereditäre
97
— —, —, Ammoniak-Intoxikation bei
127
— —, —, Einleitung 98
— —, —, Frühdiagnose bei 127
— —, —, Inhalt 97
— —, —, Kost, eiweißarme bei 127
— —, — und Krankheitsbilder ähnliche
127
— —, —, Literatur 127
— —, —, Schlußfolgerungen über 126
— —, —, Symptomatologie bei 127
— —, —, Therapie bei 127
— —, —, Zusammenfassung 126, 127
— -Enzyme, Aktivität, verminderte oder
fehlende von 102
— — bei Argininämie 119
— — bei Argininbernsteinsäure-Krank-
heit 115
— — bei Citrullinämie 112
— —, Funktionsstörungen der 98
— — in der Leber 100, 101

Harnstoffcyclus-Enzyme in der Leber bei
    Ammoniak-Intoxikation, kongenitaler
    104
— — in der Leber bei Hyperammonämie
    Typ II   106, 107, 108, 109
— —, Organlokalisation der   100
— — bei Ornithinämie   123
—, Funktion des   99
— im Gehirn   101
— -Nebenweg bei Ornithinämie   122, 124
—, Schritt, limitierender im   100, 101
— -Störungen, angeborene   98
— —, — enzymatische, Einleitung   102
— —, enzymatische   102
— —, primäre, Ammoniak-Intoxikation
    bei   102
— —, —, Ataxie bei   102
— —, —, Entwicklungsrückstand, psycho-
    motorischer bei   102
— —, —, Erbrechen, periodisches bei   102
— —, —, Krampfanfälle bei   102
— —, —, Lethargie bei   102
— —, —, Proteinzufuhr bei   102
— —, — und sekundäre   102
— —, —, Symptomatologie der   102
— und Tricarbonsäurecyclus, Verbindun-
    gen des   101
Harnstoff-Entstehung aus Arginin   100
— -Enzym-Aktivitäten im Lebergewebe
    101
— -N-Ausscheidung bei Ammoniak-
    Intoxikation, kongenitaler   104
— — — bei Hyperammonämie Typ II   109
— -Synthese, Energieverhältnisse bei   100
— — im Gehirn   101
— —, Weg, direkter zum   100
Hautveränderungen bei Lipodystrophie,
    generalisierter kongenitaler hereditärer
    66
Heparin, Freisetzung lipolytischer Aktivitä-
    ten im Plasma durch   41
— -Injektion bei Lipämie, alimentärer   10
Hepatitis, akute, Lipoproteidlipase-Aktivi-
    tät bei   12
Hepatomegalie bei Argininämie   118
— bei Argininbernsteinsäure-Krankheit
    114, 115
— bei Citrullinämie   112
— bei „leprechaunism"   85
— bei Lipodystrophie, cephalothorakaler
    84
— — —, generalisierter   69, 70
— — —, partieller   85
Hepatosplenomegalie bei Lipodystrophie,
    generalisierter kongenitaler hereditärer
    66
Herz-Dilatation, „regulative"   158

Herz bei Lipodystrophie, generalisierter   73
Herzerweiterung, pathologische unter Be-
    lastung   159
Herz-Förderleistung unter Belastung   142
Herzfrequenz-Änderung und Schlagvolu-
    men   166, 167
Herzfunktionen, Gesamtkonzeption über
    144
Herzgesetze, neue nach Reindell   159
Herzgrößenänderung, diastolische unter Be-
    lastung   142, 143
Herzgröße, normale oder pathologische,
    Entscheidung über   158
— bei Sportlern und Normalpersonen   144
Herzhöhlen beim Sportherz   158
Herzhypertrophie, „physiologische"   158
Herzindex bei Belastung, verschiedener
    140
— in Ruhe bei Sportlern   137
— bei Sportler-Gruppen, verschiedenen
    137
Herzkatheterisierung (li. Ventrikel) bei
    Hochleistungssportlern   145
— zur Schlagvolumen-Bestimmung bei
    Sportlern und Untrainierten   143
Herzleistung und arterieller Widerstand   166
Herzminutenvolumen im Alter   140
— und Arm-Ohr-Zeit, Korrelation von
    168
— und arterieller Mitteldruck, Beziehung
    von   167, 173
— — — —, Korrelationskoeffizient von
    167, 175
— und arteriovenöse O_2-Differenz als
    leistungsbegrenzende Faktoren   140
— bei Belastung mit Grollmann-Acetylen-
    Methode   140
— — — mit Indicatordilutions-Methode
    140
— — — bei Sportler-Gruppen, verschie-
    denen   137, 173
— nach Belastung, kurz nachher   139
— — — bei Sportlern   137, 139, 140
— — — bei Sportlern, Normalisierung
    des   137
— -Berechnung   134
— -Bestimmung, Amplitudenfrequenzpro-
    dukt zur   165
— — unter Belastung, Methoden bei   137
— — mit Cambridge dye recorder   141
— — mit Cardiogreen   133, 134
— —, Differenzen bei verschiedener   137
— — mit Farbstoffverdünnungsmethode
    133, 136
— — — —, Kurvenmorphologie bei
    136
— — — — bei Männern, jungen   139

Herzminutenvolumen-Bestimmung mit
    Farbstoffverdünnungsmethode,
    Normalwerte bei 138
— — — — in Ruhe und unter Belastung
    136
— — — —, Shunt-Volumina bei 136
— — mit Fickscher Methode bei Männern,
    jungen 139
— —, Fläche der Verdünnungskurve bei
    134
— — mit Forward-Triangel-Formel 137
— —, gasanalytische 138
— — mit Hamilton-Verfahren 139
— — mit Koomassieblue 141
— —, Kurven-Eichung bei 134
— — beim Leistungssportler mit Sphygmo-
    graphie 138, 140
— — mit Ohreinheit in Ruhe und unter
    Belastung 141
— —, Prinzip der 133
— —, Rezirkulationswelle bei 133
— —, Rezirkulationswelle unter Belastung
    bei 136
— — nach Stewart-Hamilton 133, 136
— —, unblutige 138
— und Blutdruck, systolischer, Beziehung
    von 167, 173
— — —, — in Ruhe und bei Belastung,
    Korrelationskoeffizient von 175
— und Blutvolumen, zentrales, Beziehung
    von 164, 173
— — —, — in Ruhe, Korrelationskoeffi-
    zient von 175
— bei Dauerbelastung von Hochleistungs-
    sportlern 133
— -Einstellung durch Pulsfrequenz-
    Steigerung 147
— mit Farbstoffverdünnungskurven beim
    Sportler 140
—, ideales, Realisierung eines 147
— bei Intervalltraining 149
— bei Körperlage, veränderter 138
— und Körperoberfläche 139
— und Kreislaufzeit, schnellste, Beziehung
    von 167, 173
— — —, — in Ruhe und bei Belastung,
    Korrelationskoeffizient von 175
— beim Leistungssportler, Größe des 138,
    139
—, maximales und Leistungsfähigkeit 139
—, Normalwert des 138
— und Pulsfrequenz, Beziehung von 162,
    163, 173
— — —, Korrelationskoeffizient in Ruhe
    und bei Belastung von 162, 163, 175
— — — —, Korrelation beim Sportler von
    162, 173

Herzminutenvolumen-Regulierung durch
    Pulsfrequenz 147
— in Ruhe bei Männern, jungen 139
— — — bei Sportlern 137, 173
— und Sauerstoffverbrauch 140
— und Schlagvolumen unter Belastung,
    Korrelation von 168
— und Schlagvolumen, Beziehung von
    162, 173
— — —, Korrelationskoeffizient in Ruhe
    und bei Belastung von 162, 175
— — —, Zahlen für 144
— beim Sportler mit Acetylen-Methode
    141
— — — unter Belastung, verschiedener
    139, 140
— bei Sportler-Gruppen, verschiedenen
    137
— — —, — in Ruhe und bei Belastung
    174
— bei Sportlern mit Hochdruck, reaktivem
    152
— — — in Ruhe 138, 144
— mit spygmographischer Methode beim
    Sportler 140
— und Trainingszustand 139, 140
— Vergleich mit anderen Autoren 138
— -Werte bei Sphygmographie 136, 138,
    139, 140, 143
— und Widerstand, peripherer bei Sport-
    lern 152, 153
Herzmuskelkontraktion, Schlagvolumen
    und Herzmuskel-Faserlänge, diastoli-
    sche 142
Herzmuskeltonus beim Sportherz 158
Herzmuskulatur beim Sportherz, Elastizität
    der 145
Herzschlag- und -minutenvolumen des
    Sportlers 138
Herz-Schlagvolumen-Berechnung 134
Herztonus, diastolischer bei Sportlern 146
Herz, venöser Rückstrom zum 168
Herzvergrößerung, Differenzierung einer
    172
Herzvolumen bei Belastung, Starlingsches
    Gesetz beim 159
— — —, Veränderungen des 158, 159
— nach Belastung, Normalisierung des
    159
—, Berechnung des 136
— -Berechnung nach Rohrer und Kahlstorf
    159
— -Bestimmung, röntgenologische 135,
    143, 158, 173
— und Blutmengenbestimmungen mit
    Methoden, verschiedenen 161

Herzvolumen und Blutmenge, Beziehung von 160, 161, 162, 173
— — Korrelationskoeffizient in Ruhe von 175
— — —, Korrelationskoeffizient bei Sportlern und Nichttrainierten 161
— — — nach Hospitalisierung, längerer 161
—, großes und Schlagvolumen, kleines, Kombination von 143
— und Hämoglobin, gesamtes, Korrelation zwischen 161
—, Normalwerte des 158
— röntgenologisch bestimmtes bei Ergometrie 171
— und Sauerstoffpuls, Beziehung von 160, 169
— — — als Leistungstest, cardiovasculärer 171
— — —, maximaler, Quotient aus 169
— und Schlagvolumen nach Belastung, Korrelation von 172
— — —, Beziehungen von 160, 162, 173
— — —, Korrelationskoeffizient in Ruhe und bei Belastung von 160, 175
— — —, — bei Sportlern und Nichttrainierten 160
— — — in Ruhe und bei Belastung, Beziehung, direkte von 172
— — — in Ruhe und bei Belastung, Dissoziation von 159
— — — in Ruhe, Beziehung zwischen 160, 173
— -Schlagvolumen-Quotient = Nylin-Index 171
— bei Sportarten, verschiedenen 158
— bei Sportlern 145, 158, 173
— — —, Streubreite des 158
— — — und Trainingszustand 158, 160, 161, 173
— und Trainingsintensität und -dauer 158
—, Verhalten des 158
Hirntumor, diencephaler bei Lipodystrophie generalisierter 87
Hirnveränderungen bei Lipodystrophie, generalisierter kongenitaler und erworbener 86, 87
Hochleistungssportler, Alter, Gewicht und Größe der 133
—, Gruppeneinteilung der 132
Hodenfunktion bei Lipodystrophie, generalisierter 82
Homocitrullin-Anhäufung 126
— bei Hyperornithinämie, Hyperammonämie und Homocitrullinurie 125
— als Lysin-Metabolit 126

Homocitrullin in Plasma und Urin bei Ornithinämie 123
Homocitrullinurie bei Kuhmilchernährung 125
Hormone bei Lipodystrophie, generalisierter 81
„Hormon-sensitive Lipase" zur FFS-Freisetzung 17
Hornhauttrübung bei Lipodystrophie, generalisierter 67
Hyperaminoacidurie bei Ornithinämie 124
Hyperammonämie, cerebral-atrophisches Syndrom bei 102
— bei Hyperornithinämie, Hyperammonämie und Homocitrullinurie 125
— Typ I siehe Ammoniak-Indoxikation, kongenitale 99, 102, 103, 126, 127
— — Typ I und II 99
— Typ II 99, 102, 108, 126
— — —, Alanin bei 108
— — —, Alter bei 106, 107
— — —, Alzheimer Typ II-Astrocyten bei 110
— — —, Aminosäuren- und Ammoniumchlorid-Belastung bei 109
— — —, Aminosäuren im Liquor bei 108
— — —, Aminosäuren im Plasma bei 106, 107, 108, 109
— — —, Ammoniak-Entgiftung bei 109
— — —, Ammoniak im Liquor bei 109
— — —, Ammoniakvergiftung, chronische bei 108
— — —, Arginase bei 108, 109
— — —, Arginin bei 106, 107, 108, 109
— — —, Argininbernsteinsäure bei 108
— — —, Argininosuccinat-Cleavage-Enzym bei 108, 109
— — —, biochemische Befunde bei 106, 107, 108
— — —, Blutammoniak bei 109
— — —, Blut-NH$_3$-N bei 106, 107
— — —, Carbamylphosphat-Synthetase in der Leber bei 105, 106, 107, 108, 109
— — —, cerebrale Veränderungen bei 110
— — —, Citrullin bei 108, 109
— — —, EEG bei 108
— — —, Entwicklungsrückstand bei 106
— — —, Erbgang bei 110
— — —, Erbrechen bei 106, 108
— — —, Erfaßbarkeit der 127
— — —, Fall von 108
— — —, Genetik bei 110
— — —, Gehirn bei 105, 108, 110
— — —, Geschlecht bei 106, 107, 110
— — —, Glutamat-Dehydrogenase bei 108, 109

Hyperammonämie Typ II, Glutamin bei 104, 106, 107, 108,109
— — —, Glutamin im Liquor bei 109
— — —, Glutaminsäure bei 106, 107, 108
— — —, GOT und GPT bei 108, 109
— — —, Harnstoffcyclus-Enzyme in der Leber bei 106, 107, 108, 109
— — —, Harnstoff-N-Ausscheidung bei 109
— — —, Hypotonie bei 106
— — —, klinische Befunde bei 106, 107, 108
— — —, Kost, eiweißarme bei 108, 111
— — —, Krise, komatöse bei 108, 109
— — —, Leber bei 106, 108, 109
— — —, Lethargie bei 106, 108
— — —, Lysin bei 107, 108
— — —, Ornithin bei 106, 107, 108, 109
— — —, Ornithin-Carbamyl-Transferase bei 105, 106, 107, 108, 109, 126
— — —, Orotsäure bei 106, 109
— — —, pathologische Anatomie bei 110
— — —, Peritonealdialyse bei 111
— — —, Plasma-Harnstoff-N bei 106, 107
— — —, Prolin bei 108
— — —, Symptome bei 106, 107
— — —, Therapie bei 111
— — —, Transaminase bei 108
— — —, Uracil bei 106, 109
— — —, Ureogenese-Kapazität bei 109
— — —, Uridin bei 106, 109
— — —, Citronensäure-Gaben bei 111
Hypercholesterinämie, Plasma-TG-Umsatz nach kohlenhydratreicher Kost bei 37
Hyperchylomikronämie, familiäre 13
—, hereditäre 91
—, Krisen, abdominelle bei 77
— bei Lipoproteidlipase-Mangel, angeborenem 13, 36
—, primäre 4
—, —, LP-Spektrum bei 41
—, —, Lipoproteidlipase-Aktivität bei 41
—, —, Plasma-TG bei 41
—, —, Prä-β-LP bei 41
—, —, Typ I, Lipoproteidlipase-Aktivität bei 13
—, —, Xanthome bei 42
— Typ I, Lipoproteidlipase-Aktivität nach Heparin bei 14, 16
—, Xanthome, eruptive bei 77
hyper- bzw. hypokinetische Zustände 171
„hyperkinetische Zirkulation" beim Sportler 152
Hyperlipämie, Chylomikronen-Resistenz gegen Lipoproteidlipase bei 14

Hyperlipämie, „essentielle", Lipoproteidlipase-Aktivität nach Heparin bei 36
—, „fettinduzierte" Form der 14
—, FFS-Veresterungsrate bei Glucosebelastung bei 37
—, "Fractional Removal Raze" der Plasma-TG bei 35
—, „idiopathische", „Kärung", verminderte nach Heparin bei 14
—, „kohlenhydrat-" und „fettinduzierte" Form der 31
—, kohlenhydratinduzierte 14, 32, 37
—, —, Lipoproteidlipase-Aktivität nach Heparin bei 36
— bei Lipodystrophie, cephalothorakaler 84
— — —, partieller 84, 85
—, Plasma-TG und Kohlenhydratzufuhr bei 37
—, — — -Spiegel unter Reis-Früchte-Diät bei 30
—, — — — nach Saccharose-, Glucose- oder Stärkeverabreichung bei 32
—, — — -Umsatzrate bei 35
— mit Plasma-TG-Vermehrung, endogener; Sonderformen von 40
—, primäre Typ I, abdominelle Koliken bei 15
—, — —, Chylomikronen-Abtransport bei 13
—, — —, Erstbeschreibung der 13
—, — —, familiäres Auftreten der 13
—, — —, fettinduzierte 13
—, — —, FFS bei 14
—, — —, Fieber bei 15
—, — —, Gefäßprozesse bei 16
—, — —, Glucosetoleranz bei 14
—, — —, Häufigkeit der 13
—, — —, klinische Manifestation der 15
—, — —, Leber und Milz bei 15
—, — —, Leukocytose bei 15
—, — —, Lipaemia retinalis bei 16
—, — —, Pankreatitis, akute bei 15
—, — —, Plasma-Triglyceride, exogene bei 13
—, — —, „Schaumzellen" bei 15
—, — —, Triglyceridspiegel im Nüchternplasma bei 14
—, — —, Xanthome bei 15
— Typ IV 32
Hyperlipidämie bei Lipodystrophie, generalisierter 76, 89
— — —, generalisierter kongenitaler hereditärer 66
Hyperlipoproteidämie, Mischtyp von 40
— Typ III 40

Hyperlipoproteidämie Typ III, „breite
β-Bande" der 40
— — —, Cholesterinspiegel bei 40
— — —, Erkennung, sichere von 40
— — —, Glucosetoleranz bei 40
— — —, Kennzeichen der 40
— — — unter kohlenhydratreicher Kost,
Plasma-TG bei 40
— — —, LP-Vermehrung bei 40
— — —, metabolischer Defekt bei 40
— — —, Plasma-TG bei 40
— — —, Xanthome bei 42
— Typ V 40
— — —, biochemischer Defekt bei 41
— — —, Glucosetoleranz bei 41
— — —, klinisches Bild bei 41
— — —, LP-Spektrum bei 41
— — —, Lipoproteidlipase-Aktivität bei
41
— — —, Plasma-TG, endogene und exo-
gene bei 40, 41
— — —, Post-Heparin-Plasma bei 41
Hyperlipoproteinämie Typ I, Chylomikro-
nen-Aufnahme bei 91
— — —, Xanthome bei 77
— — V bei Lipodystrophie, generalisierter
77
Hyperlysinemia, hereditary and lysine in-
duced crisis 102
Hyperornithinämie, Hyperammonämie und
Homocitrullinurie 125
—, — —, Aminosäuren im Plasma bei 125
—, — —, Arginin bei 125
—, — — als Einheit, nosologische 126
—, — —, Erbrechen bei 125
—, — —, Ernährungsschwierigkeiten bei
125
—, — —, Genetik bei 126
—, — —, Glutamin bei 125
—, — —, Headdrop bei 125
—, — —, Homocitrullin bei 125
—, — —, Hyperammonämie bei 125
—, — —, klinische Befunde bei 125
—, — —, Ornithin bei 125
—, — —, Ornithin-Carbamyl-Transferase
bei 125, 126
—, — —, Therapie bei 126
—, — —, Zuckungen myklonische 125
Hyper-Prä-β-Lipoproteidämie 32
— — — —, Plasma-TG unter kohlen-
hydratreicher Kost bei 40
— — — —, primäre 17
Hypertension bei Lipodystrophie, generali-
sierter 90
Hypertone Regulation bei Belastung 152
— „Regulationsstörungen", Begriff der
152

Hypertonie, Blutvolumen bei 154
—, jugendliche als „Volumen"- oder Widerstandshochdruck 152
Hypertrichose bei Lipodystrophie, generalisierter kongenitaler hereditärer 66, 71,
75
— — —, generalisierter erworbener 71, 72
Hypertriglyceridämie, atherosklerotische
Veränderungen bei 42
—, Einleitung 2
—, Einteilung der 43
—, „exogene", Lipoproteidlipase-Aktivität
bei 14
—, „fettinduzierte", fettfreie Kost bei 16
—, —, Plasma-TG-Spiegel bei fettfreier
Kost bei 16
—, —, therapeutische Maßnahmen bei 16
—, —, Triglyceride mittlerer Kettenlänge
bei 16, 17
—, Harnsäurespiegel bei 42
—, Heparin-unempfindliche 13
—, Inhalt 1
— und Insulinom 39
—, Insulinspiegel nach Glucosebelastung
bei 38
—, kohlenhydratinduzierte; Entstehung der
38
—, unter kohlenhydratreicher Kost 30
—, —, VLDL-TG-Synthese bei 38
—, Lipaemia retinalis bei 42
—, mäßige symptomatische, Plasma-TG-
Bildung bei 35
—, — —, Plasma-TG-Umsatz und -Kon-
zentration bei 34, 35
— und Pankreatitis akute 12, 15, 42
—, Plasma-TG-Konzentration nach saccha-
rose- oder stärkereicher Kost bei 31
—, primäre, Einteilung der 4
—, — endogene 33
—, — —, Blutzucker nach Tolbutamid-
Gabe bei 39
—, — — und Diabetes mellitus 43
—, — —, Erbgang bei 43
—, — —, familiäre Häufung der 43
—, — —, FFS-Konzentration und -Ver-
esterungsrate bei 34
—, — —, FFS im Plasma und Plasma-TG-
Influx bei 34
—, — —, FFS-Umsatzrate und -Stoffwech-
sel bei 36
—, — —, Glucosetoleranz bei 42
—, — —, Häufigkeit der 41
—, — —, Insulin bei 42
—, — —, klinische Manifestationen bei 41
—, — — unter kohlenhydratreicher Kost
37

Hypertriglyceridämie, primäre, endogene,
   Lipoproteidlipase bei 36
—, — —, Plasma-TG-Clearance bei 35
—, — —, Plasma-TG, endogene unter
   Normalkost bei 33
—, — — und Plasma-TG-Neubildung 37
—, — —, Plasma-TG-Spiegel und -TG-
   Influxrate bei 35
—, — —, Plasma-TG-Stoffwechsel-Patho-
   physiologie bei 32
—, — —, Plasma-TG-Umsatz bei 34
—, — —, Plasma-TG-Umsatzraten-Unter-
   schätzung bei 35
—, — —, Prä-β-LP-Vermehrung bei 40
—, — —, Tolbutamidtest bei 42
—, — —, Ursache der 33
—, — —, VLDL-Bildung und Abtransport
   bei 33
—, — —, VLDL-TG-Abtransport bei 35,
   36
—, — —, VLDL-TG-Bildungsrate bei 36
—, — —, VLDL-TG-Influxrate und -Ent-
   fernungsmechanismus bei 33
—, — exogene 13
—, — kohlenhydratinduzierte, Adapta-
   tionsstörung bei 32
—, —, Literatur 43
—, —, pathogenetische Mechanismen der
   43
—, —, Plasma-TG bei 4
—, —, Schlußbemerkungen 43
—, — mit Triglycerid-Vermehrung, endogener 17
—, — mit Triglycerid-Vermehrung, exogener 4
—, — Typ I, Diagnose der 16
—, „sekundäre" 4
— Typ I, Erbgang bei 14
—, Xanthome bei 42
— -Zustandekommen, Plasmainsulin-
   spiegel bei 39
Hypertrophie, muskuläre mit geistigem
   Defekt als diencephales Syndrom 88
Hyperuricämie, primäre, Plasma-TG-Konzentration bei 42
„hyperzirkulatorische Einstellung" beim
   Sportler 152
hypokinetischer Zustand durch Dociton
   171
Hypophyse bei Lipodystrophie, generalisierter 81
hypothalamisch-hypophysäre Störung bei
   Lipodystrophie, generalisierter 87, 88
Hypotonie bei Hyperammonämie Typ II
   106
Hypovolämie beim Sportler 154

Icterus prolongatus bei Ammoniak-Intoxikation, kongenitaler 103
— — bei Ornithinämie 122, 123, 124
Indicatordilutions-Methode, Herzminutenvolumen unter Belastung mit 140
— — zur Schlagvolumen-Bestimmung
   145
Infektionskrankheiten vor Lipodystrophie,
   generalisierter erworbener 72
Inotropie, positive durch sportliche Betätigung 172
Inselapparat bei Lipodystrophie, generalisierter 81
Insulin-Anstieg nach Fructose und Plasma-
   TG 39
— -Behandlung bei Lipodystrophie, generalisierter 87
— -Bestimmung, radiologische und biologische Methode 80
— und FFS-Veresterungsrate 26
— -Gaben bei Lipodystrophie, generalisierter, Lipide unter 77
— nach Glucosebelastung und Plasma-TG
   bei Diabetes mellitus 38, 39
— bei Hypertriglyceridämie, primärer endogener 42
— -Konzentration nach Glucosebelastung
   und Plasma-TG-Konzentration 38, 39
— bei Lipogenese aus Glucose 32
— bei Plasma-TG-Vermehrung, primärer
   endogener 43
— -Resistenz des Diabetes bei Lipodystrophie, generalisierter 80
— — -hervorrufender Faktor, Vorkommen von 79
— — bei Lipodystrophie, cephalo-thora-
   kaler 84
— — — —, generalisierter 89
— — — —, generalisierter kongenitaler
   80
— — — —, partieller 84, 85
— -Sekretion und Glucosetoleranz bei
   Plasma-TG, endogenen primär vermehrten 38
— — bei Lipodystrophie, generalisierter
   89
— -Spiegel bei Diabetes bei Lipodystrophie,
   generalisierter 69, 76, 80
— — nach Glucosebelastung bei Hyperlipoproteidämie Typ V 41
— — bei Lipodystrophie, cephalo-thoraka-
   ler 84
— — — —, generalisierter erworbener
   81
— — — —, generalisierter kongenitaler
   80

Insulin-Wirkung nach Tolbutamid bei Plasma-TG-Vermehrung, endogener 39
Insulinom und Hypertriglyceridämie 39
Intervalltraining, „Auslaufen" bei 150
—, arteriovenöse Differenz nach Belastung beim 149
—, ballistokardiographische Ergebnisse bei 149
—, Belastungen bei 148, 149
—, Belastungsdauer bei 149, 150
—, Belastungs- und Intervallphasen bei 148
—, Bemerkungen zum 148
—, Blutdruckamplitude im Intervall bei 149
— und Dauerbelastung, Vergleich zwischen 150
—, Entwicklung des 148
—, Farbstoffinjektion bei 148
—, Herzminutenvolumen bei 149
—, Intervalldauer bei 150
—, Muskeltätigkeit im Intervall bei 150
—, Sauerstoffpuls nach Belastung und im Intervall bei 149, 150
—, „Pausenreizwirkung" bei 150
—, Pulsfrequenz bei 149
—, — -Grenze im Intervall bei 150
—, Schlagvolumen bei 149
—, — im Intervall bei 149, 150
—, sphygmographische Befunde bei 149
— von Sportlern 148
Intracellulärraum, Verkleinerung des 155
Intravasalraum, Abnahme des 154

J^{131}-Albumin zur Blutmengenbestimmung 135
— zur Blutvolumen-Bestimmung bei Belastung 154
— -Insulin-Verschwinderate bei Lipodystrophie, generalisierter 81
— zur PV-Bestimmung bei Belastung 154

Kalium bei Lipodystrophie, generalisierter 83
Kaseinbelastung bei Citrullinämie 113
Katarakte bei Lipodystrophie, generalisierter 75
Ketonämie, fehlende bei Diabetes bei Lipodystrophie, generalisierter 69, 80
—, — bei Lipodystrophie, cephalothorakaler 84
—, — — —, generalisierter 89
—, — — —, partieller 84
17-Ketosteroid-Ausscheidung bei Lipodystrophie, generalisierter 81

Kimmelstiel-Wilson-Veränderungen bei Lipodystrophie, generalisierter 69, 73
„Kläraktivität" im Plasma, „endogene" 11
„Klärfaktor", Begriff des 11
—, Enzymnatur des 11
— als Lipoproteidlipase 11
Knochenmark-Fett bei Lipodystrophie, generalisierter 91
Knochenmark bei Lipodystrophie, generalisierter 67, 74
Knochenveränderungen bei Lipodystrophie generalisierter 74
Kohlenhydrate, verschiedene und Plasma-TG-Konzentration 32
Kohlenhydrat- und Lipid-Stoffwechsel bei Lipodystrophie, generalisierter, Beziehungen zwischen 80
Kohlenhydratstoffwechsel bei Lipodystrophie, generalisierter 80, 89
— — —, generalisierter erworbener 67, 89
— — —, generalisierter, kongenitaler hereditärer 66
— und Plasma-Triglyceride, endogene 30, 37
Koomassieblue zur Herzminutenvolumen-Bestimmung 141
Korrelationskoeffizient, Berechnung des 159
—, — der Streuung um die Regressionsgerade aus dem 160
—, positiver und negativer 159
Korrelationsverfahren 159
Krämpfe bei Ammoniak-Intoxikation, kongenitaler 103, 104
— bei Argininbernsteinsäure-Krankheit 114, 115
Krampfanfälle bei Harnstoffcyclus-Störungen, primären 102
Kreatinin-Ausscheidung bei Lipodystrophie, generalisierter 68, 83
— im Serum bei Lipodystrophie, generalisierter 83
Kreatin-Phosphokinase bei Lipodystrophie, generalisierter 83
Krebs-Henseleit-Cyclus, Arginin-Umsatz bei Argininämie im 121
— — —, Begriff des 98
— — — bei Citrullinämie 113
Kreislaufeinstellung des Sportlers 138
Kreislaufgrößen, blutig und unblutig gewonnene 138
— beim Sportler 131
—, vergleichende Untersuchungen von 138

Kreislauf des Hochleistungssportlers,
Druckverhältnisse beim 151
— — —, Einleitung 131
— — —, Ergebnisse über 137
— — —, Inhalt 131
— — —, Literatur 176
— — —, Untersuchungsmaterial 131
— — —, Untersuchungsmethodik 133
— — —, Verhalten, korrelatives des 159,
173
— — —, Zusammenfassung 172
Kreislaufsituation beim Sportler, ergotrope
Einstellung der 162
— — —, pathologische 171
Kreislaufuntersuchung des Hochleistungs-
sportlers, Dauerbelastung bei 133
— — —, Ergostat zur 133
Kreislaufzeit-Bestimmung am Arm unter
Belastung 157
Kreislaufzeiten nach Belastung zur Diagnose
von Herzkrankheiten 158
— — —, Dissoziation der 158
— — —, Normalisierung der 158
— — — bei Sportlern und Nichttrainierten 157
—, Berechnung der 134
— und Blutvolumen, zentrales, Beziehung
von 165, 173
— unter Hyperventilation 156
— in Ruhe und bei Belastung bei Sportlern
und Nichttrainierten 157, 173
— und Trainingszustand 157
— und Umlaufzeit, mittlere, Faktor zwischen 157
—, Verhalten der 157
Kreislaufzeit, mittlere (MCt, sec) unter Belastung bei Sportlern und Nichttrainierten 157, 173
—, — und Pulsfrequenz, Korrelation von
168
—, — in Ruhe bei Sportlern und Nichttrainierten 157
—, — und Schlagvolumen, Korrelation von
168
—, — und schnellste und Blutvolumen,
zentrales in Ruhe, Korrelationskoeffizient von 175
—, — bei Sportlergruppen, verschiedenen
in Ruhe und bei Belastung 174
— und Pulsfrequenz, Produkt von 168
— -Pulsfrequenz-Produkt und Herzfrequenz, Korrelation von 168
— — — und Herzschlagvolumen, Korrelation von 168, 169
— — — und Kreislaufzeit, Korrelation
von 168

Kreislaufzeit, schnellste und geringste bei
Sportlern 157, 173
—, — und Herzminutenvolumen, Korrelationskoeffizient von 167, 175
—, — und Herzminuten- und Schlagvolumen, Beziehung von 167, 173
—, — und mittlere 134, 157
—, — und Schlagvolumen, Korrelationskoeffizient von 168, 175
Kreislauf-Zentralisation beim Sportler 138
Kurvenflächen-Bestimmung, Methoden zur
134, 137

Leber bei Ammoniak-Intoxikation, kongenitaler 103, 104, 105
— bei Argininbernsteinsäure-Krankheit
117
— -Glykogen bei Lipodystrophie, generalisierter 81
—, Harnstoffcyclus-Enzyme in der 100,
101
— -Histologie bei Lipodystrophie, generalisierter 70, 89
— bei Hyperammonämie Typ II 106, 108,
109
— bei Hyperlipämie, primärer Typ I 15
— bei Lipodystrophie, generalisierter 61,
69, 86 ,89
— — —, generalisierter erworbener 68,
86
— — —, partieller 84, 85
— bei Ornithinämie 123, 124
Lebercirrhose, FFS-Konzentration im
Plasma und -Veresterungsrate bei 27
— bei Lipodystrophie, generalisierter 70,
91
Leberfunktion bei Citrullinämie 112
Leberfunktionsproben bei Lipodystrophie,
generalisierter 83
Leberkoma bei Lipodystrophie, generalisierter erworbener 70
Leberlipide, Kohlenstoff-Einbau nach
Glycerin- bzw. Fructose-Inkubation in
20
„leprechaunism" als autosomal rezessive
Krankheit 85
— als diencephales Syndrom 88
—, Hepatomegalie bei 85
— und Lipodystrophie, generalisierte, kongenitale, Symptome gleiche bei 85, 86,
88
— als Lipodystrophie erworbene
60, 68
—, Muskulatur bei 85
—, Stoffwechselstörung bei 85
—, Symptome bei 85

Lethargie bei Ammoniak-Intoxikation, kongenitaler 103, 104
— bei Harnstoffcyclus-Störungen, primären 102
— bei Hyperammonämie Typ II 106, 108
Leukocytose bei Hyperlipämie, primärer Typ I 15
Lipaemia retinalis bei Hyperlipämie, primärer Typ I 16
— — bei Lipodystrophie, generalisierter 75, 77
— — bei Plasma-TG-Vermehrung, primärer endogener 42
Lipämie, alimentäre, Fettpartikel, verschiedene bei 6
—, — nach Heparininjektion 10
—, —, Polyvinylpyrrolidon-Ausflockung bei 6
—, — durch Protaminsulfat 30
—, —, Stärkeblock-Elektrophorese bei 6
— nach Fettbelastung mit und ohne Kohlenhydratzufuhr 9
— durch Lipoproteidlipase-Hemmsubstanzen 30
Lipide bei Lipodystrophie, generalisierter unter Insulingaben 77
— im Plasma, totale bei Lipodystrophie, generalisierter 77
Lipidstoffwechsel bei Lipodystrophie, generalisierter 76
lipodystrophia progressiva 84
Lipodystrophie-ähnliche Weber Christiansche Krankheit 67
—, cephalo-thorakale 84
—, — —, Auftreten der 84
—, — —, Blutzucker bei 84
—, — —, Diabetes bei 84
—, — —, familiäres Vorkommen von 84
—, — —, Geschlechtsverteilung bei 84
—, — —, Glucosetoleranz bei 84
—, — —, Grundumsatz bei 84
—, — —, Hepatomegalie bei 84
—, — —, Hyperlipämie bei 84
—, — —, Insulin-Resistenz bei 84
—, — —, Insulinspiegel bei 84
—, — —, Ketonämie, fehlende bei 84
—, — —, Krankheit, auslösende bei 84
—, — —, Nierenerkrankungen bei 84
—, — —, Schilddrüsenveränderungen bei 84
—, — —, ZNS bei 84
—, generalisierte, ACTH bei 77
—, —, — -Test bei 82
—, —, Adenoide bei 71
—, —, Adrenalin-Ausscheidung bei 82
—, —, Ätiologie bei 87
—, —, Aldosteron-Ausscheidung bei 82

Lipodystrophie, generalisierte, Aminosäuren-Ausscheidung bei 83
—, —, Angiomatose bei 74
—, —, atypische Fälle von 62, 75, 76
—, — —, Osteoporose bei 74
—, —, autonomes Nervensystem bei 88, 89
—, —, Bicarbonate bei 83
—, —, Blutbild, peripheres bei 83
—, —, Blutdruck bei 73
—, —, Blutzucker unter Adrenalin und Glucagon bei 81
—, —, Blutzuckerbelastung bei 81
—, —, Brustentwicklung bei 74
—, —, Calcium bei 83
—, —, Cardiomegalie bei 90
—, —, ^{14}C-Glucose-Studien bei 81
—, —, Chloride bei 83
—, —, Cholesterin bei 76
—, —, Chromosome bei 83
—, —, Chylomikronen-Aufnahme bei 91
—, —, — -Fraktion bei 76, 77
—, —, Clitoris bei 73
—, —, CO_2-Produktion bei 81
—, —, Cornea-Trübung bei 75
—, —, Corticotropin-Wirkung bei 77
—, —, Cortisol und Glucagon bei 77
—, —, Diabetes bei 89
—, —, — -Auftreten bei 60, 61, 69, 89
—, — mit Diabetes, Blutzucker bei 69, 80
—, — — —, Glucosurie bei 69
—, — — —, insulinresistentem ohne Ketonämie 69, 76
—, —, Diabetes-Komplikationen bei 69
—, —, diätetische Behandlung bei 87
—, —, diencephaler Ursprung der 88, 89
—, —, Definition der 59
—, —, Dermatomyositis bei 89
—, —, Erstbeschreibung der 61
—, — erworbene 60
—, — erworbene und Abmagerungssyndrom, diencephales, Verwandtschaft von 67, 85, 88
—, — —, Astrocytome bei 72
—, — —, Astrocytome im Diencephalon bei 67
—, — —, cerebrale und cerebellare Störungen bei 67, 72
—, — —, Diabetes-Entwicklung bei 64, 68, 69, 81, 89
—, — —, — insipidus bei 72
—, — —, Fahr's Syndrom bei 72
—, — —, Fälle, veröffentlichte von 64, 65
—, — —, Fettverlust bei 66
—, — — nach gehirnschädigenden Krankheiten 72
—, — —, Gehirnveränderungen bei 72, 86, 87

Lipodystrophie, generalisierte erworbene, nach Gelbsucht 66
—, — —, Geschlechtsverteilung bei 66
—, — —, Hämorrhagien, gastrointestinale bei 70
—, — —, Häufigkeit von 64
—, — —, Hirntumor, diencephaler bei 87
—, — —, Hypertrichosis bei 71, 72
—, — —, Infektionskrankheiten, vorangegangene bei 66, 72
—, — —, Insulinspiegel bei 81
—, — —, Kohlenhydratstoffwechsel-Störung bei 67, 89
—, — —, Kopfhaar bei 72
—, — —, Krankheiten, vorausgehende bei 65, 66, 72
—, — —, Krisen durch Fett- oder Kohlenhydratzufuhr, extreme bei 72
—, — —, Leber bei 68, 70
—, — —, Leberkoma bei 70
—, — —, Manifestationsalter bei 66
—, — —, Muskelhypertrophie bei 67, 68, 75
—, — —, Oesophagus-Varizen bei 70
—, — —, Pankreas bei 69
—, — —, Plasma-Insulin und Glucosetoleranz bei 81
—, — —, Prognose bei 86
—, — —, Schwangerschaft bei 74, 89
—, — —, Skelet bei 74
—, — —, Skeletreifung bei 68, 90
—, — —, Wachstum bei 67, 68
—, — —, Xanthome, eruptive bei 72
—, — und Exomphalos-, Makroglossie-Gigantismus-Syndrom 86, 88
—, —, Falx cerebri bei 74
—, —, Fett, fehlendes bei 61, 67, 74, 75
—, —, Fettgehalt des Blutes bei 67
—, —, — der Gewebe bei 67
—, —, Fettgewebe bei 59, 67
—, —, Fettgewebserkrankung bei 89
—, —, fettmobilisierende Substanz im Urin bei 79
—, —, Fettsäuren-Zusammensetzung bei 78
—, —, Fettspeicher bei 89
—, — Fettstoffwechselstörungen bei 79, 89
—, —, Fettverarmung bei 87
—, —, Fettverlust bei 60, 61, 66
—, —, "foam cells" bei 67
—, —, FSH-Ausscheidung bei 82
—, —, Gefäßveränderungen, arteriosklerotische bei 86
—, —, Genitalien bei 73, 74

Lipodystrophie, generalisierte, Glucose-Belastung bei 80
—, —, — -Utilisation bei 81, 89
—, —, Glycerinspiegel bei 77, 79
—, —, Glykogenbildung bei 81
—, —, Gonaden bei 81
—, —, Granulocyten, basophile bei 83
—, —, Grundumsatz bei 61, 76, 90, 91
—, —, Habitus bei 74
—, —, Hepatomegalie bei 69, 70
—, —, Herzbefund bei 73
—, —, historischer Überblick über 61
—, —, Hodenfunktion bei 82
—, —, Hormone bei 81
—, —, Hornhauttrübung bei 67
—, —, Hyperlipidämie bei 76, 89
—, —, Hyperlipoproteinämie Typ V bei 77
—, —, Hypermetabolismus bei 76
—, —, Hypertension bei 90
—, —, Hypophyse bei 81
—, —, hypothalamisch-hypophysäre Störung bei 87, 88
—, —, Inhalt 59
—, —, Inselapparat bei 81
—, —, Insulin-Behandlung bei 87
—, —, — -Resistenz bei 80, 89
—, —, — -Sekretion bei 89
—, —, ^{131}J-Insulin-Verschwinderate bei 81
—, —, Kalium bei 83
—, —, Kalorienbeschränkung bei 87
—, —, Katarakte bei 75
—, —, Keimdrüsen-Hormone bei 89
—, —, Ketonämie, fehlende bei 80, 89
—, —, 17-Ketosteroid-Ausscheidung bei 81
—, —, Kimmelstiel-Wilson-Veränderungen bei 69, 73
—, —, klinisches Bild bei 66
—, —, Knochenmark bei 67
—, —, — -Fett bei 91
—, —, Knochenveränderungen bei 74
—, —, Körpergewicht und Kalorienzufuhr bei 76, 90
—, —, Kohlenhydrat- und Lipidstoffwechsel-Beziehungen bei 80
—, —, Kohlenhydratstoffwechsel bei 80, 89
—, — kongenitale hereditäre 59
—, — — —, Acanthosis nigrans 71, 75
—, — — —, akromegale Zeichen bei 66, 67, 90
—, — — —, anamnestische Erhebungen bei 66
—, — — —, Arthrogryposis multiplex bei 75
—, — — —, Blutzucker bei 80
—, — — —, $^{14}CO_2$-Studien bei 78, 79, 90

Lipodystrophie, generalisierte kongenitale hereditäre, Diabetes-Auftreten bei 60, 62, 69
—, — — —, Diabetes-Verlauf bei 69
—, — — —, EEG bei 72
—, — — —, Eltern-Blutsverwandtschaft bei 61, 63, 66
—, — — —, Epilepsie bei 72
—, — — —, Epiphysenfugen bei 68, 74
—, — — —, Erbgang bei 87
—, — — —, Erstbeschreibung der 65
—, — — — und erworbene, Unterscheidung von 66
—, — — — und erworbene, Diabetes bei 86
—, — — —, Fälle, veröffentlichte von 60—63, 66
—, — — —, Fettgewebe bei 66
—, — — —, Gehirn bei 72, 86
—, — — —, Geschlechtsverteilung bei 66
—, — — —, Geschwistererkrankungen bei 66
—, — — — und Gigantismus, cerebraler, Symptome, gemeinsame bei 86, 88
—, — — —, Glucosurie bei 80
—, — — —, Hautveränderungen bei 66
—, — — —, Hepatosplenomegalie bei 66
—, — — —, Hyperlipidämie bei 66
—, — — —, Hypertrichose bei 66, 71, 75
—, — — —, hypothalamisch-hypophysäre Störung bei 66
—, — — —, Insulin-Resistenz bei 80
—, — — —, Insulinspiegel bei 80
—, — — —, Kind (1 jähriges) mit 68
—, — — —, Körperbau bei 67
—, — — —, Kohlenhydratstoffwechsel-Störung bei 66
—, — — —, Kopfhaare bei 71
—, — — —, Leber-Histologie bei 70
—, — — — und „leprechaunism", Symptome, gemeinsame bei 85, 86, 88
—, — — —, Muskelhypertrophie bei 59, 66, 68, 90
—, — — —, neurologische Abnormitäten bei 72
—, — — —, Penis bei 66, 73
—, — — —, Phlebomegalie bei 71
—, — — —, Plasma-Insulin und Glucosetoleranz bei 80
—, — — —, pneumoencephalographische Veränderungen bei 66, 72
—, — — —, Prognose bei 86
—, — — —, psychotische Symptome bei 72
—, — — —, Rassen bei 66
—, — — —, Skeletreifung bei 66, 67, 68

Lipodystrophie, generalisierte kongenitale hereditäre, Skelet, sklerotisches bei 74
—, — — —, Stoffwechselstörungen bei 59
—, — — —, Suicid bei 72
—, — — —, Wachstum bei 59, 66, 67, 89, 90
—, — — —, Zahnentwicklung bei 68
—, —, Krankheit, auslösende bei 64, 87
—, — und Krankheiten, andere, Verwandtschaft von 84
—, —, Kreatinin-Ausscheidung bei 68, 83
—, —, — im Serum bei 83
—, —, Kreatin-Phosphokinase bei 83
—, —, Laborbefunde bei 76, 83
—, —, Leber bei 61, 69, 89
—, —, Lebercirrhose bei 70, 91
—, —, Leberfunktionsproben bei 83
—, —, Leber-Glykogen bei 81
—, —, Leber-Histologie bei 70, 89
—, —, Lipaemia retinalis bei 75, 77
—, —, Lipide unter Insulingaben bei 77
—, —, — im Plasma, totale bei 77
—, —, Lipidstoffwechsel bei 76
—, —, Lipogenese, hepatische bei 81, 89
—, —, Lipoprotein-Elektrophorese bei 77
—, —, Lipoproteinlipase-Aktivität in Post-Heparin-Plasma bei 78
—, —, lipotrophischer Faktor mit anti-Insulin-Eigenschaft im Urin bei 88, 89
—, —, Liquor bei 83
—, —, Literatur 91
—, —, Lympknoten bei 61, 67, 70, 91
—, —, Makroglossie bei 75
—, —, Menarche bei 73
—, —, Menstruation bei 74, 75, 82, 89
—, —, metyrapone test bei 82
—, —, Mitochondriengröße bei 90
—, —, Milz bei 61, 70, 91
—, —, Muskel-Glykogen bei 68, 81
—, — und Muskelhypertrophiekongenitale mit geistigem Defekt; Symptome, gleiche bei 85, 88
—, —, Natrium bei 83
—, —, Nebennieren bei 82
—, —, Nebennierenrindenfunktion bei 82
—, —, NEFA bei 78
—, —, — -und Glycerol-Mobilisierung bei 79
—, —, — -Spiegel, basaler bei 79
—, —, nephrotisches Syndrom bei 73
—, —, Nierenstein bei 73
—, —, Nomenklatur bei 59, 60
—, —, Noradrenalin-Ausscheidung bei 82
—, —, Oestrogen-Ausscheidung bei 82
—, —, Organomegalie bei 74, 90
—, —, Ovarcysten bei 74

Lipodystrophie, generalisierte, Ovarien-
  funktion bei 82
—, —, Parotis bei 75
—, — und partielle, Ähnlichkeit von 84,
  88
—, — — —, Nierenveränderungen bei 73
—, — — —, Übergangsform von 85
—, — — —, Unterschiede von 85
—, —, Pathogenese bei 87
—, —, Phosphatasen bei 83
—, —, Phospholipide bei 76
—, —, Phosphor bei 83
—, —, Phosphorylsae bei 83
—, —, Pityriasis versicolor bei 72
—, —, Plasma-Glucagon, immunoreaktives
  bei 81
—, —, — -Insulin bei 69, 76, 80
—, —, — -NEFA bei 77
—, —, — — -Konzentration und -Regula-
  lation bei 78, 79, 91
—, —, Post-Heparin-lipolytische Aktivität
  bei 79
—, —, Prä-β-Lipoproteinfraktion bei 76,
  77
—, —, Pregnandiol-Ausscheidung bei 82
—, —, progressive und partielle, Unter-
  scheidung von 59
—, —, Proteinurie bei 73
—, —, Pubertätsentwicklung bei 73
—, —, Pyelonephritis bei 73
—, —, Reststickstoff bei 83
—, —, RES bei 67
—, —, R. Q. bei 78, 89
—, —, Schädel-Röntgenbefund bei 74
—, —, Scham- und Achselhaare bei 74
—, —, Schilddrüse bei 75, 76, 90
—, —, Schwitzen bei 71
—, —, Serumproteine bei 83
—, —, Skelet-Röntgenbefunde bei 74
—, —, Skeletsklerose bei 91
—, —, Somatotropin bei 90
—, —, Splenomegalie bei 70
—, —, Stein-Leventhal-Syndrom bei 74
—, —, Stoffwechselstörungen bei 76
—, —, Testosteron-Ausscheidung bei 82
—, —, Therapie bei 86, 87
—, —, Thyreoidektomie bei 76
—, —, Todesursache bei 61, 63, 65, 86
—, —, Tonsillen bei 71
—, —, Triglycerid-Ablagerung und -Mobi-
  lisation bei 80, 89
—, —, — -Bildung bei 79
—, —, — -Fraktionen bei 78
—, —, Triglyceride bei 76, 77
—, —, — unter Glucosegaben bei 77
—, —, — bei Kost, verschiedener bei 77
—, —, — in der Leber bei 70

Lipodystrophie, generalisierte,
  Typen der 59
—, —, Unterhautgewebe bei 74, 75
—, —, VMA-Ausscheidung bei 82
—, —, Vorkommen von 66
—, —, Wachstumshormon bei 82, 83, 90
—, —, Xanthome bei 67, 72, 77
—, partielle 84
—, — nach Dermatomyositis 84
—, —, Diabetes bei 84, 85
—, —, Fälle von 84
—, —, Fettverlust bei 84
—, —, Gehirnveränderungen bei 88
—, —, Grundumsatz bei 84, 85
—, —, Häufigkeit der 84
—, —, Hepatomegalie bei 85
—, —, Hyperlipämie bei 84, 85
—, —, Hypothalamus und vegetatives Ner-
  vensystem bei 88
—, —, Insulin-Resistenz bei 84, 85
—, —, Ketonämie, fehlende bei 84
—, — in Körperhälfte, unterer 84
—, —, Leber bei 84, 85
—, progressive, Fettgewebs-Autotrans-
  plantation bei 88
lipodystrophische muskuläre Dystrophie
  60
Lipogenese aus Glucose, Insulin bei 32
—, hepatische bei Lipodystrophie, generali-
  sierter 81
„lipohistiodiaresis", Krankheitsfall von 61
Lipolyse im Fettgewebe unter Catechol-
  aminen 26
— — — unter Nicotinsäure 27
— — — unter Propranolol 27
lipolytische Aktivitäten im Plasma, Frei-
  setzung durch Heparin von 41
A-β-Lipoproteidämie, Chylomikronen-
  bildung bei 5
α-Lipoproteide, A-Protein in 2
— —, Cholesteringehalt der 2
— —, Durchmesser und Form der 2
— — in der Elektrophorese 2
— —, Phospholipidgehalt der 2
— —, Proteingehalt der 2
— — Triglyceride in 2
β-Lipoproteide, B-Protein in 2
— —, Cholesteringehalt der 2
— —, Durchmesser und Form der 2
— — in der Elektrophorese 2
— —, Phospholipidgehalt der 2
— —, Proteingehalt der 2
— —, Triglyceride in 2
β-Lipoproteid-Produktion in der Leber un-
  ter Orotsäuregabe 28

Lipoproteide (LP), Bildung von 2
—, Dichte von 40
—, Eigenschaften, immunologische von 2
—, exogene und endogene, Trennung von 8
— bei hepakeltomierten Hunden, Lysin-U-C¹⁴-Einbau in 28
— hoher Dichte 2
— niederer Dichte 2
— — —, nicht atherogene 16
— sehr niederer Dichte siehe VLDL (very low density) 2
Lipoproteid-Bildung 28
— —, Apoprotein bei 28
— -Florationsklassen 2
— -Klassen im Plasma 2
— — — —, Auftrennung von 2
— -Partikel im Golgi-Apparat 28
— -Produktion und Proteinsynthese in der Leber 28
— -Spektrum bei Hyperchylomikronämie, primärer 41
— — bei Hyperlipoproteidämie Typ V 41
— — im Plasma, Charakterisierungsmöglichkeiten des 16
— -Synthese, intestinale 28
— -Vermehrung bei Hyperlipoproteid-ämie Typ III 40
— -Wanderungsgeschwindigkeit 40
Lipoproteidlipase 10
— -Aktivität, Bestimmungsmethoden der 16
— —, endogene als Enzym-Substrat-Komplex 11
— —, —, Hemmbarkeit der 11
— —, — im Plasma 11
— —, — und Plasma-Triglycerid-Spiegel 11
— — im Fettgewebe 12
— —, Freisetzung der 14
— — -Freisetzbarkeit und VLDL-TG-Fettsäuren-Aufnahme ins Fettgewebe 30
— — in Geweben, menschlichen 11
— — unter Glucosebelastung 12, 39
— — — — bei Plasma-TG-Vermehrung 39
— — nach Heparin bei Hyperchylomikron-ämie Typ I 14, 16
— — bei Hepatitis, akuter 12
— — im Herzmuskel bei Nahrungsentzug 12
— —, hormonelle Einflüsse auf 12
— — bei Hyperchylomikronämie, primärer 13, 41
— — bei Hyperlipämie, „essentieller" nach Heparin 36

Lipoproteidlipase-Aktivität, bei Hyper-lipämie „kohlenhydratinduzierter" nach Heparin 36
— — bei Hyperlipoproteidämie Typ V 41
— — bei „Hypertriglyceridämie, exoge-ner" 14
— — — —, primärer endogener 36
— — bei Pankreatitis, akuter 12
— — im Plasma und Ernährung 12
— — bei Tieren 11
— bei Chylomikronen-Aufnahme in der Leber 11
—, Chylomikronen-Resistenz gegen 14
—, endogene, Aktivierung der 11
—, — und „Post-Heparin-Lipoproteid-lipase" 11
—, Freisetzung der 11
— -Hemmsubstanzen, Chylomikronen-Entfernung aus dem Blut unter 30
— —, Lipämie durch 30
— —, VLDL-TG im Plasma unter 30
— als „Klärfaktor" 11
—, Lokalisation der 11
— -Mangel, angeborener, Hyperchylo-mikronämie bei 36
— —, primärer, Cholesterinspiegel bei 13
— —, —, Chylomikronenabtransport bei 13
— —, —, Plasmalipidspektrum bei 13
— —, —, Phospholipidspiegel bei 13
— —, —, Triglyceride, exogene bei 13
— im Plasma, Inhibitor der 14
— — — -Triglycerid-Stoffwechsel 11
—, physiologische Rolle der 30
— -System bei Hypertriglyceridämie, pri-märer endogener 36
— beim Triglycerid-Abtransport aus dem Blut 14
—, Triglyceridspaltung durch 11
— beim VLDL-TG-Abtransport 36
— bei VLDL-TG-Entfernung aus dem Blut 30
— -Zerstörung in der Leber 12
Lipoprotein-Elektrophorese bei Lipodystro-phie, generalisierter 77
Lipoproteinlipase-Aktivität in Post-Hepa-rin-Plasma bei Lipodystrophie, generali-sierter 78
lipotrophischer Faktor mit anti-Insulin-Eigenschaft 88
— — mit anti-Insulin-Eigenschaft im Urin bei Lipodystrophie, generalisierter 88, 89
Liquor bei Lipodystrophie, generalisierter 83
Lungenvenen beim Sportherz 158

Lymphchylomikronen im Blutkreislauf 6
—, Umwandlung von 6
Lymphknoten-Histologie bei Lipodystrophie, generalisierter 70
— bei Lipodystrophie, generalisierter 61, 67, 70, 91
Lysin bei Argininämie in Plasma und Urin 119, 120
—, Hauptabbauweg des 126
— bei Hyperammonämie Typ II 107, 108
— -Intoleranz, kongenitale mit Ammoniak-Intoxikation periodischer 102
— im Liquor bei Argininämie 120
— bei Ornithinämie 123, 124
— -U-C^{14}-Einbau in Lipoproteide bei hepatektomierten Hunden 28

Makroglossie bei Lipodystrophie, generalisierter 75
Meläna bei Citrullinämie 111
Menarche bei Lipodystrophie, generalisierter 73
Menstruation bei Lipodystrophie, generalisierter 74, 75, 82, 89
metyrapone test bei Lipodystrophie, generalisierter 82
Micellen, Aufnahme und Bildung von 5
Michaelis-Menten Konstante für Carbamylphosphat und Ornithin 110
— — — für citrullinämische Zellen 113
Miescher's Syndrom 86
Milz bei Hyperlipämie, primärer Typ I 15
— bei Lipodystrophie, generalisierter 61, 70, 91
— bei Ornithinämie 124
Mitochondriengröße bei Lipodystrophie, generalisierter 90
Monoglyceride, Resorption von 5
— als Spaltprodukt 5
Muskelglykogen bei Lipodystrophie, generalisierter 68, 81
Muskelhypertrophie, kongenitale mit geistigem Defekt 60
—, — — — Defekt und Lipodystrophie, generalisierte 85, 88
—, — — — Defekt, Symptome bei 85, 88
— bei Lipodystrophie, generalisierter erworbener 67, 68, 75
— — —, generalisierter, kongenitaler 59, 66, 68, 90
Muskulatur bei Abmagerungssyndrom, diencephalem 85
— bei „leprechaunism" 85
Myoglobin, Sauerstoff-Speicherfunktion des 149

Myokardinfarkte bei Plasma-TG-Vermehrung, endogener 42
Myxödem, Post-Heparin-Lipoproteidlipase-Aktivität beim 12

Nabelbruch-Makroglossie-Gigantismus-Syndrom 60
Nahrungsfett-Emulgierung 4
— -Transport, Physiologie des 4
Natrium bei Lipodystrophie, generalisierter 83
Nebennieren bei Lipodystrophie, generalisierter 81
Nebennierenrindenfunktion bei Lipodystrophie, generalisierter 82
NEFA bei Lipodystrophie, generalisierter 78
— und Glycerol-Mobilisierung bei Lipodystrophie, generalisierter 79
— -Spiegel, basaler bei Lipodystrophie, generalisierter 79
nephrotisches Syndrom bei Lipodystrophie, generalisierter 73
Nicotinsäure, FFS-Konzentration im Plasma unter 27
—, Lipolyse im Fettgewebe unter 27
—, Triglycerid-Konzentration in Leber und Plasma unter 27
Nieren bei Argininbernsteinsäure-Krankheit 117
— -Erkrankungen bei Lipodystrophie, cephalothorakaler 84
— -Steine bei Lipodystrophie, generalisierter 73
— -Veränderungen bei Lipodystrophie, generalisierter und partieller 73
Noradrenalin-Ausscheidung bei Lipodystrophie, generalisierter 82
—, FFS-Konzentrations-, -Umsatz- und -Veresterungsrate unter 27
— bei Lipodystrophie, generalisierter, NEFA unter 78
—, Triglycerid-Bildung in der Leber unter 26
— -Wirkung auf FFS-Plasmaspiegel, erhöhten 27
Nylin-Index, Begriff des 160
— —, Belastung beim 172
— —, Konstanz des 171
— — als Kreislauffunktions-Maß 171
— — bei Schlagvolumenwerten mit Methodik, verschiedener 171
— — bei Sportlern und Nichttrainierten 160, 172

Oesophagus-Varizen bei Lipodystrophie, generalisierter erworbener 70

Östrogen-Ausscheidung bei Lipodystrophie, generalisierter 82
Ohmsches Gesetz 167
Ohrdensitometrie, quantitative 136
Omphalocele-Makroglossie-Gigantismus-Syndrom, diencephales 88
O₂-Puls siehe Sauerstoffpuls
Ornithinämie 99, 102, 122
—, Aldolase bei 124
—, Alter bei 123
—, Aminosäuren in Plasma und Urin bei 123, 124
—, Ammoniak im Blut bei 124
—, Arginin bei 123, 124
—, biochemische Befunde bei 123, 124
—, Blut-NH₃-N bei 123, 124
—, Bromsulphtalein-Retention bei 124
—, EEG bei 123, 124
—, Entwicklungsrückstand, psychomotorischer bei 122, 123, 124
—, Erbrechen bei 123, 124
—, Ernährungsschwierigkeiten bei 123, 124
—, Galaktose-Ausscheidung bei 124
—, Genetik bei 125
—, Geschlecht bei 123
—, Glucose-Ausscheidung bei 124
—, Harnstoffcyclus-Enzyme bei 123
—, — -Nebenweg bei 122, 124
—, Hirnschädigung bei 124
—, Homocitrullin in Plasma und Urin bei 123
—, Hyperaminoacidurie bei 124
— mit Hyperammonämie und Homocitrullinurie 125
—, Icterus prolongatus bei 122, 123, 124
—, klinische Befunde bei 122, 123
—, Kost, eiweißarme bei 125
—, Leber bei 123, 124
—, Lysin bei 123, 124
—, Milz bei 124
—, Ornithin-Carbamyl-Transferase-Aktivität bei 124
—, — -Decarboxylierungsprodukte bei 125
—, — -α-Ketosäure-Transaminase-Aktivität bei 124, 127
—, — in Plasma und Urin bei 122, 123, 124
—, — -Rückstau bei 124
—, Phosphatase, alkalische bei 124
—, Plasma Harnstoff-N bei 123
—, Prolin bei 124
—, Putrescin bei 125
—, Rest-N bei 124
—, Riesenzell-Hepatitis bei 122
—, Sprachstörungen bei 122, 123, 124

Ornithinämie, Therapie bei 125
—, Transaminasen bei 124
—, Valin bei 124
Ornithin-Anhäufung, toxische Folgen von 124
— -Belastung bei Argininbernsteinsäurekrankheit 114
— -Carbamyl-Transferase 99
— — — -Aktivität im Lebergewebe 101
— — — — bei Ornithinämie 124
— — — zur Carbamylphosphat-Koppelung 100
— — — im Gehirn bei Ammoniak-Intoxikation, kongenitaler 103, 105
— — — im Gehirn, Vorkommen von 101
— — — bei Hyperammonämie Typ II 105, 106, 107, 108, 109, 126
— — — bei Hyperornithinämie, Hyperammonämie und Homocitrullinurie 125, 126
— — —, Substrat für 126
— — —, Variante der 110
— bei Citrullinämie 112, 113
— -Decarboxylierungsprodukte bei Ornithinämie 125
— -Entstehung aus Arginin 100
— -Gehalt, Kontrolle des 101
— bei Hyperammonämie Typ II 106, 107, 108, 109
— bei Hyperornithinämie, Hyperammonämie und Homocitrullinurie 125
— -α-Ketosäure-Transaminase 99
— — — — -Aktivität bei Ornithinämie 124, 127
— — — — —, Reaktion, katalysierte von 101
— im Liquor bei Argininämie 120
—, Michaelis-Menten-Konstante für 110
— in Plasma und Urin bei Argininämie 119, 120, 121
— — — und Urin bei Ornithinämie 122, 123, 124
— -Rückstau bei Ornithinämie 124
— -Umwandlung in Glutaminsäure, mangelhafte 122, 124
— — bei Hyperammonämie Typ II 109
Orotsäure bei Hyperammonämie Typ II 106, 109
Osteoporose bei Lipodystrophie, atypischer 74
Ovarcysten bei Lipodystrophie, generalisierter 74
Ovarienfunktion bei Lipodystrophie, generalisierter 82

Palmarxanthome bei Hyperlipoproteidämie
Typ III 42
Palmitinsäure zur FFS-Veresterungsraten-
Bestimmung 23
Pankreas bei Lipodystrophie, generalisierter
erworbener 69
Pankreaslipase bei Triglycerid-Spaltung,
hydrolytischer 5
Pankreatitis, akute bei Hyperlipämie, pri-
märer Typ I 15
—, — und Hypertriglyceridämie 12, 15,
42
—, —, Lipoproteidlipase- Aktivität bei 12
Paresen, spastische bei Argininämie 118,
119
Parotis bei Lipodystrophie, generalisierter
75
Penis bei Lipodystrophie, generalisierter
kongenitaler hereditärer 66, 73
Peritonealdialyse bei Hyperammonämie
Typ II 111
Phenylketonurie, Entwicklungsrückstand,
psychomotorischer bei 103
Phosphatase, alkalische bei Argininämie
118
—, — bei Ornithinämie 124
— bei Lipodystrophie, generalisierter 83
Phosphatidsäure, Bildung und Umwandlung
von 5, 18
Phospholipide in Chylomikronen, Austausch
von 6
—, Kohlenstoff-Einbau nach Glycerin- bzw.
Fructose-Inkubation in 20
— bei Lipodystrophie, generalisierter 76
—, Triglyceride und Cholesterin,
Vereinigung von 28
Phospholipid-Bildung 5
— — in der Leber aus FFS 17
— — aus Phosphatidsäure 18
— -Einbau in Chylomikronen 5
— -Gehalt von Chylomikronen 3
— — von α- und β- und Prä-β-Lipoprotei-
den 2
— -Spiegel bei Lipoproteidlipase-Mangel,
primärem 13
Phosphor bei Lipodystrophie, generalisier-
ter 83
Phosphorylase bei Lipodystrophie, generali-
sierter 83
Pityriasis versicolor bei Lipodystrophie, generalisierter 72
Plasma-Glucagon, immunoreaktives bei Li-
podystrophie, generalisierter 81
— -Glucose-Kohlenstoff, Glycerin-Bildung
aus 19
— — —, Plasma-TG-Fettsäuren-Bildung
aus 19

Plasma-Harnstoff bei Eiweißzufuhr 98
— — -N bei Ammoniak-Intoxikation,
kongenitaler 103, 104
— — — bei Argininämie 119, 120
— — — bei Argininbernsteinsäure-
Krankheit 115, 116
— — — bei Citrullinämie 112, 113
— — — bei Hyperammonämie Typ II
106, 107
— — — bei Ornithinämie 123
— -Insulin und Glucosetoleranz bei Lipodystrophie, generalisierter erworbener
81
— — — — bei Lipodystrophie, generalisierter kongenitaler 80
— -Lipid-Konzentration unter Fructose-,
Saccharose-, Glucose- oder Stärkegaben
31, 32
— — — und Geschlecht 31, 32
— — — nach kohlenhydratreicher Kost
32
— — —, Steigerung der 32
— -NEFA-Konzentration und -Regulation
bei Lipodystrophie, generalisierter 77,
78, 79, 91
— -Triglyceride, Beeinflussung der 4
— —, endogene, Bildungsraten- und Ver-
schwinderaten-Bestimmung der 33
— —, — und Chylomikronen-Triglycerid-
Abtransport 7
— —, — und exogene in der Elektrophorese 3
— —, — und exogene bei Hyperlipoproteidämie Typ V 40, 41
— —, — — exogene, Transport von 3
— —, — und exogene, Unterscheidung
von 3
— —, — bei Hypertriglyceridämie, primärer endogener unter Normalkost 33
— —, — und Kohlenhydratzufuhr bei
Hyperlipämie 37
— —, — und Kohlenhydratstoffwechsel
30, 37
— —, — unter Orotsäuregabe 28
— —, —, Physiologie der 17
— —, — primär vermehrte und Glucosetoleranz 38
— —, — und VLDL-TG-Aufnahmefähig-
keit des Fettgewebes 29
— —, exogene bei Hyperlipämie, primärer
Typ I 13
— —, FFS-Veresterungsrate zu 21
— —, Gesamt-Effluxrate von 19
— —, Plasma-Glucose-Kohlenstoffeinbau-
rate von Hyperlipämiekern bei Glucosebelastung in 37

Plasma-Triglyceride bei Hyperchylomikronämie, primärer 41
— — bei Hyperlipoproteidämie Typ III
40
— — — — Typ III unter kohlenhydratreicher Kost 40
— — bei „Hyper-Prä-β-Lipoproteidämie"
unter kohlenhydratreicher Kost 40
— — bei Hypertriglyceridämien, primären
4
— — — —, primärer endogener unter
kohlenhydratreicher Kost 37
— — und Insulinanstieg nach Fructose
39
— — und Insulin nach Glucosebelastung
bei Diabetes mellitus 38, 39
— — nach Palmitin-Infusion, konstanter;
FFS-Veresterungsrate zu 24
— —, Plasma-Glucose-Kohlenstoff-Ein-
baurate bei Glucosebelastung in 37
— -Triglycerid-Bestimmung, Fehler bei
25
— — -Bildung, endogene 17
— — —, — und exogene 3
— — —, — durch FFS-Veresterung 23
— — — durch FFS-Veresterung 18, 19,
22
— — —, Fructose bei 19, 20
— — —, α-Glycerophosphat bei 20
— — — bei Hypertriglyceridämie, mäßiger symptomatischer 35
— — —, Messung der 18
— — —, Physiologie der 18
— — —, Regulationsmechanismen zur 25
— — —, Substanzen zur 19
— — -Bildungsrate 21, 23
— — — im Splanchnicusgebiet, Berechnung der 25
— — -Clearance bei Hypertriglyceridämie, primärer endogener 35
— — -Entfernung aus dem Blut 29, 30
— — —, normale, Bedingungen für 36
— — -Fettsäuren-Bildung aus Plasmaglucose-Kohlenstoff 19
— — —, de novo-Synthese von 18
— — -Fractional Removal Rate bei Hyperlipämie 35
— — -In- oder Efflux, Messung des 20
— — -Influx und FFS im Plasma bei
Hypertriglyceridämie, primärer endogener 34
— — — und FFS-Umsatzrate 34
— — — und -Konzentration 34
— — -Konzentration und -Clearance 34
— — — nach Glucose-Infusion 26
— — — und Harnsäurespiegel 42

Plasma-Triglycerid-Konzentration bei
Hyperuricämie, primärer 42
— — — und Insulinkonzentration nach
Glucosebelastung 39
— — — nach Kohlenhydratfütterung 29
— — —, Kohlenhydratwirkung auf 30,
32, 33
— — — unter Noradrenalin 27
— — — unter Propranolol 27
— — — nach saccharose- oder stärkereicher Kost bei Hypertriglyceridämie
31
— — — bei VLDL-TG-Pool-Vermeh-
rung 30
— — -Neubildung 19
— — — und Hypertriglyceridämie, primäre endogene 37
— — -Pool, Größe des 7
— — -Präkursor-Injektion, VDLD-TG-
Erscheinen nach 21
— — -Radioaktivität während FFS-Infu-
sion, markierter 24
— — -Radioaktivitätsanstieg, linearer 24
— — -Spiegel, „basaler" und TG-Konzen-
trationsanstieg unter kohlenhydratreicher Kost 30
— — — nach Fettbelastung und Chylo-
mikronen-TG-Fettsäuren-Halbwertszeit
29
— — — nach Fettbelastung und TG-
Konzentration im Nüchternplasma 29
— — —, „Fractional Removal Rate" bei
erhöhtem 34
— — —, unter Fructose-Gaben 31
— — — unter glucosereicher Kost 31, 32
— — — bei Hypertriglyceridämie bei fettfreier Kost 16
— — — und -Influxrate bei Hypertriglyceridämie, primärer endogener 35
— — —, Kohlenhydrat-Einfluß auf 20
— — — unter kohlenhydratreicher Kost
30, 32, 37
— — — nach kohlenhydratreicher Kost
und Insulinspiegel nach Glucosebelastung 38
— — — und Lipoproteidlipase-Aktivität,
endogene 11
— — — unter Mono- und Diglycerid-
reicher Kost 31
— — —, Noradrenalinwirkung auf 27
— — — unter Reis-Früchte-Diät 30
— — — unter Reis-Früchte-Diät bei
Hyperlipämie 30
— — — nach Saccharose-, Glucose- oder
Stärke-Verabreichung bei Hyperlipämie
32

Plasma-Triglycerid-Spiegel unter
  saccharosereicher Kost 31
— — — unter Stärkediät 31
— — — bei Übergewicht 41
— — -Stoffwechsel, Lipoproteidlipase
  bei 11
— — — -Pathophysiologie bei Hypertriglyceridämie, primärer endogener 32
— — -Transport 3
— — -Umsatzbestimmung mit Palmitin-
  säure-Infusion, konstanter 34
— — -Umsatz, Bestimmungsmethoden des
  20
— — — bei Hypercholesterinämie bei
  kohlenhydratreicher Kost 37
— — — bei Hypertriglyceridämie, mäßiger symptomatischer 34
— — — bei Hypertriglyceridämie, primärer endogener 34
— — — und -Konzentration bei Hypertriglyceridämie, mäßiger symptomatischer 34, 35
— — — und -Konzentration bei Normalpersonen 34, 35
— — —, Unterschätzung des 35
— — -Umsatzrate, Berechnung der 25
— — —, endogene, „Constant infusion-
  Methode" zur Bestimmung der 25
— — — bei Hyperlipämie 35
— — — bei Hypertriglyceridämie, primärer endogener 35
— — -Vermehrung, endogene,
  Durchblutungsstörungen, arterielle bei
  42
— — —, —, Harnsäurespiegel bei 42
— — —, —, Myokardinfarkte bei 42
— — —, —, pektanginöse Beschwerden
  bei 42
— — —, —, Post-Heparin-Lipoproteidlipase-Aktivität unter Kost, verschiedener bei 39
— — —, Lipoproteidlipase-Aktivität unter
  Glucosebelastung bei 39
— — —, Mechanismus einer 32
— — —, Plasma-TG-Umsatzrate bei 33
— — —, primäre endogene, Glucosetoleranz bei 41
— — —, primäre endogene, Habitus bei
  41
— — —, primäre endogene, Insulinverab-
  reichung bei 34
— — —, primäre endogene, Lipaemia retinalis bei 42
— — —, primäre endogene, Xanthome bei
  42
— — — und VLDL-TG-„Fractional-
  Removal Rate" 36

Plasma-Triglycerid-Verschwinderate,
  Bestimmungsschwierigkeiten der
  21
— — -und VLDL-Verschwinderate, Vergleich von 21
Plasmavolumen in Ruhe und unter Belastung bei Sportlern 153, 173
Pneumoencephalogramm bei Lipodystrophie, generalisierter, kongenitaler hereditärer 72
Polykorie, lipidische hepatische, Bericht
  über 66
Polyvinylpyrrolidon-Präcipitation von
  Chylomikronen 3
Post-Heparin-Lipoproteidlipase-Aktivität
  bei Diabetes mellitus 12
— — — — unter fettarmer Kost 39
— — — — unter fettarmer Kost bei
  Plasma-TG-Vermehrung 39
— — — — bei Glucosebelastung 12, 39
— — — — bei Glucosebelastung bei
  Plasma-TG-Vermehrung 39
— — — — im Lebervenenblut 11
— — — — beim Myxödem 12
— — — — unter Reis-Früchte-Diät bei
  Plasma-TG-Vermehrung 39
— — — — in der Schwangerschaft 12
— — — — und Lipoproteidlipase, „endogene" 11
— — -Plasma bei Hyperlipoproteidämie
  Typ V 41
Prä-β-Lipoproteide, Cholesteringehalt der
  2
— — — in der Elektrophorese 2
— — — bei Hyperchylomikronämie,
  primärer 41
— — —, Phospholipidgehalt der 2
— — —, Proteingehalt der 2
— — —, Triglyceride in 2
— — -Lipoproteid-TG-Vermehrung bei
  Hyperlipoproteidämie Typ V 40
— — — -Vermehrung bei Hypertriglyce-
  ridämie, primärer endogener Typ IV 40
— — -Lipoprotein-Fraktion bei Lipo-
  dystrophie, generalisierter 76, 77
Pregnandiol-Ausscheidung bei Lipodystro-
  phie, generalisierter 82
Prolin bei Hyperammonämie Typ II 108
— bei Ornithinämie 124
Propranolol, FFS-Konzentration, -Umsatz-
  und -Veresterungsrate unter 27
—, Lipolyse im Fettgewebe unter 27
—, Plasma-TG-Konzentration unter 27
— beim Sportherz 145
Protaminsulfat, Lipämie, alimentäre durch
  30

Proteingehalt von Chylomikronen 3
— von α-, β- und Prä-β-Lipoproteiden 2
Proteinintolerance with deficient transport
    of basic aminoacids 102
Proteinurie bei Lipodystrophie, generalisier-
    ter 73
Pulsfrequenz und Arbeitsleistung 146
— bei Belastung, niederer und höherer
    148
— — — bei Sportlern, verschiedenen 146
— — — von Untrainierten 144
— — —, verschiedener 146
— nach Belastung bei Sportlern 143, 148
— — — bei Sportlern, Ruhewert der
    146, 147, 148
— und Belastungsdauer 147
— bei Dauerbelastung von Hochleistungs-
    sportlern 133
— nach Ergometerbelastung und Kletter-
    stufe 147
— und Herzminutenvolumen, Beziehung
    von 162, 163
— — — in Ruhe und bei Belastung, Kor-
    relationskoeffizient von 175
— zur Herzminutenvolumen-Regulierung
    147
— bei Intervalltraining 149
— — — im Intervall, Grenze der 150
— und Kreislaufzeit, mittlere, Korrelation
    von 168
—, maximal erreichbare für Trainierte und
    Untrainierte 146, 147, 148
— und Sauerstoffaufnahme 146
— bei Sauerstoffpuls, erhöhtem 171
— und Schlagvolumen, Beziehung von
    162, 173
— — — in Ruhe und bei Belastung, Kor-
    relation von 175
— bei Sportlergruppen, verschiedenen in
    Ruhe und bei Belastung, 173, 174
— bei Sportlern und Untrainierten 143,
    173
— -Steigerung unter Belastung, Ursache
    der 147
— —, Schlagvolumenabnahme bei 162
— und Trainingsform 173
—, Verhalten der 146
Puromycin-Einfluß auf Lipoproteidlipase-
    Aktivität im Fettgewebe 12
—, Fettresorption unter 5
Purpura bei Citrullinämie 111
Putrescin bei Ornithinämie 125
PV-Bestimmung bei Belastung mit J^{131} 154
— — mit Evans-Blau 155
— -Reduktion bei Belastung 154

PWC 170 = physical work capacity bei
    Puls 170 171
Pyelonephritis bei Lipodystrophie, generali-
    sierter 73
Pyrimidin-Synthese, Carbamylphosphat zur
    100
Δ^1-Pyrrolin-5-Carboxylsäure, Reduktion
    von 101

Regulationsstörungen, hypertone, Begriff
    der 152
—, — bei Belastung 152
Restblut-Bestimmung, Angiographie zur
    145
Restblutmenge unter Belastung 142, 144
Reststickstoff bei Lipodystrophie, generali-
    sierter 83
— bei Ornithinämie 124
Reticuloendotheliales System bei Lipodys-
    trophie, generalisierter 67
Riesenzell-Hepatitis bei Ornithinämie 122
"Rough Endoplasmatic Reticulum", Ribo-
    somen des 28
"Rough and smooth Endoplasmatic Reti-
    culum" bei Triglycerid-Synthese 28
R. Q. bei Lipodystrophie, generalisierter
    78, 89

Sauerstoffaufnahme pro Herzschlag-Sauer-
    stoffpuls 169
—, maximale bei Belastung, maximaler 171
— beim Sportler 139
Sauerstoffaufnahmevermögen und
    Leistungsbreite 161
Sauerstoffausschöpfung, maximale 170, 172
Sauerstoffpuls bei Belastung, Maximum des
    170
— nach Belastung beim Intervalltraining
    149, 150
—, Definition des 169
—, erhöhter und Pulsfrequenz 171
—, —, Zustandekommen von 143
— zu Herz- und Schlagvolumen, Beziehung
    von 169
— und Herzvolumen als Leistungstest,
    kardiovasculärer 171
— im Intervall bei Intervalltraining 149
—, maximaler und Herzvolumen, Quotient
    aus 169
—, — bei Sportlern und Untrainierten,
    Mittelwert des 169
— -Maximum, Erreichen des 169
— -Messung, Wert der 170
— in Ruhe und bei Belastung 169, 170
—, Schlagvolumen und arteriovenöse Diffe-
    renz 171

Sauerstoffpuls bei Sportlern und
    Untrainierten 143, 169, 170
— beim Trainierten, Ursachen des ver-
    größerten 170
Sauerstoffsättigung des Blutes unter Be-
    lastung beim Sportler 170
Sauerstofftransportkapazität beim Sportler
    170
Sauerstoff-Transport und Leistungsfähig-
    keit 139
Sauerstoff-Verbrauch unter Belastung, ver-
    schiedener 139, 140
Schädel bei Lipodystrophie, generalisierter
    74
„Schaumzellen" bei Hyperlipämie, primärer
    Typ I 15
Schilddrüse bei Lipodystrophie, cephalo-
    thorakaler 84
— — —, generalisierter 75, 76, 90
Schilddrüsen-Funktion bei Lipodystrophie,
    generalisierter 90
— -Hormon bei Citrullinämie 114
— -Überfunktion, FFS-Konzentration im
    Plasma und -Veresterungsrate bei 27
Schlagindex in Ruhe von Sportlern 141,
    142
— bei Sportlern, verschiedenen 141
Schlagvolumen-Abnahme bei Pulsfrequenz-
    steigerung 162
— -Änderung und Pulskurvenregistrierung
    144
— und arterieller Mitteldruck, Beziehung
    von 167, 173
— — — —, Korrelationskoeffizient von
    167, 175
— arteriovenöse Differenz = Sauerstoff-
    puls 169
— bei Belastung, Maximum des 170
— — —, niederer und höherer 148
— — — bei Sportlern, verschiedenen
    141, 144, 173
— — — und Trainingszustand 164
— — —, Variabilität des 143, 144
— — —, verschiedener 144, 159
— nach Belastung 148, 150
— — —, Normalisierung des 141, 142,
    173
— — — bei Sportlern 143, 160, 173
— -Bestimmung, angiographische nach
    Dodge 145
— — bei Belastung im Sitzen 144
— —, Farbstoff-Methode zur 142
— —, Ficksches Prinzip zur 142, 144,
    145
— —, Fremdgas-Methode zur 142, 144
— —, gasanalytische, Ergebnisse bei 144

Schlagvolumen-Bestimmung mit Herz-
    katheterismus bei Sportlern und
    Untrainierten 143
— —, Indicatordilutions-Methode zur 145
— — im Sitzen 144
— — mit Sphygmographie 142
— — nach Wezler-Böger 145
— und Blutdruckamplitude in Ruhe und bei
    Belastung, Korrelationskoeffizient von
    175
— — — bei Sportlern, Korrelation von
    173
— und Blutdruck, systolischer, Beziehung
    von 166, 173
— — —, — in Ruhe und bei Belastung,
    Korrelationskoeffizient von 175
— und Blutmenge in Ruhe und bei Bela-
    stung, Korrelationskoeffizient von
    175
— — — bei Belastung, wiederholter 145
— und Blutvolumen, zentrales unter Be-
    lastung, Korrelation von 169
— — —, — in Ruhe, Korrelationskoeffi-
    zient von 175
— bei Dauerbelastung 146
— /Füllungszeit-Quotient bei
    Sportlern und Normalpersonen 146
— -Größe, Regulation der 166
— und Herzminutenvolumen bei Belastung,
    Korrelation von 168
— — —, Beziehung von 162, 173
— — — in Ruhe und bei Belastung, Korre-
    lationskoeffizient von 175
— — —, Werte für 144
— und Herzvolumen in Ruhe und bei Be-
    lastung, Beziehung von 160, 171, 172,
    173
— — — in Ruhe und bei Belastung, Kor-
    relationskoeffizient von 175
— beim Hochleistungssportler bei Bela-
    stung, verschiedener 159
—, indirektes Maß des 160
— bei Intervalltraining 149
— — — im Intervall 149, 150
—, kleines und Herzvolumen, großes, Kom-
    bination von 143
— und Kreislaufzeit, mittlere, Korrelation
    von 168
— — —, schnellste, Beziehung von 167,
    168, 173
— — —, — in Ruhe und bei Belastung,
    Korrelationskoeffizient von 175
—, Normalwerte des 142
— und Pulsfrequenz, Beziehung von 162,
    173
— — —, Korrelationskoeffizient in Ruhe
    und bei Belastung von 162, 175

Schlagvolumen und Pulsfrequenz,
    Korrelation bei Sportlern von 163
— -Regulation im Intervall 143
— in Ruhe und bei Belastung, Beziehung
    zwischen 163, 164, 173
— — — und bei Belastung, Korrelations-
    koeffizient bei 163, 175
— — — und bei Belastung bei Sportlern
    162
— — — und Blutvolumen, zentrales, Be-
    ziehung von 164, 173
— — — von Normalpersonen 144
— — — von Sportlern 141, 142, 143,
    144, 173
— — — von Untrainierten und mäßig
    Trainierten 142, 144
—, Sauerstoffpuls und arteriovenöse Diffe-
    renz 171
— und Sauerstoffpuls, Beziehung von 169
— bei Sportlergruppen, verschiedenen in
    Ruhe und bei Belastung, 141, 142, 144,
    145, 169, 174
— — Sportlern und Nichttrainierten
    144, 173
— -Steigerung bei älteren Personen 144
— — bei Sportlern 164
— und Trainingszustand 142, 147, 148,
    173
— -Veränderung und Herzfrequenz 166,
    167
—, Verhalten des 141
— bei Wiederholungsuntersuchungen 145
Schwangerschaft bei Lipodystrophie, gene-
    ralisierter, erworbener 74, 89
—, Post-Heparin-Lipoproteidlipase-Aktivi-
    tät in der 12
Seip-Lawrence-Syndrom 60
Serumproteine bei Lipodystrophie, generali-
    sierter 83
Skeletreifung bei Abmagerungssyndrom,
    diencephalem 85
— bei Exomphalos-, Makroglossie-, Gigan-
    tismus-Syndrom 86
— bei Gigantismus, cerebralem 86
— bei Lipodystrophie, generalisierter, kon-
    genitaler hereditärer 66, 67, 68, 75, 90
Skelet, sklerotisches bei Lipodystrophie,
    generalisierter 74, 91
"Smooth Endoplasmatic Reticulum",
    VLDL im 28
Somatotropin bei Lipodystrophie, generali-
    sierter 90
Sphygmographie, Fehlermöglichkeiten bei
    140
—, Herzminutenvolumen-Werte bei 136,
    138, 139, 140, 143

Sphygmographie, Herzminutenvolumen bei
    Sportlern mit 140
— zur Schlagvolumen-Bestimmung 142,
    143
—, Zuverlässigkeit der 136
Splenomegalie bei Lipodystrophie, generali-
    sierter 70
Sportherz, Anspannungs- und Austreibungs-
    zeit beim 145
—, Atropingaben beim 145
—, bradykarde Arbeitsweise des 146
—, "compliance", vergrößerte beim 146
—, „Dilatation, regulative", beim 158
—, Druckanstiegsgeschwindigkeit im li.
    Ventrikel beim 145
—, enddiastolischer Druck beim 145
—, Füllungsdruck und -zeit beim 145
—, Herzhöhlen beim 158
—, Herzmuskeltonus beim 158
—, Herzmuskulatur beim 145, 158
—, kontraktile Eigenschaften des 145
—, Kontraktionszeit, isovolumetrische
    beim 145
—, Lungenvenen beim 158
—, neurovegetatives Nervensystem beim
    145
—, Propranolol beim 145
—, Schlag- und Minutenvolumen des 138
—, Systole beim 145
—, Umformung des 158
—, vergrößertes; funktionelle Bedeutung
    des 143
—, — als „Hubraumreserve" 143
—, —, Leistungsanpassung beim 158
Starlingsche Gesetze, Gültigkeit der 143
— — beim Herzvolumen unter Belastung
    159
— — beim Menschen, Validität der 158
— —, Ungültigkeit der 159
Stein-Leventhal-Syndrom bei Lipodystro-
    phie, generalisierter 74
Stoffwechselstörungen bei Abmagerungs-
    syndrom, diencephalem 85
— bei „leprechaunism" 85
Stromvolumen/Zeit, Druckgefälle und
    Widerstand, Beziehung zwischen 167
Systole, mechanische und elektrische unter
    Belastung bei Sportlern und Nichttrai-
    nierten 146
— beim Sportherz 145
systolische Kontraktions- und diastolische
    Erschlaffungsgeschwindigkeit 167

Testosteron-Ausscheidung bei Lipodystro-
    phie, generalisierter 82
TG siehe Triglyceride
Thiocyanatraum, Messung des 154

Thyreoidektomie bei Lipodystrophie,
  generalisierter 76
Tolbutamid bei Hypertriglyceridämie, primärer endogener; Blutzucker nach 39
Tolbutamidtest bei Hypertriglyceridämie,
  primärer endogener 42
Tonsillen bei Lipodystrophie, generalisierter 71
Transaminasen bei Ammoniak-Intoxikation,
  kongenitaler 104
— bei Argininämie 118
— bei Hyperammonämie Typ II 108
— bei Ornithinämie 124
Tremor bei Argininämie 118, 119
— bei Citrullinämie 111, 112
Trichorrhexis nodosa bei Argininbernsteinsäure-Krankheit 116
Triglyceride, Cholesterin und Phospholipide, Vereinigung von 28
— in Chylomikronen 3
— für Chylomikronenbildung 5
—, emulgierte, Spaltung, hydrolytische
  der 5
—, Energiegewinnung durch 2
—, exogene, Abtransport-Kinetik der 7, 8
—, — im Gewebe 6
—, — bei Lipoproteidlipase-Mangel,
  primärem 13
—, —, Transportform der 6
— im Körper, Bildung von 2
—, Kohlenstoff-Einbau nach Glycerin- bzw.
  Fructose-Inkubation in 20
— in der Leber bei Lipodystrophie, generalisierter 70
— bei Lipodystrophie, generalisierter 76,
  77
— — —, — bei Kost, verschiedener 77
— — —, —, Verteilung der 76
— in α-, β- und Prä-β-Lipoproteiden 2
— mittlerer Kettenlänge bei Hypertriglyceridämie, „fettinduzierter" 16, 17
— als Nahrungsfettkomponente 4
Triglycerid-Ablagerung und -Mobilisation
  bei Lipodystrophie, generalisierter 80,
  89
— -Abtransport 7
— — aus dem Blut, Lipoproteidlipase bei
  14
— — bei Diabetes mellitus 12
— — Aufnahme 2
— — aus Chylomikronen bei Ernährung,
  verschiedener 12
— — in der Leber 8
— — in Organen nach Nahrungsentzug
  8, 9

Triglycerid-Bildung, Glycerin zur 5
— — in der Leber aus FFS 17, 18
— — in der Leber unter Noradrenalin 26
— — bei Lipodystrophie, generalisierter
  79
— — aus Phosphatidsäure 18
— -Efflux aus dem Plasma 24
— -Emulsionen, künstliche, Verwendung
  von 7
— -Fettsäuren in Chylomikronen 3
— — der Chylomikronen, Entstehung von
  5
— —, C-Protein in 3
— — im Plasma 3
— — -Zusammensetzung 3, 6
— -Fraktionen bei Lipodystrophie, generalisierter 78
— -Konzentration unter fructosereicher
  Kost 19
— — in Leber und Plasma unter
  Nicotinsäure 27
— — im Nüchternplasma und Chylomikro-
  nen-Halbwertszeit 29
— — — — und TG-Spiegel nach Fettbelastung 29
— -Resorption 4
— -Spaltung, Gallensäuren, konjugierte bei
  hydrolytischer 5
— — durch Lipoproteidlipase 11
— —, Pankreaslipase bei hydrolytischer 5
— -Speicherung 2
— -Spiegel im Plasma 4
— — im Nüchternplasma bei Hyperlipämie, primärer Typ I 14
— — — — und Insulinkonzentration
  nach Glucosebelastung 38
— -Synthese, "Rough and Smooth Endoplasmatic Reticulum" bei 28
— -Transport 2, 3
— — ins Blut 6
— — im Plasma 20
— — — — als VLDL-TG 19, 22
— -Verbindungen 2
— -Verbrennung 2
— -Veresterung und FFS- bzw. α-Glycero-
  phosphat-Konzentration 18
— -Verschwinderate der Chylomikronen
  aus dem Blut 6, 10
— -Zufuhr, Maß der 4

Umlaufzeit, mittlere, Berechnung der 157
—, — und Kreislaufzeit, Faktor zwischen
  157
—, — bei Sportlern in Ruhe und unter Belastung 157, 158, 173
—, Verkürzung der gesamten 157

Uracil bei Hyperammonämie Typ II 106, 109
Ureogenese-Kapazität bei Hyperammon-
ämie Typ II 109
Uridin bei Hyperammonämie Typ II 106, 109

Valin bei Ornithinämie 124
Venendruck-Messung 135
— in Ruhe und unter Belastung bei Sportlern 154, 155, 173
—, zentraler in Ruhe und Belastung bei
Sportlern 153
Vierordt Formel 168
Visceromegalie bei Exomphalos-Makro-
glossie-, Gigantismus-Syndrom 86
VLDL = Lipoproteide sehr niederer Dichte
— (very low density LP) und Chylomikronen, Trennung von 3
—, „frische" und „alte", Halbwertszeit von
21
— -Konzentration bei Hypertriglyceridämie, primärer endogener 33
— - und Plasma-TG-Verschwinderate,
Vergleich von 21
— -Synthese in Leber und intestinalem Gewebe 28
— -TG-Abtransport aus dem Blut, Mechanismus des 29
— — — bei Hypertriglyceridämie, primärer endogener 33, 35, 36
— — —, Lipoproteidlipase beim 36
— — -Aktivitätsabnahme nach Präkursor-
Injektion 21
— — -Aufnahmefähigkeit des Fettgewebes
und Plasma-TG, endogene 29
— — -Aufnahme ins Fettgewebe und Ernährungszustand 29
— — — in Organen mit und ohne Kohlenhydratfütterung 29
— — — in Organen, Mechanismus der
29
— — -Bildung durch FFS-Veresterung
19, 20, 23
— — -Bildungsrate bei Hyperlipämie 36
— — -Entfernung aus dem Blut 29
— — — aus dem Blut, enzymabhängiger
Mechanismus zur 33
— — — aus dem Blut, Lipoproteidlipase
bei 30
— — -Erscheinen nach Plasma-TG-Prä-
kursor-Injektion i.v. 21
— — -Fettsäuren-Abgabe von der Leber
24

VLDL-TG-Fettsäuren- Aufnahme ins
Fettgewebe und Lipoproteidlipase-
Aktivität-Freisetzbarkeit 30
— — — — in Organen 29
— — —, de novo-Synthese von 19, 20
— — — -Effluxrate, initiale 29
— — —, Halbwertszeit von 29
— — — nach Palmitinsäureinfusion, Ak-
tivität der 19
— — —, reinjizierte, Halbwertszeit von
21
— —, "Fractional Removal Rate" der 23
— — -"Fractional Removal Rate" bei
Plasma-TG-Vermehrung 36
— — — "Fractional Turnover Rate",
Fehler bei 34
— — -Halbwertszeit, Berechnung der 23
— — — und -Umsatzrate nach kohlen-
hydratreicher Kost 38
— — -Influxrate und -Entfernungs-
mechanismus bei Hypertriglyceridämie,
primärer endogener 33
— — im Plasma unter Lipoproteidlipase-
Hemmsubstanzen 30
— —, Pool von 22
— — -Pool im Plasma, "fractional turnover
rate" von 22, 24
— — — im Plasma, Vermehrung des 30
— —, reinjizierte markierte, Verschwinderate der 20, 21
— — -Synthese bei Hypertriglyceridämie,
kohlenhydratinduzierter 38
— —, TG-Transport im Plasma als 19, 22
— —, Umsatz von 22, 23
— — -Umsatz, Berechnung des 21, 22
— — -Umsatzrate, Bestimmung der 23
— — — bei Normalpersonen und Hyperlipämikern 34
— — —, Schätzung der 25
— —, Verschwinderate von 18
— — -Verschwinderate von „frischer"
reinjizierter und endogener 22
— — — aus dem Plasma 22, 23
— — — nach "Single Injection" von
Glycerin33
— — — nach "single injection", Werte
der 23
— — —, Unterschätzung der 33
—, Vorkommen von 28
—, Wanderung der 28
VMA-Ausscheidung bei Lipodystrophie,
generalisierter 82
Volemetron-Gerät zur Blutmengen-Be-
stimmung 135
Vorhofdruck links und arterieller Druck
166
— — und Füllungsdruck 166

Wachstum bei Abmagerungssyndrom, diencephalem 85
— bei Gigantismus, cerebralem 86
— bei Lipodystrophie, generalisierter, kongenitaler hereditärer 59, 66, 67, 89, 90
Wachstumshormon bei Lipodystrophie, generalisierter 82, 83, 90
Weber-Christian-Krankheit, Fettgewebe bei 88
— — —, Lipodystrophie-ähnliche 67, 88
Widerstand, peripherer nach Belastung in Erholungsphase 153
—, —, Bestimmung des 135
—, — und Herzminutenvolumen bei Sportlern 152, 153
—, — in Ruhe und unter Belastung bei Sportlern 138, 153, 173

Xanthome, eruptive bei Hyperchylomikronämie 77

Xanthome, eruptive bei Lipodystrophie, generalisierter 77
—, — — —, generalisierter erworbener 72
— bei Hyperchylomikronämie, primärer 42
— bei Hyperlipämie, primärer Typ I 15
— bei Hyperlipoproteidämie Typ III 42
— bei Lipodystrophie, generalisierter 67, 72
— bei Plasma-TG-Vermehrung, endogener 42

Zahnentwicklung bei Lipodystrophie, generalisierter kongenitaler hereditärer 68
Zitronensäure-Gaben bei Hyperammonämie Typ II 111
ZNS bei Lipodystrophie, cephalothorakaler 84

Inhalt der Bände 1–31 der Neuen Folge

Band 1 — 1949   Band 12 — 1959   Band 23 — 1965
Band 2 — 1951   Band 13 — 1960   Band 24 — 1966
Band 3 — 1952   Band 14 — 1960   Band 25 — 1967
Band 4 — 1953   Band 15 — 1960   Band 26 — 1967
Band 5 — 1954   Band 16 — 1961   Band 27 — 1968
Band 6 — 1955   Band 17 — 1962   Band 28 — 1969
Band 7 — 1956   Band 18 — 1962   Band 29 — 1970
Band 8 — 1957   Band 19 — 1963   Band 30 — 1970
Band 9 — 1958   Band 20 — 1963   Band 31 — 1971
Band 10 — 1958   Band 21 — 1964
Band 11 — 1959   Band 22 — 1965

I. Namenverzeichnis

	Band	Seite
ACHENBACH, W. (Köln). Angiohämophilie	14	68—118
ALEXANDER, META (Berlin). Encephalitis	23	39—88
AMELUNG, W. (Königstein, Taunus), LUTHER, H. (Frankfurt a. M.). Interne Klinik der Herzsteckschüsse. Mit einem Anhang: WESTERMANN, H. H. (Frankfurt a. M.-Hanau). Die Operationsverfahren beim Herzsteckschuß	3	68—116
ANDERSON, CHARLOTTE M., s. TOWNLEY, R. R. W.		
ANGER, G., s. SUNDERMANN, A.		
ARNHOLD, W., s. CLAUSER, G.		
ASSMANN, H. (Oldenburg). Feldnephritis	1	1—48
BACHMANN, K.-D. (Köln-Lindenthal). Die sogenannte cystische Pankreasfibrose („Mucoviscidosis")	8	316—366
BÄUMER, A., s. LOSSE, H.		
BALLOWITZ, L. (Berlin). Die fetalen Erythroblastosen und der Rhesusfaktor	3	538—651
— Die Entwicklung der Blutgruppenmerkmale und Hämagglutinine mit ontogenetischen und phylogenetischen Betrachtungen	22	1—57
BAMATTER, F. (Genf). Toxoplasmosis. Mit besonderer Berücksichtigung der Embryopathia toxoplasmotica	3	652—828
BANSI, H. W. (Hamburg). Schilddrüsenhormonanaloge und -metabollten unter besonderer Berücksichtigung ihrer klinischen Anwendung	18	196—282
BARANDUN, S., s. HITZIG, W. H.		
BARTELHEIMER, H., SCHMITT-ROHDE, J. M. (Berlin). Osteoporose als Krankheitsgeschehen	7	454—585
BEARN, A. G., KUNKEL, H. G. (New York). Wilson's Disease	7	147—169
BECKER, P. E. (Göttingen), KNORRE, G. von (Oschersleben). Myositis ossificans progressiva	27	1—31
BERENDES, J. (Mannheim). Störungen der Sprachentwicklung	7	26—63
BERG, H. H. (Hamburg). HEBERT ASSMANN†	2	1—5
BERGSTERMANN, H. (München). Die Glykoproteide des Blutes	7	1—25
BERNING, H. (Hamburg). Das klinische Bild der Myokarditis in den Tropen (Venezuela)	7	278—311
— PRÉVÔT, R. (Hamburg). Die klinischen Verlaufsformen der Pyelonephritis	3	320—364
— LINDENSCHMIDT, TH.-O. (Hamburg). Der paralytische Ileus in der inneren Medizin und Chirurgie	16	198—244
BETKE, K. (Freiburg i. Br.). Hämatologie der ersten Lebenszeit	9	437—509
BEUREN, A. (Göttingen). Der Ventrikelseptumdefekt; Diagnose, Klinik und Indikation zur Operation	15	329—384
— Die Fallotsche Tetralogie und Trilogie. Pathologie, Pathophysiologie und Klinik	21	1—47
— s. BING, R. J.		

	Band	Seite
Bierich, J. R. (Hamburg). Das adrenogenitale Syndrom im Kindesalter.	9	510—585
Bilger, R. (Freiburg i. Br.). Das großfollikuläre Lymphoblastom (die Brill-Symmerssche Krankheit)	5	642—706
— s. Steim, H.		
Bing, R. J. (St. Louis), Beuren, A. (Baltimore). Der Stoffwechsel des Herzens.	11	104—140
Bingold, K., Stich, W. (München). Fortschritte auf dem Gebiet des Blutfarbstoffes	5	707—775
Bircher, R., s. Rothlin, E.		
Bitter, Th. (Los Angeles), Amyloidose	29	51—74
Boenheim, F. (Leipzig), McGavack, Th. Hodge (New York). Polyostotische fibröse Dysplasie	3	157—184
Bogner, E., s. Schneider, K. W.		
Braun, O. H. (Heidelberg). Das Problem der Pathogenität von Escherichia coli im Säuglingsalter.	4	52—194
Braunsteiner, H., s. Sandhofer, F.		
Brenner, W. (Bonn). Die Bedeutung des Kupfers in Biologie und Pathologie unter besonderer Berücksichtigung des wachsenden Organismus	4	806—974
Broicher, H. (Bonn). Die Cytologie und Biopsie der Magenschleimhaut und ihre diagnostische Bedeutung	8	199—244
Bruch, H. E., s. Pfeiffer, E. F.		
Brügger, H. (Wangen i. Allgäu). Die Lungenverschattungen im Ablauf der Primärtuberkulose des Kindes	6	419—465
Buchs, S. (Basel). Die proteolytischen Fermente des Magens. Ihre Eigenschaften und ihre Bedeutung für die Eiweißspaltung	30	159—233
— Freudenberg, E. (Basel). Die Rolle des Kathepsins bei der Eiweißverdauung	2	544—562
Budde, H., s. Mumme, C.		
Bühlmann, A., s. Rossier, P. H.		
Butzengeiger, K. H. (Mülheim, Ruhr). Die Panmyelophthise und verwandte Zustände der Knochenmarksinsuffizienz	4	257—367
Christ, P. (Frankfurt a. M.). Über die Bedeutung von Streptokokkeninfektionen in der Pathogenese der akuten Polyarthritis und der akuten Nephritis	11	379—465
Clauser, G. (Freiburg i. Br.). Das Anorexia-nervosa-Problem unter besonderer Berücksichtigung der Pubertätsmagersucht und ihrer klinischen Bedeutung	21	97—164
— Arnhold, W.: (Freiburg i. Br.). Die Anwendung pharmakodynamisch neutraler Substanzen: das sogenannte Placebo-Problem	13	305—351
Colombo, J. P. (Bern). Die hereditären Enzymdefekte des Harnstoffcyclus	31	97—130
Cottier, H., s. Hitzig, W. H.		
Cottier, P., s. Reubi, F.		
Creutzfeldt, W., Söling, H.-D. (Freiburg i. Br.). Orale Diabetestherapie und ihre experimentellen Grundlagen	15	1—213
— Kern, E., Kümmerle, F., Schumacher, J. (Freiburg i. Br.). Die radikale Entfernung der Bauchspeicheldrüse beim Menschen — Indikationen, Ergebnisse, Folgeerscheinungen	16	79—124
Csonka, G. (London). Reiters' Syndrome.	23	125—189
Damerow, R. (Erlangen). Morbus haemolyticus neonatorum infolge AB0-Inkompatibilität und seltene foetogene Sensibilisierungen	19	132—205
Demling, L., s. Henning, N.		
— Ottenjann, R., Elster, K. (Erlangen). Die Gastrobiopsie	27	32—78
Denninger, K., s. Schwab, R.		
Derra, E., Grosse-Brockhoff, F., Loogen, F. (Düsseldorf). Der Vorhofseptumdefekt	22	211—267
Deutsch, E. (Wien). Die hämophilie-ähnlichen hämorrhagischen Diathesen	5	553—641
Dittrich, P. v., s. Sarre, H.		
Dönhardt, A. (Hamburg). Die Therapie der Schlafmittelvergiftungen	12	1—51
Doering, P. (Göttingen). Die idiopathische Lungenhämosiderose	14	482—556
Donle, W. (München). Poliomyelitis-Epidemien auf Inseln	13	175—204

	Band	Seite
DRUBE, H.C. (Kiel). Die Whipplesche Krankheit (Lipodystrophia in-testinalis)	12	605—633
ELSTER, K., s. DEMLING, L.		
EMMERICH, J., s. STEIN, H.		
ERDMANN, W.-D., LENDLE, L. (Göttingen). Vergiftungen mit esterase-blockierenden Insecticiden aus der Gruppe der organischen Phos-phorsäureester (E 605 und Verwandte)	10	104—184
ESSELLIER, A.F., JEANNERET, R.L., KOSZEWSKI, B.J. (Zürich). Die Pro-gnose des Coma diabeticum. Ein Sofort-Severitätsindex	3	488—537
ESSEN, W. (Eutin). Kritische Bilanz der Herdlehre und ihres Wertes für die Therapie in der inneren Medizin	24	110—148
EWERBECK, H. (Köln). Die Milz als Organ des Pfortadersystems und ihr Versagen	1	318—366
— Lebererkrankungen im Kindesalter	6	466—522
EYMER, K.P., s. GEORGII, A.		
FANCONI, A. (Winterthur). Hypoparathyreoidismus im Kindesalter	28	54—119
FLAMM, H., s. KREPLER, P.		
FONIO, A. (Bern). Über die dritte Phase der Blutgerinnung und über die Funktion der Strukturelemente der Thrombocyten	4	1—51
FRESEN, O. (Düsseldorf). Zur pathologischen Anatomie und Nosologie der Lymphogranulomatose	9	38—86
FREUDENBERG, E. (Basel). Cystinosis	10	481—511
— s. BUCHS, S.		
FREY, J., KIEFER, H. (Freiburg i. Br.). Über die extrarenale Reinigung des Organismus von retinierten Harnfixa bei Niereninsuffizienz (sog. künstliche Niere).	9	330—436
FRITSCH, M., s. LOSSE, H.		
FRITZE, E. (Göttingen). Die Therapie der Endocarditis lenta und ihre Grundlagen	3	117—156
— Celluläre und humorale „Abwehr"-Systeme und -Reaktionen.	9	282—329
FRONTALI, G. (Rom). Dystrophie durch Proteinmangel bei Kindern (Mehlnährschäden, Kwaschiorkor, Hypoproteinose)	14	199—238
FUHRMANN, W. (Berlin). Genetische und peristatische Ursachen angebore-ner Angiokardiopathien.	18	47—115
GARMENDIA, F., s. PFEIFFER, E.F.		
GARSCHE, R. (Kiel). Der plötzliche Tod im Kindesalter.	1	139—175
— Die cerebralen „kleinen Anfälle" des Kindes. Anfallsmorphe, EEG und Differentialdiagnostik.	9	228—281
GEHRMANN, G. (Düsseldorf). Das Pyridoxin-Mangelsyndrom beim Menschen.	19	274—333
Georgii, A., Eymer, K.P. (München). Über die alveoläre Lungenpro-teinose	20	258—283
GERMER, W.D. (Tübingen). Endocarditis lenta. Pathogenese und Be-ziehung zwischen Verlaufsform, Erregerart und Ausheilungsmöglich-keit	2	296—338
— s. REGOECZI, E.		
GLATZEL, H. (Flensburg). Parenterale Ernährung. Mit einem Anhang: Rectale Ernährung	6	523—579
— (Dortmund). Die Ernährung des alternden Menschen	19	206—273
GRASER, F. (Wiesbaden). Rheumatische Erkrankungen im Kindesalter	25	102—164
GREBE, H. (Frankenberg/Eder). Erblicher Zwergwuchs.	12	343—427
GSELL, O. (St. Gallen). Klinik der Leptospirenerkrankungen (Leptospi-rosen in Europa mit Ausnahme der L. icterohaemorrhagiae)	1	367—466
— GSELL-BUSSE, M. (Basel). Die Katzenkratzkrankheit (Maladie des griffes de chat, Cat scratch disease, "non bacterial regional lymphade-nitis")	8	76—122
GSELL-BUSSE, M., s. GSELL, O.		
GUNZ, F.W. (Christchurch). Leukemia: Some Present-Day Problems	14	1—67
HAASE, K.-E. (München). Tuberkulin und Tuberkulindiagnostik.	8	367—456
HADORN, W., s. SCHERRER, M.		
HÄNZE, S., s. KLEINSCHMIDT, A.		

	Band	Seite
HALLMAN, N., NORIO, R., KOUVALAINEN, K., VILSKA, J., KOJO, N. (Helsinki). Das kongenitale nephrotische Syndrom	30	3—67
HAMM, J. (Marburg/Lahn). Die Bedeutung der Spirographie für die Beurteilung der Lungeninsuffizienz, speziell des Emphysems	10	299—361
HARTUNG, W. (Münster/Westf.). Morphologische und histomechanische Analyse der Ventrilationsstörungen unter besonderer Berücksichtigung des Lungenemphysems.	15	273—328
HARWERTH, H.-G. (Freiburg i. Br.). Die akute Erythroleukämie	3	375—406
HAUBRICH, R. (Bonn.). Der heutige Stand der Elektrokymographie	6	640—694
HAUSBERGER, F. X. (Philadelphia). Die Pathophysiologie des Diabetes mellitus	3	220—298
HAUSER, G. A., WENNER, R. (Basel). Das Klimakterium der Frau	16	125—197
HAUSER, W. (Bonn). Akrodermatitis chronica atrophicans	22	58—89
HECKNER, F. (Göttingen). Cytologie und Klinik der Lymphogranulomatose	10	512—593
HEGGLIN, R., s. SIEGENTHALER, W.		
HEILMEYER, L., s. KÄHLER, H. J.		
HEIMPEL, H., MÜLLER, W. (Freiburg i. Br.). Die Immunthyreoiditis	19	380—445
HEINRICH, H. C. (Hamburg). Die experimentellen Grundlagen einer hochdosierten oralen Vitamin B_{12}-Therapie beim Menschen	25	1—24
HEINTZ, R. (Frankfurt a. M.). Extrarenale Azotämie und extrarenales Nierensyndrom	6	334—373
HENGEL, R., KAUSCHE, G. A., LAUR, A., RABENSCHLAG, K. (Heidelberg). Das Q-Fieber	5	219—305
HENNING, N., DEMLING, L. (Erlangen). Die Ileitis regionalis (CROHN's disease)	10	1—51
HEREMANS, J. F. (Louvain). Die Immunoelektrophorese und ihre klinische Bedeutung	20	169—259
HEUCHEL, G. (Jena). Niere und Sepsis lenta.	4	628—667
HIMSWORTH, H. P., s. TROTTER, W. R.		
HIRTE, W., s. MOHR, W.		
HITZIG, W. H. (Zürich), BARANDUN, S., COTTIER, H. (Bern). Die Schweizerische Form der Agammaglobulinämie	27	79—154
HÖVELS, O., REISS, D. (Erlangen). Physiologie und Stoffwechsel des D-Vitamins	11	206—263
— STEPHAN, U. (Erlangen). Das Krankheitsbild der „idiopathischen" Hypercalcämie, eine chronische Vitamin D-Intoxikation	18	116—195
HOLLDACK, K. (Heidelberg). Die Phonokardiographie, ihre Bedeutung für die sinnesphysiologischen Grundlagen der Herzauskultation und ihre diagnostische Verwendung	3	407—483
HOLZMANN, H., s. KORTING, G. W.		
HORNSTEIN, O., SCHUERMANN, H. (Bonn). Das sogenannte Melkersson-Rosenthal-Syndrom (einschließlich „Cheilitis granulomatosa" Miescher).	17	190—263
HORT, W. (Marburg/Lahn). Der Herzbeutel und seine Bedeutung für das Herz	29	1—50
JANSSEN, E. G. (Düsseldorf). Meningoencephalitis tuberculosa chronica und Spätschäden nach tuberkulöser Meningitis	12	126—161
JEANNERET, R. L., s. ESSELLIER, A. F.		
JELLINGER, K., SEITELBERGER, F. (Wien). Subacute Necrotizing Encephalomyelopathy (LEIGH)	29	155—219
JESSERER, H. (Wien). Die Tetanie des Erwachsenen und ihre Grenzzustände	7	312—372
JONXIS, J. H. P. (Groningen). Aminoacidurie	8	169—198
JORPES, J. E. (Stockholm). Die Behandlung der Thrombose mit gerinnungshemmenden Mitteln.	2	6—48
KÄHLER, H. J. (Freiburg i. Br.). Die Myoglobinurien.	11	1—107
— Neuroleptica und Antihistaminica. Ihre erwünschten und unerwünschten Arzneimittelwirkungen	13	44—142
— HEILMEYER, L. (Freiburg i. Br.). Klinik und Pathophysiologie des Karzinoids und Karzinoidsyndroms unter besonderer Berücksichtigung der Pharmakologie des 5-Hydroxytryptamins	16	292—559

	Band	Seite
KAUSCHE, G. A., s. HENGEL, R.		
KAUTZY, R. (Wien, jetzt Hamburg). Die arteriographische Diagnose intrakranialer Erkrankungen	1	99—138
— (Hamburg). Der Hirnabsceß	2	145—182
KEIDERLING, W. (Freiburg i. Br.). Therapie der Schilddrüse mit Radiojod	8	245—315
KELLER, W., VIVELL, O. (Freiburg i. Br.). Poliomyelitis-ähnliche Krankheitsbilder und ihre Erreger beim Menschen	5	1—96
KERN, E., s. CREUTZFELDT, W.		
KESSELRING, F., ZOLLINGER, H. U. (St. Gallen). Die Wegenersche Granulomatose	16	41—78
KIEFER, H., s. FREY, J.		
KIRCHHOFF, H. W. (Kiel). Über den kindlichen Kreislauf	5	156—218
KLAMP, A., s. SIEDE, W.		
KLEINSCHMIDT, A., HÄNZE, S. (Mainz). Die Analyse der Nierenfunktion. Grundlagen und klinischer Aussagewert.	14	239—320
KLEMM, D. (Freiburg). Die paraproteinämischen Hämoblastosen	26	109—192
KLEPZIG, H., s. REINDELL, H.		
KLOSE, H. H., s. UTHGENANNT, H.		
KNORRE, G. VON, s. BECKER, P. E.		
KOJO, N., s. HALLMAN, N.		
KOLL, J. F., s. SACK, H.		
KOPPERMANN, E., s. ZENKER, R.		
KORTING, G. W., HOLZMANN, H. (Mainz). Entwicklungslinien der Sklerodermieforschung in der Gegenwart	24	1—38
KOSZEWSKI, B. J., s. ESSELLIER, A. F.		
KOUVALAINEN, K., s. HALLMAN, N.		
KRAUS, J. (Stuttgart). Die Lungenembolie	14	119—198
KREPLER, P., FLAMM, H. (Wien). Die Listeriose	7	64—146
KREYSING, G., s. SCHEMMEL, K.		
KRÜCKE, W. (Frankfurt a. M.). Die Paramyloidose	11	299—378
KÜCHMEISTER, H. (Hamburg). Die Klinik der Capillarfunktionen	4	463—518
KUHLENCORDT, F. (Hamburg). Die glucosurische Osteopathie (Das sog. Fanconi-Syndrom beim Erwachsenen)	9	622—665
KUHN, E. (Heidelberg). Hereditäre Myopathien	28	188—290
KÜHN, H. A., NÄGELE, E. (Gießen). Colitis ulcerosa	25	165—267
KÜHNS, K. (Göttingen), WEBER, H. (Gießen). Störungen des Kaliumstoffwechsels und ihre klinische Bedeutung	10	185—298
KÜMMERLE, F., s. CREUTZFELDT, W.		
KUNKEL, H. G., s. BEARN, A. G.		
KÜSTER, F. (Essen). Die Prophylaxe der rheumatischen Herzkrankheiten	16	1—40
LANDEN, H. C. (Düsseldorf). Zur funktionellen Analyse der Leistungsfähigkeit des gesunden und kranken Herzens unter Arbeit	4	565—627
LANG, K. (Bonn). Die Phenylpyruvische Oligophrenie	6	78—99
LAUR, A., s. HENGEL, R.		
LEHNDORFF, H. (New Rochelle). Die Endokard-Fibroelastose	12	302—342
LENDLE, L., s. ERDMANN, W.-D.		
LENNARTZ, H. (Hamburg). Die Infektion mit Enteroviren	20	89—126
LINDBLOM, K. (Stockholm). Discusrupturen und Lumbagoischias. Eine anatomische und röntgenologische Studie	2	281—295
LINDENSCHMIDT, TH.-O., s. BERNING, H.		
LÖHR, H., s. WOLF, H.		
LÖHR, H. H., s. ZENKER, R.		
LOSSE, H., BÄUMER, A., STROBEL, W. (Münster/Westf.), FRITSCH, M. (Bielefeld). Zur Klinik der Kalkstoffwechselstörungen des Erwachsenenalters	13	1—43
LUCHSINGER, P., s. ROSSIER, P. H.		
LÜBS, E.-D., s. ZÜHLKE, V.		
LUNDBÆK, K. (Aarhus). Das spätdiabetische Syndrom — Angiopathia diabetica	8	1—75
LUTHER, H., s. AMELUNG, W.		
LYDTIN, H. (München). β-Rezeptorenblocker	30	96—158

	Band	Seite
MAINZER, FR. (Alexandrien). Viscerale Bilharziase (Schistosoma haematobium und Mansoni)	2	388—411
MARKOFF, N. (Chur). Cholangitis und cholangitische Hepatopathien	8	123—168
MAYER, J. B. (Homburg-Saar). Kinder diabetischer Mütter	4	368—391
— Das Bifidum-Problem	7	429—453
McGAVACK, TH. HODGE, s. BOENHEIM, F.		
MEIER, G. (Lübeck), REINDELL, H. (Freiburg i. Br.). Spätergebnisse operierter Mitralstenosen	23	221—259
MEISSNER, G. (Borstel). Atypische Mycobakterien	20	36—88
MEISTER, A., s. ROHRSCHNEIDER, W.		
MERTEN, R. (Köln). Die Klinik und Chemie der Proteinasen des menschlichen und tierischen Organismus, ihre besondere Bedeutung in seinen Abwehrleistungen und in der klinischen Diagnostik	2	49—144
MEYTHALER, F., SCHICK, R. (Nürnberg). Über die Hepatitis contagiosa und ihre Folgeerscheinungen	2	339—387
MIESCHER, P. (Basel). Immunohämatologie der Thrombocyten und Leukocyten	7	170—243
MOHR, W., HIRTE, W. (Hamburg). Das Wolhynische Fieber	5	97—155
MORITSCH, H. (Wien). Durch Arthropoden übertragene Virusinfektionen des Zentralnervensystems in Europa	17	1—57
MÜLLER, F. (Hamburg). Die Virämie — ihre pathogenetische und klinische Bedeutung bei menschlichen Virusinfektionen	9	87—153
MÜLLER, R. W. (Köln). Die Tuberkulose des Menschen durch den Typus bovinus und das Mycobacterium avium	13	205—242
MÜLLER, W., s. HEIMPEL, H.		
MUMME, C., BUDDE, H. (Hamburg). Die Adenovirusgruppe	11	264—298
MUNDT, E. (Bonn). Das Retothelsarkom und die Retothelsarkomatose	3	365—374
MUSSHOFF, K., s. REINDELL, H.		
NÄGELE, E., s. KÜHN, H. A.		
— s. PFISTER, R.		
DE NICOLA, P. (Pavia). Die Differentialdiagnose der Gerinnungsstörungen	6	1—77
NORIO, R., s. HALLMAN, N.		
NORLÉN, G. (Stockholm). Ischias und Discushernie. Klinische und hirurgische Gesichtspunkte	2	264—280
NOWAKOWSKI, H. (Hamburg). Der Hypogonadismus im Knaben- und Mannesalter	12	219—301
OBERDISSE, K. (Bochum), TÖNNIS, W. (Köln). Pathophysiologie, Klinik und Behandlung der Hypophysenadenome	4	975—1057
OELKERS, H.-A. (Hamburg). Wurminfektionen des Menschen	19	334—379
OTTENJANN, R., s. DEMLING, L.		
OVERZIER, C. (Mainz). Das Kerngeschlecht	21	165—216
PARR, F. (Bad Kissingen). Die Hypotonie unter besonderer Berücksichtigung des venösen Rückflusses	23	1—38
PATRASSI, G., DAL PALU, C., RUOL, A. (Padova). Die portale Plethora	22	90—156
PERRIER, C. V. (Genève). The Zollinger-Ellison Syndrome. Its Place in the Pathophysiology of Gastric Acid Secretion and of its Hormonal Regulation	23	89—124
PETRIDES, P. (Düsseldorf). Die pathogenetische Bedeutung der Allergie für Blut- und Knochenmarksschäden	4	195—256
PFEFFER, K. H., s. ZENKER, R.		
PFEIFFER, E. F., BRUCH, H. E. (Frankfurt a. M.). Die Autoallergie in der Pathogenese der diffusen Glomerulonephritis	4	670—705
— GARMENDIA, F. (Frankfurt a. M.), VAUBEL, E. (Wiesbaden) und RETIENE, K. (Frankfurt a. M.). Exogene und endogene ACTH-Aktivitäten im nativen Plasma des Menschen	20	127—168
PFISTER, R., NÄGELE, E. (Freiburg i. Br.). Die progressive Sklerodermie	7	244—277
PLIESS, G. (Hamburg). Pränatale Schäden	17	264—384
PORTWICH, F. (Kiel). Periarteriitis nodosa (Kussmaulsche Krankheit)	12	428—492
PRÉVOT, R., s. BERNING, H.		

	Band	Seite
RABENSCHLAG, K., s. HENGEL, R.		
RAU, G. (Wiesbaden). Verschlußsyndrom der Aortenbogenäste oder Aortenbogen-Syndrom	29	75—154
RAUTENBURG, H. W. (Gießen). Über pharmakodynamisch-phonokardiographische Test-Verfahren	25	75—101
REICHEL, G. (Bochum). Die alveoläre Ventilation und ihre Störungen	23	260—296
REGOECZI, E. (London), GERMER, W. D. (Berlin). Die Pathophysiologie und der Pathomechanismus des Ascites bei der Lebercirrhose	20	8—35
REINDELL, H., WEYLAND, R., KLEPZIG, H., MUSSHOFF, K., SCHILDGE, E. (Freiburg i. Br.). Das Sportherz	5	306—359
REINDELL, H., s. MEIER, G.		
REISS, D., s. HÖVELS, O.		
— s. WINDORFER, A.		
REMY, D. (Hamburg). Gewebsmastzellen und Mastzellen-Reticulose (Funktionelle Zytologie und Klinik)	17	132—189
RETIENE, K., s. PFEIFFER, E. F.		
REUBI, F. (Bern). Die tubulären Nierensyndrome	9	154—227
— COTTIER, P. (Interlaken). Das nephrotische Syndrom	18	366—442
REWALD, E. (Mar del Plata). Die Letterer-Christiansche Erkrankung	13	143—174
RODECK, H. (Düsseldorf). Diabetes insipidus und primäre Oligurie (Antidiabetes insipidus)	6	185—277
ROHRSCHNEIDER, W., MEISTER, A. (München). Die retrolentale Fibroplasie (Retinopathia praematurorum)	17	90—131
ROSSIER, P. H., BÜHLMANN, A., SCHAUB, F., LUCHSINGER, P. (Zürich). Pulmonale Hypertonie und chronisches Cor pulmonale	6	580—639
ROST, R., s. SCHNEIDER, K. W.		
ROTHLIN, E., BIRCHER, R. (Basel). Pharmakodynamische Grundlagen der Therapie mit herzwirksamen Glykosiden	5	457—552
SACK, H., KOLL, J. F. (Krefeld). Das Phaeochromozytom	19	446—555
SAFFRAN, M. (Montreal). Hormonal Functions of the Hypothalamus	10	594—612
SAILER, S., s. SANDHOFER, F.		
SANDHOFER, F., SAILER, S., BRAUNSTEINER, H. (Innsbruck). Pathophysiologie der primären Hypertriglyceridämien	31	1—58
SARRE, H., s. ZENKER, R.		
— DITTRICH, P. v. (Freiburg i. Br.). Behandlung der benignen und malignen Hypertonie	13	352—424
SCHAEDE, A. (Bonn). Die kongenitalen Mißbildungen am venösen Anteil des Herzens	4	519—564
SCHÄFER, K. H. (Hamburg). Der Eisenstoffwechsel des wachsenden Organismus	4	706—805
SCHAMAUN, M. (Zürich). Der heutige Stand der chirurgischen Behandlung der Lungentuberkulose. Indikationen, Kontraindikationen und Ergebnisse der Resektionsbehandlung. Abgrenzung der Kollapstherapie	12	162—218
SCHAUB, F. (Zürich). Das Herz bei Myxödem und Hypothyreose	9	1—37
— s. ROSSIER, P. H.		
SCHEITLIN, WALTER A. (Zürich). Die renal-vasculäre Hypertonie	26	45—108
SCHEMMEL, K., KREYSING, G., WEISBECKER, L. (Kiel). Der Exophthalmus produzierende Faktor (EPF)	30	68—95
— WEISBECKER, L. (Kiel). Der Long-Acting Thyroid Stimulator (LATS)	29	278—309
SCHERRER, M., HADORN, W. (Bern). Pickwick-Syndrom	24	59—79
SCHETTLER, G. (Marburg/Lahn). Neues vom Cholesterinstoffwechsel	3	299—319
— Die Pathogenese der Arteriosklerose als Stoffwechselproblem	6	278—333
— s. SCHÖLL, H.		
SCHICK, R., s. MEYTHALER, F.		
SCHILDGE, E., s. REINDELL, H.		
SCHMID, F. (Heidelberg). Die Handskeletossifikation als Indicator der Entwicklung	1	176—246
SCHMIDT, C. G. (Münster/Westf.). Cytostatische Antibiotica	20	284—343
SCHMIDT, H. A. E. (Duisburg-Hochfeld). Das Blutvolumen	27	155—249
SCHMITT-ROHDE, J. M. (Berlin-Charlottenburg). Über das Wesen malacischer Knochenveränderungen infolge innerer Krankheiten	10	383—426
— s. BARTELHEIMER, H.		

	Band	Seite
SCHMUTZLER, R., KOLLER, F. (Basel). Die Thrombolyse-Therapie. . . .	22	157—210
SCHNEIDER, K. W., ROST, R., BOGNER, E. (Würzburg). Der Kreislauf des Hochleistungssportlers	31	131—187
SCHOEN, R. (Göttingen). Ludwig Heilmeyer zum Gedenken.	30	1—2
SCHÖNENBERG, H. (Münster i. Westf.). Der heutige Stand der Liquordiagnostik im Kindesalter	6	100—184
SCHÖLL, H., SCHETTLER, G. (Stuttgart). Die Lipoproteidlipase und ihre klinische Bedeutung	16	245—291
SCHREIER, K. (Heidelberg). Die nichtdiabetischen Melliturien	12	493—562
SCHRÖTER, W. (Hamburg). Die transitorische Neugeborenenhyperbilirubinämie und ihre biochemischen Grundlagen.	29	220—277
SCHUBOTHE, H. (Freiburg i. Br.). Serologie und Klinik der autoimmunhämolytischen Erkrankungen	11	466—624
SCHUERMANN, H. (Bonn). Dermatomyositis	10	427—480
— s. HORNSTEIN, O.		
SCHULTZE-JENA, B. S. (Münster/Westf.). Erbliche Fermentdefekte des Aminosäurenstoffwechsels.	18	1—46
SCHULZE, E. (Göttingen). Die Urethanbehandlung der Leukämien . . .	1	71—98
SCHULZE, G. (Göttingen). Das Lipoidsyndrom und die essentielle Hyperlipämie.	10	52—103
SCHUMACHER, J., s. CREUTZFELDT, W.		
SCHWAB, R., DENNINGER, K. (Würzburg). Das transitorische Cushing-Syndrom (passagerer Hypercorticismus).	12	563—604
SCHWENZER, A. W. (Frankfurt a. M.). Neuzeitliche Sicherungen bei Bluttransfusionen	5	360—456
SEIP, M. (Oslo). Generalized Lipodystrophy	31	59—95
SEITELBERGER, F., s. JELLINGER, K.		
SIEDE, W., KLAMP, A. (Darmstadt). Spätfolgen der Virus-Hepatitis . . .	18	283—365
SIEGENTHALER, W., HEGGLIN, R. (St. Gallen). Der viscerale Lupus erythematosus (Kaposi-Libman-Sacks-Syndrom)	7	373—428
SIREK, A., s. SIREK, O. V.		
SIREK, O. V., SIREK, A. (Toronto). Physiology of growth Hormone . .	21	217—263
SO, C. S., s. STEIM, H.		
SÖLING, H. D., s. CREUTZFELD, W.		
SPRÖSSIG, M., s. SUNDERMANN, A.		
STEIM, H., SO, C. S., EMMRICH, J., BILGER, R. (Freiburg i. Br.). Das Ebstein-Syndrom	17	58—89
STEMMERMANN, W. (Nürnberg). Die Ostitis deformans Paget unter Berücksichtigung ihrer Vererbung	3	185—219
STEPHAN, U., s. HÖVELS, O.		
STICH, W., s. BINGOLD, K.		
STICKL, H. (Köln). Art und Zustandekommen kombinierter Wirkungen von Virus- und Bakterien-Infektionen.	15	214—272
STROBEL, W., s. LOSSE, H.		
SUNDERMANN, A., SPRÖSSIG, M., ANGER, G., WITZLEB, W. (Erfurt). Die Bedeutung der Mycoplasmen für den Menschen unter besonderer Berücksichtigung der Erkrankungen des Respirationstraktes durch Mycoplasma pneumoniae	28	120—187
THÖLEN, H. (Basel). Neuere Erkenntnisse zur Pathogenese und Therapie des Leberkomas	21	48—96
TISCHENDORF, W. (Göttingen). Cytodiagnostik des Lymphknotenpunktates	2	183—263
TÖNDURY, G. (Zürich). Über den Stand der heutigen Kenntnis der Embryopathia rubeolica	24	227—261
TÖNNIS, W., s. OBERDISSE, K.		
TOWNLEY, R. R. W., ANDERSON, CHARLOTTE M. (Melbourne). Coeliac Disease	26	1—44
TROTTER, W. R., HIMSWORTH, H. P. (London). The Mode of Action and Clinical Uses of the Thiouracil Group of Drugs	1	49—70
ULLRICH, O. (Bonn). Der Status Bonnevie-Ullrich im Rahmen anderer „Dyscranio-Dysphalangien"	2	412—466

	Band	Seite

UTHGENANNT, H., KLOSE, H. H. (Lübeck). Die Nasennebenhöhlen und ihre Bedeutung für die innere Medizin . . . . — **6** — 374—418

VAUBEL, E., s. PFEIFFER, E. F.

VERSÉ, H. (Köln). Das Marfan-Syndrom (Dystrophia mesodermalis congenita Typ Marfan; Arachnodaktylie) . . . . — **11** — 141—205

VEST, M. (Basel). Hereditäre hepatische Hyperbilirubinämien . . . . . — **28** — 1—53

VETTER, H. (Wien). Die Diagnostik der Schilddrüsen-Erkrankungen mit radioaktivem Jod . . . . — **6** — 695—790

VILSKA, J., s. HALLMAN, N.

VIVELL, O. (Freiburg i. Br.). Über Interferenzerscheinungen bei Infektionskrankheiten . . . . — **2** — 680—712

— s. KELLER, W.

VOGEL, F. (Berlin). Moderne Probleme der Humangenetik . . . . . . — **12** — 52—125

WALDENSTRÖM, J. (Malmö). Die Makroglobulinämie . . . . — **9** — 586—621

WEBER, H., s. KÜHNS, K.

WECHSELBERG, K., WEIDENBUSCH, E. (Köln). Klinische Pharmakologie und Toxikologie des Streptomycins . . . . — **2** — 713—807

WEGMANN, T. (Zürich). Mykosen der inneren Organe . . . . — **8** — 457—517

WEIDENBUSCH, E., s. WECHSELBERG, K.

WEINREICH, J. (Lübeck). Indikationen zur Splenektomie bei Blutkrankheiten . . . . — **19** — 1—131

WEISBECKER, L., s. SCHEMMEL, K.

WEISSE, K. (Frankfurt a. M.). Die frühkindliche, interstitielle plasmacelluläre Viruspneumonie . . . . — **2** — 610—679

— Die Herpes simplex-Virus-Infektionen . . . . — **14** — 390—481

WEISSLEDER, H. (Freiburg i. Br.). Die Lymphographie . . . . — **23** — 297—334

WENNER, R., s. HAUSER, G. A.

WESTERMANN, H. H., s. AMELUNG, W.

WEYLAND, R., s. REINDELL, H.

WIESE, O. (Marburg/Lahn). Die Behandlung tuberkulosekranker Kinder und Jugendlicher . . . . — **1** — 247—317

WILDHIRT, E. (Kassel). Cholestatischer Ikterus . . . . — **24** — 80—109

WILLI, H. (Zürich). Die Blutungskrankheiten des Neugeborenen . . . . — **2** — 467—543

WINDORFER, A. (Stuttgart). Epidemiographie der Poliomyelitis in Deutschland . . . . — **2** — 563—609

— Das Syndrom Mauriac (Diabetes im Kindesalter mit sekundärer Glykogenose) . . . . — **4** — 392—462

— REISS, D. (Erlangen). Die Bornholmer Krankheit. Myalgia epidemica (Sylvest) . . . . — **13** — 243—304

WINDORFER, A. (Erlangen). Zum Gedenken an Professor Dr. BERNHARD DE RUDDER . . . . — **20** — 1—7

WISSER, P., s. ZENKER, R.

WISSLER, H. (Zürich). Subsepsis allergica . . . . — **23** — 202—220

WITZLEB, W., s. SUNDERMANN, A.

WOLF, H. (Göttingen), LÖHR, H. (Wolfsburg). Der Fettstoffwechsel des gesunden Säuglings . . . . — **25** — 25—74

WOLFF, O. H. (London). A-Beta-Lipoproteinaemia . . . . — **23** — 190—201

WORTH, G. (Moers/Rhein). Die Bronchiektasien . . . . — **24** — 149—226

ZELLWEGER, H. (Iowa City). Mongolismus — Down's Syndrom . . . . — **22** — 268—363

ZENKER, R. (Marburg/Lahn), SARRE, H., (Freiburg i. Br.), PFEFFER, K. H. (Mannheim), LÖHR, H. H. (Marburg/Lahn) unter Mitarbeit von E. KOPPERMANN und P. WISSER. Die Sympathektomie beim Hochdruck und ihre Ergebnisse . . . . — **3** — 1—67

ZOLLINGER, H. Ü., s. KESSELRING, F.

ZÖLLNER, N. (München). Moderne Gichtprobleme. Ätiologie, Pathogenese, Klinik . . . . — **14** — 321—389

ZÜHLKE, V. (Denver), LÜBS, E.-D. (Detroit). Transplantations-Immunität und Transplantations-Toleranz in bezug auf normale Gewebe und Organe . . . . — **24** — 39—58

ZUPPINGER, A. (Bern). Biologische Strahlengefährdung . . . . — **10** — 362—382

II. Sachverzeichnis

	Band	Seite
A-Beta-Lipoproteinaemia (WOLFF, O. H., London)	23	190—201
AB0-Inkompatibilität, Morbus haemolyticus neonatorum infolge — und seltene foetogene Sensibilisierungen (DAMEROW, R., Erlangen)	19	132—205
„Abwehr"-Systeme, Celluläre und humorale — und -Reaktionen (FRITZE, E., Göttingen)	9	282—329
ACTH-Aktivitäten, Exogene und endogene — im nativen Plasma des Menschen (PFEIFFER, E. F., GARMENDIA, F., Frankfurt a. M., VAUBEL, E., Wiesbaden, RETIENE, K., Frankfurt a. M.)	20	127—168
Adenovirusgruppe, Die — (MUMME, C., BUDDE, H., Hamburg)	11	264—298
Adrenogenitales Syndrom, Das — — im Kindesalter (BIERICH, J. R., (Hamburg)	9	510—585
Agammaglobulinämie, Die Schweizerische Form der — (HITZIG, W. H. Zürich, BARANDUN, S., COTTIER, H., Bern)	27	79—154
Akrodermatitis chronica atrophicans (HAUSER, W., Bonn)	22	58—89
Allergie, Die pathogenetische Bedeutung der — für Blut- und Knochenmarksschäden (PETRIDES, P., Düsseldorf)	4	195—256
Alveoläre Ventilation, Die — und ihre Störungen (REICHEL, G., Bochum)	23	260—296
Aminoacidurie (JONXIS, J. H. P., Groningen)	8	169—198
Aminosäurestoffwechsel, Erbliche Fermentdefekte des — (SCHULTZE-JENA, B. S., Münster/Westf.)	18	1—46
Amyloidose (BITTER, TH., Los Angeles)	29	51—74
Angiohämophilie (ACHENBACH, W., Köln)	14	68—118
Angiokardiopathien, Genetische und peristatische Ursachen angeborener — (FUHRMANN, W., Berlin)	18	47—115
Angiopathia diabetica, Das spätdiabetische Syndrom — — (LUNDBAEK, K., Aarhus)	8	1—75
Anorexia-nervosa-Problem, Das — unter besonderer Berücksichtigung der Pubertätsmagersucht und ihrer klinischen Bedeutung (CLAUSER, G., Freiburg i. Br.)	21	97—164
Antibiotica, Cytostatische — (SCHMIDT, C. G., Münster/Westf.)	20	284—343
Antidiabetes insipidus, Diabetes insipidus und primäre Oligurie (—) (RODECK, H., Düsseldorf)	6	185—277
Antihistaminica, Neuroleptica und —. Ihre erwünschten und unerwünschten Arzneimittelwirkungen (KÄHLER, H. J., Freiburg i. Br.)	13	44—142
Aortenbogen-Syndrom, Verschlußsyndrom der Aortenbogenäste oder — (RAU, G., Wiesbaden)	29	75—154
Arachnodaktylie, Das Marfan-Syndrom (Dystrophia mesodermalis congenita Typ Marfan; —) (VERSÉ, H., Köln)	11	141—205
Arteriographische Diagnose, Die — intrakranialer Erkrankungen (KAUTZKY, R., Wien)	1	99—138
Arteriosklerose, Die Pathogenese der — als Stoffwechselproblem SCHETTLER, G., Marburg/Lahn)	6	278—333
Arthropoden, Durch — übertragene Virusinfektionen des Zentralnervensystems in Europa (MORITSCH, H., Wien)	17	1—57
Arzneimittelwirkungen, Neuroleptica und Antihistaminica. Ihre erwünschten und unerwünschten — (KÄHLER, H. J., Freiburg i. Br.)	13	44—142
ASSMANN, HERBERT † (BERG, H. H., Hamburg)	2	1—5
Autoallergie, Die — in der Pathogenese der diffusen Glomerulonephritis (PFEIFFER, E. F., BRUCH, H. E., Frankfurt a. M.)	4	670—705
Autoimmunhämolytische Erkrankungen, Serologie und Klinik der — (SCHUBOTHE, H., Freiburg i. Br.)	11	466—624
Azotämie, Extrarenale — und extrarenales Nierensyndrom (HEINTZ, R., Frankfurt a. M.)	6	334—373
Bakterien-Infektionen, Art und Zustandekommen kombinierter Wirkungen von Virus- und — (STICKL, H., Köln)	15	214—272
Bauchspeicheldrüse, Die radikale Entfernung der — beim Menschen — Indikationen, Ergebnisse, Folgeerscheinungen (CREUTZFELDT, W., KERN, E., KÜMMERLE, F., SCHUMACHER, J., Freiburg i. Br.)	16	79—124
β-Rezeptorenblocker (LYDTIN, H., München)	30	96—158

	Band	Seite
Bifidum-Problem, Das — — (MAYER, J.B., Homburg-Saar)	7	429—453
Bilharziase, Viscerale — (Schistosoma haematobium und Mansoni) (MAINZER, FR., Alexandrien, Ägypten)	2	388—411
Biopsie, Die Cytologie und — der Magenschleimhaut und ihre diagnostische Bedeutung (BROICHER, H., Bonn)	8	199—244
Blut, Die Glykoproteide des —es (BERGSTERMANN, H., München)	7	1—25
Blutfarbstoff, Fortschritte auf dem Gebiet des — (BINGOLD, K., STICH, W., München)	5	707—775
Blutgerinnung, Über die dritte Phase der — und über die Funktion der Strukturelemente der Thrombocyten (FONIO, A., Bern)	4	1—51
Blutgruppenmerkmale und Hämagglutinine, Die Entwicklung der — mit ontogenetischen und phylogenetischen Betrachtungen (BALLOWITZ, L., Berlin)	22	1—57
Blutkrankheiten, Indikationen zur Splenektomie bei — (WEINREICH, J., Lübeck)	19	1—131
Bluttransfusionen, Neuzeitliche Sicherungen bei — (SCHWENZER, A. W., Frankfurt a. M.)	5	360—456
Blut- und Knochenmarksschäden, Die pathogenetische Bedeutung der Allergie für — (PETRIDES, P., Düsseldorf)	4	195—256
Blutungskrankheiten, Die — des Neugeborenen (WILLI, H., Zürich)	2	467—543
Blutvolumen, Das — (SCHMIDT, H. A. E., Duisburg-Hochfeld)	27	155—249
Bornholmer Krankheit, Die —. Myacgia epidemica (Sylvest) (WINDORFER, A., REISS, D., Erlangen)	13	243—304
Bonnevie-Ullrich, Der Status — im Rahmen anderer „Dyscranio-Dysphalangien" (ULLRICH, O., Bonn)	2	412—466
Brill-Symmerssche Krankheit, Das großfollikuläre Lymphoblastom (die —) (BILGER, R., Freiburg i. Br.)	5	642—706
Bronchiektasien, Die — (WORTH, G., Moers/Rhein)	24	149—226
Capillarfunktionen, Die Klinik der — (KÜCHMEISTER, H., Hamburg)	4	463—518
Catscratch disease, Die Katzenkratzkrankheit (Maladie des griffes de chat, — — —, "non bacterial regional lymphadenitis") (GSELL, O., GSELL-BUSSE, M., Basel)	8	76—122
Celluläre und humorale „Abwehr"-Systeme und Reaktionen (FRITZE, E., Göttingen)	9	282—329
Cerebrale „kleine Anfälle", Die — — — des Kindes, Anfallsmorphe, EEG und Differentialdiagnostik (GARSCHE, R., Kiel-Hassee)	9	228—281
„Cheilitis granulomatosa" Miescher, Das sogenannte Melkersson-Rosenthal-Syndrom (einschließlich — — —) (HORNSTEIN, O., SCHUERMANN, H., Bonn)	17	190—263
Chirurgische Behandlung der Lungentuberkulose, Der heutige Stand der — — — — (Indikationen, Kontraindikationen und Ergebnisse der Resektionsbehandlung. Abgrenzung der Kollapstherapie) (SCHAMAUN, M., Zürich)	12	162—218
Cholangitis und cholangitische Hepatopathien (MARKOFF, N., Chur)	8	123—168
Cholesterinstoffwechsel, Neues vom — (SCHETTLER, G., Marburg/L.)	3	299—319
Coeliac Disease (TOWNLEY, R. R. W., ANDERSON, CHARLOTTE M., Melbourne)	26	1—44
Colitis ulcerosa (KÜHN, H. A., NÄGELE, E., Gießen)	25	165—267
Coma diabeticum, Die Prognose des —. Ein Sofort-Severitätsindex (ESSELIER, A. S., JEANNERET, R. L., KOSZEWSKI, B., Zürich)	3	488—537
Cor pulmonale, Pulmonale Hypertonie und chronisches — (ROSSIER, P. H., BÜHLMANN, A., SCHAUB, F., LUCHSINGER, P., Zürich)	6	580—639
CROHN'S disease. Die Ileitis regionalis (—) (HENNING, N., DEMLING, L., Erlangen)	10	1—51
Cushing-Syndrom, Das transitorische — (passagerer Hypercorticismus) SCHWAB, R., DENNINGER, K., Würzburg)	12	563—604
Cystinosis (FREUDENBERG, E., Basel)	10	481—511
Cytodiagnostik des Lymphknotenpunktates (TISCHENDORF, W., Göttingen)	2	183—263
Cytologie, Die — und Biopsie der Magenschleimhaut und ihre diagnostische Bedeutung (BROICHER, H., Bonn)	8	199—244
— und Klinik der Lymphogranulomatose (HECKNER, F., Göttingen)	10	512—593

	Band	Seite
D-Vitamin, Physiologie und Stoffwechsel des — (Hövels, O., Reiss, D., Erlangen)	11	206—263
Dermatomyositis (Schuermann, H., Bonn)	10	427—480
Diabetes, Kinder diabetischer Mütter (Mayer, J. B., Homburg/Saar)	4	368—391
— im Kindesalter, Das Syndrom Mauriac. (— — — mit sekundärer Glykogenose) (Windorfer, A., Stuttgart)	4	392—462
— insipidus und primäre Oligurie (Antidiabetes insipidus) (Rodeck, H., Düsseldorf)	6	185—277
— mellitus, Die Pathophysiologie des — (Hausberger, F. X., Philadelphia)	3	220—298
Diabetestherapie, Orale — und ihre experimentellen Grundlagen Creutzfeldt, W., Söling, D., Freiburg i. Br.)	15	1—132
Discushernie, Ischias und —. Klinische und chirurgische Gesichtspunkte (Norlén, G., Stockholm)	2	264—280
Discusrupturen und Lumbagoischias. Eine anatomische und röntgenologische Studie (Lindblom, K., Stockholm)	2	281—295
Dyscranio-Dysphalangien, Der Status Bonnevie-Ullrich im Rahmen anderer — (Ullrich, O., Bonn)	2	412—466
Dysplasie, Polyostotische fibröse — (Boenheim, F., Leipzig, McGavack, Th. Hodge, New York)	3	157—184
Dystrophia mesodermalis, Das Marfan-Syndrom. (— congenita Typ Marfan; Arachnodaktylie.) (Versé, H., Köln)	11	141—205
Dystrophie durch Proteinmangel bei Kindern (Frontali, G., Rom)	14	199—238
E 605 und Verwandte. Vergiftungen mit esteraseblockierenden Insecticiden aus der Gruppe der organischen Phosphorsäureester (—) (Erdmann, W. D., Lendle, L., Göttingen)	10	104—184
Ebstein-Syndrom, Das — (Steim, H., So, C. S., Emmrich, J., Bilger, R., Freiburg i. Br.)	17	58—89
Eisenstoffwechsel, Der — des wachsenden Organismus (Schäfer, K. H., Hamburg)	4	706—805
Eiweißverdauung, Die Rolle des Kathepsins bei der — (Buchs, S., Freudenberg, E., Basel)	2	544—562
Elektrokymographie, Der heutige Stand der — (Haubrich, R., Bonn)	6	640—694
Embryopathia rubeolica, Über den Stand der heutigen Kenntnis der — (Töndury, G., Zürich)	24	227—261
— toxoplasmotica, Toxoplasmosis. Mit besonderer Berücksichtigung der — (Bamatter, F., Genf)	3	652—828
Emphysems, Die Bedeutung der Spirographie für die Beurteilung der Lungeninsuffizienz, speziell des — (Hamm, J., Marburg/Lahn)	10	299—361
Encephalitis (Alexander, Meta, Berlin)	23	39—88
Encephalomyelopathy, Subacute Necrotizing — (LEIGH) (Jellinger, K., Seitelberger, F., Wien)	29	155—219
Endocarditis lenta. Pathogenese und Beziehung zwischen Verlaufsform, Erregerart und Ausheilungsmöglichkeit (Germer, W. D., Tübingen)	2	296—338
— — Die Therapie der — — und ihre Grundlagen (Fritze, E., Göttingen)	3	117—156
Endokard-Fibroelastose, Die — (Lehndorff, H., New Rochelle)	12	302—342
Enteroviren, Infektion mit — (Lennartz, H., Hamburg)	20	89—126
Entwicklung, Die Handskeletossifikation als Indikator der — (Schmid, F., Heidelberg)	1	176—246
Enzymdefekte, Die hereditären — des Harnstoffcyclus. (Colombo, J. P., Bern)	31	97—130
Ernährung, Parenterale —. Mit einem Anhang: Rectale Ernährung (Glatzel, H., Flensburg)	6	523—579
— Die — des alternden Menschen (Glatzel, H., Dortmund)	19	206—273
Erythroblastosen, Die fetalen — und der Rhesusfaktor (Ballowitz, L., Berlin)	3	538—651
Erythroleukämie, Die akute — (Harwerth, H. G., Freiburg i. Br.)	3	375—406
Echerichia coli, Das Problem der Pathogenität von — im Säuglingsalter (Braun, O. H., Heidelberg)	4	52—194
Essentielle Hyperlipämie, Das Lipoidsyndrom und die — (Schulze, G., Göttingen)	10	52—103

	Band	Seite

Esteraseblockierende Insecticide, Vergiftungen mit — aus der Gruppe der organischen Phosphorsäureester. (E 605 und Verwandte) (ERDMANN, W. D., LENDLE, L., Göttingen) — **10** — 104—184

Exophthalmus, Der — produzierende Faktor (EPF) (SCHEMMEL, K., KREYSING, G., WEISBECKER, L., Kiel) — **30** — 68—95

Extrarenales Nierensyndrom, Extrarenale Azotämie und — (HEINTZ, R., Frankfurt a. M.) — **6** — 334—373

Extrarenale Reinigung, Über die — — des Organismus von retinierten Harnfixa bei Niereninsuffizienz (sog. künstliche Niere) (FREY, J., KIEFER, H., Freiburg i. Br.) — **9** — 330—436

Fallotsche Tetralogie und Trilogie, Die —. Pathologie, Pathophysiologie und Klinik (BEUREN, A. J., Göttingen) — **21** — 1—47

Fanconi-Syndrom, Die glucosurische Osteopathie (Das sog. — beim Erwachsenen) (KUHLENCORDT, F., Hamburg) — **9** — 622—665

Feldnephritis (ASSMANN, H., Oldenburg) — **1** — 1—48

Fermentdefekte, Erbliche — des Aminosäurenstoffwechsels (SCHULTZE-JENA, B. S., Münster/Westf.) — **18** — 1—46

Fettstoffwechsel, Der — des gesunden Säuglings (WOLF, H., Göttingen, LÖHR, H., Wolfsburg) — **25** — 25—74

Fibroplasie, Die retrolentale — (Retinopathia praematurorum) (ROHRSCHNEIDER, W., MEISTER, A., München) — **17** — 90—131

Funktionelle Analyse, Zur — der Leistungsfähigkeit des gesunden und kranken Herzens unter Arbeit (LANDEN, H. C., Düsseldorf) — **4** — 565—627

Gastrobiopsie, Die — (DEMLING, L., OTTENJANN, R., ELSTER, K., Erlangen) — **27** — 32—78

Gerinnungshemmende Mittel, Die Behandlung der Thrombose mit — (JORPES, J. E., Stockholm) — **2** — 6—48

Gerinnungsstörungen, Die Differentialdiagnose der — (DE NICOLA, P., Pavia) — **6** — 1—77

Gewebsmastzellen und Mastzellen-Retikulose (Funktionelle Zytologie und Klinik) (REMY, D., Hamburg) — **17** — 132—189

Gichtprobleme, Moderne —. Ätiologie, Pathogenese, Klinik (ZÖLLNER, N., München) — **14** — 321—389

Glomerulonephritis, Die Autoallergie in der Pathogenese der diffusen — (PFEIFER, E. F., BRUCH, H. E., Frankfurt a. M.) — **4** — 670—705

Glucosurische Osteopathie, Die — — (Das sog. Fanconi-Syndrom beim Erwachsenen) (KUHLENCORDT, F., Hamburg) — **9** — 622—665

Glykogenose, Das Syndrom Mauriac (Diabetes im Kindesalter mit sekundärer —) (WINDORFER, A., Stuttgart) — **4** — 392—462

Glykoproteide, Die — des Blutes (BERGSTERMANN, H., München) — **7** — 1—25

Glykoside, Pharmakodynamische Grundlagen der Therapie mit herzwirksamen — (ROTHLIN, E., BIRCHER, R., Basel) — **5** — 457—552

Granulomatose, Die Wegenersche — (KESSELRING, F., ZOLLINGER, H. U. St. Gallen) — **16** — 41—78

Großfollikuläres Lymphoblastom, Das — (die Brill-Symmerssche Krankheit) (BILGER, R., Freiburg i. Br.) — **5** — 642—706

Growth Hormone, Physiology of — (SIREK, O. V., SIREK, A., Toronto) — **21** — 217—263

Hämatologie der ersten Lebenszeit (BETKE, K., Freiburg i. Br.) — **9** — 437—509

Hämoblastosen, Die paraproteinämischen — (KLEMM, D., Freiburg i. Br.) — **26** — 109—192

Hämophilie-ähnliche hämorrhagische Diathesen, Die — (DEUTSCH, E., Wien) — **5** — 553—641

Hämorrhagische Diathesen, Die hämophilie-ähnlichen — (DEUTSCH, E., Wien) — **5** — 553—641

Handskeletossifikation, Die — als Indikator der Entwicklung (SCHMID, F., Heidelberg) — **1** — 176—246

Harnfixa, Über die extrarenale Reinigung des Organismus von retinierten — bei Niereninsuffizienz (sog. künstliche Niere) (FREY, J., KIEFER, H., Freiburg i. Br.) — **9** — 330—436

HEILMEYER, LUDWIG — zum Gedenken (SCHOEN, R., Göttingen) — **30** — 1—2

Hepatitis contagiosa, Über die — und ihre Folgeerscheinungen (MEYTHALER, F., SCHICK, R., Nürnberg) — **2** — 339—387

17*

	Band	Seite
Hepatopathien, Cholangitis und cholangitische — (MARKOFF, N., Chur)	8	123—168
Herdlehre, Kritische Bilanz der — und ihres Wertes für die Therapie in der inneren Medizin (ESSEN, W., Eutin)	24	110—148
Herpes simplex-Virus-Infektionen, Die — (WEISSE, K., Frankfurt a.M.)	14	390—481
Herz, Zur funktionellen Analyse der Leistungsfähigkeit des gesunden und kranken — unter Arbeit (LANDEN, H. C., Düsseldorf)	4	565—627
—, Die kongenitalen Mißbildungen am venösen Anteil des — (SCHAEDE, A., Bonn)	4	519—564
—, Das — bei Myxödem und Hypothyreose (SCHAUB, F., Zürich)	9	1—37
—, Das Sportherz (REINDELL, H., WEYLAND, R., KLEPZIG, H., MUSSHOFF, K., SCHILDGE, E., Freiburg i. Br.)	5	306—359
—, Der Stoffwechsel des — (BING, R. J., St. Louis, BEUREN, A., Baltimore)	11	104—140
Herzbeutel, Der — und seine Bedeutung für das Herz (HORT, W., Marburg)	29	1—50
Herzauskultation, Die Phonokardiographie, ihre Bedeutung für die sinnesphysiologischen Grundlagen der — und ihre diagnostische Verwendung (HOLLDACK, K., Heidelberg)	3	407—487
Herzkrankheiten, rheumatische, Die Prophylaxe der — — (KÜSTER, F., Essen)	16	1—40
Herzsteckschüsse, Interne Klinik der — (AMELUNG, W., Königstein/T., LUTHER, H., Frankfurt a. M.). Mit einem Anhang: Die Operationsverfahren beim Herzsteckschuß (WESTERMANN, K. H., Frankfurt a. M.-Hanau)	3	68—116
Herzwirksame Glykoside, Pharmakodynamische Grundlagen der Therapie mit — (ROTHLIN, E., BIRCHER, R., Basel)	5	457—552
Hirnabsceß, Der — (KAUTZKY, R., Hamburg)	2	145—182
Hochdruck, Die Sympathektomie beim — und ihre Ergebnisse (ZENKER, R., Marburg/Lahn, SARRE, H., Freiburg i. Br., PFEFFER, K. H., Mannheim, LÖHR, H. H., Marburg/Lahn, unter Mitarbeit von KOPPERMANN, E., WISSER, P.)	3	1—67
Hormonal Functions of the Hypothalamus (SAFFRAN, M., Montreal)	10	594—612
Humangenetik, Moderne Probleme der — (VOGEL, F., Berlin)	12	52—125
Humorale „Abwehr"-Systeme, Celluläre und — — — und -Reaktionen (FRITZE, E., Göttingen)	9	282—329
5-Hydroxytryptamin, Klinik und Pathophysiologie des Karzinoids und Karzinoidsyndroms unter besonderer Berücksichtigung der Pharmakologie des — (KÄHLER, H. J., HEILMEYER, L., Freiburg i. Br.)	16	292—559
Hyperbilirubinämien, Hereditäre hepatische — (VEST, M., Basel)	28	1—53
Hyperlipämie, Das Lipoidsyndrom und die essentielle — (SCHULZE, G., Göttingen)	10	52—103
Hypertonie, Behandlung der benignen und malignen — (SARRE, H., DITTRICH, P. v., Freiburg i. Br.)	13	352—424
—, Die renal-vasculäre — (SCHEITLIN, W. A., Zürich)	26	45—108
—, Pulmonale — und chronisches Cor pulmonale (ROSSIER, P. H., BÜHLMANN, A., SCHAUB, F., LUCHSINGER, P., Zürich)	6	580—639
Hypertriglyceridämien, Pathophysiologie der primären — (SANDHOFER, F., SAILER, S., BRAUNSTEINER, H., Innsbruck)	31	1—58
Hypogonadismus, Der — im Knaben- und Mannesalter (NOWAKOWSKI, H., Hamburg)	12	219—301
Hypoparathyreoidismus im Kindesalter (FANCONI, A., Winterthur)	28	54—119
Hypophysenadenome, Pathophysiologie, Klinik und Behandlung der— (OBERDISSE, K., Bochum, TÖNNIS, W., Köln)	4	975—1057
Hypoproteinose, Dystrophie durch Proteinmangel bei Kindern (Mehlnährschäden, Kwaschiorkor, —) (FRONTALI, G., Rom)	14	199—238
Hypothalamus, Hormonal Functions of the — (SAFFRAN, M., Montreal)	10	594—612
Hypothyreose, Das Herz bei Myxödem und — (SCHAUB, F., Zürich)	9	1—37
Hypotonie, Die — unter besonderer Berücksichtigung des venösen Rückflusses (PARR, F., Bad Kissingen)	23	1—38
„Idiopathische" Hypercalcämie, Das Krankheitsbild der — —, eine chronische Vitamin D-Intoxikation (HÖVELS, O., STEPHAN, U., Erlangen	18	116—159
— Die — Lungenhämosiderose (DOERING, P., Göttingen)	14	482—565

	Band	Seite
Ikterus, Cholestatischer — (WILDHIRT, E., Kassel)	24	80—109
Ileitis regionalis, Die — — (CROHN's disease) (HENNING, N., DEMLING, L., Erlangen)	10	1—51
Ileus, paralytischer, Der — — in der inneren Medizin und Chirurgie (BERNING, H., LINDENSCHMIDT, TH.-O., Hamburg)	16	198—244
Immunoelektrophorese, Die — und ihre klinische Bedeutung (HEREMANNS, J. F., Louvain)	20	169—257
Immunohämatologie der Thrombocyten und Leukocyten (MIESCHER, P., Basel)	7	170—243
Immunthyreoiditis, Die — (HEIMPEL, H., MÜLLER, W., Freiburg i. Br.)	19	380—445
Infektionen, Art und Zustandekommen kombinierter Wirkungen von Virus- und Bakterien- — (STICKL, H., Köln)	15	214—272
Infektionskrankheiten, Über Interferenzerscheinungen bei — (VIVELL, O., Freiburg i. Br.).	2	680—712
Innere Krankheiten, Über das Wesen malacischer Knochenveränderungen infolge — (SCHMIDT-ROHDE, J. M., Berlin)	10	383—426
Insecticide, Vergiftungen mit esteraseblockierenden — aus der Gruppe der organischen Phosphorsäureester (E 605 und Verwandte) (ERDMANN, W. D., LENDLE, L., Göttingen)	10	104—184
Interferenzerscheinungen, Über — bei Infektionskrankheiten (VIVELL, O., Freiburg i. Br.).	2	680—712
Interstitielle plasmacelluläre Viruspneumonie, Die frühkindliche — (WEISSE, K., Frankfurt a. M.)	2	610—679
Intrakraniale Erkrankungen, Die arteriographische Diagnose — (KAUTZKY R., Wien)	1	99—138
Ischias und Discushernie. Klinische und chirurgische Gesichtspunkte (NORLÉN, G., Stockholm)	2	264—280
Jod, Die Diagnostik der Schilddrüsenerkrankungen mit radioaktivem — (VETTER, H., Wien).	6	695—790
Kaliumstoffwechsel, Störungen des — und ihre klinische Bedeutung (KÜHNS, K., Göttingen, WEBER, H., Gießen)	10	185—298
Kalkstoffwechselstörungen, Zur Klinik der — des Erwachsenenalters. (LOSSE, H., BÄUMER, A., STROBEL, W., Münster/Westf., FRITSCH, M., Bielefeld)	13	1—43
Kaposi-Libman-Sacks-Syndrom, Der viscerale Lupus erythematosus (— — — —) (SIEGENTHALER, W., HEGGLIN, R., St. Gallen).	7	373—428
Karzinoid und Karzinoidsyndrom, Klinik und Pathophysiologie des — — unter besonderer Berücksichtigung der Pharmakologie des 5-Hydroxytryptamins (KÄHLER, H. J., HEILMEYER, L., Freiburg i. Br.)	16	292—559
Kathepsin, Die Rolle des — bei der Eiweißverdauung (BUCHS, S., FREUDENBERG, E., Basel)	2	544—562
Katzenkratzkrankheit, Die — (Maladie des griffes de chat. Cat scratch disease, "non bacterial regional lymphadenitis") (GSELL, O., GSELL-BUSSE, M., Basel).	8	76—122
Kerngeschlecht, Das — (OVERZIER, C., Mainz).	21	165—216
Kind, Die cerebralen „kleinen Anfälle" des Kindes. Anfallsmorphe, EEG und Differentialdiagnostik (GARSCHE, R., Kiel-Hassee).	9	228—281
—, Die Lungenverschattungen im Ablauf der Primärtuberkulose des Kindes (BRÜGGER, H., Wangen i. Allgäu)	6	419—465
Kindesalter, Das adrenogenitale Syndrom im — (BIERICH, J. R., Hamburg).	9	510—585
—, Lebererkrankungen im — (EWERBECK, H., Köln).	6	466—522
—, Der heutige Stand der Liquordiagnostik im — (SCHÖNENBERG, H., Münster i. Westf.)	6	100—184
—, Der plötzliche Tod im — (GARSCHE, R., Kiel)	1	139—175
Kindlicher Kreislauf, Über den — — (KIRCHHOFF, H. W., Kiel) . . .	5	156—218
Klimakterium, Das — der Frau (HAUSER, G. A., WENNER, R., Basel). .	16	125—197
Knaben- und Mannesalter, Der Hypogonadismus im — — — (NOWAKOWSKI, H., Hamburg)	12	219—301
Knochenmarksinsuffizienz, Die Panmyelophthise und verwandte Zustände der — (BUTZENGEIGER, K. H., Mülheim/Ruhr)	4	257—367

	Band	Seite
Knochenmarksschäden, Die pathogenetische Bedeutung der Allergie für Blut- und — (PETRIDES, P., Düsseldorf)	4	195—256
Knochenveränderungen, Über das Wesen malacischer — infolge innerer Krankheiten (SCHMITT-ROHDE, J. M., Berlin)	10	383—426
Kollapstherapie, Der heutige Stand der chirurgischen Behandlung der Lungentuberkulose (Indikationen, Kontraindikationen und Ergebnisse der Resektionsbehandlung. Abgrenzung der —) (SCHAMAUN, M., Zürich)	12	162—218
Kongenitale Mißbildungen, Die — — am venösen Anteil des Herzens (SCHAEDE, A., Bonn)	4	519—564
Kongenitale nephrotische Syndrom, Das — — — (HALLMAN, N., NORIO, R., KOUVALAINEN, K., VILSKA, J., KOJO, N., Helsinki)	30	3—67
Kreislauf, Über den kindlichen — (KIRCHHOFF, H. W., Kiel)	5	156—218
—, Der — des Hochleistungssportlers in Ruhe und Belastung. (SCHNEIDER, K. W., ROST, R., BOGNER, E., Würzburg)	31	131—187
Kupfer, Die Bedeutung des — in Biologie und Pathologie unter besonderer Berücksichtigung des wachsenden Organismus (BRENNER, W., Bonn)	4	806—974
Kussmaulsche Krankheit, Periarteriitis nodosa (—) (PORTWICH, F., Kiel)	12	428—492
Kwaschiorkor, Dystrophie durch Proteinmangel bei Kindern (Mehlnährschäden, —, Hypoproteinose) (FRONTALI, G., Rom)	14	199—238
Lebercirrhose, Die Pathophysiologie und der Pathomechanismus des Ascites bei der — (REGOECZI, E., London, GERMER, W. D., Berlin)	20	8—35
Lebererkrankungen im Kindesalter (EWERBECK, H., Köln)	6	466—522
Leberkoma, Neuere Erkenntnisse zur Pathogenese und Therapie des — (THÖLEN, H., Basel)	21	48—96
Leptospirenerkrankungen, Klinik der — (Leptospirosen in Europa mit Ausnahme der L. icterohaemorrhagiae) (GSELL, O., St. Gallen)	1	367—466
Letterer-Christiansche Erkrankung, Die — (REWALD, E., Mar del Plata)	13	143—174
Leukämien, Die Urethanbehandlung der — (SCHULZE, E., Göttingen)	1	71—98
Leukemia, Some Present-Day Problems (GUNZ, F. W., Christchurch)	14	1—67
Leukocyten, Immunohämatologie der Thrombocyten und — (MIESCHER, P., Basel)	7	170—243
Libman-Sacks-Syndrom, Der viscerale Lupus erythematosus (Kaposi- — — —) (SIEGENTHALER, W., HEGGLIN, R., St. Gallen)	7	373—428
Lipodystrophia intestinalis, Die Whipplesche Krankheit (—) (DRUBE, H. C., Kiel)	12	605—633
Lipodystrophy, Generalized — (SEIP, M., Oslo)	31	59—95
Lipoidsyndrom, Das — und die essentielle Hyperlipämie (SCHULZE, G., Göttingen)	10	52—103
Lipoproteidlipase, Die — und ihre klinische Bedeutung (SCHÖLL, H., SCHETTLER, G., Stuttgart)	16	245—291
Liquordiagnostik, Der heutige Stand der — im Kindesalter (SCHÖNENBERG, H., Münster i. Westf.)	6	100—184
Listeriose, Die — (KREPLER, P., FLAMM, H., Wien)	7	64—146
Long-Acting Thyroid Stimulator, Der — (LATS) (SCHEMMEL, K., WEISBECKER, L., Kiel)	29	278—309
Lumbagoischias, Discusrupturen und —. Eine anatomische und röntgenologische Studie (LINDBLOM, K., Stockholm)	2	281—295
Lungenembolie, Die — (KRAUSS, J., Stuttgart)	14	119—198
Lungenhämosiderose, Die idiopathische — (DOERING, P., Göttingen)	14	482—556
Lungeninsuffizienz, Die Bedeutung der Spirographie für die Beurteilung der —, speziell des Emphysems (HAMM, J., Marburg/Lahn)	10	299—361
Lungenemphysem, Morphologische und histomechanische Analyse der Ventilationsstörungen unter besonderer Berücksichtigung des — (HARTUNG, W., Münster/Westf.)	15	273—328
Lungenproteinose, Über die alveoläre — (Georgii, A., Eymer, K. P., München)	20	258—283
Lungentuberkulose, Der heutige Stand der chirurgischen Behandlung der — (Indikationen, Kontraindikationen und Ergebnisse der Resektionsbehandlung. Abgrenzung der Kollapstherapie) (SCHAMAUN, M., Zürich)	12	162—218

	Band	Seite

Lungenverschattungen, Die — im Ablauf der Primärtuberkulose des Kindes (BRÜGGER, H., Wangen i. Allgäu) . . . . — 6 — 419—465

Lupus erythematosus, Der viscerale — — (Kaposi-Libman-Sacks-Syndrom) (SIEGENTHALER, W., HEGGLIN, R., St. Gallen) . . . . — 7 — 373—428

Lymphknotenpunktat, Cytodiagnostik des — (TISCHENDORF, W., Göttingen) . . . . — 2 — 183—263

Lymphoblastom, Das großfollikuläre — (die Brill-Symmerssche Krankheit) (BILGER, R., Freiburg i. Br.). . . . . — 5 — 642—706

Lymphogranulomatose, Zur pathologischen Anatomie und Nosologie der — (FRESEN, O., Düsseldorf) . . . . — 9 — 38—86

—, Cytologie und Klinik der — (HECKNER, F., Göttingen) . . . . . . — 10 — 512—593

Lymphographie, Die — (WEISSLEDER, H., Freiburg i. Br.). . . . . . . — 23 — 297—334

Magenschleimhaut, Die Cytologie und Biopsie der — und ihre diagnostische Bedeutung (BROICHER, H., Bonn). . . . . — 8 — 199—244

Makroglobulinämie, Die — (WALDENSTRÖM, J., Malmö) . . . . . . — 9 — 586—621

Malacische Knochenveränderungen, Über das Wesen — — infolge innerer Krankheiten (SCHMITT-ROHDE, J. M., Berlin) . . . . — 10 — 383—426

Maladie des griffes de chat, Die Katzenkratzkrankheit (— — — — —, Cat scratch disease, "non bacterial regional lymphadenitis") (GSELL, O., GSELL-BUSSE, M., Basel) . . . . — 8 — 76—122

Marfan-Syndrom, Das — (Dystrophia mesodermalis congenita Typ Marfan; Arachnodaktylie) (VERSÉ, H., Köln). . . . . — 11 — 141—205

Mastzellen-Retikulose, Gewebsmastzellen und — — (Funktionelle Zytologie und Klinik) (REMY, D., Hamburg). . . . . — 17 — 132—189

Mauriac, Das Syndrom — (Diabetes im Kindesalter mit sekundärer Glykogenose) (WINDORFER, A., Stuttgart) . . . . — 5 — 392—462

Mehlnährschäden, Dystrophie durch Proteinmangel bei Kindern (—, Kwaschirkor, Hypoproteinose) (FRONTALI, G., Rom) . . . . — 14 — 199—238

Melkersson-Rosenthal-Syndrom, Das sogenannte — — — (einschließlich "Cheilitis granulomatosa" Miescher) (HORNSTEIN, O., SCHUERMANN, H., Bonn). . . . . — 17 — 190—263

Melliturien, Die nichtdiabetischen — (SCHREIER, K., Heidelberg) . . . — 12 — 493—562

Meningoencephalitis tuberculosa chronica und Spätschäden nach tuberkulöser Meningitis (JANSSEN, E. G., Düsseldorf) . . . . — 12 — 126—161

Milz, Die — als Organ des Pfortadersystems und ihr Versagen (EWERBECK, H., Köln) . . . . — 1 — 318—366

Mißbildungen, Die kongenitalen — am venösen Anteil des Herzens (SCHAEDE, A., Bonn). . . . . — 4 — 519—564

Mitralstenosen, Spätergebnisse operierter — (MEIER, G., Lübeck, REINDELL, H., Freiburg i. Br.). . . . . — 23 — 221—259

Mongolismus — Down's Syndrom (ZELLWEGER, H., Iowa City) . . . — 22 — 268—363

Morbus hemolyticus neonatorum infolge AB0-Inkompatibilität und seltene foetogene Sensibilisierungen (DAMEROW, R., Erlangen) . . . — 19 — 132—205

„Mucoviscidosis", Die sogenannte cystische Pankreasfibrose („—") (BACHMANN, K.-D., Köln-Lindenthal). . . . . — 8 — 316—366

Myalgia epidemica (Sylvest). Die Bornholmer Krankheit. — (WINDORFER, A., REISS, D., Erlangen). . . . . — 13 — 243—304

Mycobakterien, Atypische — (MEISSNER, G., Borstel) . . . . — 20 — 36—88

Mycobacterium avium, Die Tuberkulose des Menschen durch den Typus bovinus und das — (MÜLLER, R. W., Köln) . . . . — 13 — 205—242

Mycoplasmen, Die Bedeutung der — für den Menschen unter besonderer Berücksichtigung der Erkrankungen des Respirationstraktes durch Mycoplasma pneumoniae. (SUNDERMANN, A., SPRÖSSIG, M., ANGER, G., WITZLEB, W., Erfurt). . . . . — 28 — 120—187

Mykosen der inneren Organe (WEGMANN, T., Zürich) . . . . — 8 — 457—517

Myocarditis, Das klinische Bild der — in den Tropen (BERNING, H., Hamburg). . . . . — 7 — 278—311

Myoglobinurien, Die — (KÄHLER, H. J., Freiburg i. Br.) . . . . . . — 11 — 1—103

Myopathien, Hereditäre. — (KUHN, E., Heidelberg). . . . . — 28 — 188—290

Myositis ossificans progressiva (BECKER, P. E., Göttingen, KNORRE, G., von Oschersleben). . . . . — 27 — 1—31

Myxödem, Das Herz bei — und Hypothyreose (SCHAUB, F., Zürich) . — 9 — 1—37

	Band	Seite
Nasennebenhöhlen, Die — und ihre Bedeutung für die innere Medizin (UTHGENANNT, H., KLOSE, H. H., Lübeck)	6	374—418
Nephritis, Über die Bedeutung von Streptokokkeninfektionen in der Pathogenese der akuten Polyarthritis und der akuten — (CHRIST, P., Frankfurt a. M.)	11	379—465
Nephrotisches Syndrom, Das — (REUBI, F., Bern, COTTIER, P., Interlaken)	18	366—442
Neugeborenenhyperbilirubinämie, Die transitorische — und ihre biochemischen Grundlagen (SCHRÖTER, W., Hamburg)	29	220—277
Neuroleptika und Antihistaminica. Ihre erwünschten und unerwünschten Arzneimittelwirkungen (KÄHLER, H. J., Freiburg i. Br.)	13	44—142
Nichtdiabetische Mellliturien, Die — (SCHREIER, K., Heidelberg)	12	493—562
Niere, künstliche, Über die extrarenale Reinigung des Organismus von retinierten Harnfixa bei Niereninsuffizienz (sog. — —)(FREY, J., KIEFER, H., Freiburg i. Br.)	9	330—436
—, —, und Sepsis lenta (HEUCHEL, G., Jena)	4	628—669
—, Extrarenale Azotämie und extrarenales Nierensyndrom (HEINTZ, R., Frankfurt a. M.)	6	334—373
Nierenfunktion, Die Analyse der — (KLEINSCHMIDT, A., HÄNZE, S., Mainz)	14	239—302
Niereninsuffizienz, Über die extrarenale Reinigung des Organismus von retinierten Harnfixa bei — (sog. künstliche Niere) (FREY, J., KIEFER, H., Freiburg i. Br.)	9	330—436
Nierensyndrom, Extrarenale Azotämie und extrarenales — (HEINTZ, R., Frankfurt a. M.)	6	334—373
Nierensyndrome, Die tubulären — (REUBI, F., Bern)	9	154—227
Non bacterial regional lymphadenitis, Die Katzenkratzkrankheit (Maladie des griffes de chat, Cat scratch disease, „— — — —") (GSELL, O., GSELL-BUSSE, M., Basel)	8	76—122
Oligophrenie, Die phenylpyruvische — (LANG, K., Bonn)	6	78—99
Oligurie, Diabetes insipidus und primäre — (Antidiabetes insipidus) (RODECK, H., Düsseldorf)	6	185—277
Osteopathie, Die glucosurische — (Das sog. Fanconi-Syndrom beim Erwachsenen) (KUHLENCORDT, F., Hamburg)	9	622—665
Osteoporose als Krankheitsgeschehen (BARTELHEIMER, H., SCHMITT-ROHDE, J. M., Berlin)	7	454—585
Ostitis deformans Paget, Die — — — unter Berücksichtigung ihrer Vererbung (STEMMERMANN, W., Nürnberg	3	185—219
Paget, Die Ostitis deformans — unter Berücksichtigung ihrer Vererbung (STEMMERMANN, W., Nürnberg)	3	185—219
Pankreasfibrose, Die sogenannte cystische — („Mucoviscidosis") (BACHMANN, K.-D., Köln-Lindenthal)	8	316—366
Panmyelophthise, Die — und verwandte Zustände der Knochenmarksinsuffizienz (BUTZENGEIGER, K. H., Mülheim/Ruhr)	4	257—367
Paramyloidose, Die — (KRÜCKE, W., Frankfurt a. M.)	11	299—378
Parenterale Ernährung. Mit einem Anhang: Rectale Ernährung (GLATZEL, H., Flensburg)	6	523—579
Passagerer Hypercorticismus, Das transitorische Cushing-Syndrom (—) (SCHWAB, R., DENNINGER, K., Würzburg)	12	563—604
Periarteriitis nodosa (Kussmaulsche Krankheit) (PORTWICH, F., Kiel)	12	428—492
Pfortadersystem, Die Milz als Organ des — und ihr Versagen (EWERBECK, H., Köln)	1	318—366
Phaeochromozytom, Das — (SACK, H., KOLL, J. F., Krefeld)	19	446—555
Phenylpyruvische Oligophrenie, Die — (LANG, K., Bonn)	6	78—99
Phonokardiographie, Die —, ihre Bedeutung für die sinnesphysiologischen Grundlagen der Herzauskultation und ihre diagnostische Verwendung (HOLLDACK, K., Heidelberg)	3	407—487
Pickwick-Syndrom (SCHERER, M., HADORN, W., Bern)	24	59—79
Placebo-Problem, Die Anwendung pharmakodynamisch neutraler Substanzen: das sogenannte — (CLAUSER, G., ARNHOLD, W., Freiburg i. B.)	13	305—351

	Band	Seite
Plasmacelluläre Viruspneumonie, Die frühkindliche, interstitielle — (WEISSE, K., Frankfurt a. M.)	2	610—679
Plethora, Die portale — (PATRASSI, G., DAL PALU, C., RUOL, A., Padova)	22	90—156
Plötzlicher Tod, Tod im Kindesalter (GARSCHE, R., Kiel)	1	139—175
Poliomyelitis, Epidemiographie der — in Deutschland (WINDORFER, A., Stuttgart)	2	563—609
Poliomyelitis-ähnliche Krankheitsbilder und ihre Erreger beim Menschen (KELLER, W., VIVELL, O., Freiburg i. Br.)	5	1—96
Poliomyelitis-Epidemien auf Inseln (DONLE, W., München)	13	175—204
Polyarthritis, Über die Bedeutung von Streptokokkeninfektionen in der Pathogenese der akuten — und der akuten Nephritis (CHRIST, P., Frankfurt a. M.)	11	379—465
Polyostotische fibröse Dysplasie (BOENHEIM, F., Leipzig, McGAVACK, TH. HODGE, New York)	3	157—184
Praenatale Schäden (PLIESS, G., Hamburg)	17	264—384
Primärtuberkulose des Kindes, Die Lungenverschattungen im Ablauf der — (BRÜGGER, H., Wangen/Allgäu)	6	419—465
Proteinasen, Die Klinik und Chemie der — des menschlichen und tierischen Organismus, ihre besondere Bedeutung in seinen Abwehrleistungen und in der klinischen Diagnostik (MERTEN, R., Köln)	2	49—144
Proteinmangel, Dystrophie durch — bei Kindern. (Mehlnährschäden, Kwaschiorkor, Hypoproteinose) (FRONTALI, G., Rom)	14	199—238
Proteolytische Fermente, Die — — des Magens. Ihre Eigenschaften und ihre Bedeutung für die Eiweißspaltung (BUCHS, S., Basel)	30	159—233
Pulmonale Hypertonie und chronisches Cor pulmonale (ROSSIER, P. H., BÜHLMANN, A., SCHAUB, F., LUCHSINGER, P., Zürich)	6	580—639
Pyelonephritis, Die klinischen Verlaufsformen der — (BERNING, H., PRÉVÔT, R., Hamburg)	3	320—364
Pyridoxin-Mangelsyndrom, Das — — beim Menschen (GEHRMANN, G., Düsseldorf)	19	274—333
Q-Fieber, Das — (HENGEL, R., KAUSCHE, G. A., LAUR, A., RABENSCHLAG, K., Heidelberg)	5	219—305
Radioaktives Jod, Die Diagnostik der Schilddrüsenerkrankungen mit — (VETTER, H., Wien)	6	695—790
Radiojod, Therapie der Schilddrüse mit — (KEIDERLING, W., Freiburg i. Br.)	8	245—315
Rectale Ernährung, Parenterale Ernährung. Mit einem Anhang: — (GLATZEL, H., Flensburg)	6	523—579
Reiter's Syndrome (CSONKA, G., London)	23	125—189
Respirationstrakt, Die Bedeutung der Mycoplasmen für den Menschen unter besonderer Berücksichtigung der Erkrankungen des — durch Mycoplasma pneumoniae. (SUNDERMANN, A., SPRÖSSIG, M., ANGER, G., WITZLEB, W., Erfurt)	28	120—187
Retinopathia praematurorum, Die retrolentale Fibroplasie (—) (ROHRSCHNEIDER, W., MEISTER, A., München)	17	90—131
Retothelsarkom, Das — und die Retothelsarkomatose (MUNDT, E., Bonn)	3	365—374
Retrolentale Fibroplasie, Die — — (Retinopathia praematurorum) (ROHRSCHNEIDER, W., MEISTER, A., München)	17	90—131
Rhesusfaktor, Die fetalen Erythroblastosen und der — (BALLOWITZ, L., Berlin)	3	538—651
Rheumatische Erkrankungen im Kindesalter (GRASER, F., Wiesbaden)	25	102—164
DE RUDDER, Zum Gedenken an Professor Dr. BERNHARD — (WINDORFER, A., Erlangen)	20	1—7
Säuglingsalter, Das Problem der Pathogenität von Escherichia coli im — (BRAUN, O. H., Heidelberg)	4	52—194
Schilddrüse, Therapie der — mit Radiojod (KEIDERLING, W., Freiburg i. Br.)	8	245—315
Schilddrüsenerkrankungen, Die Diagnostik der — mit radioaktivem Jod (VETTER, H., Wien)	6	695—790

	Band	Seite
Schilddrüsenhormonanaloge und -metaboliten unter besonderer Berücksichtigung ihrer klinischen Anwendung (Bansi, H. W., Hamburg)	18	196—282
Schlafmittelvergiftungen, Die Therapie der — (Dönhardt, A., Hamburg)	12	1—51
Schweizerische Form der Agammaglobulinämie, Die — (Hitzig, W. H., Zürich, Barandun, S., Cottier, H., Bern)	27	79—154
Sensibilisierungen, foetogene, Morbus haemolyticus neonatorum infolge AB0-Inkompatibilität und seltene —— (Damerow, R., Erlangen)	19	132—205
Sepsis lenta, Niere und — (Heuchel, G., Jena)	4	628—669
Sklerodermie, Die progressive — (Pfister, R., Nägele, E., Freiburg i. Br.)	7	244—277
Sklerodermieforschung, Entwicklungslinien der — in der Gegenwart (Korting, G. W., Holzmann, H., Mainz)	24	1—38
Spätdiabetisches Syndrom, Das —— Angiopathia diabetica (Lundbæk, K., Aarhus)	8	1—75
Spirographie, Die Bedeutung der — für die Beurteilung der Lungeninsuffizienz, speziell des Emphysems (Hamm, J., Marburg/Lahn)	10	299—361
Splenektomie, Indikationen zur — bei Blutkrankheiten (Weinreich, J., Lübeck)	19	1—131
Sportherz, Das — (Reindell, H., Weyland, R., Klepzig, H., Musshoff, K., Schildge, E., Freiburg i. Br.)	5	306—359
Sprachentwicklung, Störungen der — (Berendes, J., Mannheim)	7	26—63
Status Bonnevie-Ullrich, Der —— im Rahmen anderer „Dyscranio-Dysphalangien" (Ullrich, O., Bonn)	2	412—466
Stoffwechsel, Der — des Herzens (Bing, R. J., St. Louis, Beuren, A., Baltimore)	11	104—140
—, Physiologie und — des D-Vitamins (Hövels, O., Reiss, D., Erlangen)	11	206—263
Stoffwechselproblem, Die Pathogenese der Arteriosklerose als — (Schettler, G., Marburg/Lahn)	6	278—333
Strahlengefährdung, Biologische — (Zuppinger, A., Bern)	10	362—382
Streptokokkeninfektionen, Über die Bedeutung von — in der Pathogenese der akuten Polyarthritis und der akuten Nephritis (Christ, P., Frankfurt a. M.)	11	379—465
Streptomycin, Klinische Pharmakologie und Toxikologie des — (Wechselberg, K., Weidenbusch, E., Köln)	2	713—807
Subsepsis allergica (Wissler, H., Zürich)	23	202—220
Sympathektomie, Die — beim Hochdruck und ihre Ergebnisse (Zenker, R., Marburg/Lahn, Sarre, H., Freiburg i. Br., Pfeffer, K. H., Mannheim, Löhr, H. H., Marburg/Lahn, unter Mitarbeit von E. Koppermann und P. Wisser)	3	1—67
Syndrom Mauriac, Das — (Diabetes im Kindesalter mit sekundärer Glykogenose) (Windorfer, A., Stuttgart)	4	392—462
Test-Verfahren, Über pharmakodynamisch-phonokardiographische — (Rautenburg, H. W., Gießen)	25	75—101
Tetanie, Die — des Erwachsenen und ihre Grenzzustände (Jesserer, H., Wien)	7	312—372
Thiouracil, The Mode of Action and Clinical Uses of the — Group of Drugs (Trotter, W. R., Himsworth, H. P., London)	1	49—70
Thrombocyten, Immunohämatologie der — und Leukocyten (Miescher, P., Basel)	7	170—243
— Über die dritte Phase der Blutgerinnung und über die Funktion der Strukturelemente der — (Fonio, A., Bern)	4	1—51
Thrombolyse-Therapie, Die — (Schmutzler, R., Koller, F., Basel)	22	157—210
Thrombose, Die Behandlung der — mit gerinnungshemmenden Mitteln (Jorpes, J. E., Stockholm)	2	6—48
Toxoplasmosis. Mit besonderer Berücksichtigung der Embryopathia toxoplasmotica (Bamatter, F., Genf)	3	652—828
Transplantations-Immunität und Transplantations-Toleranz in bezug auf normale Gewebe und Organe (Zühlke, V., Denver, Lübs, E.-D., Detroit)	24	39—58
Tuberkulin und Tuberkulindiagnostik (Haase, K.-E., München)	8	367—456

	Band	Seite
Tuberkulose, Die Lungenverschattungen im Ablauf der Primärtuberkulose des Kindes (BRÜGGER, H., Wangen/Allgäu)	6	419—465
—, Die Behandlung tuberkulosekranker Kinder und Jugendlicher (WIESE, O., Marburg/Lahn)	1	247—317
—, Die — des Menschen durch den Typus bovinus und das Mycobacterium avium (MÜLLER, R. W., Köln)	13	205—242
Tuberkulöse Meningitis, Meningoencephalitis tuberculosa chronica und Spätschäden nach — — (JANSSEN, E. G., Düsseldorf)	12	126—161
Tubuläre Nierensyndrome, Die — — (REUBI, F., Bern)	9	154—227
Typus bovinus, Die Tuberkulose des Menschen durch den — und das Mycobacterium avium (MÜLLER, R. W., Köln)	13	205—242
Urethanbehandlung, Die — der Leukämien (SCHULZE, E., Göttingen)	1	71—98
Ventilationsstörungen, Morphologische und histomechanische Analyse der — unter besonderer Berücksichtigung des Lungenemphysems (HARTUNG, W., Münster/Westf.)	15	273—328
Ventrikelseptumdefekt, Der —; Diagnose, Klinik und Indikation zur Operation (BEUREN, A., Göttingen)	15	329—384
Vererbung, Die Ostitis deformans Paget unter Berücksichtigung ihrer — (STEMMERMANN, W., Nürnberg)	3	185—219
Vergiftungen mit esteraseblockierenden Insecticiden aus der Gruppe der organischen Phosphorsäureester (E 605 und Verwandte) (ERDMANN, W. D., LENDLE, L., Göttingen)	10	104—184
Verschlußsyndrom der Aortenbogenäste oder Aortenbogensyndrom (RAU, G., Wiesbaden)	29	75—154
Virämie, Die —, ihre pathogenetische und klinische Bedeutung bei menschlichen Virusinfektionen (MÜLLER, F., Hamburg)	9	87—153
Virus-Hepatitis, Spätfolgen der — — (SIEDE, W., KLAMP, A., Darmstadt)	18	238—365
Virusinfektionen, Die Virämie, ihre pathogenetische und klinische Bedeutung bei menschlichen — (MÜLLER, F., Hamburg)	9	87—153
—, Art und Zustandekommen kombinierter Wirkungen von Virus- und Bakterien-Infektionen (STICKL, H., Köln)	15	214—272
—, Durch Arthropoden übertragene — des Zentralnervensystems in Europa (MORITSCH, H., Wien)	17	1—57
Viruspneumonie, Die frühkindliche, interstitielle plasmacelluläre — (WEISSE, K., Frankfurt a. M.)	2	610—679
Vitamin-B$_{12}$-Therapie, Die experimentellen Grundlagen einer hochdosierten oralen — beim Menschen (HEINRICH, H. C., Hamburg)	25	1—24
Vitamin D-Intoxikation, Das Krankheitsbild der „idiopathischen" Hypercalcämie, eine chronische — — (HÖVELS, O., STEPHAN, U., Erlangen)	18	116—195
Vorhofseptumdefekt, Der — (DERRA, E., GROSSE-BROCKHOFF, F., LOOGEN, F., Düsseldorf)	22	211—267
Wachsender Organismus, Die Bedeutung des Kupfers in Biologie und Pathologie unter besonderer Berücksichtigung des — (BRENNER, W., Bonn)	4	806—974
— —, Der Eisenstoffwechsel des — (SCHÄFER, K. H., Hamburg)	4	706—805
Whipplesche Krankheit (Lipodystrophia intestinalis) (DRUBE, H. C., Kiel)	12	605—633
Wilson's Disease (BEARN, A. G., KUNKEL, H. G., New York)	7	147—165
Wolhynisches Fieber, Das — (MOHR, W., HIRTE, W., Hamburg)	5	97—159
Wurminfektionen des Menschen (OELKERS, H.-A., Hamburg)	19	334—379
Zentralnervensystem, Durch Arthropoden übertragene Virusinfektionen des — in Europa (MORITSCH, H., Wien)	17	1—57
Zollinger-Ellison-Syndrome, The —. Its Place in the Pathophysiology of Gastric Acid Secretion and of its Hormonal Regulation (PERRIER, C. V., Genève)	23	89—124
Zwergwuchs, Erblicher — (GREBE, H., Frankenberg/Eder)	12	343—427
Zytologie, Gewebsmastzellen und Mastzellen-Retikulose (Funktionelle — und Klinik) (REMY, D., Hamburg)	17	132—189

Ergebnisse der Inneren Medizin und Kinderheilkunde

Herausgegeben von

P. Frick, G.-A. von Harnack, A.-F. Muller
A. Prader, R. Schoen, H. P. Wolff

Sonderdruck aus: Neue Folge   31. Band

Sandhofer, F.,
Sailer, S.,
Braunsteiner, H.

Pathophysiologie der
primären Hypertriglyceridämien

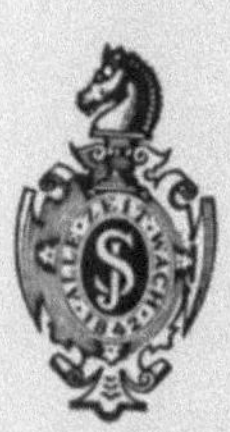

Springer-Verlag

Berlin · Heidelberg · New York 1971

Klinik der inneren Sekretion

Von Professor Dr. med.
Alexis Labhart,
Ordinarius für
Innere Medizin,
Medizinische
Universitätsklinik,
Zürich

Unter Mitarbeit von
H. Bürgi, G. R. Constam,
B. Courvoisier,
J. A. Fischer,
E. R. Froesch, P. Grob,
Chr. Hedinger,
P. J. Keller, G. Kistler,
J. Müller, A. Prader,
P. H. Rossier,
W. E. Schreiner,
H. Steiner, G. Töndury,
M. Wernly, M. Zachmann,
W. Ziegler

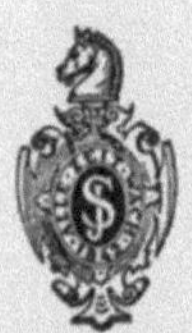

**Springer-Verlag
Berlin
Heidelberg
New York**

**Zweite, neubearbeitete
Auflage**
Mit 408 Abbildungen
Etwa 1185 Seiten.
Erscheint April 1971
Gebunden DM 198,—
US $ 54.50

Das einzige neuere,
umfassende Lehrbuch
der Endokrinologie
in deutscher Sprache
erscheint nun vollstän-
dig überarbeitet,
zum größten Teil neu
geschrieben, in zweiter
Auflage. Die bedeu-
tende Entwicklung der
Endokrinologie in den
letzten 10 Jahren ist
darin voll berücksichtigt
und auf den neuesten
Stand gebracht.

Aus den Besprechungen

Das vorliegende von
Labhart unter Mitarbeit
einer Reihe weiterer
Autoren herausgege-
bene Werk über die
Klinik der inneren
Sekretion darf man
wohl ohne Übertreibung
als das umfassendste
Werk auf diesem Gebiet
bezeichnen. Die Ein-
teilung des Stoffes nach
den jeweiligen Drüsen
und den zugehörigen
Krankheiten mit einer in
Tabellenform gehalte-
nen historischen Ein-
leitung, einem Abriß der
Embryologie und Ana-
tomie sowie der Physio-
logie mit anschließender
Abhandlung der Klinik
folgt bewährten Vor-
bildern... In allen Teilen
ist die Darstellung
klar und gut gegliedert,
so daß auch das rasche
Auffinden einzelner
Tatsachen gut möglich
ist. Das Buch entspricht
in jeder Hinsicht dem
heutigen Stand des
Wissens und wird durch
ausführliche Literatur-
verzeichnisse ergänzt.
Damit liegt zweifellos
ein Buch vor, das jedem
auf diesem Gebiet
Interessierten immer
eine zuverlässige Quelle
der Information und
Auskunft sein wird.

Deutsche Medizinische
Wochenschrift

Ergebnisse der Inneren Medizin und Kinderheilkunde

Herausgegeben von

P. Frick, G.-A. von Harnack, A.-F. Muller
A. Prader, R. Schoen, H. P. Wolff

Sonderdruck aus: Neue Folge   31. Band

Seip, M.   Generalized Lipodystrophy

With 2 Figures

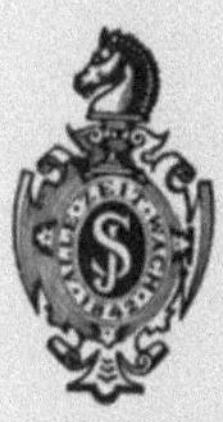

Springer-Verlag
Berlin · Heidelberg · New York 1971

Ergebnisse der Inneren Medizin und Kinderheilkunde

Herausgegeben von

P. Frick, G.-A. von Harnack, A.-F. Muller
A. Prader, R. Schoen, H. P. Wolff

Sonderdruck aus: Neue Folge   31. Band

Colombo, J. P.   Mit hereditären Enzymdefekte
des Harnstoffcyclus

Mit 2 Abbildungen

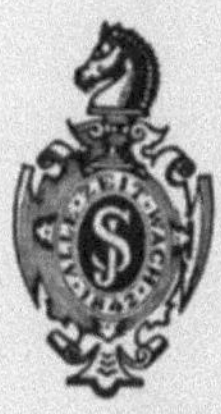

Springer-Verlag
Berlin · Heidelberg · New York 1971

Ergebnisse der Inneren Medizin und Kinderheilkunde

Herausgegeben von

P. Frick, G.-A. von Harnack, A.-F. Muller
A. Prader, R. Schoen, H. P. Wolff

Sonderdruck aus: Neue Folge   31. Band

Schneider, K. W.,
Rost, R., Bogner, E.

Der Kreislauf des Hochleistungssportlers in Ruhe und Belastung

Mit 4 Abbildungen

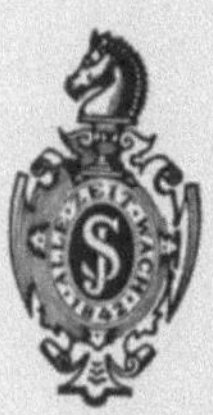
Springer-Verlag
Berlin · Heidelberg · New York 1971